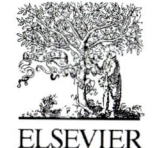

第 5 版
5TH EDITION

超声诊断学
DIAGNOSTIC ULTRASOUND

消化系统分册

主　编 ◎ [美] 卡罗尔·M. 鲁马克（Carol M. Rumack）
　　　　 [美] 黛博拉·莱文（Deborah Levine）
总主译 ◎ 梁　萍　张　运　姜玉新　李建初
主　译 ◎ 梁　萍　严　昆　程　文　张连仲　于　杰

科学技术文献出版社
SCIENTIFIC AND TECHNICAL DOCUMENTATION PRESS
·北京·

图书在版编目（CIP）数据

超声诊断学：第5版. 消化系统分册/（美）卡罗尔·M. 鲁马克（Carol M. Rumack），（美）黛博拉·莱文（Deborah Levine）主编；梁萍等主译. —北京：科学技术文献出版社，2023.4
书名原文：DIAGNOSTIC ULTRASOUND（5TH EDITION）
ISBN 978-7-5235-0160-3

Ⅰ. ①超… Ⅱ. ①卡… ②黛… ③梁… Ⅲ. ①消化系统疾病—超声波诊断 Ⅳ. ① R445.1

中国国家版本馆 CIP 数据核字（2023）第 061369 号

著作权合同登记号 图字：01-2023-1682

中文简体字版权专有权归科学技术文献出版社所有

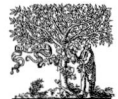

Elsevier (Singapore) Pte Ltd.
3 Killiney Road,
#08-01 Winsland House I,
Singapore 239519
Tel: (65) 6349-0200; Fax: (65) 6733-1817

DIAGNOSTIC ULTRASOUND (5TH EDITION)
Copyright © 2018 by Elsevier, Inc. All rights reserved.
Chapter 32: Mary C. Frates retains copyright for the original figures appearing in the chapter.
Chapter 42: Carol B. Benson and Peter M. Doubilet retain copyright for their original figures appearing in the chapter.
Previous editions copyrighted 2011, 2005, 1998, and 1993.
ISBN-13: 9780323401715

This translation of DIAGNOSTIC ULTRASOUND (5TH EDITION) by Carol M. Rumack and Deborah Levine was undertaken by Scientific and Technical Documentation Press Co., Ltd. and is published by arrangement with Elsevier (Singapore) Pte Ltd.

DIAGNOSTIC ULTRASOUND (5TH EDITION) by Carol M. Rumack and Deborah Levine 由科学技术文献出版社进行翻译，并根据科学技术文献出版社与爱思唯尔（新加坡）私人有限公司的协议约定出版。

《超声诊断学（第 5 版）：消化系统分册》（梁萍等主译）
ISBN: 9787523501603

Copyright © 2023 by Elsevier (Singapore) Pte Ltd. and Scientific and Technical Documentation Press Co., Ltd.

All rights reserved. No part of this publication may be reproduced or transmitted in any form or by any means, electronic or mechanical, including photocopying, recording, or any information storage and retrieval system, without permission in writing from Elsevier (Singapore) Pte Ltd and Scientific and Technical Documentation Press Co., Ltd.

声明

本译本由 Elsevier (Singapore) Pte Ltd. 和科学技术文献出版社完成。相关从业及研究人员必须凭借其自身经验和知识对文中描述的信息数据、方法策略、搭配组合、实验操作进行评估和使用。由于医学科学发展迅速，临床诊断和给药剂量尤其需要经过独立验证。在法律允许的最大范围内，爱思唯尔、译文的原文作者、原文编辑及原文内容提供者均不对译文或因产品责任、疏忽或其他操作造成的人身及/或财产伤害及/或损失承担责任，亦不对由于使用文中提到的方法、产品、说明或思想而导致的人身及/或财产伤害及/或损失承担责任。

Printed in China by Scientific and Technical Documentation Press Co., Ltd. under special arrangement with Elsevier (Singapore) Pte Ltd. This edition is authorized for sale in the People's Republic of China only, excluding Hong Kong SAR, Macau SAR and Taiwan. Unauthorized export of this edition is a violation of the contract.

超声诊断学（第5版）：消化系统分册

策划编辑：张 蓉　　　责任编辑：张 蓉　危文慧　　　责任校对：王瑞瑞　　　责任出版：张志平

出 版 者	科学技术文献出版社
地　　址	北京市复兴路15号　邮编　100038
编 务 部	（010）58882938，58882087（传真）
发 行 部	（010）58882868，58882870（传真）
邮 购 部	（010）58882873
官方网址	www.stdp.com.cn
发 行 者	科学技术文献出版社发行　全国各地新华书店经销
印 刷 者	北京地大彩印有限公司
版　　次	2023 年 4 月第 1 版　2023 年 4 月第 1 次印刷
开　　本	889×1194　1/16
字　　数	338千
印　　张	13.25
书　　号	ISBN 978-7-5235-0160-3
定　　价	115.00元

版权所有　违法必究

购买本社图书，凡字迹不清、缺页、倒页、脱页者，本社发行部负责调换

原书主编简介

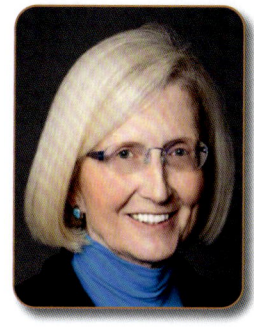

Carol M. Rumack
（MD, FACR）

Carol M. Rumack，医学博士，American College of Radiology 委员，科罗拉多州丹佛市科罗拉多大学医学院放射学和儿科学教授，在科罗拉多大学医院从事临床工作。主要研究领域为高危新生儿超声检查，尤其是在新生儿颅脑方面，发表大量论文并进行广泛宣讲。曾任 Ultrasound Commission、American College of Radiology 及 American Association for Women Radiologists 主席；现任 American Institute of Ultrasound in Medicine 和 Society of Radiologists in Ultrasound 委员。和丈夫 Barry 有两个孩子，分别是 Becky 和 Marc，还有五个孙辈。

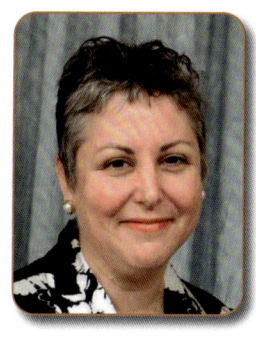

Deborah Levine
（MD, FACR）

Deborah Levine，医学博士，American College of Radiology 委员，波士顿贝斯以色列女执事医疗中心及哈佛医学院影像学教授。主要临床工作内容及研究领域为产科和妇科影像学。曾任 American College of Radiology 副主席；现任 Society of Radiologists in Ultrasound 委员（2016—2017年任主席），波士顿贝斯以色列女执事医疗中心放射科学术事务副主席，超声联合主任和妇产超声主任。和丈夫 Alex 有两个孩子，分别是 Becky 和 Julie。

译者简介

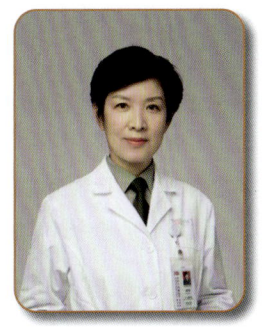

梁 萍

教授，主任医师，博士研究生导师，中国人民解放军总医院第五医学中心超声及介入超声科主任，国家自然科学基金杰出青年科学基金获得者。

【社会任职】

现任中华医学会超声医学分会主任委员，中国研究型医院学会肿瘤介入委员会主任委员，亚洲超声医学及生物学联合会理事。

【专业特长】

擅长腹部、浅表脏器疑难疾病的超声诊断，尤其是多脏器实体肿瘤的微创介入诊疗和热消融治疗；开创了微波消融治疗多脏器实体肿瘤和多模影像导航机器人穿刺等新方法。

【工作经历】

1986年毕业于第二军医大学，至今一直在中国人民解放军总医院从事超声及介入超声诊疗工作。

【学术成果】

作为主编编写中英文专著6部；以第一/通讯作者发表SCI收录论文204篇；制定国内外指南18部；承担"十四五"国家重点研发计划、"十三五"国家重点研发计划、"十二五"国家科技支撑计划，国家自然科学基金重大研究计划、重点项目、重大仪器项目等国家级课题20余项；获国内外发明专利11项；获国家技术发明奖二等奖、国家科学技术进步奖二等奖等国家和省部级二等奖以上奖励8项；培养硕士研究生、博士研究生共80余名。

译者简介

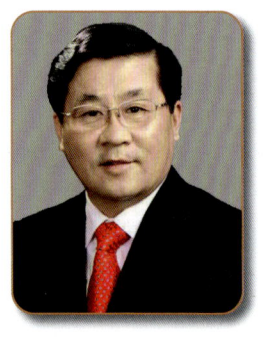

张 运

中国工程院院士，中国医学科学院学部委员，山东大学终身教授，现任山东大学校务委员会副主任、山东大学学位评定委员会副主任、山东大学络病理论创新转化全国重点实验室副主任、教育部和国家卫生健康委心血管重构与功能研究重点实验室主任、山东省心血管病临床医学中心主任。

【社会任职】

现任亚太超声心动图协会副主席，中国超声心动图学会主席，国家心血管病专家委员会副主任委员，中国心脏学会名誉会长等；担任 Frontiers in Pharmacology 副总编辑，Nature Reviews Cardiology、Journal of the American College of Cardiology 等SCI收录杂志国际编委；担任《中华心血管病杂志》《中国循环杂志》等国内10余个杂志的副总编辑或编委。

【专业特长】

超声多普勒和心血管疾病的基础和临床研究。

【工作经历】

1976年本科毕业于山东医学院（现山东大学齐鲁医学院），1981年硕士毕业于山东医学院，1985年博士毕业于挪威奥斯陆大学（University of Oslo）。1981年至今，在山东大学齐鲁医院心内科工作。

【学术成果】

作为主编编写专著13部，参编专著33部。迄今发表SCI收录论文500余篇，被引用12 200余次，H指数61，8次入选"中国高被引学者"。承担国家高技术研究发展计划（863计划）重大项目课题、国家重点基础研究发展计划（973计划）项目课题、"十一五"国家科技支撑计划、"十二五"国家科技支撑计划等40余项国家和省部级科研课题。获国家自然科学奖二等奖1项，国家科学技术进步奖二等奖1项、三等奖3项，何梁何利基金科学与技术进步奖1项，山东省科学技术最高奖1项，省部级自然科学奖和科学技术进步奖一等奖7项、二等奖和三等奖40项。获国家级有突出贡献的中青年专家，"国家百千万人才工程"首批第一、第二层次入选者，全国有突出贡献的回国留学人员、全国卫生系统先进工作者、中华医学会"终身成就奖"、首届中国医师奖、全国首届中青年医学科技之星等荣誉奖励20余项。

译者简介

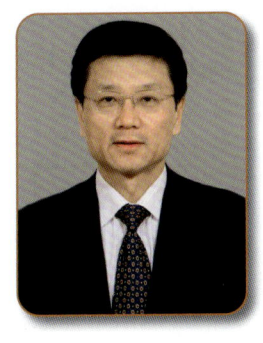

姜玉新

教授，主任医师，博士研究生导师，北京协和医院超声医学科。

【社会任职】

第十二、第十三届全国政协委员，全国政协教科卫体委员会委员，中国医师协会副会长，北京医学会副会长，中华医学会超声医学分会第五、第六、第九届主任委员，国际妇产超声学会中国分会主任委员，《中华医学超声杂志（电子版）》总编辑。

【专业特长】

擅长乳腺超声、甲状腺超声、血管与妇产科超声、超声造影等。

【工作经历】

1983—1991年，任职于北京协和医院；1991—1993年，任职于美国杰斐逊医院；1994年至今，任职于北京协和医院。

【学术成果】

主编多部超声医学专著及教材。承担国家"九五"计划、国家高技术研究发展计划（863计划）、"十一五"国家科技支撑计划、"十二五"国家科技支撑计划、国家自然科学基金、高等学校博士学科点专项科研基金等多项课题。获中华医学科技奖4项、教育部科学技术进步奖3项、华夏医学科技奖2项；获卫生部有突出贡献中青年专家、北京市优秀教师、全国医德标兵、中国医师奖等荣誉。

译者简介

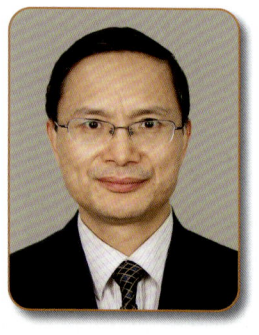

李建初

教授，北京协和医院超声医学科主任。

【社会任职】

现任中华医学会超声医学分会候任主任委员，中国医师协会超声医师分会常务委员，北京医学会超声医学分会候任主任委员，北京医师协会超声医学科医师分会会长，北京市超声医学质量控制和改进中心主任等。

【专业特长】

从事腹部、血管、浅表器官和妇产科超声工作近30年，尤其擅长腹部血管、颈部血管和周围血管领域的疑难杂症超声诊断工作；长期致力于肾动脉狭窄的超声研究，始终工作在临床第一线。

【工作经历】

自1993年开始，历任北京协和医院超声医学科住院医师、主治医师、副主任医师和主任医师。

【学术成果】

主持国家级和北京市基金课题7项；获省部级科学技术进步奖5项；发表专业学术论文百余篇；主编专著6部，作为副主编出版专著8部；牵头5项多中心临床研究。

译者简介

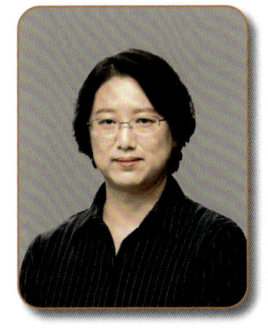

严 昆

教授，主任医师，博士研究生导师，北京大学肿瘤医院超声科主任。

【社会任职】

现任中国超声医学工程学会副会长，中华医学会超声医学分会常务委员兼秘书长，海峡两岸医药卫生交流协会超声医学分会副主任委员，北京医学会超声医学分会副主任委员，北京市超声医学质量控制和改进中心副主任委员等。

【专业特长】

从事腹部超声、浅表超声、介入超声工作。在肝肿瘤早期诊断、热消融治疗方面取得一定成绩。在胰腺肿瘤诊断、微泡增敏治疗方面有较深入探讨。在国内较早开展超声造影临床应用。

【工作经历】

从事超声诊断工作32年，从事介入超声20余年。

【学术成果】

作为副主编、参编者编写专著/教材8部；近年发表论文82篇，其中SCI收录论文34篇；主持国家及省部级科研课题7项；近年获国家、军队及北京市科学技术奖5项。

译者简介

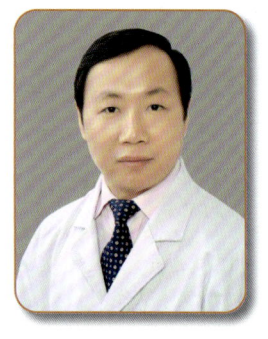

程 文

教授，主任医师，博士研究生导师，哈尔滨医科大学附属肿瘤医院超声学科带头人、科主任，教研室主任，超声介入病房主任。

【社会任职】

现任中华医学会超声医学分会常务委员，中国研究型医院学会肿瘤介入学专业委员会副主任委员，中国抗癌协会肿瘤消融治疗专业委员会常务委员，黑龙江省医学会超声医学分会主任委员。

【专业特长】

从事肿瘤的介入性超声诊断与消融治疗、超声分子影像学研究。

【工作经历】

从事超声诊断及介入诊疗工作30余年，在消融治疗、超声造影、多模态影像融合导航方面有丰富的临床经验。

【学术成果】

作为副主编、参编者编写专著/教材10余部；发表SCI收录论文50余篇；获国家授权发明专利3项；主持国家自然科学基金面上项目4项；获黑龙江省科学技术进步奖二等奖2项。

译者简介

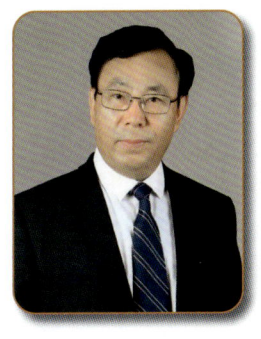

张连仲

二级教授，主任医师，博士研究生导师，河南省人民医院副院长，国务院政府特殊津贴专家。

【社会任职】

现任中华医学会超声医学分会常务委员，中国超声医学工程学会常务理事兼任分子影像学专业委员会副主任委员，中国超声医学工程学会互联网超声专业委员会副主任委员，河南省医学会超声医学分会主任委员，河南省超声医学工程学会会长。

【专业特长】

对心血管系统疑难疾病超声诊断及超声介入治疗有着深入研究，年诊疗量达数万例。

【工作经历】

从事超声诊断及介入治疗工作30余年，熟练掌握各部位疾病的超声诊断及鉴别诊断，尤其擅长于心血管系统疑难疾病诊断、鉴别诊断和各部位囊、实性肿瘤的超声介入治疗。

【学术成果】

作为主编、副主编及参编者编写专著5部；发表论文200余篇；承担国家级及省部级课题多项；申请相关专利9项；获河南省部级奖项10余项。

译者简介

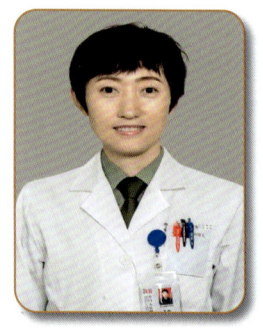

于 杰

教授，中国人民解放军总医院主任医师，国家自然科学基金优秀青年科学基金、国家万人计划青年拔尖人才、北京市自然科学基金杰出青年科学基金和北京市青年拔尖人才获得者。

【社会任职】

现任中华医学会超声医学分会委员，中国医师协会超声介入专业委员会副主任委员，北京医学会超声医学分会青年委员会副主任委员等。

【专业特长】

在肝胆、乳腺、甲状腺肿瘤超声诊断及介入治疗领域有深入研究，累计完成超声引导下各类穿刺与治疗数万例。

【工作经历】

从事超声诊断与介入治疗17年，所在团队在国内最早开展肝脏肿瘤消融治疗、超声造影及多模态影像融合导航技术，是国际公认的介入超声诊疗领先团队。所在医院为中华医学会超声医学分会主委单位。

【学术成果】

作为主编编写中英文专著4部、参编专著5部；近5年以第一/通讯作者在Gut、Hepatology、Radiology等著名国际学术期刊上发表SCI收录论文65篇，在中国科学院TOP期刊上发表论文24篇；承担国家自然科学基金、"十三五"国家重点研发计划专项子课题等9项国家和省部级课题；获中国发明协会发明创业奖创新奖一等奖1项，广东省科学技术进步奖一等奖1项，中华医学科学技术奖二等奖1项；荣立军队三等功2次；获中国医师协会"全国介入新锐"荣誉。

原书编者名单

Jacques S. Abramowicz, MD, FACOG, FAIUM
Professor and Director
Ultrasound Services Department of Obstetrics and
Gynecology University of Chicago
Chicago, Illinois
United States

Ronald S. Adler, MD, PhD
Professor of Radiology
New York University School of Medicine
Department of Radiology
NYU Langone Medical Center
New York, New York
United States

Allison Aguado, MD
Assistant Professor
Department of Radiology
Cincinnati Children's Hospital Medical Center
Cincinnati, Ohio
United States

Rochelle Filker Andreotti, MD
Professor of Clinical Radiology
Associate Professor of Clinical Obstetrics and Gynecology
Department of Radiology and Radiological Sciences
Vanderbilt University
Nashville, Tennessee
United States

Elizabeth Asch, MD
Instructor in Radiology
Harvard Medical School
Brigham and Women's Hospital
Boston, Massachusetts
United States

Thomas D. Atwell, MD
Professor of Radiology
Department of Radiology
Mayo Clinic
Rochester, Minnesota
United States

Amanda K. Auckland, BS, RT(R), RDMS, RVT, RDCS
Diagnostic Medical Sonographer
Division of Ultrasound/Prenatal Diagnosis and Genetics
University of Colorado Hospital
Aurora, Colorado
United States

Diane S. Babcock, MD
Professor Emerita of Radiology and Pediatrics
University of Cincinnati College of Medicine
Cincinnati Children's Hospital Medical Center
Cincinnati, Ohio
United States

Beryl Benacerraf, MD
Clinical Professor of Obstetrics and Gynecology and
Radiology
Brigham and Women's Hospital
Clinical Professor of Obstetrics and Gynecology
Massachusetts General Hospital
Harvard Medical School
Boston, Massachusetts
United States

Carol B. Benson, MD
Professor of Radiology
Harvard Medical School
Director of Ultrasound and Co-Director of High Risk
Obstetrical Ultrasound
Department of Radiology
Brigham and Women's Hospital
Boston, Massachusetts
United States

Raymond E. Bertino, MD, FACR, FSRU
Medical Director of Vascular and General Ultrasound
OSF Saint Francis Medical Center
Clinical Professor of Radiology and Surgery
University of Illinois College of Medicine
Peoria, Illinois
United States

Edward I. Bluth, MD, FACR, FSRU
Chairman Emeritus
Ochsner Clinic Foundation
Professor
Ochsner Clinical School
University of Queensland, School of Medicine
New Orleans, Louisiana
United States

Bryann Bromley, MD
Professor of Obstetrics, Gynecology and Reproductive
Biology, part time
Harvard Medical School
Department of Obstetrics and Gynecology
Massachusetts General Hospital
Brigham and Women's Hospital
Boston, Massachusetts
United States

Olga R. Brook, MD
Assistant Professor
Harvard Medical School
Associate Director of CT
Department of Radiology
Beth Israel Deaconess Medical Center
Boston, Massachusetts
United States

Douglas Brown, MD
Professor of Radiology
Department of Radiology
Mayo Clinic College of Medicine and Science
Rochester, Minnesota
United States

Dorothy Bulas, MD
Professor of Pediatrics and Radiology
George Washington University Medical Center
Pediatric Radiologist
Children's National Health Systems
Washington DC
United States

Peter N. Burns, PhD
Professor and Chairman
Department of Medical Biophysics
University of Toronto
Senior Scientist, Imaging Research
Sunnybrook Research Institute
Toronto, Ontario
Canada

Vito Cantisani, MD, PhD
Department of Radiologic, Oncologic and Pathologic Sciences
Policlinic Umberto I
Sapienza University
Rome
Italy

Ilse Castro-Aragon, MD
Assistant Professor of Radiology
Boston University School of Medicine
Section Head, Pediatric Radiology
Boston Medical Center
Boston, Massachusetts
United States

J. William Charboneau, MD
Emeritus Professor of Radiology
Department of Radiology
Mayo Clinic
Rochester, Minnesota
United States

Humaira Chaudhry, MD
Section Chief, Abdominal Imaging
Assistant Professor
Department of Radiology
Rutgers-New Jersey Medical School
Newark, NJ
United States

Tanya Punita Chawla, MBBS, FRCR, MRCP, FRCPC
Assistant Professor and Staff Radiologist
Joint Department of Medical Imaging
University of Toronto
Toronto, Ontario
Canada

Christina Marie Chingkoe, MD
Department of Radiology
Beth Israel Deaconess Medical Center
Boston, Massachusetts
United States

David Chitayat, MD
Professor
Department of Pediatrics, Obstetrics and Gynecology, Molecular Genetics and Laboratory Medicine and Pathobiology
Medical Director
The MSc program in Genetic Counselling, Department of Molecular Genetics
University of Toronto
Head
The Prenatal Diagnosis and Medical Genetics Program
Mount Sinai Hospital
Staff
Pediatrics, Division of Clinical and Metabolic Genetics
Hospital for Sickkids
Toronto, Ontario
Canada

Peter L. Cooperberg, OBC, MDCM, FRCP(C), FACR
Professor Emeritus
Department of Radiology
University of British Columbia
Vancouver, British Columbia
Canada

Lori A. Deitte, MD, FACR
Vice Chair of Education and Professor
Department of Radiology and Radiological Sciences
Vanderbilt University
Nashville, Tennessee
United States

Peter M. Doubilet, MD, PhD
Professor of Radiology
Harvard Medical School
Senior Vice Chair
Department of Radiology
Brigham and Women's Hospital
Boston, Massachusetts
United States

Julia A. Drose, RDMS, RDCS, RVT
Associate Professor
Department of Radiology
University of Colorado Hospital
Aurora, Colorado
United States

Alexia Egloff, MD
Diagnostic Imaging and Radiology
Children's National Health Systems
Washington DC
United States

Judy A. Estroff, MD
Instructor
Boston University School of Medicine
Department of Radiology
Boston Children's Hospital
Boston, Massachusetts
United States

Katherine W. Fong, MBBS, FRCPC
Associate Professor
Medical Imaging and Obstetrics and Gynecology
University of Toronto
Co-director, Centre of Excellence in Obstetric Ultrasound
Mount Sinai Hospital
Toronto, Ontario
Canada

J. Brian Fowlkes, PhD
Professor
Department of Radiology
University of Michigan
Ann Arbor, Michigan
United States

Mary C. Frates, MD
Associate Professor of Radiology
Department of Radiology
Harvard Medical School
Brigham and Women's Hospital
Boston, Massachusetts
United States

Hournaz Ghandehari, MD, FRCPC
Department of Medical Imaging
Abdominal Division
University of Toronto
Sunnybrook Health Sciences Centre
Toronto, Ontario
Canada

Phyllis Glanc, MDCM
Associate Professor
University of Toronto
Department Medical Imaging, Obstetric & Gynecology
Sunnybrook Health Sciences Centre
Toronto, Ontario
Canada

S. Bruce Greenberg, MD
Professor of Radiology and Pediatrics
Department of Radiology
University of Arkansas for Medical Sciences
Little Rock, Arkansas
United States

Leslie E. Grissom, MD
Clinical Professor of Radiology and Pediatrics
Department of Radiology
Sidney Kimmel Medical College at Thomas Jefferson University
Philadelphia, Pennsylvania
Attending Radiologist
Department of Medical Imaging
Nemours Alfred I. duPont Hospital for Children
Wilmington, Delaware
United States

Anthony E. Hanbidge, MB, BCh, FRCPC
Associate Professor
Department of Medical Imaging
University of Toronto
Site Director, Abdominal Imaging
Toronto Western Hospital
Joint Department of Medical Imaging
University Health Network, Mount Sinai Hospital and Women's College Hospital
Toronto, Ontario
Canada

H. Theodore Harcke, MD, FACR, FAIUM
Sidney Kimmel Medical College at Thomas Jefferson University
Chairman, Emeritus
Department of Medical Imaging
Nemours/A I duPont Hospital for Children
Wilmington, Delaware
United States

Christy K. Holland, PhD
Scientific Director of the Heart, Lung, and Vascular Institute
Professor
Department of Internal Medicine
Division of Cardiovascular Health and Disease
University of Cincinnati
Cincinnati, Ohio
United States

Thierry A.G.M. Huisman, MD
Professor of Radiology, Pediatrics, Neurology, and Neurosurgery
Director Pediatric Radiology and Pediatric Neuroradiology
Russell H. Morgan Department of Radiology and Radiological Science
The Johns Hopkins University School of Medicine
Baltimore, Maryland
United States

Bonnie J. Huppert, MD
Assistant Professor of Radiology
Consultant in Radiology
Department of Radiology
Mayo Clinic
Rochester, Minnesota
United States

Alexander Jesurum, PhD
Weston, Massachusetts
United States

Susan D. John, MD
Professor and Chair
Department of Diagnostic and Interventional Imaging
University of Texas Medical School Houston
Houston, Texas
United States

Neil Johnson, MBBS, FRANZCR, MMed
Professor
Department of Radiology and Pediatrics
Cincinnati Children's Hospital Medical Center
Cincinnati, Ohio
United States

Stephen I. Johnson, MD
Staff Radiologist
Department of Radiology
Ochsner Clinic Foundation
New Orleans, Louisiana
United States

Anne Kennedy, MB, BCh
Vice Chair Clinical Operations
Department of Radiology
University of Utah
Salt Lake City, Utah
United States

Julia Eva Kfouri, BSc, MD, FRCSC-MFM
Clinical Associate
Division of Maternal Fetal Medicine
Department of Obstetrics and Gynecology
Mount Sinai Hospital
Toronto, Ontario
Canada

Korosh Khalili, MD, FRCPC
Associate Professor
Department of Medical Imaging
University of Toronto
University Health Network
Princess Margaret Hospital
Toronto, Ontario
Canada

Beth M. Kline-Fath, MD
Professor of Radiology
Department of Radiology
Cincinnati Children's Hospital Medical Center
Cincinnati, Ohio
United States

Elizabeth Lazarus, MD
Associate Professor
Department of Diagnostic Imaging
Warren Alpert Medical School of Brown University
Providence, Rhode Island
United States

Deborah Levine, MD, FACR
Co-Chief of Ultrasound
Director of OB/Gyn Ultrasound
Vice Chair of Academic Affairs
Department of Radiology
Beth Israel Deaconess Medical Center
Professor of Radiology
Harvard Medical School
Boston, Massachusetts
United States

Mark E. Lockhart, MD, MPH
Professor of Radiology and Chief, Body Imaging
Department of Radiology
University of Alabama at Birmingham
Birmingham, Alabama
United States

Ana P. Lourenco, MD
Associate Professor of Diagnostic Imaging
Diagnostic Imaging
Alpert Medical School of Brown University
Providence, Rhode Island
United States

Martha Mappus Munden, MD
Associate Professor of Radiology
Department of Pediatric Radiology
Texas Children's Hospital
Houston, Texas
United States

John R. Mathieson, MD
Clinical Associate Professor
University of British Columbia
Vancouver, British Columbia
Medical Director and Department Head
Vancouver Island Health Authority
Victoria, British Columbia
Canada

Giovanni Mauri, MD
Division of Interventional Radiology
European Institute of Oncology
Milan
Italy

Colm McMahon, MB, BAO, BCh, MRCPI, FFR(RCSI)
Assistant Professor
Department of Radiology
Harvard Medical School
Beth Israel Deaconess Medical Center
Brookline, Massachusetts
United States

Rashmi J. Mehta, MD, MBA
Clinical Radiology Fellow
Department of Radiology
Beth Israel Deaconess Medical Center
Boston, Massachusetts
United States

Nir Melamed, MD, MSc
Associate Professor
Department of Obstetrics and Gynecology
University of Toronto
Sunnybrook Health Sciences Center
Toronto, Ontario
Canada

Christopher R.B. Merritt, MD
New Orleans, Louisiana
United States

Derek Muradali, MD, FRCPC
Associate Professor and Staff Radiologist
Department of Medical Imaging
St Michaels Hospital
University of Toronto
Toronto, Ontario
Canada

Elton Mustafaraj, DO
Resident, Department of Radiology
University of Illinois College of Medicine
Peoria, Illinois
United States

Lisa Napolitano, RDMS
Department of Radiology
Beth Israel Deaconess Medical Center
Boston, Massachusetts
United States

Sara M. O'Hara, MD
Professor of Radiology & Pediatrics
Department of Radiology
Cincinnati Children's Hospital
Cincinnati, Ohio
United States

Harriet J. Paltiel, MDCM
Associate Professor of Radiology
Harvard Medical School
Department of Radiology
Boston Children's Hospital
Boston, Massachusetts
United States

Jordana Phillips, MD
Department of Radiology
Beth Israel Deaconess Medical Center
Boston, Massachusetts
United States

Andrea Poretti, MD
Assistant Professor of Radiology
Section of Pediatric Neuroradiology
Division of Pediatric Radiology
Russell H. Morgan Department of Radiology and Radiological Science
The Johns Hopkins University School of Medicine
Baltimore, Maryland
United States

Theodora A. Potretzke, MD
Assistant Professor
Department of Radiology
Mayo Clinic
Rochester, Minnesota
United States

Rupa Radhakrishnan, MBBS
Assistant Professor
Department of Radiology
Cincinnati Children's Hospital Medical Center
Cincinnati, Ohio
United States

Carl Reading, MD
Professor of Radiology
Department of Radiology
Mayo Clinic
Rochester, Minnesota
United States

Michelle L. Robbin, MD, MS
Professor of Radiology and Biomedical Engineering
Department of Radiology
University of Alabama at Birmingham
Birmingham, Alabama
United States

Henrietta Kotlus Rosenberg, MD
Radiologist-in-Chief
Kravis Children's Hospital at Mount Sinai
Director of Pediatric Radiology
Department of Radiology
Mount Sinai Hospital
Professor of Radiology and Pediatrics
Icahn School of Medicine at Mount Sinai
New York, New York
United States

Carol M. Rumack, MD, FACR
Vice Chair of Education and Professional Development
Professor of Radiology and Pediatrics
Associate Dean for GME
University of Colorado School of Medicine
Denver, Colorado
United States

Eric Sauerbrei, BSc, MSc, MD, FRCPC
Professor of Radiology
Diagnostic Imaging
Queens University
Kingston, Ontario
Canada

Chetan Chandulal Shah, MD, MBA
Faculty, Department of Radiology
Mayo Clinic
Pediatric Radiologist
Department of Pediatric Radiology
Nemours
Wolfson Children's Hospital
Jacksonville, Florida
United States

Thomas D. Shipp, MD
Associate Professor of Obstetrics, Gynecology & Reproductive Biology
Harvard Medical School
Department of Obstetrics & Gynecology
Brigham & Women's Hospital
Boston, Massachusetts
United States

William L. Simpson, Jr., MD
Associate Professor
Department of Radiology
Icahn School of Medicine at Mount Sinai
New York, New York
United States

Luigi Solbiati, MD
Professor of Radiology
Department of Radiology
Humanitas University and Research Hospital
Rozzano (Milan)
Italy

Daniel Sommers, MD
Associate Professor
Department of Radiology
University of Utah
Salt Lake City, Utah
United States

Elizabeth R. Stamm, MD
Associate Professor
Department of Radiology
University of Colorado Hospital
Aurora, Colorado
United States

A. Thomas Stavros, MD, FACR
Medical Director
Ultrasound Invision
Sally Jobe Breast Center
Englewood, Colorado
United States

Maryellen R.M. Sun, MD
Department of Radiology
Lowell General Hospital
Lowell, Massachusetts
United States

Wendy Thurston, MD
Assistant Professor
Department of Medical Imaging
University of Toronto
Chief, Diagnostic Imaging
Department of Diagnostic Imaging
St. Joseph's Health Centre
Courtesy Staff
Department of Medical Imaging
University Health Network
Toronto, Ontario
Canada

Ants Toi, MD, FRCPC, FAIUM
Professor of Radiology and of Obstetrics and Gynecology
University of Toronto
Radiologist
Medical Imaging
Mt. Sinai Hospital
Toronto, Ontario
Canada

Laurie Troxclair, BS, RDMS, RVT
Ochsner Clinic Foundation
New Orleans, Louisiana
United States

Mitchell Tublin, MD
Professor and Vice Chair
Department of Radiology
University of Pittsburgh School of Medicine
Pittsburgh, Pennsylvania
United States

Heidi R. Umphrey, MD, MS
Associate Professor of Radiology
Department of Radiology
University of Alabama at Birmingham
Birmingham, Alabama
United States

Sheila Unger, MD
University of Lausanne
Lausanne
Switzerland

Patrick M. Vos, MD
Clinical Assistant Professor
Department of Radiology
University of British Columbia
Vancouver, British Columbia
Canada

Therese M. Weber, MD, MS
Professor of Radiology
Department of Radiology
University of Alabama at Birmingham
Birmingham, Alabama
United States

Kirsten L. Weind Matthews, PhD, MBBS, FRCPC
Lecturer, Medical Imaging
University of Toronto
Department of Medical Imaging
Mount Sinai Hospital
Toronto, Ontario
Canada

Stephanie R. Wilson, MD
Clinical Professor
Department of Radiology
Department of Medicine, Division of Gastroenterology
University of Calgary
Calgary, Alberta
Canada

Thomas Winter, MD
Professor and Chief of Abdominal Imaging
Department of Radiology
University of Utah
Salt Lake City, Utah
United States

Cynthia E. Withers, MD
Radiologist (retired)
Sansum Clinic and Santa Barbara Cottage Hospital
Santa Barbara, California
United States

Corrie Yablon, MD
Assistant Professor
Department of Radiology
University of Michigan
Ann Arbor, Michigan
United States

Hojun Yu, MD
Radiologist
Department of Diagnostic Imaging
Queen Elizabeth II Hospital
Grande Prairie, Alberta
Canada

译者名单

总主译
梁 萍　张 运　姜玉新　李建初

主 译
梁 萍　严 昆　程 文　张连仲　于 杰

副主译
任 杰　周 平　刘广健　邱 逦　张德智　窦健萍

编写秘书
冯 卉　李 鑫　逄 川

译 者
（按姓氏笔画排序）

丁文臻	于 杰	马 骏	王 珞	王丽芸	王雅皙	龙颖琳
冯 卉	毕名森	曲恩泽	朱玉鹏	朱笔挥	任 杰	向 茜
刘 钊	刘小银	刘广健	刘宇慧	刘丽莉	刘稳刚	齐晓光
严 昆	杜乔伟	杜雨晴	李 鑫	李健明	李家乐	肖 帆
吴松松	吴博林	吴嘉鹏	邱 逦	张 磊	张连仲	张德智
陈 瑶	陈思彤	邵沥瑾	范方莹	范智慧	罗 婷	金洁玚
周 平	郎曼琳	赵 诚	赵永锋	段少博	逄 川	姜 如
徐晓霞	唐远姣	崔 瑞	章 燕	梁 萍	董国萍	韩 雪
覃 斯	程 文	程文捷	程淇威	曾倩倩	窦健萍	蔡文佳
穆梦娟	戴宇晴	鞠金秀				

原书前言

　　Diagnostic Ultrasound作为教科书供全世界医学影像学和相关专业使用，并在应用过程中得到了广泛认可与好评。Diagnostic Ultrasound（5TH EDITION）在第4版的基础上进行了重大修订，内容及参考文献均已更新。本书包含5800幅图片（2500幅为新增/修订图片）和480个动态视频（380余个为新增），侧重于对实时临床决策的阐释，大幅提升了疑似病变动态扫描的临床诊断准确性。

　　第5版在编写过程中发生了重大变故，在此我们向主编胃肠道超声相关章节的Stephanie Wilson和甲状腺介入超声相关章节的Bill Charboneau致以衷心的感谢和深切的缅怀。

　　在编写过程中我们邀请了近百位在超声医学领域具有丰富临床实践经验及较高技术水平的知名专家参与，并借鉴之前版本经验，以图片的形式细致讲解解剖学和病理学案例，直观展现病变部位的超声图像变化。

　　本书对内容格式进行了重新设计，章节开篇的章节大纲以特殊设计加以突出显示，并增加章节关键点总结。为引导读者扩展阅读相关领域文献，本书还提供了全部参考文献列表。

　　本书依旧分为两卷。第一卷由第一至第三部分组成。第一部分包含超声物理和生物学效应介绍及对弹性成像和造影剂的描述；第二部分涉及腹部超声检查，包括关于盆腔超声检查的两个新修订章节，以及介入治疗程序（包括胸部手术）和器官移植的章节；第三部分介绍了小部件成像，包括甲状腺、乳房、阴囊、颈动脉、一个新修订的颅外血管成像章节、两个新修订的肌肉骨骼成像章节，以及肌肉骨骼干预的更新章节。

　　第二卷从第四部分开始。第四部分包括产科超声检查、孕早期扫描和非侵入性胎儿染色体检测（包括无细胞胎儿DNA）的最新进展；第五部分全面介绍小儿超声检查，包括小儿介入超声检查，并在小儿椎管、小儿泌尿系统和肾上腺的新修订章节展示了大量新图和扫描技术。

　　本书适用于执业医师、住院医师、医学生、超声医师和其他有兴趣了解诊断超声检查在患者护理中广泛应用的专业人士。我们的目标是使Diagnostic Ultrasound一书继续成为超声文献中最权威的参考书，并为实现这一目标持续提升图书可读性和图像精准性。

Carol M. Rumack, MD, FACR
Deborah Levine, MD, FACR

原书致谢

我们对以下专家表示崇高的敬意和真诚的感谢：

致敬所有的编者，感谢他们结合多年临床经验，辛勤笔耕，为我们提供丰富、翔实的文字和图片。

感谢Alexander Jesurum博士，他的杰出努力使所有编者的参考文献不断更新，并协助进行作者间的联系与沟通。

感谢诊断学超声医师Lisa Napolitano，她花费数小时整理和剪辑视频。

感谢Elsevier执行内容策略师Robin Carter，他从*Diagnostic Ultrasound*（5TH EDITION）开始就参与我们的合作。

感谢Elsevier的Taylor Ball和Dan Fitzgerald，协助修订编辑全书文字、图片。

过去的一年对我们每个人来说都是紧张的一年，我们为延续*Diagnostic Ultrasound*一书的精湛感到自豪。

原书献词

以此纪念我的父母，Ruth医生和Raymond Masters医生，是他们鼓励我享受医学的智力挑战，并对改善患者的生命质量保持热忱。

Carol M. Rumack

致Alex、Becky和Julie，是你们的关爱和支持让这部著作得以完成。

Deborah Levine

中文版序言

Diagnostic Ultrasound是超声医学领域的权威参考书，自发行以来，凭借其高质量的内容而享誉全球。消化系统相关的各个章节均由国际超声界权威学者编写，包括加拿大卡尔加里大学的Stephanie R. Wilson、圣保罗医院的Patrick M. Vos和Peter L. Cooperberg等。该书内容全面、病种丰富、文字简洁、图像清晰且紧扣学术前沿，有助于帮助读者很好地了解疾病特征和相应的超声表现，更好地指导临床实践。将这本经典教材高保真地展现在国人面前，是中国超声医师所殷切期盼的。

由梁萍教授、严昆教授、程文教授、张连仲教授、于杰教授担任主译的《超声诊断学（第5册）：消化系统分册》的翻译工作于2022年5月正式启动，经过国内60余名专家学者的共同努力，最终得以完成。译者们在翻译过程中，广泛查阅资料、逐字逐句推敲、层层审核把关，做到了对原著精准到位的翻译。笔者相信，该书的出版，不仅将惠及国内广大超声工作者，也将成为其他影像专业医师及临床医师不可或缺的重要参考书。《超声诊断学（第5版）：消化系统分册》的问世，有助于提升我国超声医师的诊疗技能、拓展我国年轻医师对消化系统罕见疾病的认知、培训超声医师的规范扫查和诊断思维，这对促进我国消化系统超声医学的发展可起到至关重要的作用。在此愿郑重推荐给各位读者！

2023年1月

中文版前言

超声被广泛应用于人体消化系统中肝脏、脾脏、胰腺和胆道系统等脏器的检查，通常作为上述脏器首选的影像诊断技术。随着近年内镜超声的快速发展，即使对于胃肠道这类在过去应用受限的含气空腔脏器，超声的诊断效能也得到了大大提升，应用领域不断拓展。广大超声医师迫切需要在夯实既往成熟超声知识的基础上，与时俱进，提高对消化系统多脏器病变的超声诊断专业水平。

Elsevier出版的 Diagnostic Ultrasound 被全球众多医学院校用作经典教材，成为世界范围内超声教学和临床实践中最常用的参考书籍。其第5版著作进行了较大修订，文本内容、参考文献和图像都已更新。我们将该版本中与消化系统相关的章节内容译出，编辑成为这本《超声诊断学（第5册）：消化系统分册》，内容包括肝脏、脾脏、胆道系统和胆囊、胰腺、胃肠道的超声应用。本书既注重基础知识和基本技能规范，又注重学科前沿进展，内容翔实，病种丰富，图文并茂，且所提供的图片均为高清图像。希望本书能够为我国超声医师尤其是基层和初学医师夯实专业基础、规范扫查技能、提高超声诊疗水平做出贡献。

本分册的译者团队是由中华医学会超声医学分会梁萍主任委员领衔作为总主译，严昆、程文、张连仲、于杰教授担任主译，任杰、周平、刘广健、邱逦、张德智、窦健萍教授担任副主译，逢川、冯卉、李鑫担任编写秘书，联合国内60余名从事超声工作多年并在相关领域有着丰富经验的专家学者和一线超声医师构成。他们在临床工作之余克服种种困难，保质保量完成翻译工作，疑问之处反复推敲探讨、查阅循证依据，定稿前经过层层审核把关，对每一章节逐字逐句审核校对，力求为广大超声医师提供一本科学严谨、术语规范、文字"信、达、雅"、忠于原文同时又符合我国语言习惯的专业参考书。

向参与本书翻译和出版工作的所有成员致敬，感谢你们的辛勤付出！
译文中不当之处，敬请广大读者批评指正。

2023年1月

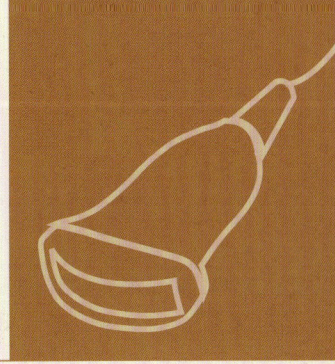

Contents 目录

第一章
肝脏 | 1

第二章
脾脏 | 51

第三章
胆道系统和胆囊 | 71

第四章
胰腺 | 107

第五章
胃肠道 | 143

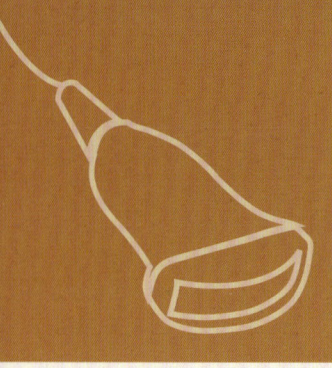

动图目录

注：由于版权限制，书中动图需通过网址观看，具体操作步骤请见封二。

动图1.1 正常肝脏，矢状面扫查	动图4.2 急性胰腺炎（1）
动图1.2 正常肝脏，肋下扫查	动图4.3 急性胰腺炎（2）
动图1.3 肝内脂肪灶	动图4.4 慢性胰腺炎（1）
动图1.4 肝脂肪浸润	动图4.5 慢性胰腺炎（2）
动图1.5 具有典型增强特征的局灶性结节性增生超声造影	动图4.6 胰腺假性囊肿
动图1.6 如图1.47所示快速增强的血管瘤超声造影	动图4.7 胰腺癌（1）
	动图4.8 胰腺癌（2）
动图1.7 局灶性结节性增生的超声造影（1）	动图4.9 导管内乳头状黏液性肿瘤
动图1.8 局灶性结节性增生的超声造影（2）	动图4.10 黏液性囊腺瘤
动图1.9 年轻女性肝腺瘤的超声造影	动图5.1 偶然发现的小肠神经内分泌肿瘤（类癌）
动图1.10 小肝癌的超声造影	动图5.2 超声扫查回肠末段时可见克罗恩病的典型表现
动图1.11 肝细胞癌的超声造影	
动图1.12 典型结直肠癌肝转移	动图5.3 克罗恩病患者，乙状结肠严重亚急性期炎症时可见肠壁层次完全消失
动图1.13 肝转移癌的超声造影（1）	
动图1.14 肝转移癌的超声造影（2）	动图5.4 克罗恩病合并狭窄
动图2.1 正常脾脏矢状面的超声表现	动图5.5 彩色多普勒显示克罗恩病增厚的肠壁血流信号增加
动图2.2 正常脾脏横断面的超声表现	
动图2.3 低回声型脾淋巴瘤的超声造影表现	动图5.6 克罗恩病病变肠管长轴切面的超声造影
动图3.1 胆总管远端及Vater壶腹	动图5.7 克罗恩病病变肠管短轴切面的超声造影
动图3.2 肝内胆管结石	动图5.8 回肠肠管明显固定、成锐角，伴有狭窄和小肠肠间瘘
动图3.3 远端胆总管结石	
动图3.4 胆总管十二指肠瘘	动图5.9 克罗恩病小肠不全性肠梗阻
动图3.5 原发性硬化性胆管炎（1）	动图5.10 逆蠕动和蠕动亢进
动图3.6 原发性硬化性胆管炎（2）	动图5.11 局限性穿孔并蜂窝织炎炎性包块形成
动图3.7 原发性硬化性胆管炎并发胆管癌（1）	动图5.12 肠间瘘
动图3.8 原发性硬化性胆管炎并发胆管癌（2）	动图5.13 正常阑尾
动图3.9 胆石症	动图5.14 阑尾穿孔
动图3.10 急性胆囊炎	动图5.15 妊娠中期急性憩室炎
动图3.11 胆囊炎穿孔合并肝脓肿	动图5.16 麻痹性肠梗阻
动图4.1 正常胰腺	动图5.17 炎症引起的不完全性肠梗阻

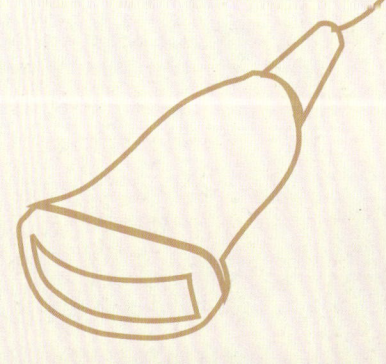

第一章　肝脏

Stephanie R. Wilson and Cynthia E. Withers

章节大纲

一、超声检查技术
二、正常解剖
　　（一）库氏分段法
　　（二）韧带
　　（三）肝脏循环系统
　　（四）正常肝脏大小和回声性质
三、发育异常
　　（一）发育不全
　　（二）位置异常
　　（三）肝副裂
　　（四）血管异常
四、先天性病变
　　（一）肝囊肿
　　（二）胆管周围囊肿
　　（三）常染色体显性遗传性多囊病
　　（四）胆管微错构瘤（冯迈恩堡复合体）
五、感染性疾病
　　（一）病毒性肝炎
　　（二）细菌性疾病
　　（三）真菌性疾病：念珠菌病
　　（四）寄生虫病
　　（五）卡氏肺孢子菌病
六、代谢性疾病
　　（一）脂肪肝
　　（二）糖原贮积病（糖原病）
　　（三）肝硬化
七、血管性病变
　　（一）门静脉高压症
　　（二）门静脉血栓形成
　　（三）布-加综合征
　　（四）门静脉瘤
　　（五）肝内门体静脉瘘
　　（六）动脉瘤、假性动脉瘤和夹层
　　（七）遗传性出血性毛细血管扩张症
　　（八）肝紫癜病
八、肝占位
　　（一）肝占位的定性
　　（二）肝占位的检出
九、肝脏肿瘤
　　（一）肝脏良性肿瘤
　　（二）肝脏恶性肿瘤
　　（三）转移性肝癌
十、肝外伤
　　门体分流术
十一、经皮肝穿刺活检
十二、术中超声

关键点总结

- 肝脏体积大，质地均匀，位于上腹部，可通过肋下及肋间切面进行扫查，是超声检查评估的理想脏器。
- 最新的超声造影和弹性成像技术增强了实时灰阶超声成像的形态学评估及多普勒技术的血管结构评估能力。
- 脂肪肝在北美地区较为流行，超声通常是诊断脂肪肝是否存在及判断其严重程度的首选检查。
- 推荐每隔6个月行超声检查以及时检出肝癌高危人群的肝脏结节。
- 超声是肝脏介入操作的首选引导方式，包括恶性肿瘤消融技术、肝占位活检及置入治疗性装置，如引流管和经颈静脉肝内门体分流。
- 肝脏术中超声能够检出术前未明确的肿瘤。

肝脏是人体最大的脏器，成年人肝脏约重1.5 kg。由于系统性疾病和局灶性疾病常累及肝脏，因此常常需要使用超声检查来进行评估。

一、超声检查技术

实时超声是肝脏最佳的检查方式。应同时采取仰卧位及右前斜位，建议同时选用标准腹部探头及高频探头经矢状面、横断面、冠状面和肋下斜切面对肝脏进行扫查。多数患者的肝脏位于右上腹，被右下肋骨遮挡，此时小扫查面探头经肋间隙扫查较为适用。此外，容积成像可有效辅助整体肝脏评估，并通过单次适当采集快速得到肝脏的解剖结构、大小、质地和表面特征信息。因此，通过查看采集的视频（动图1.1，动图1.2）及多平面重建（图1.1），可提高对肝硬化、脂肪肝等弥漫性疾病与正常肝组织的鉴别诊断能力。对于拟行手术切除治疗的局灶性肝占位，超声可良好显示其与重要血管结构的位置关系。

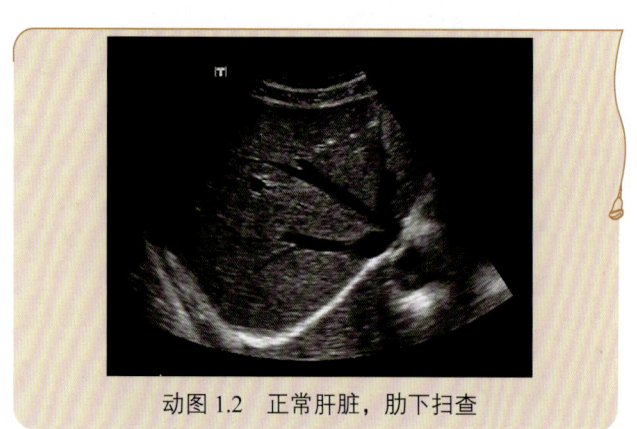

动图1.2　正常肝脏，肋下扫查

二、正常解剖

肝脏位于右上腹部，根据功能可划分为3个肝叶，即右叶、左叶、尾状叶。以由胆囊窝向下腔静脉（inferior vena cava，IVC）方向延伸出的假想线为正中裂，分隔开肝右叶（right lobe）与肝左叶（图1.2）。右段间裂进一步将肝右叶分为右前叶和右后叶。左段间裂将肝左叶分为左内叶和左外叶。尾状叶位于肝后下部，其后界为下腔静脉，前界为静脉韧带（图1.3）。尾状叶向前内侧延伸部分称为乳头突，超声可表现为与肝脏分离，类似于肿大淋巴结。

掌握肝脏血管的解剖分布对于理解肝段的相对位置至关重要。肝静脉主干走行于叶与段之间，是肝脏分叶分段的理想标志，但仅在扫查肝上部时可见（图1.4）。肝中静脉走行于正中裂内，分隔右叶和左内叶。肝右静脉走行于右段间裂并将右叶分为前后两叶。当向肝脏尾叶扫查时，无法观察到肝右静脉，因此在继续扫查到门静脉右支的前后分支之

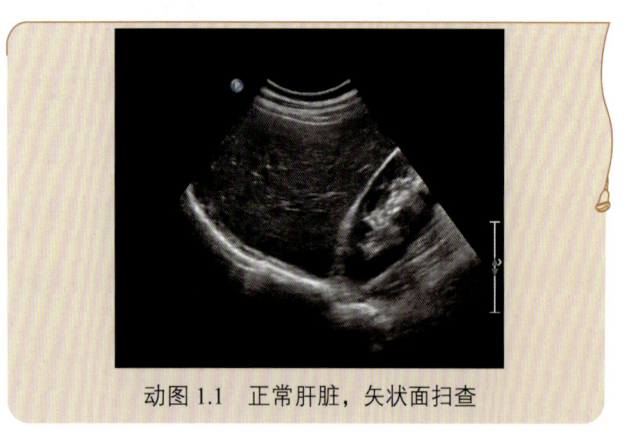

动图1.1　正常肝脏，矢状面扫查

第一章 肝脏

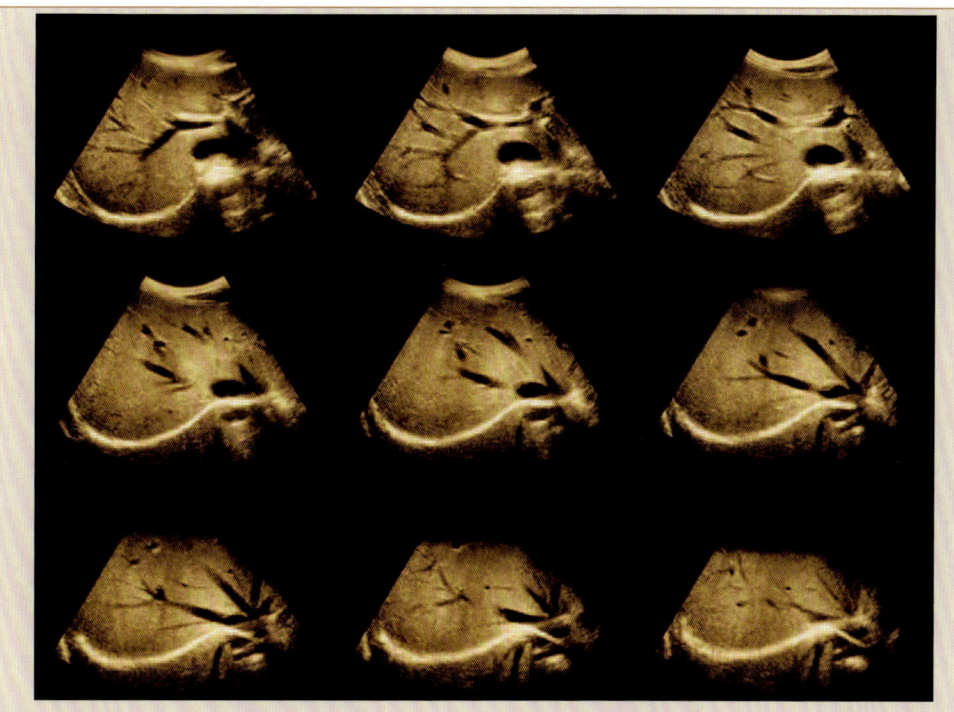

轴面上由容积成像采集的肝脏九切面影像，轴向中心点位于肝门处门静脉长轴。

图1.1 正常肝

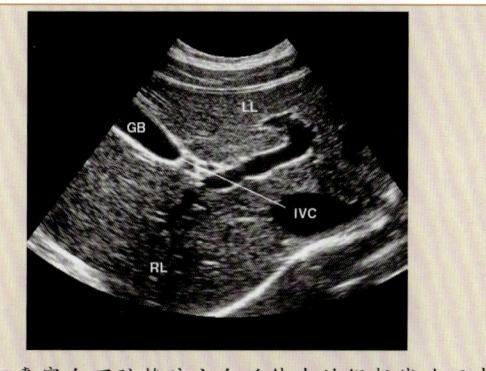

以由胆囊窝向下腔静脉方向延伸出的假想线为正中裂，分隔肝右叶与肝左叶。GB：胆囊窝；IVC：下腔静脉；LL：肝左叶；RL：肝右叶。

图1.2 正常肝叶解剖

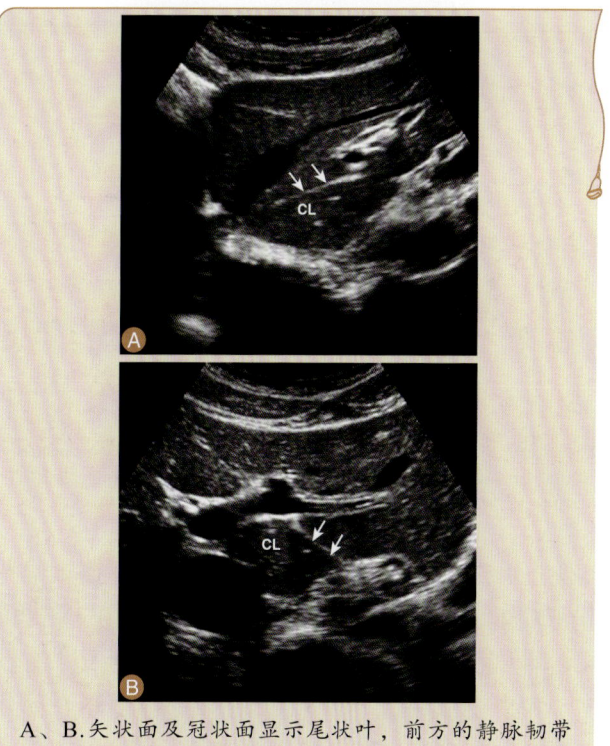

A、B.矢状面及冠状面显示尾状叶，前方的静脉韧带裂（箭头）将尾状叶与肝左叶分隔开，后方为下腔静脉。CL：肝尾状叶。

图1.3 尾状叶

前的这段区域内难以明确分段。门静脉左右主干都走行于肝段之中，而门静脉左支矢状部例外，其走行于左叶间裂。左叶间裂可分为头段、中段、尾段3部分，并将肝左叶分为左内叶和左外叶。肝左静脉为头段分界线，门静脉左支矢状部为中段分界线，肝圆韧带裂为尾段分界线（表1.1）。

（一）库氏分段法

由于超声可以多平面评估肝脏解剖，因此可以在特定的肝段定位病灶，这有利于肝脏手术辅助规划和病灶动态追踪。目前，库氏分段法是全球通用的肝脏病灶定位的命名法（表1.2），其描述基于门静脉分段，对于肝脏功能和病理方面均有重要意义。每个肝段均有独立的血供（肝动脉，门静脉，肝静脉）、淋巴管和胆道系统。因此，外科医师可

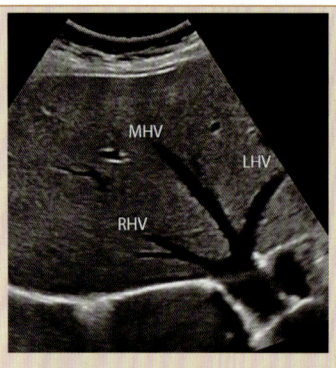

肝右静脉（RHV）、肝中静脉（MHV）和肝左静脉（LHV）是位于各肝叶和肝段间的3条肝静脉，为肝叶和肝段的分界线。在肝静脉汇入下腔静脉水平，肝右静脉划分右后段（7段）与右前段（8段），肝左静脉划分左内叶与左外叶，肝中静脉划分肝左叶与肝右叶。如图所示，肋下斜切面是显示肝静脉的最佳切面。

图1.4　肝静脉解剖

表1.1　有助于识别肝段的结构

结构	位置	用途
肝右静脉	右段间裂	将右叶头侧划分为右前段和右后段
肝中静脉	正中裂	分隔左叶和右叶
肝左静脉	左段间裂	将左叶头侧划分为左内叶和左外叶
门静脉右支RPV（前支）	右叶前段段内	走行于右叶前段中央
门静脉右支RPV（后支）	右叶后段段内	走行于右叶后段中央
门静脉左支LPV（水平段）	尾状叶前	分隔左内叶（前）和尾状叶（后）
门静脉左支LPV（上升段）	左段间裂	将左叶划分为左内叶和左外叶
胆囊窝	正中裂	分隔肝右叶和肝左叶
肝圆韧带裂	左段间裂	将左叶尾侧划分为左内叶和左外叶
静脉韧带裂	尾状叶左前缘	分隔左叶（前）和尾状叶（后）

资料来源：Modiied from Marks W, Filly R, Callen P.Ultrasonic anatomy of the liver: a review with new applications.J Clin Ultrasound.1979; 7（2）：137-146.

切除肝叶中某一肝段，并通过剩余肝叶的血供维持肝脏功能。每一肝段的中心由门静脉及其分支构成，以肝静脉为分界，将肝脏分为8个分段，右、中、左肝静脉将肝脏纵向划分为4部分，每一部分以左右门静脉主干根部横断面进一步划分。Ⅰ段为尾状叶，Ⅱ段、Ⅲ段分别为肝左外叶上段及肝左外叶下段；Ⅳ段即肝内叶，可进一步划分为Ⅳa和Ⅳb段；肝右叶由Ⅴ段、Ⅵ段（门静脉右支主干根部横断面下方）、Ⅶ段、Ⅷ段（横断面上方）组成（图1.5）。肝尾状叶（Ⅰ段）可同时接收门静脉左、右分支血供，与其他肝段不同之处在于Ⅰ段是由一支或多支肝静脉直接引流汇入下腔静脉。

表1.2　库氏分段法与传统肝脏解剖

库氏分段法	传统肝脏解剖
Ⅰ段	尾状叶
Ⅱ段	左外叶（上段）
Ⅲ段	左外叶（下段）
Ⅳ段	左内叶
Ⅴ段	右前叶（下段）
Ⅵ段	肝右后叶（下段）
Ⅶ段	肝右后叶（上段）
Ⅷ段	肝右前叶（上段）

肝左叶的门静脉系统可通过剑突下向头侧斜切扫查，门静脉左支主干、矢状部及其Ⅱ段、Ⅲ段、Ⅳ段分支形成一个"工"字形结构（图1.6）。Ⅱ段和Ⅲ段以肝静脉左支主干、门静脉左支矢状部和镰状韧带为界与Ⅳ段分隔，Ⅳ段与Ⅴ段、Ⅷ段以肝中静脉和肝正中裂为界。

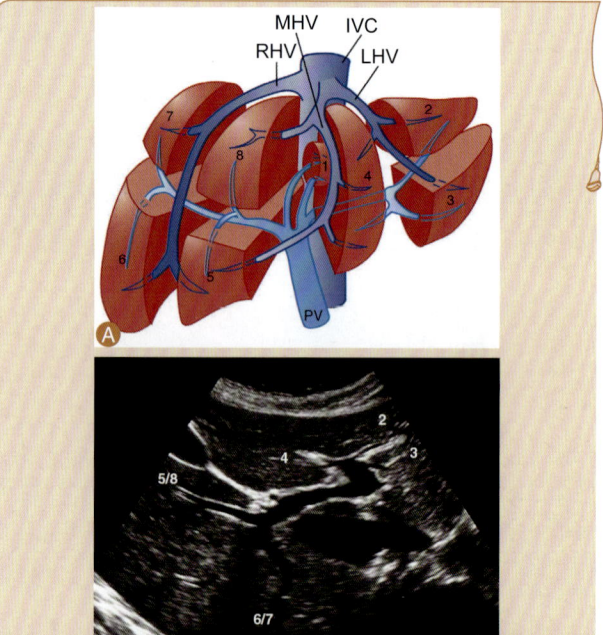

A.肝脏分为9个肝段，蓝色显示纵向边界（图中右、中、左裂隙）为3条肝静脉，横断面边界由门静脉左、右支主干根部确定，Ⅰ段为尾状叶，位置靠后；B.超声显示门静脉主干及其左右分支，左右分支所在横断面可作为肝段分界面，该水平上方为Ⅱ段、Ⅳa段、Ⅶ段和Ⅷ段，下方为Ⅲ段、Ⅳb段、Ⅴ段和Ⅵ段。RHV：肝右静脉；MHV：肝中静脉；IVC：下腔静脉；LHV：肝左静脉；PV：门静脉。

图1.5　库氏功能性分段解剖

（With permission from Sugarbaker PH: Toward a standard of nomenclature for surgical anatomy of the liver.Neth J Surg.1988; PO: 100.）

第一章 肝脏

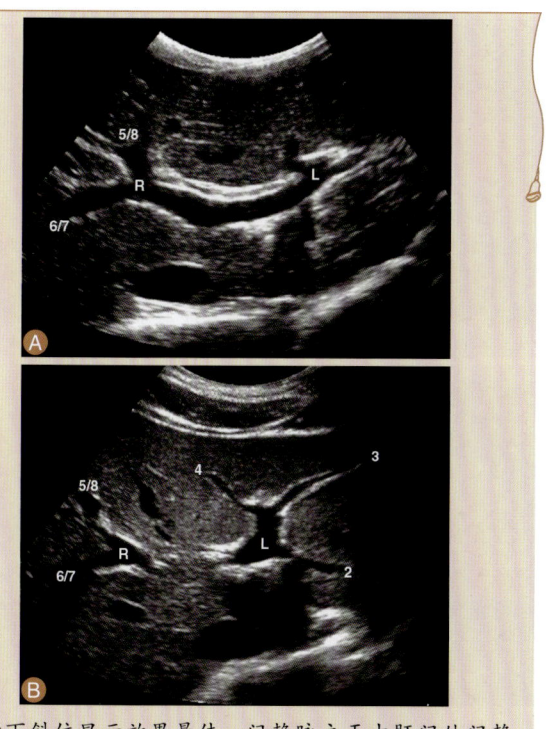

A.肋下斜位显示效果最佳，门静脉主干由肝门处门静脉左右支汇合形成；B.门静脉左右支已标出，所示门静脉左支分叉呈"工"字形，由门静脉左支矢状部、水平部及2、3、4段分支组成。

图1.6 2例患者的门静脉解剖

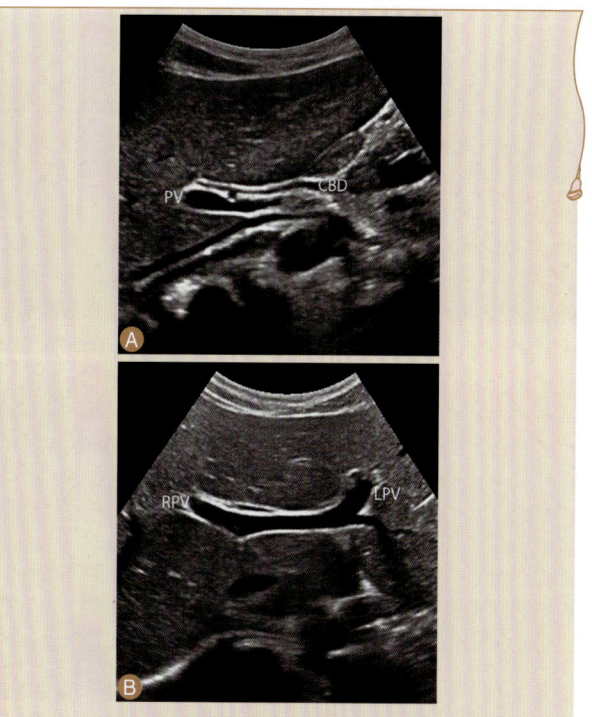

A.肝门矢状面显示胆总管（CBD）和门静脉（PV）包裹于肝十二指肠韧带内；B.肝门横断面显示门静脉右支（RPV）和门静脉左支（LPV）。

图1.7 肝门

右肝的门静脉右支主干向下发出供应Ⅴ段和Ⅵ段的分支，向上发出供应Ⅶ段和Ⅷ段的分支，也可视为一种"工"字形结构，在矢状面或斜矢状面显示最佳。

剑突下斜切可在横断面上显示门静脉右支，从而分辨Ⅴ段和上方的Ⅷ段（更靠近肝静脉汇合处），而Ⅴ、Ⅷ段与Ⅵ、Ⅶ段之间以肝右静脉为界。

（二）韧带

肝脏被一层较薄的结缔组织覆盖，称为Glisson鞘。Glisson鞘覆盖整个肝脏，在下腔静脉和肝门部附近最厚。肝门部的腹膜皱襞包裹门静脉主干、肝固有动脉和胆总管，称为肝十二指肠韧带（图1.7）。在胎儿发育期间，镰状韧带引导脐静脉走行至肝（图1.8），胎儿出生后，脐静脉萎缩，形成肝圆韧带（图1.9）。镰状韧带走行至肝脏后分离为两层：右层形成冠状韧带的上层，左层形成左三角韧带的上层。冠状韧带的最外侧部分称为右三角韧带（图1.10）。形成冠状韧带的腹膜层被广泛分离，留下肝脏的一部分没有被腹膜覆盖，这个位于肝脏后上方的区域称为肝脏的裸区。静脉韧带中含有闭塞的静脉导管，在出生之前将血液从脐静脉分流到下腔静脉。

（三）肝脏循环系统

1.门静脉

肝脏接受门静脉和肝动脉的双重供血。虽然门静脉中流动的是来自肠道和脾脏的未完全氧合（80%）的静脉血，但由于流量更大，因此门静脉血供可满足肝细胞一半的氧需求。该双重供血特点是肝梗死发生率较低的原因。

肝门三联管包含门静脉、肝动脉和胆总管，它们由结缔组织鞘包裹，超声上表现为门静脉的高回声壁，可据此与肝静脉鉴别，后者的静脉壁通常模糊不清。门静脉主干分为右支和左支。门静脉右前支位于右前叶的中央，右后支位于右后叶中央。门静脉左支最初走行于尾状叶前方，门静脉左支矢状部向前走行于左叶间裂，将肝左叶分为左内叶和左外叶。

2.肝动脉循环

肝动脉分支与门静脉伴行，门静脉及伴行的肝小动脉和胆管的终末支称为肝腺泡。

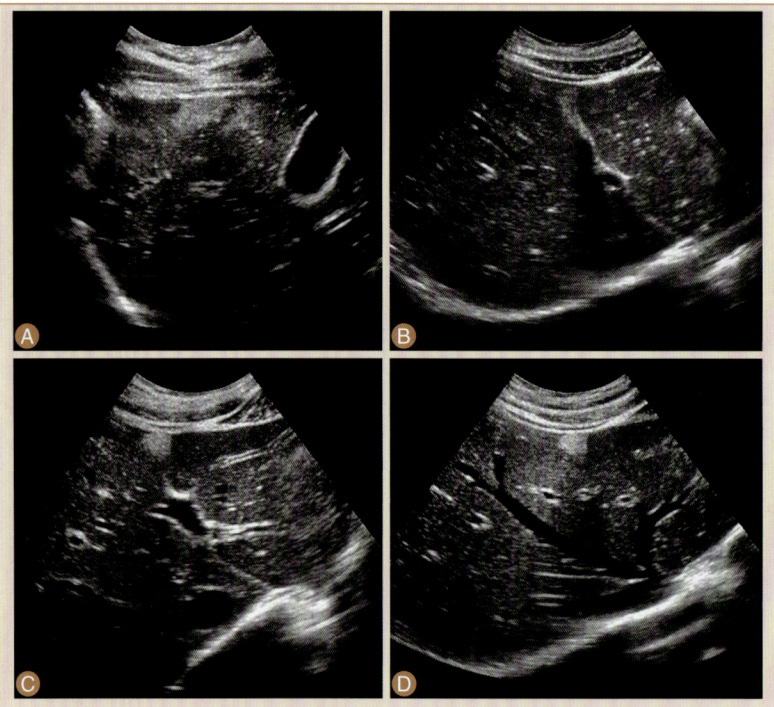

韧带所含脂肪回声有助于其定位。A.肝脏矢状面扫查镰状韧带;B.肋下斜切所示镰状韧带;C.门静脉左支矢状部前方所示韧带脂肪回声;D.肝中静脉和肝左静脉之间向头侧延伸的脂肪回声。

图1.8　肝镰状韧带

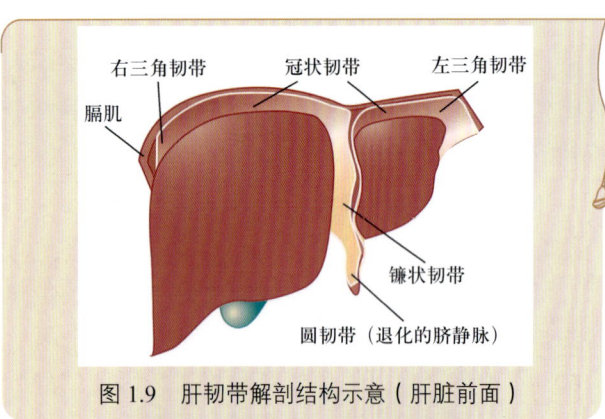

图1.9　肝韧带解剖结构示意（肝脏前面）

3. 肝静脉系统

血液通过肝窦灌注于肝实质，然后进入末梢肝小静脉，这些末梢分枝连在一起依次形成较大的静脉。肝静脉的数量及位置变异较多，大多数人有3支肝静脉：肝右静脉、肝中静脉和肝左静脉（图1.4），与门静脉一样没有静脉瓣，均汇入下腔静脉。如前所述，肝右静脉通常为单支，走行于右段间裂中，分隔右前叶和右后叶。肝中静脉通常走行于肝正中裂内，多数情况下与肝左静脉形成共干。肝左静脉为左内叶和左外叶的边界。

（四）正常肝脏大小和回声性质

肝脏上缘位于第五肋间隙，下缘平行或稍低于右侧肋弓下缘。由于视野有限，实时超声精确评估肝脏大小有一定的困难。Gosink与Leymaster提出在肝脏中线水平测量肝脏大小，肝脏长度大于15.5 cm的患者中75%存在肝肿大。Niederau等在锁骨中线及正中线水平测量肝脏的上下径和前后径，其结果与性别、年龄、身高、体重及体表面积相关。其发现肝脏大小随体重和体表面积增加而增加，随年龄增大而减少。在其研究当中，锁骨中线水平肝脏的上下径为（10.5±1.5）cm，前后径为（8.1±1.9）cm。对于大多数患者，测量肝脏的长度已足以反映肝脏

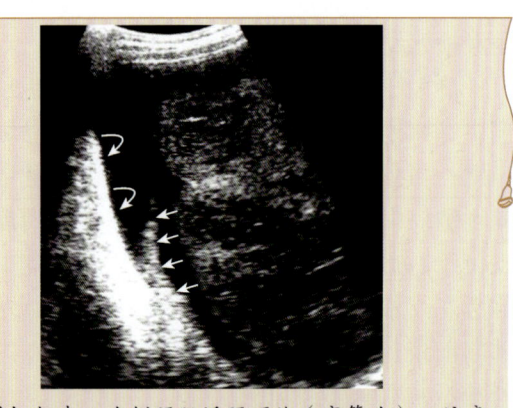

肋下斜切扫查：右侧膈肌近膈顶处（弯箭头）。注意该肝硬化患者肝脏轮廓呈分叶状、回声不均匀。腹水衬托下可见右三角韧带（直箭头）。

图1.10　右三角韧带

大小。纤瘦的女性患者肝右叶下缘常会见到一个舌状突起，称之为里德尔叶。

正常肝脏的回声均匀、细腻，对比正常肾皮质表现为稍高回声或等回声（图1.11A），对比脾脏表现为低回声，尤其是肝左叶包裹在脾脏旁边时对比更为明显（图1.11B）。

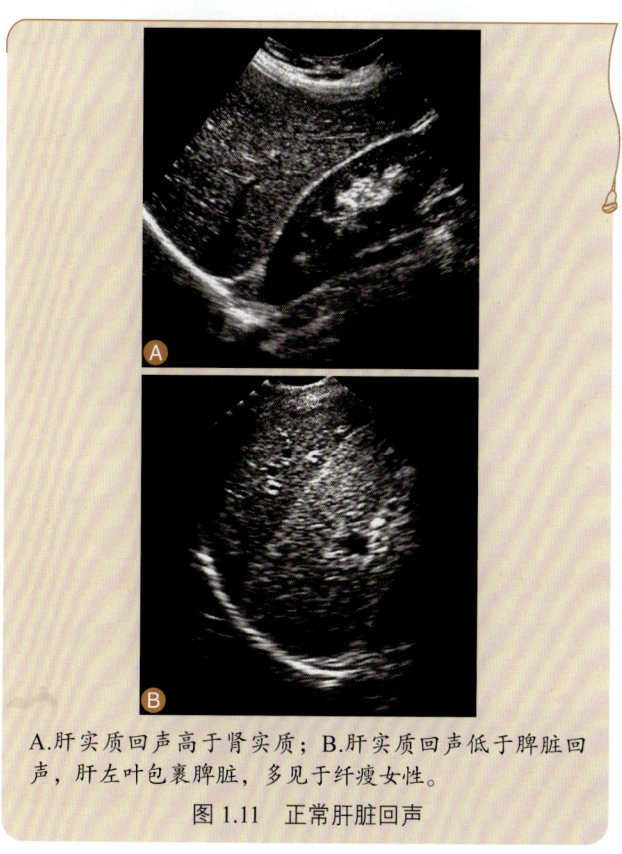

A.肝实质回声高于肾实质；B.肝实质回声低于脾脏回声，肝左叶包裹脾脏，多见于纤瘦女性。

图1.11　正常肝脏回声

非真正的裂隙，而是膈褶，易被误认为肝内占位，应分别在矢状面和横断面仔细地扫查以避免误诊（图1.12）。由于腹膜内折所产生的真性副裂并不常见，肝下副裂即为真性副裂，自门静脉右支向下延伸到肝右叶下表面。

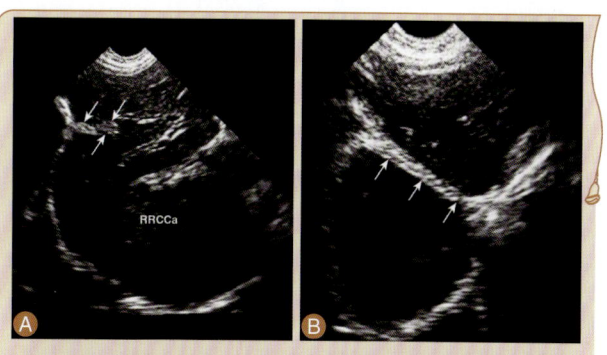

A.右肾细胞癌（RRCCa）患者，矢状面超声显示右半膈旁高回声占位（箭头）；B.肋下斜切面图像显示占位为膈褶（箭头）。

图1.12　膈褶

（四）血管异常

肝总动脉起源于腹腔干，在第一肝门分为肝左动脉和肝右动脉，这种教科书中描述的经典肝动脉解剖模式只存在于55%的人群中，剩余的45%则存在一些解剖变异，主要变异模式有：①肝左动脉起源于胃左动脉（10%）；②肝右动脉起源于肠系膜上动脉（11%）；③肝总动脉起源于肠系膜上动脉（2.5%）。

肝脏静脉系统包括门静脉和肝静脉。先天性门静脉发育异常包括闭锁、狭窄和瓣膜梗阻，均不常见。其他解剖变异包括门静脉右支缺如，伴门静脉主干及左支异常分支，以及门静脉左支横部缺如。

相对来说肝静脉及其属支系统的变异较为常见，以引流右前叶上段（Ⅷ段）的肝静脉属支变异最常见，约可见于1/3人群当中，其通常汇入肝中静脉，偶见汇入肝右静脉。在10%的个体中可见一支肝右下静脉引流肝脏的肝右后叶下段（Ⅵ段）并直接汇入下腔静脉，其可与右肝静脉尺寸相当或更大。肝左及肝右边缘静脉，汇入肝左及肝右静脉，分别见于12%和3%人群当中。肝静脉主干缺如相对少见，约见于8%的人群。了解肝静脉系统的变异有助于准确定位肝局灶性病变的位置，并有助于外科医师进行肝段切除手术。

三、发育异常

（一）发育不全

肝脏的发育与人体正常生长发育不符的情况称为发育不全。肝左叶和右叶的发育不全此前均有报道，所报道的5例右叶发育不全中有3例伴尾状叶缺失。残存的肝叶一般都会发生代偿性肥厚，但肝功能检查正常。

（二）位置异常

完全性脏器反位患者的肝脏位于左季肋区。在先天性膈疝或脐疝患者中，肝脏可能会不同程度地疝入胸腔内或疝出腹腔外。

（三）肝副裂

膈顶向肝内凹陷被称为"肝副裂"，但其并

四、先天性病变

（一）肝囊肿

肝囊肿的定义为肝内上皮细胞排列组成的含液闭合腔隙。因此，脓肿、寄生虫囊肿和创伤后囊肿并非真正意义上的肝囊肿。单纯性肝囊肿内常可见柱状上皮，提示其为导管来源，但具体原因尚不清楚，中年出现的肝囊肿病因也尚未明确。肝囊肿在一般人群中超声检出率为2.5%，而在80岁以上的人群中这一比例增至7%。

良性肝囊肿在超声上表现为无回声、壁薄、边界清楚伴后方回声增强。患者偶因囊肿出血或感染而继发疼痛和发热，此时超声可出现内部回声及分隔（图1.13A，图1.13B），囊壁增厚或呈实性（图1.13C）。建议只对有症状的患者进行积极干预，单纯抽出囊液可对液体性质进行检测，但囊肿壁上皮的存在会导致复发，所以可在超声引导下进一步行酒精消融治疗。如果肝囊肿内可见壁结节或较厚的分隔，建议使用CT或超声造影进一步评估，因为影像学表现复杂的肝囊肿需与胆管囊腺瘤和囊性转移瘤进行鉴别诊断（图1.14）。

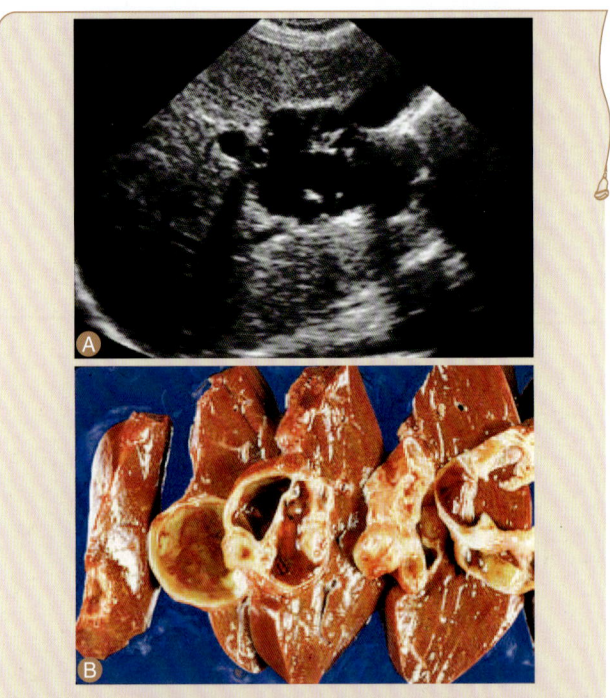

A.超声矢状面表现为不规则的肝囊肿伴较厚分隔和壁结节；B.手术标本。

图1.14　胆管囊腺瘤

（二）胆管周围囊肿

严重肝病患者中可见胆管周围囊肿，此类囊肿

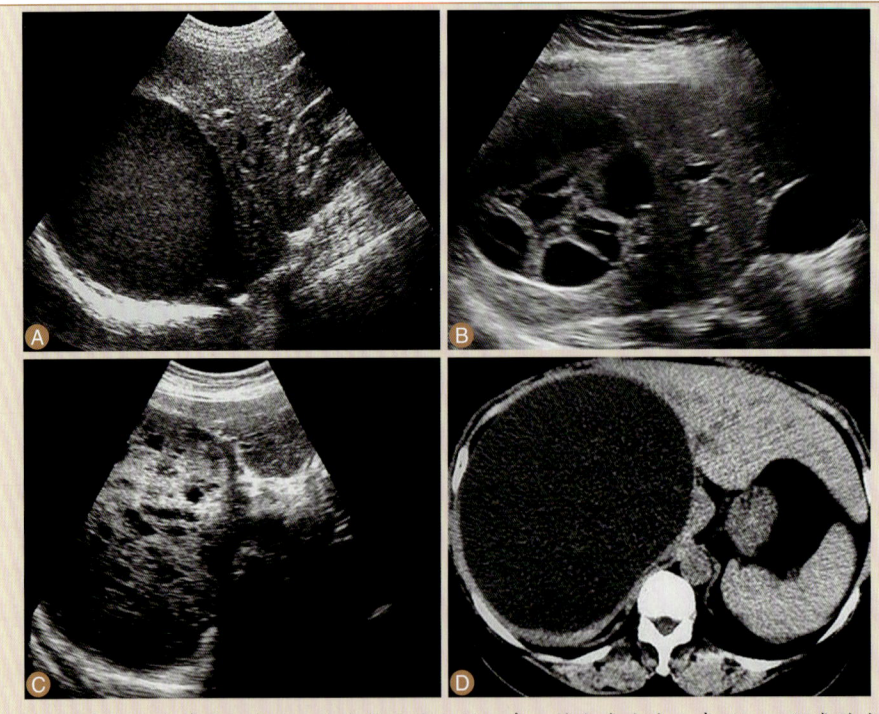

A.急性右上腹疼痛，超声表现为薄壁肝囊肿，内容物呈均匀低回声，符合囊内出血表现；B.肝囊肿内分隔较厚（非血管结构），符合机化血栓形成表现；C、D.患者的超声和CT图像，囊肿内机化的血凝块导致囊肿在超声上几乎表现为实性，但有回声增强，在CT上，囊肿整体表现更均匀。

图1.13　肝囊肿合并出血3例

较小，0.2～2.5 cm，一般位于肝门中心或左右肝管交界处。临床通常无症状，但在少数情况下可导致胆道梗阻。胆管周围囊肿在病理学上表现为堵塞的小导管周围腺体。在超声上表现为离散的、簇状的囊肿或管状结构，伴有较薄分隔，与胆管和门静脉伴行。

（三）常染色体显性遗传性多囊病

57%～74%的常染色体显性遗传多囊肾病患者合并肝囊肿。肾脏疾病的严重程度与肝脏受累程度之间无相关性。与常染色体隐性遗传多囊肾不同，该病与肝纤维化或门静脉高压无关，肝功能检查一般正常，若肝功能检查结果异常，则应排除多囊肝病的并发症，如肿瘤、囊肿感染和胆道梗阻。

（四）胆管微错构瘤（冯迈恩堡复合体）

胆管微错构瘤最早于1918年由冯迈恩堡描述，一种由位于致密胶原基质内扩张的肝内胆管组成的小局灶性发育性病变，又称冯迈恩堡复合体（von Meyenburg complex，VMC）。在尸检中有0.6%～5.6%的人被发现此类良性肝脏畸形。

胆管微错构瘤的影像特征表现为单发、多发或弥漫的边界清晰、直径小于1 cm的实性结节（图1.15）。在超声上通常呈均匀低回声或稍高回声，在增强CT上表现为低密度。由于其多样性，易与转移性癌混淆。超声诊断的关键是肝脏内有高回声灶伴彗星尾征，无明显占位效应（图1.16）。笔者认为这些高回声灶可能跟超声设备的分辨率无法分辨微小囊肿有关。冯迈恩堡复合体通常是孤立病灶且特征不明显，也可能合并其他先天性疾病，如先天性肝纤维化、多囊肾或多囊肝病，也有人认为冯迈恩堡复合体与胆管癌相关。

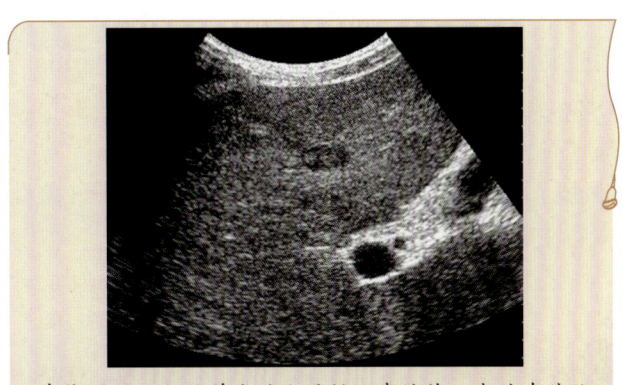

声像图显示肝脏单发的小的低回声结节，未伴有其他转移性疾病，活检证实为良性。

图1.15 癌症患者的胆管微错构瘤

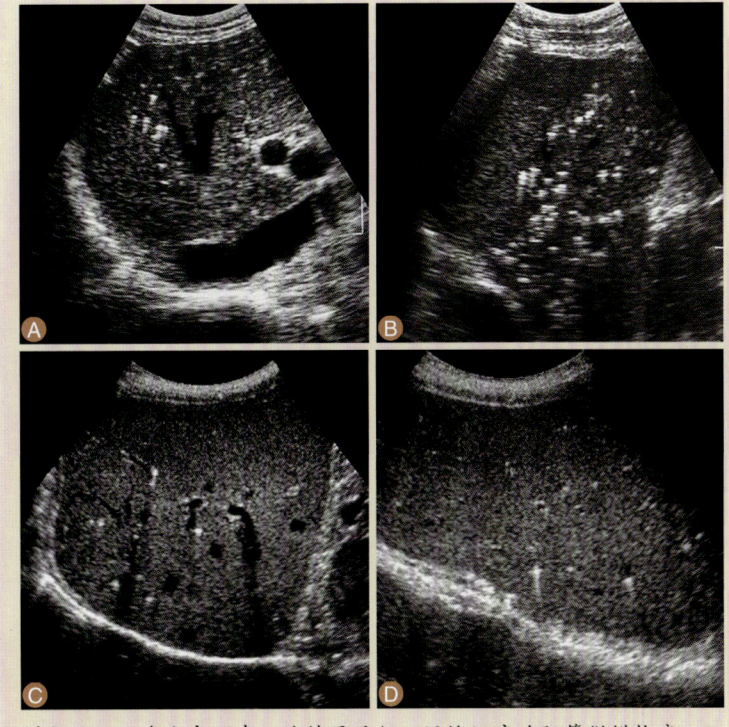

A、B.肝脏左叶矢状面和横断面显示多发高回声灶伴彗星尾征，活检证实为胆管微错构瘤；C、D.无症状患者肝右叶矢状面和横断面显示伴彗星尾征的回声灶。

图1.16 胆管微错构瘤伴彗星尾征2例

五、感染性疾病

（一）病毒性肝炎

病毒性肝炎是一种全球性的常见疾病，导致数百万人死于急性肝坏死或慢性肝炎，并可进展为门静脉高压、肝硬化和肝细胞癌（hepatocellular carcinoma，HCC）。目前，已知的经典肝炎病毒共有5种，即甲型、乙型、丙型、丁型和戊型。也有其他病毒会引起肝炎，但这5种最有代表性和特征性。

甲型肝炎分布于世界各地，可以通过血清学检查将甲型肝炎病毒抗体（antibody to hepatitis A virus，anti-HAV）作为标志物进行诊断，其主要传播途径是粪-口传播。在发展中国家，该病为地方性流行，常感染年轻患者。甲型肝炎作为一种急性感染性疾病可痊愈或死于急性肝功能衰竭。

乙型肝炎可通过胃肠道外传播（如输血、针刺）、性传播和母婴传播。与甲型肝炎病毒不同，全球约3亿人携带乙肝病毒（hepatitis B virus，HBV），好发（5%~20%）于东南亚、中国、撒哈拉以南非洲和格陵兰。乙肝表面抗原（hepatitis B surface antigen，HBsAg）和乙肝核心抗体（hepatitis B core antigen，anti-HBc）是诊断其急性感染的最重要的两个标志物。

丙型肝炎与输血后肝炎有关，常见于共用针头或其他设备注射药物的患者。高达85%的急性感染患者会进展为慢性肝病。慢性丙型肝炎病毒（hepatitis C virus，HCV）感染是通过血液中存在丙型肝炎病毒抗体（antibody to HCV，anti-HCV）来诊断的。丙型肝炎会严重威胁患者健康，导致许多患者需进行肝移植治疗。如今，随着抗病毒药物的研发，许多患者能够获得痊愈，但也有一部分患者会进展为慢性肝病，甚至有进展为肝细胞癌的风险。

丁型肝炎，又称德尔塔肝炎，其传染完全依赖于乙肝病毒，需要乙肝表面抗原为丁型肝炎病毒（hepatitis D virus，HDV）提供包膜。因此，其地理分布与乙型肝炎相似。丁型肝炎病毒在北美较罕见，主要发生在依靠静脉注射的吸毒者中。

戊型肝炎与甲型肝炎相似，通过粪-口传播，其通常是一种自限性疾病，但也可能会持续存在并在免疫功能低下的患者中进展为慢性肝炎。

临床表现

轻症的急性肝炎多于发病4个月内恢复，99%的甲型肝炎患者预后如此。

出现黄疸及黄疸进行性加重、凝血功能障碍、肝性脑病等临床表现的患者易发展为急性及亚急性肝衰竭。肝衰竭多数由乙型肝炎或药物毒性导致的肝细胞坏死引起，当肝实质坏死超过40%时易发生死亡。

慢性肝炎是指生化指标持续异常至少超过6个月以上，除病毒感染外可由多种病因引起，包括代谢性因素，如Wilson病、α-1抗胰蛋白酶缺乏症、血色病、自身免疫疾病及药源性因素，慢性肝炎的预后和治疗取决于具体病因。

发生急性肝炎时，病理组织学表现为肝细胞弥漫性肿胀，库普弗细胞增生衬附于肝窦，汇管区淋巴细胞和单核细胞浸润。声像图表现与病理组织学改变一致，肝实质回声可呈弥漫性降低，肝门三联管管壁回声相对增强，或形成门静脉周围套袖征（图1.17，图1.18A，图1.18B），同时伴有肝肿大及胆囊壁增厚（图1.17，图1.18C，图1.18D）。而多数情况下，急性肝炎的肝脏声像图表现正常，且多数慢性肝炎患者其肝脏声像图同样无明显异常。当发展为肝硬化时，肝脏声像图可表现为肝实质回声粗糙及其他肝硬化形态学改变。

（二）细菌性疾病

化脓性细菌可通过多种途径侵入肝脏，当患者合并化脓性胆管炎及胆囊炎时，细菌沿胆管上行是引起肝内细菌性感染的主要原因。门静脉及肝动脉也可作为细菌侵入的途径，如发生憩室炎或阑尾炎，细菌可经门静脉系统入肝；发生化脓性骨髓炎和亚急性细菌性心内膜炎时，细菌可通过肝动脉侵入肝脏。肝脏钝性伤或穿透伤也可导致肝脏化脓性细菌感染。约50%的肝脓肿原因不明，其余主要由厌氧菌感染所致。肝脏细菌性感染的诊断往往比较滞后，最常见的表现为发热、乏力、厌食和右上腹疼痛，约25%的患者合并黄疸。

超声对肝脓肿的诊断价值极大，超声特征因病理进程不同具有较大的差异（图1.19A~图1.19F）。肝脓肿发生液化坏死后表现为囊性结构，其内液体可呈无回声至高回声表现。早期化脓区域可表现为不同回声性质的实性成分，通常为低回声，主要与肝细胞坏死有关。偶发产气菌感染时可表现为强回声灶伴后方混响伪像（图1.19G~图1.19I），可见液-液界面、囊内分隔及坏死组织

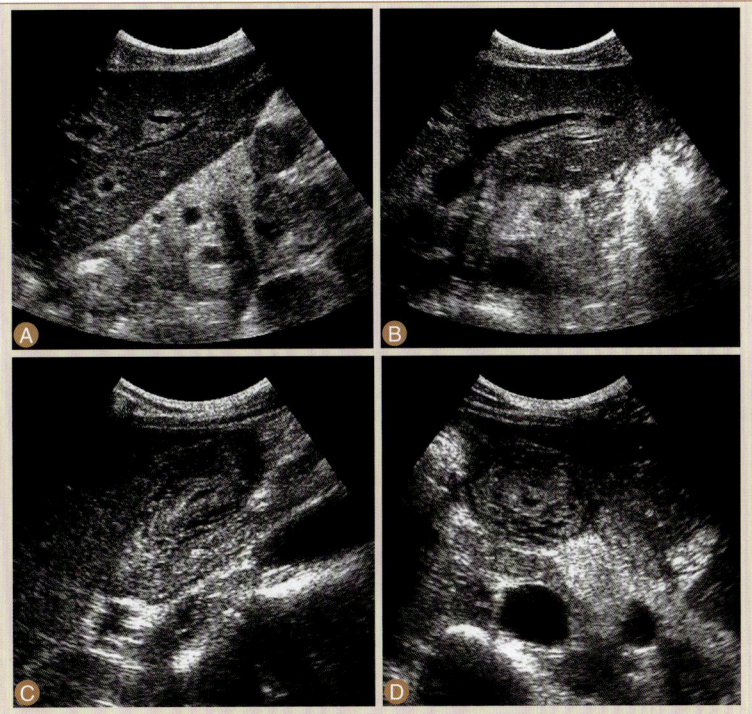

A、B.肝左叶纵断面及横断面显示门静脉及分支周围软组织明显增厚伴回声增强，称门静脉周围套袖征；C、D.胆囊矢状面和胆囊横断面显示胆囊壁明显增厚，胆囊腔几乎消失。胆囊壁呈多层表现伴广泛低回声水肿液性区。

图 1.17　急性肝炎

（With permission from Wilson SR. The liver. In Gastrointestinal disease. 6th series. Test and syllabus. Reston, VA: American College of Radiology; 2004.）

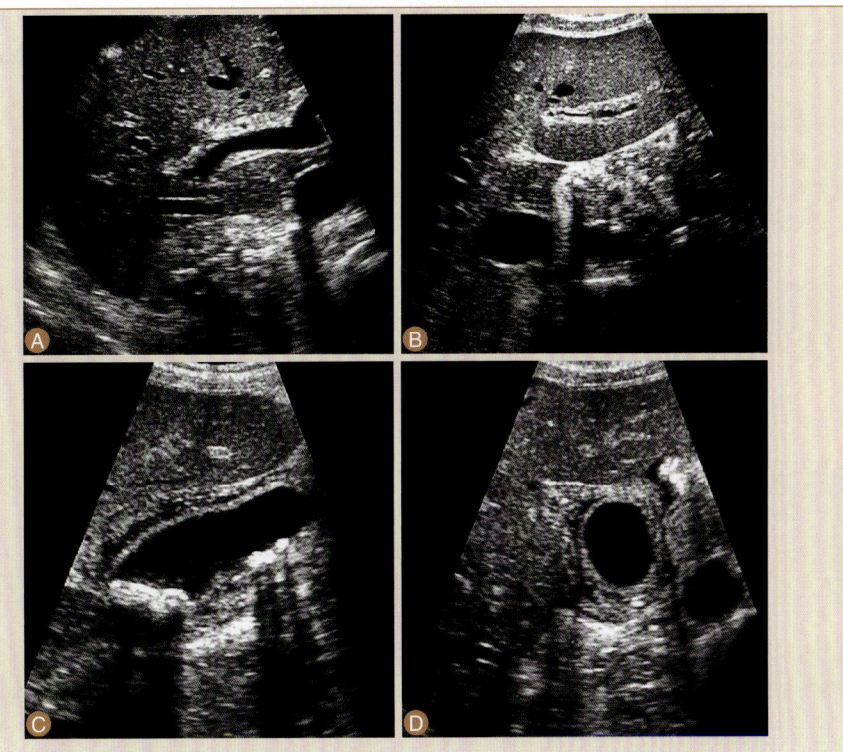

1例急性肝炎患者，出现发热及肝功能异常，伴随胆石。A、B.肝门部横断面及肝左叶横断面可见增厚且回声显著增强的软组织带包绕于门静脉及肝门三联管周围，称为门静脉周围套袖征；C、D.胆囊矢状切面和横断面显示胆囊壁中度水肿伴囊壁增厚。胆囊大小及张力正常，患者无急性胆囊炎临床表现。正如本例所示，伴随胆囊炎可以混淆诊断。

图 1.18　急性肝炎

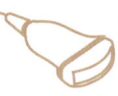

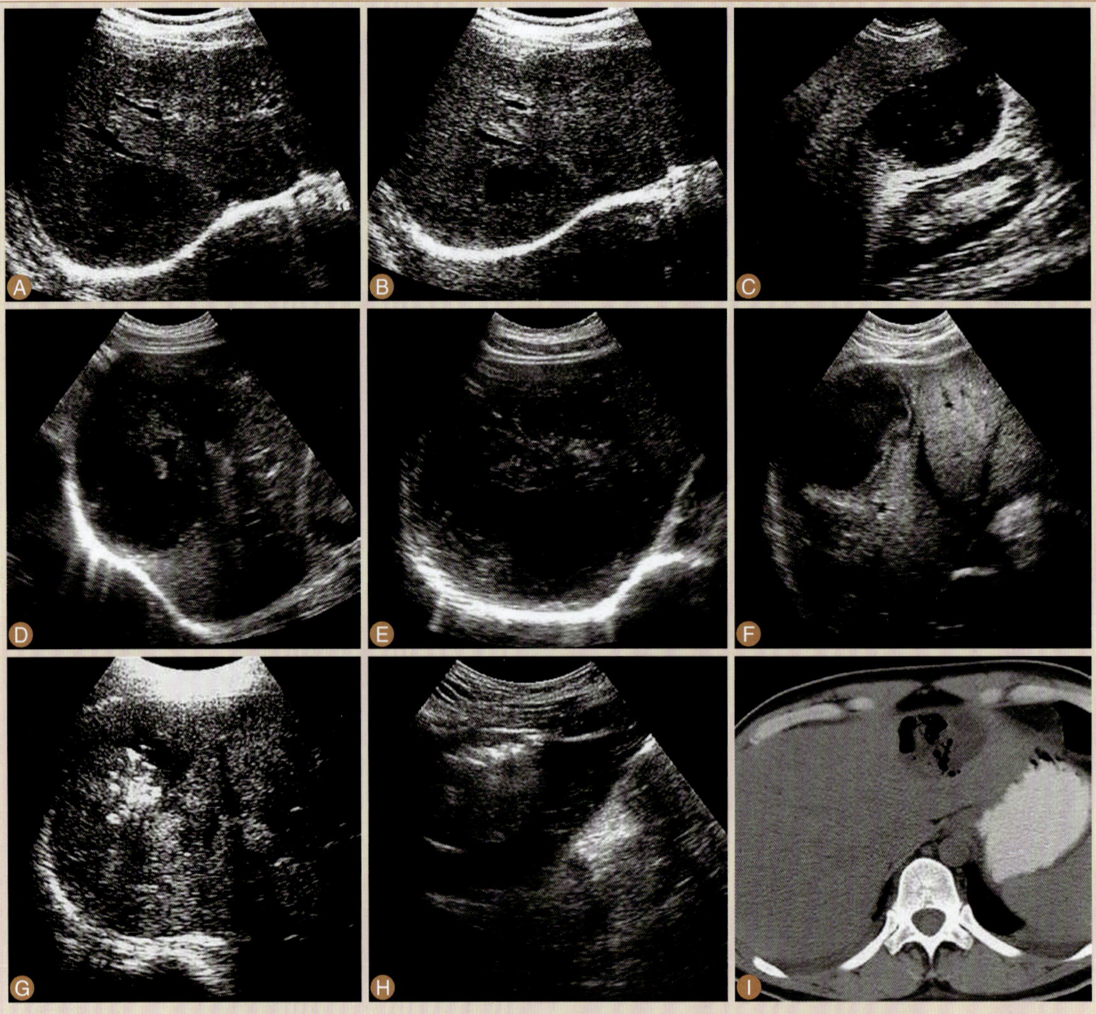

图1.19 细菌性肝脓肿声像图表现

最上排为病变早期。A、B.从蜂窝织炎到液化坏死的快速演变过程，肝脏7段可见边界不清的占位或蜂窝织炎病灶（图A），24小时后病灶中央区域液化（图B）；C.脓肿早期界不清，同时使肝包膜局限性膨出，此时较难区分病变内部为囊性成分还是实性成分，病灶内部未见血管结构。中间排为3例成熟脓腔的声像图表现。D~F.成熟肝脓肿的典型表现，病变边界较清晰，内部伴有液化区及坏死物质碎片。最下排为产气菌感染所致肝脓肿。G.边界不清低回声肝脏占位，内部可见弥漫分布的气体样高回声区；H.肝左叶纵断面表现；I.CT证实肝脏病灶内含较多气体。

碎片，脓肿壁形态多样，由规则至不规则增厚均可见。

细菌性肝脓肿的鉴别诊断包括阿米巴或棘球蚴感染、单纯性囊肿伴出血、血肿及伴有坏死或囊性变的肿瘤。超声引导下肝脓肿穿刺抽吸是一种便捷快速的确诊方法。穿刺标本应进行需氧菌及厌氧菌培养。过去约半数脓肿被认为是无菌性的，可能由于运输标本过程中未使用无氧容器而使得厌氧菌无法生存。当穿刺样本带有脓液成分或进行革兰染色及培养阳性时，即可确诊肝脓肿，可行超声或者CT引导下穿刺引流治疗。

（三）真菌性疾病：念珠菌病

肝脏的真菌感染通常是继发于其他脏器感染经血行播散而来，最常继发于肺部感染。全身性念珠菌感染多发生于免疫功能低下患者，但也可见于孕妇或静脉营养患者。当中性粒细胞减少，患者出现持续性发热且白细胞计数恢复正常范围为该病临床特征。

肝念珠菌病的超声表现包括以下几点。

- "环中环征"：表现为病灶周边低回声，内部可见环状高回声，同时中央为低回声区。病灶中央低回声区代表局灶性坏死，其内可见真菌成分。此表现多出现在疾病早期。

- "牛眼征"：病灶大小为1~4 cm时可表现为中央高回声区伴有周边低回声晕。中性粒细胞恢复正常水平时可出现此种表现。中央高回声区内含有炎性细胞成分（图1.20）。

- 不均匀低回声：此声像图表现最常见，主要由纤维成分逐渐沉积所致（图1.21A）。
- 高回声：可见不规则钙化沉积，表明纤维瘢痕形成（图1.21B）。

尽管经皮肝脏穿刺抽吸可帮助获取细菌性肝脓肿病灶中的微生物成分，但对于诊断念珠菌感染的假阴性率较高，这可能是由于假菌丝都聚集在病灶中心坏死部位，穿刺往往难以准确获取阳性标本的缘故。

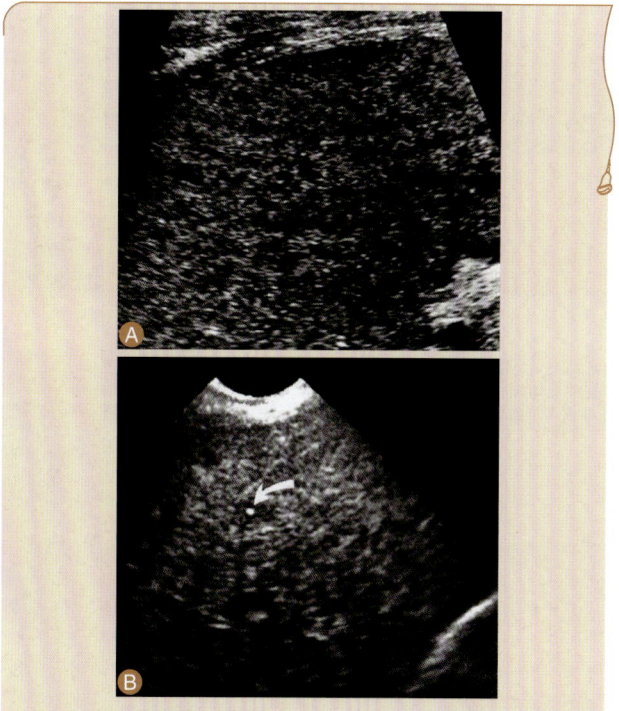

A.分布均匀的低回声表现：青年患者，急性髓系白血病，肝内可见多发低回声病灶；B.药物治疗后高回声表现：此为另一免疫缺陷患者，治疗后可见微小钙化灶（箭头）。

图1.21 念珠菌病

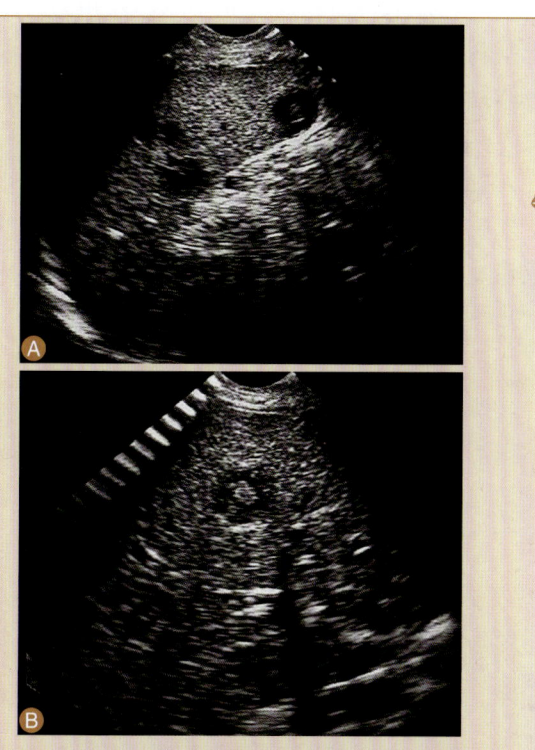

患者男性，24岁，患有急性淋巴细胞白血病发热，肝内病灶为"牛眼征"（Bull's-eye）真菌感染表现。A.经脾矢状面声像图显示局灶性低回声靶病灶；B.肝内多发占位，图片放大后显示病变外围表现为厚晕环，内部中央区回声增高，两者之间可见细窄的低回声晕，穿刺活检证实含假菌丝成分。

图1.20 真菌感染

（四）寄生虫病

1. 阿米巴病

阿米巴病最常见的肠外表现是由溶组织内阿米巴这种寄生虫引起的肝脏感染。阿米巴病通过粪-口途径传播，其原虫穿透结肠，侵入肠系膜小静脉，进入门静脉到达肝脏。然而，有超过一半的阿米巴肝脓肿患者，结肠表现正常且粪便培养结果为阴性，因而延误诊断。阿米巴脓肿最常见的症状是疼痛，可见于99%的患者，约15%的患者以腹泻症状就诊。

超声声像图特征包括病灶呈圆形或椭圆形，脓肿壁不清晰，回声低于正常肝脏，内部呈细小的低回声，后方回声增强，毗邻膈肌（图1.22）。但所有这些特征都可见于细菌性脓肿。

Ralls等回顾了112例阿米巴病灶，认为有两种模式的声像图明显更常见：①82%的阿米巴脓肿呈圆形或椭圆形，而在细菌性脓肿中则为60%；②高增益时，58%表现为内部细小的低回声，细菌性脓肿为36%。大多数阿米巴脓肿发生在肝脏右叶，需结合临床特征、超声检查和血清学结果作出诊断。超过94%的患者间接血凝试验结果呈阳性。

使用抗阿米巴的药物是有效的治疗方法，症状可于24~48小时得到缓解，大多数患者可在4天内停止发热。虽然置管引流并不常用，但是可使病情恶化的患者受益。经过足量的药物治疗，大多数阿米巴肝脓肿可消失。停药到疾病痊愈的时间为1.5~23个月（中位时间为7个月）。少数患者有残留的肝囊肿和局部回声增强或减低的区域。

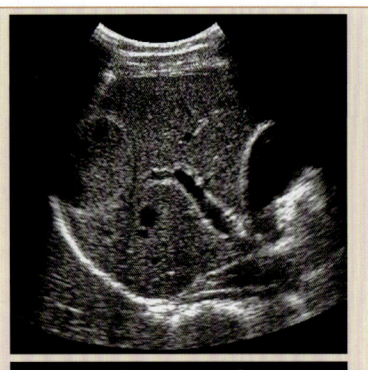

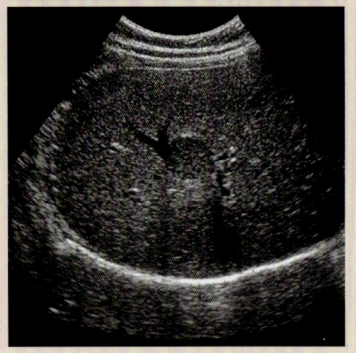

横断面扫查显示膈下明显的椭圆形肿块，后方回声增强，内部呈均匀低回声，脓肿壁不清晰。

图1.22　阿米巴肝脓肿经典形态学表现

2. 包虫病

人类包虫病最常见病因是感染细粒棘球绦虫，这种寄生虫分布在世界各地，多流行于牛、羊养殖较多的国家，特别是在中东、澳大利亚和地中海地区。美国的疫区包括加利福尼亚州的中央山谷、密西西比河下游河谷、犹他州和亚利桑那州。加拿大北部也是疫区。细粒棘球绦虫是一种体长3~6 mm的绦虫，生活在终末宿主的肠道内，狗是最常见的终末宿主。它的虫卵随狗的粪便排出，并被绵羊、牛、山羊或人类等中间宿主吞食。孵化的六钩蚴在十二指肠脱壳而出，穿过肠道黏膜，通过门静脉系统到达肝脏。尽管肺、肾、脾、中枢神经系统和骨骼可能会继发受累，但大多数六钩蚴会滞留在肝脏，肝脏右叶更常受累。存活的六钩蚴形成缓慢生长的囊。囊壁由大约1 mm厚的外膜组成，可出现钙化（外囊）。宿主在囊肿周围形成致密的结缔组织被膜（周围囊）。内生发层（内囊）形成生发囊，生发囊扩大形成原头蚴。生发囊能从囊壁上分离，形成一种叫作"棘球蚴砂"的细小沉积物。当食草动物器官内的包虫囊肿被人摄入，其头节会附着在肠壁上，长成成虫，完成其生活史。

一些报告描述了肝包虫病的声像图特征（图1.23，图1.24）。Lewall和McCorkell提出了以下4组包虫囊肿的分类。

- 囊内仅含棘球蚴砂，无其他内部结构的单发囊肿。
- 内囊破裂分离的囊肿（图1.23B）。
- 具有子囊间质（子囊之间高回声的物质）的囊肿。
- 致密钙化肿块。

手术是包虫病的常规治疗方法，也有报道称经皮引流可取得良好疗效。虽有包虫囊肿破裂引起过敏反应的报道，但相对比较罕见。超声检查现被用于监测腹部包虫病患者的药物治疗进程，若囊腔内液体复现或持续存在可能提示治疗不充分尚有寄生虫的存活。

肝泡型棘球蚴是一种罕见的多房棘球绦虫幼虫寄生感染，狐狸是主要宿主。声像图特征包括单发或多发的异常回声病灶，囊壁模糊、形态不规则、合并坏死改变，病灶内簇状钙化，胆管扩张。

3. 血吸虫病

血吸虫病是人类最常见的寄生虫感染病之一，全世界估计有2亿人感染。肝血吸虫病由曼氏血吸

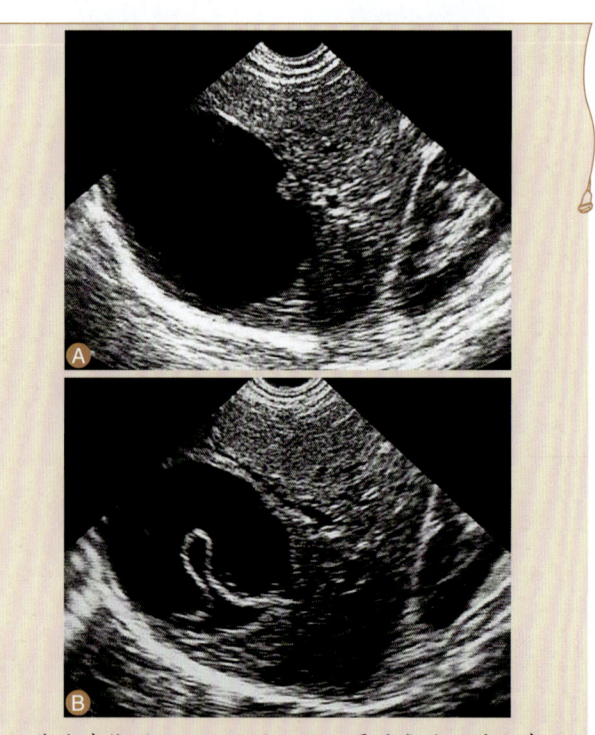

A.基线声像图显示肝右叶可见一厚壁囊肿，壁上有小的附壁结节，前壁周围有小块钙化灶；B.3周后，患者出现右上腹疼痛和嗜酸性粒细胞增多，分离的内囊漂浮在病灶内。

图1.23　肝包虫囊肿

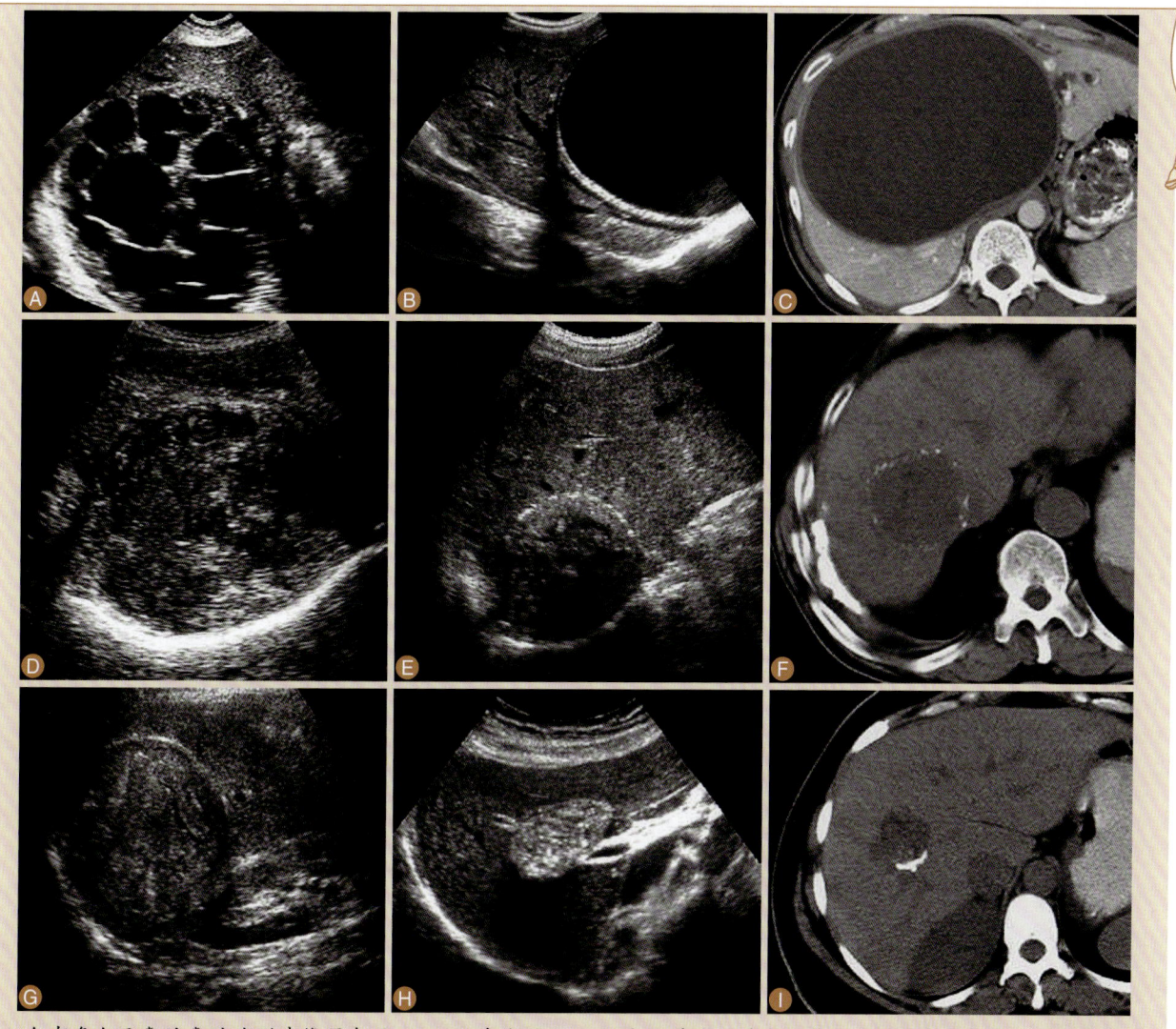

A.含有多个子囊的囊肿典型声像图表现；B、C.声像图和CT证实的单房、单发性囊肿，这种表现在包虫病中相当罕见；D.声像图显示复杂肿块，囊肿前场出现多个环状结构，提示包虫病，手术中囊性肿块呈现为厚的碎屑和无数的头节；E、F.声像图和CT证实边界不清伴有细小钙化环的肿块；G.与图D相似的复杂肿块，内部有指状突起，同样提示包虫病；H、I.声像图和CT证实的肝脏中央肿块，其边缘和内部可见点状钙化。

图1.24　肝包虫病影像图谱

虫、日本血吸虫、湄公血吸虫和间插血吸虫引起。以曼氏血吸虫对肝脏的影响尤为严重。曼氏血吸虫流行于非洲（包括埃及）和南美洲（特别是在委内瑞拉和巴西）。虫卵通过门静脉到达肝脏，引起慢性肉芽肿反应，1904年Symmers首先将其描述为"干线型纤维化"。门静脉末端分支闭塞，导致窦前性门静脉高压、脾大、静脉曲张和腹水。

血吸虫病的声像图特征是汇管区回声增宽，有时厚度达2 cm。肝门部肝脏受累最明显。起初肝脏增大，但随着门静脉周围纤维化的进展，肝脏开始缩小，主要表现为门静脉高压症的特征。

（五）卡氏肺孢子菌病

卡氏肺孢子菌是引起获得性免疫缺陷综合征（acquired immuno deficiency syndrome，AIDS，简称艾滋病）患者机会性感染最常见的病原体。卡氏肺孢子菌肺炎是人类免疫缺陷病毒（human immunodeficiency virus，HIV）感染患者最常见的致命感染性病因。同时，接受骨髓和器官移植、类固醇皮质激素治疗或化疗的患者也易感染卡氏肺孢子菌。20世纪90年代初，肺外卡氏肺孢子菌感染报告频发，据推测可能是由于当时持续使用戊烷脒雾化治疗的全身药物浓度低于静脉给药，导致肺部存在亚临床感染和原虫全身播散。目前，艾滋病患者已经很少使用该种治疗方法，所以播散性感染也已较为少见。目前记录在案的肺外卡氏肺孢子菌感染病例分别出现在肝脏、脾脏、肾皮质、甲状腺、胰腺和淋巴结。

卡氏肺孢子菌累及肝脏的超声表现从微小、弥漫、无声影的高回声灶到广泛替代正常肝实质的致密钙化回声团（图1.25）。其与肝内鸟-胞内分枝杆菌和巨细胞病毒感染的超声表现类似。

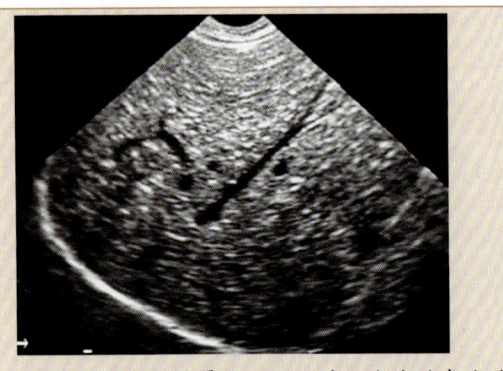

艾滋病患者使用戊烷脒雾化吸入治疗后发生的卡氏肺孢子菌播散性感染。声像图显示肝内多发弥漫性微小高回声灶，不伴声影。

图1.25　卡氏肺孢子菌病

六、代谢性疾病

（一）脂肪肝

脂肪肝是一种获得性、可逆的代谢紊乱，导致肝细胞内甘油三酯的积聚。肥胖可能是最常见的原因。近年来，代谢综合征的重要性正逐渐得到认识，脂肪肝被认为是其中的一个重要组成部分。过量饮酒和饥饿会刺激脂肪分解继而导致脂肪肝，其他导致脂肪浸润的原因还包括控制不佳的高脂血症、糖尿病、过量的外源性或内源性皮质类固醇、怀孕、完全肠外高营养、重型肝炎、糖原贮积症、治疗肥胖的空肠回肠旁路手术、囊性纤维化、先天性全身性脂肪营养障碍、部分化疗药物（包括甲氨蝶呤）及四氯化碳和黄磷等毒素。尽管目前肝脏脂肪浸润被视为患者严重慢性肝病和肝细胞癌的前兆，但纠正原发病通常会逆转这一过程。目前看来，脂肪肝与西方国家肝细胞癌发病率增加有关。

脂肪浸润的超声表现取决于脂肪含量及沉积物是弥漫性还是局灶性（图1.26）。弥漫性脂肪变性超声表现如下。

- 轻度：肝区回声轻度弥漫性增强，膈肌和肝内血管边界正常显示。
- 中度：肝区回声中度弥漫性增强，肝内血管和膈肌显示轻度受限。
- 重度：肝区回声显著增强，肝右叶后场透声性差，肝血管和膈肌显示不清或不可见。

局灶性脂肪浸润和局灶性脂肪缺失的超声表现可能与肿瘤病变类似。在正常肝实质背景中，局灶性脂肪浸润可表现为回声增强（动图1.3）。相反，在致密的脂肪浸润肝背景中，正常肝实质则表现为低回声团块，呈岛状结构（动图1.4）。局灶性脂肪变性的特征包括以下几点（图1.27）。

- 局灶性脂肪缺失和局灶性脂肪肝主要累及左内叶门静脉周围区（Ⅳ段）。
- 脂肪缺失也多发于胆囊窝旁和肝脏边缘。
- 接受腹膜透析胰岛素治疗的糖尿病患者可能出现局灶性被膜下脂肪（图1.27H，图1.27I）。
- 无占位效应，肝血管通常不会移位，虽然在转移灶中也有血管穿行的报道。
- 尽管局灶性脂肪可能呈圆形、结节状或与正常组织交错，其几何边界仍然可见。
- 随时间变化较快，脂肪浸润最快可在6天内消退。

超声造影（contrast-enhanced ultrasound，CEUS）中所有脂肪区或脂肪缺失区在动脉期和门静脉期均与血管等增强，因而在区分脂肪变性和肿瘤形成方面很有价值。CT和MRI可用于区分弥漫性和局灶性脂肪浸润，包括评估其他局灶性病变。若肝脏和脾放射性核素闪烁显像结果正常，表明脂肪区域内库普弗细胞数量正常。根据经动脉门静脉造影CT检查所示，有推测认为这些局灶性脂肪缺失区是由门静脉血流量局部减少引起的。掌握CT、超声造影、MRI或核医学闪烁扫描术的典型表现可避免大部分局灶性脂肪变患者的不必要活检。

（二）糖原贮积病（糖原病）

Von Gierke于1929年首次发现了累及肾脏和肝脏的糖原贮积病（glycogen storage disease，GSD）。糖原贮积病Ⅰ型（von Gierke病，葡萄糖-6-磷酸脱氢酶缺乏症）在新生儿期表现为肝肾肿大和低血糖惊厥，由于酶的缺乏，大量糖原沉积在肝细胞和肾脏近曲小管中。目前，越来越多的患者通过饮食管理和支持治疗可存活到儿童和青少年时期。但由于生存期的延长，一些患者在此过程中会发展为良性腺瘤，一小部分可发展为原发性肝癌。超声检查无法区分糖原贮积病Ⅰ型和其他原因导致的弥漫性脂肪变性。若出现继发性肝腺瘤则表现为边界清楚，回声分布不均的实性占位，若病灶快速生长，同时病灶边缘趋于模糊则应高度考虑恶变。

（三）肝硬化

WHO将肝硬化定义为弥漫性纤维化伴再生结节形成。导致肝硬化的3个主要病理机制包括：细胞死亡，纤维化和再生。肝硬化可分为结节直径0.1～1 cm的小结节型，以及结节大小不等、最大直径可

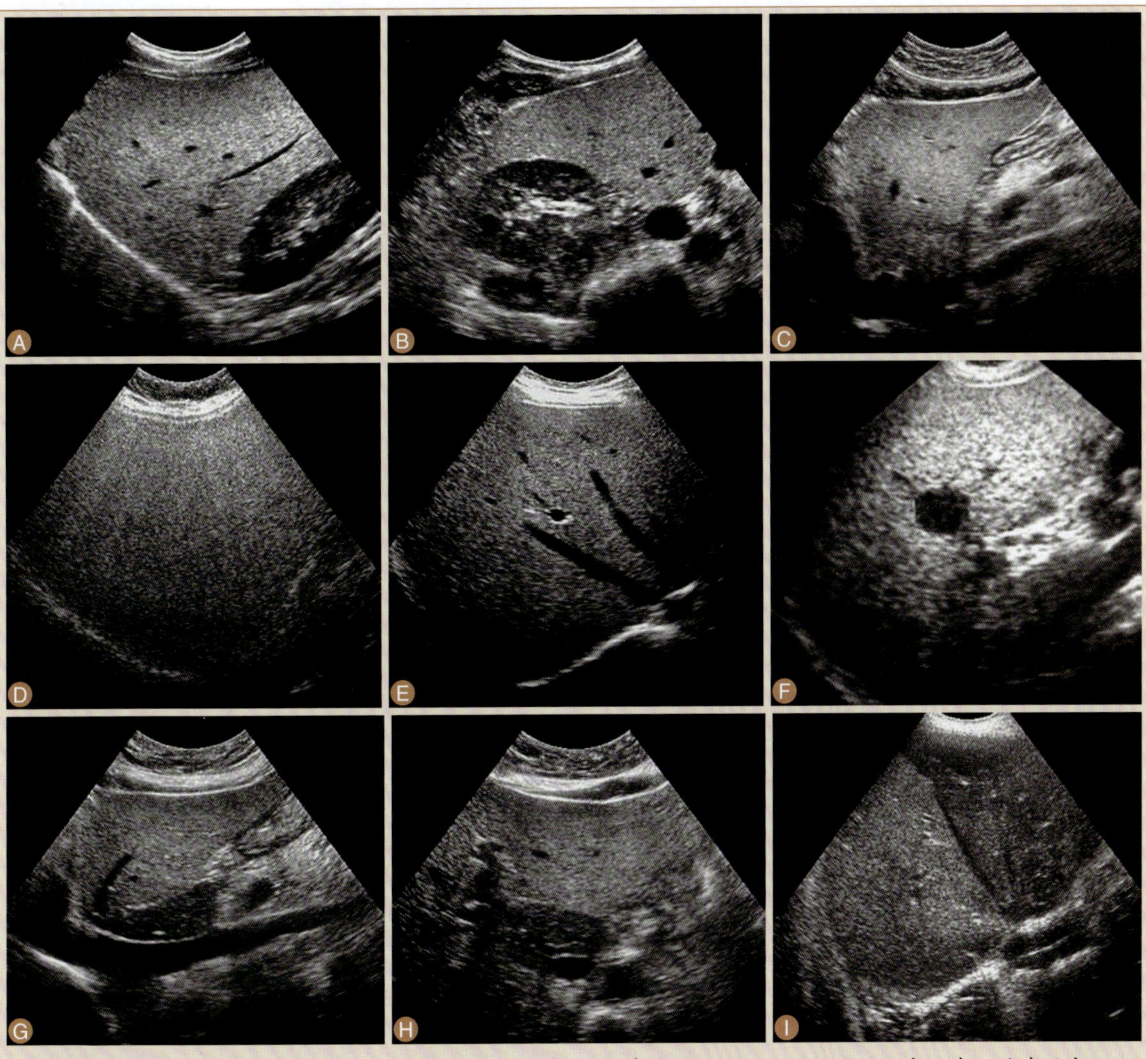

A～C.轻度脂肪浸润：肝右叶矢状面、右叶横断面和左叶矢状面声像图显示肝脏呈弥漫性偏高回声，透声性良好；D、E.明显脂肪浸润：肝右叶矢状面和肋下斜切面显示肝大，回声衰减，透声性差，肝静脉管壁显示不清；F～I.局灶性脂肪缺失：形似低回声占位，肝活检及随访证实为正常肝脏，矢状面和横断面声像图显示尾状叶局灶性脂肪缺失，整个肝左叶区域性脂肪缺失，以肝中静脉为界。

图1.26　弥漫性脂肪浸润超声表现图谱

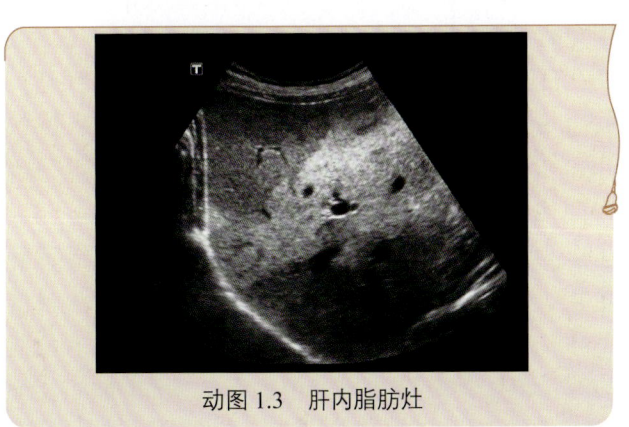

动图1.3　肝内脂肪灶

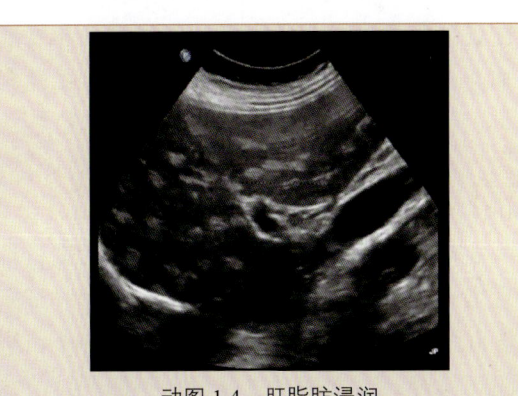

动图1.4　肝脂肪浸润

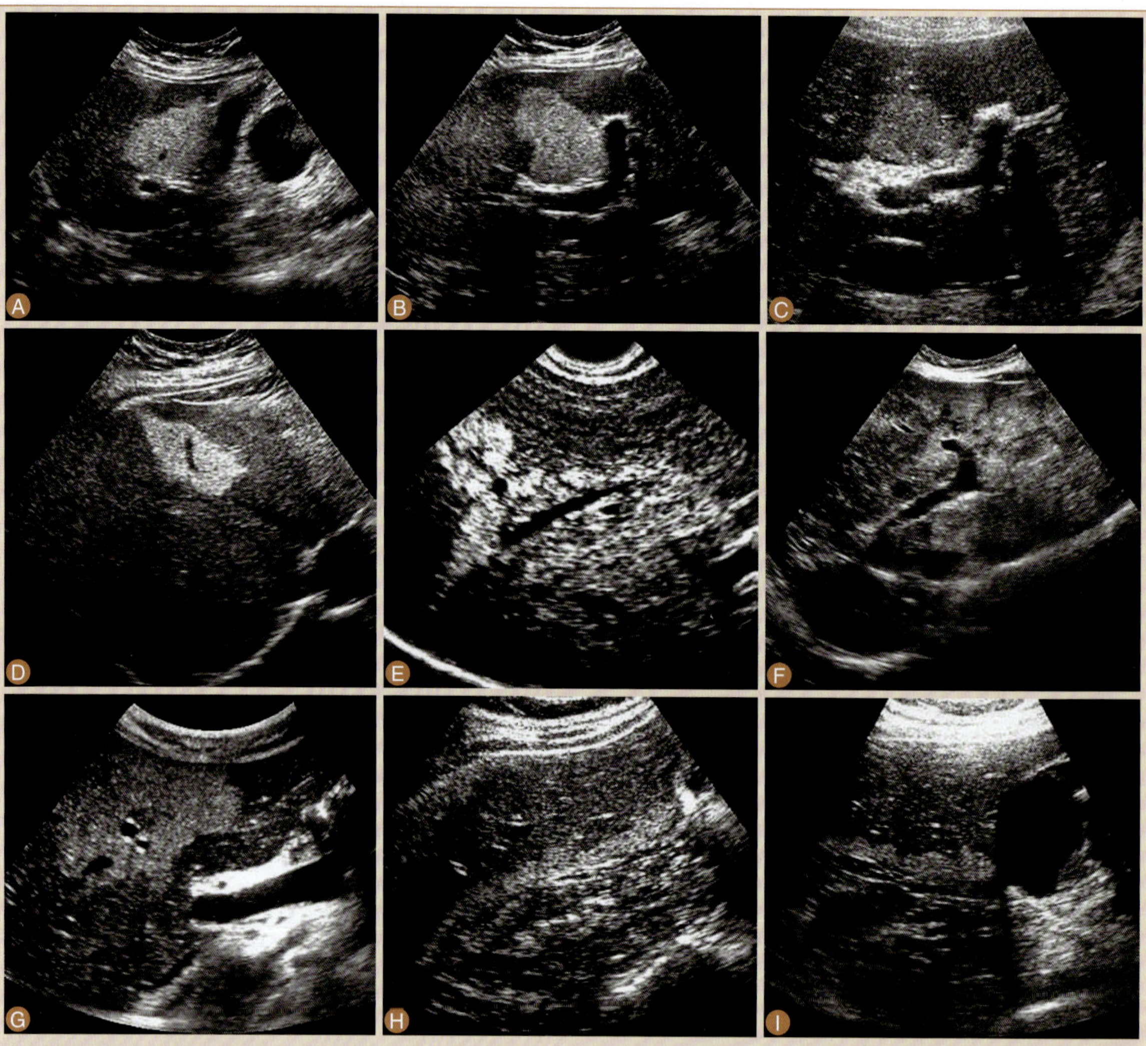

A、B.肝矢状面和肋下斜切面显示典型局灶性脂肪浸润,呈较大团块状,最常见于Ⅳ段肝门处门静脉分叉前侧;C.另一患者在相同位置的脂肪浸润,程度稍轻,此种表现更常见;D~G.肿瘤样脂肪:这些图像中的脂肪沉积均表现为局灶性肝占位,病灶位置的肝血管走行未受影响,图E为妊娠期局灶性脂肪;H~I.肝右叶切面显示接受腹膜透析胰岛素治疗的糖尿病患者观察到少见的肝脂肪坏死现象。

图1.27 局灶性脂肪浸润超声表现图谱

达5 cm的大结节型。饮酒是小结节型肝硬化最常见的病因,而慢性病毒性肝炎是大结节型最常见的病因。持续饮酒的患者可进展为终末期肝病,这与其他病因导致的肝硬化难以鉴别,比如原发和继发的胆汁性肝硬化、肝豆状核变性、原发性硬化性胆管炎及血色素沉着病。肝硬化典型的临床表现为肝大、黄疸和腹水。然而,严重的肝损伤也可能无任何临床表现,实际上仅60%的肝硬化患者具有肝病症状和体征。

肝硬化严重影响预后,患者可能死于进行性肝功能衰竭和门静脉高压的并发症,进展成肝细胞癌的风险也大大增加。因此,高危人群应每6个月进行一次超声检查,以发现超过阈值大小的肝结节,通过增强影像学方法区分良恶性或不确定结节,并根据诊疗规范进一步诊断和治疗。

由于肝穿刺活检的有创性,临床对无创方法(比如超声)检测肝硬化的能力更感兴趣。肝硬化相关的形态学类型包括以下几种(图1.28)。

• 体积重构:在肝硬化的早期阶段,肝脏可能会增大,而在晚期阶段,肝脏通常缩小,尾状叶、左叶或两者同时相对于肝右叶增大。部分研究评估尾状叶宽度与右叶宽度比值(C/RL),以此作为肝硬化的指标。C/RL值大于0.65则提示肝硬化,其特异度较高(100%),但灵敏性较低(43%~84%),表明C/RL比值异常是一种有价值的测量值。但是这些研究中均未纳入布-加综合征

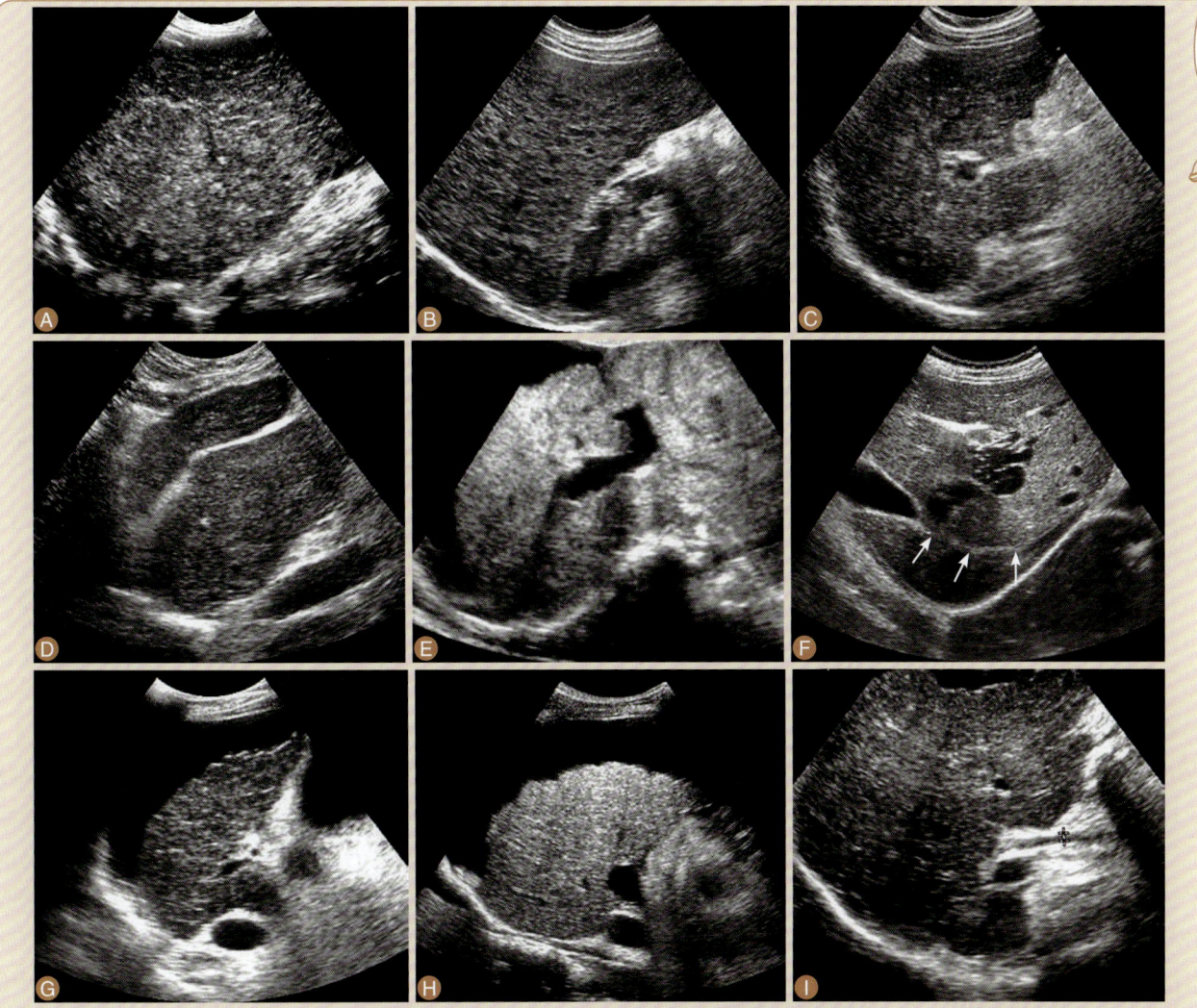

实质改变：A.实质粗糙及无数细小的高回声结节；B.实质粗糙及无数细小的低回声结节；C.实质粗糙及表面结节状。肝叶重构：D.矢状面图像显示巨大的尾状叶；E.超声横断面显示肝右叶较小，左外叶增大；F.肋缘下斜切显示缩小的肝右叶与较大的肝左叶被正中裂分隔开（箭头）。轮廓异常：G、H.患者有腹水时最有利于显示缩小的、伴表面结节的终末期肝脏；I.肝脏轮廓变化较大，如图所示，一个大结节从肝脏深部边缘向外突出。

图1.28 肝硬化超声声像图

患者，该病也会导致尾状叶增大。

- 回声粗强：弥漫性肝病常见回声增强和粗糙，但这些表现是主观的，可能会受不恰当的时间增益补偿和总增益设置干扰。肝脏的衰减与脂肪变相关，而非纤维化。没有脂肪浸润的肝硬化肝脏衰减值与伴有脂肪浸润的肝硬化类似，这解释了超声鉴别弥漫性肝病准确率相对较低，以及肝硬化衰减值评估结论不一的原因。

- 被膜结节状：当肝被膜粗糙或合并腹水时，常规扫查显示肝被膜不规则被认为是肝硬化的征象，这种结节样改变与再生结节和纤维化的出现一致。

- 再生结节：这些再生的肝细胞被纤维分隔包绕。由于再生结节与正常肝脏的结构类似，超声和CT检出能力有限。再生结节倾向于表现为等或低回声，具有相当于纤维脂肪结缔组织的薄回声边界。在再生结节的检测中，MRI比CT和超声的灵敏性更高。由于某些再生结节含铁，梯度回波序列显示这些结节呈低信号。

- 不典型增生结节：不典型增生结节或腺瘤样增生结节比再生结节（直径1 cm）更大，被认为是癌前病变。它们包含分化良好的肝细胞，门静脉血供，以及不典型甚至是恶性细胞。门静脉血供可通过CDFI检测，并与肝动脉供血的肝细胞癌鉴别。伴有肝硬化和肝脏占位的患者，通常可行经皮穿刺活检以排除或诊断肝细胞癌。

肝硬化：声像图特征

- 体积重构
- 回声粗糙
- 被膜结节状
- 结节：再生与不典型增生
- 门静脉高压：腹水，脾大和静脉曲张

1. 多普勒超声特征

肝静脉的正常多普勒波形反映右心房的血流动力学情况。波形为三相：两个大的顺行舒张和收缩波，以及一个与心房收缩对应的小逆行波。由于肝静脉壁薄，肝实质病变可能改变血管顺应性。很多代偿期肝硬化（无门静脉高压）患者多普勒波形异常。有研究报道过两种异常波形：相位震荡幅度减小伴反向血流消失，以及扁平波形。这些异常波形也被发现存在于肝脏脂肪浸润患者中。

随着肝硬化的进展，可见CDFI及频谱多普勒超声血流变化，这可能与肝静脉管腔狭窄有关。高速血流信号通过狭窄区域产生彩色混叠和湍流（图1.29）。

肝硬化和慢性肝病时，肝动脉波形也反映血流动力学改变。Lafortune等发现，正常肝脏患者餐后肝动脉阻力指数增高，肝动脉收缩是进食刺激门静脉血流增多所引起的正常反应（变化20%）。肝硬化及慢性肝病患者，餐后肝动脉阻力指数正常升高的幅度减小。

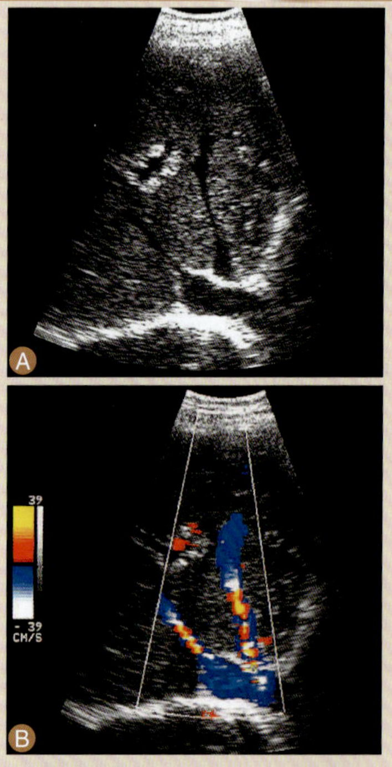

2. 弹性成像

超声评估肝脏形态以预测肝硬化的存在和程度很有价值，但较主观。此外，即使相当晚期的肝病，也有极少数肝脏形态正常。因此，既往肝硬化的诊断及分期基于有创的肝组织活检。在组织学上，METAVIR分期将肝纤维化分为F0（提示正常肝）到F4（提示肝硬化）。METAVIR分期F2的患者肝纤维化被认为有重要临床意义，需要特别关注并转诊肝病专科诊治，因为这些患者有门静脉高压、肝功能衰竭和进展成肝细胞癌的风险。如今，弹性成像可为肝纤维化程度提供客观、无创且可重复的评估。弹性成像有几种不同的技术，其中点式剪切波弹性成像和二维剪切波弹性成像两种技术是目前在售的高端超声系统必要的组成部分。因此，肝脏常规超声检查时可同时评估肝纤维化程度。

在超声直视下，在仰卧位时对患者的肝脏Ⅶ和Ⅷ段进行剪切波弹性成像，使用声辐射力脉冲弹性成像在肝内一个小的感兴趣区内产生剪切波以获得多个采样。结果表示为kPa或m/s，在北美似乎优选m/s。已经发表的数据给出了所使用的每种技术和设备的数值范围。这些技术的引进对减少肝组织活检需求具有极为重要的价值，有利于对接受新型抗病毒治疗的慢性肝病患者进行随访，以及术前评估肝癌患者以选择最佳的治疗方案。超声医师协会最近在一份特别报告中公布了这项技术的现状。

七、血管性病变

（一）门静脉高压症

正常门静脉压力为5～10 mmHg（14 cmH$_2$O）。门静脉高压症（portal hypertension，PH）的定义：①肝静脉楔压（wedge hepatic vein pressure，WHVP）或直接门静脉压大于下腔静脉压5 mmHg；②脾静脉压大于15 mmHg；或③门静脉压（术中测量）大于30 cmH$_2$O。病理生理学上，根据肝静脉压力梯度是正常还是升高，可将门静脉高压症分为窦前性（压力梯度正常）和肝内性（压力梯度升高）。

窦前性门静脉高压症可细分为肝外型和肝内

A.肝静脉灰阶图像显示锥形管腔狭窄；B.CDFI显示相应的出肝血流汇入下腔静脉。通过狭窄处的快速血流出现混叠。

图1.29　肝静脉狭窄：肝硬化

型。肝外型窦前门静脉高压症的原因包括门静脉或脾静脉血栓形成。任何出现门静脉高压（腹水、脾大和静脉曲张）的临床表现且肝活组织检查正常的患者，都应怀疑该病。在儿童中，门静脉系统血栓常继发于脐静脉插管术、脐炎和新生儿脓毒症。在成年人中，门静脉血栓形成的原因包括创伤、脓毒症、肝细胞癌、胰腺癌、胰腺炎、门体分流、脾切除术和高凝状态。肝内型窦前门静脉高压症是由影响肝门静脉区域的疾病导致的，特别是血吸虫病、原发性胆汁性肝硬化（primary biliary cirrhosis，PBC）、先天性肝纤维化（congenital hepatic fibrosis，CHF）和有毒物质，如聚氯乙烯（polyvinyl chloride，PVC）和氨甲蝶呤。

肝硬化是肝内型门静脉高压症最常见的原因，占西方门静脉高压症患者总数的90%以上。肝硬化时，扭曲的血管通道增加了门静脉血流阻力，并阻碍了肝静脉的流出。弥漫性转移性肝癌也可通过同样的机制产生门静脉高压症。随着时间的推移，下腔静脉和肝静脉的血栓性疾病，以及缩窄性心包炎和其他原因引起的严重右心衰竭，将导致小叶中心纤维化、肝再生及肝硬化，最终导致门静脉高压症。

门静脉高压症的超声表现包括继发改变：脾大、腹水和门-体静脉侧支循环开放（图1.30，图1.31）。当门静脉血流阻力超过门静脉与体循环之间小交通血管的血流阻力时，门-体静脉侧枝循环就形成了。因此，虽然门静脉高压症患者的门静脉管径最初可能会增加（>1.3 cm），但随着门体分流术（portosystemic shunts，PSS）的发展，门静脉管径将减小。超声可显示5个主要部位门-体静脉侧支循环（图1.30）。

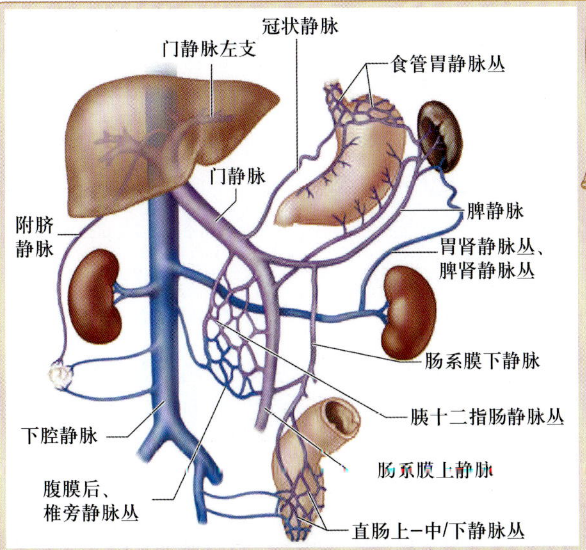

• 胃食管交界部：位于冠状静脉、胃短静脉和食管静脉之间。识别这些静脉曲张尤其重要，因为它们可能会导致致命的出血。冠状静脉扩张（>0.7 cm）与重度门静脉高压症（门肝梯度>10 mmHg）相关（图1.31C，图1.31D）。

• 附脐静脉：走行于镰状韧带内，连接门静脉左支和脐周腹壁静脉（克吕韦耶-鲍姆加滕综合征/Cruveilhier-Baumgarten Syndrome）（图1.31A）。一些研究表明，如果开放的附脐静脉中离肝血流超过门静脉中的入肝血流，患者可能就不会发生食管静脉曲张。

• 脾肾及胃肾区：在脾门和左肾门区域可见迂曲扩张的静脉（图1.31E，图1.31F），表明脾静脉、冠状静脉和胃短静脉与左肾上腺静脉或肾静脉之间的侧支形成。

• 肠区：胃肠道引流至腹膜后区域，以便升结肠、降结肠、十二指肠、胰腺和肝脏的静脉与肾静脉、膈静脉和腰静脉（体循环分支）相交通。

• 直肠及肛门区：肠系膜下静脉汇入直肠上静脉，至肛周区域与体循环的直肠中、下静脉相交通。

双功能多普勒超声检查可进一步提供门静脉血流方向的信息，但对于门静脉血栓形成或门静脉血流反向的患者，从门静脉周围侧支循环中取样时，可能会得出错误的结论。正常门静脉流速在同一个体中也有不同，餐后和吸气时会增加，运动后或直立时减少。深吸气时门静脉直径增加小于20%提示门静脉高压，诊断敏感度81%，特异度100%。

正常门静脉表现为波动性入肝（朝向肝脏）血流。门静脉平均流速15~18 cm/s，并随呼吸和心脏搏动而变化。随着门静脉高压症的进展，门静脉中的血流失去波动性变为单相波。随着门静脉高压症严重程度增加，血流再次变为双相波，最终变为离肝（远离肝脏）血流，另外可以观察到肝内的动脉-门静脉分流。

慢性肝病（chronic liver disease，CLD）也与内脏血流量增加相关。证据表明，部分门静脉高压症是由肝硬化高动力血流状态导致。Zwiebel等发现，与正常对照组相比，肝硬化和脾大患者的肠系膜上动脉和脾动脉血流量增加。有趣的是，在肝脏大小

图1.30 门静脉高压症
门-体静脉侧支循环的主要分支

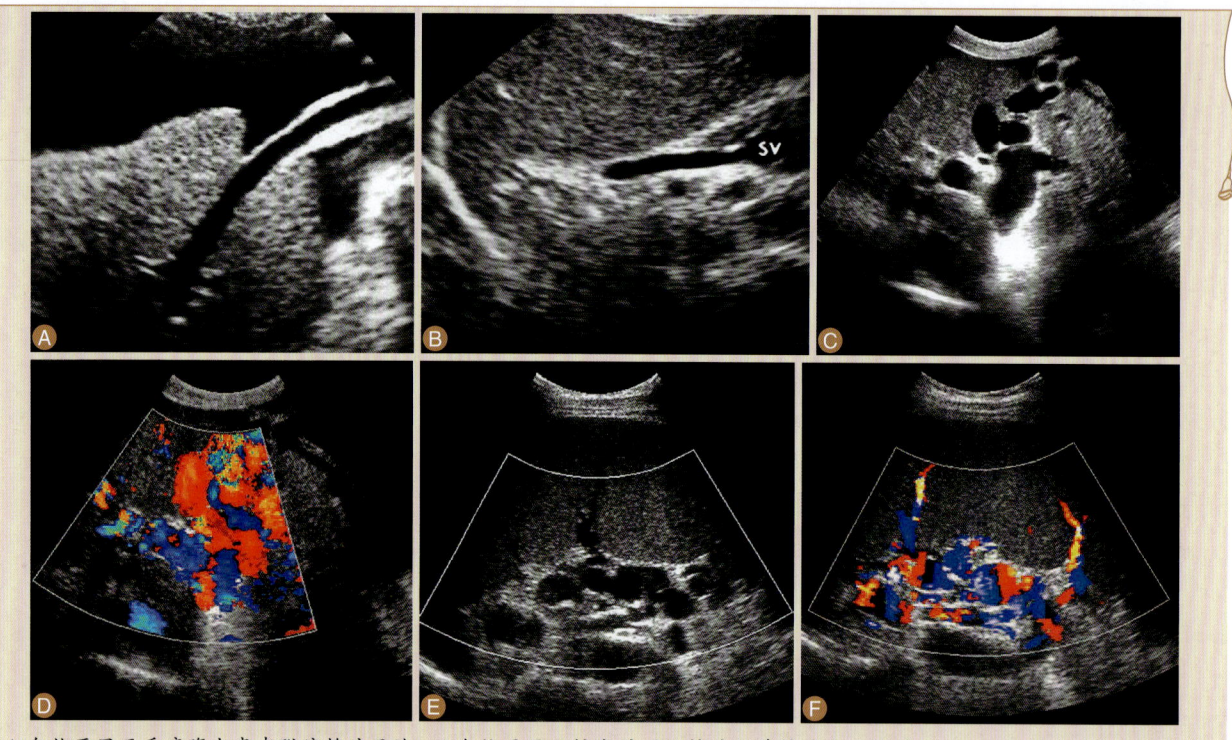

A.矢状面显示重度腹水患者附脐静脉开放;B.矢状面显示扩张的冠状静脉经脾静脉向头侧引流;C、D.灰阶图像和彩色多普勒图像显示冠状静脉区域广泛分布的静脉曲张;E、F.灰阶图像和彩色多普勒图像显示脾门静脉曲张。SV:脾静脉。

图1.31 门静脉高压症

正常的肝硬化患者中,内脏血流量并未增加。此研究排除了孤立性脾大和正常肝脏者。

多普勒超声评估门静脉高压症的局限性包括无法精确测量血管压力及血流速度。门静脉高压症患者通常伴有肝脏萎缩、大量腹水、肠管漂浮等,这些给测量带来了挑战。与双功能多普勒超声成像相比,磁共振血管成像在评估门静脉通畅性、外科分流以及探测静脉曲张方面更有优势。然而,当技术成熟时,多普勒超声在评估正常门静脉解剖结构和血流方向方面是准确的。另外,双功能多普勒超声检查还具有低成本、易携带的优势,因此,应作为门静脉高压症的初筛方法。

(二)门静脉血栓形成

门静脉血栓形成与恶性肿瘤有关,包括肝细胞癌、转移性肝病、胰腺癌和门静脉原发性平滑肌肉瘤,也与慢性胰腺炎、肝炎、败血症、创伤、脾切除、门体静脉分流、高凝状态(如妊娠和新生儿)、新生儿脐炎、新生儿脐静脉插管、急性脱水有关。

门静脉血栓的超声表现包括静脉管腔内血栓回声、门静脉侧支建立、静脉曲张和海绵样变(图1.32,图1.33)。门静脉海绵样变是指肝门部大量迂曲扩张血管,代表门静脉周围侧支循环的建立。门静脉海绵样变可在长期血栓形成的病例中观察到,需要长达12个月才能出现,因此更可能由其他良性病变发展而来。急性血栓可能表现为相对无回声,因此除非进行多普勒超声检查,否则可能被漏诊。门静脉恶性血栓的形成与肝细胞癌高度相关,与其他原发或继发性疾病的恶性栓塞一样通常具有侵袭性(图1.32A,图1.32B,图1.34)。

多普勒超声有助于鉴别诊断肝硬化患者门静脉血栓的良恶性。良性血栓和恶性血栓均可表现为静脉血流量减低。然而,搏动性(动脉)血流诊断恶性门静脉血栓的特异度达95%(图1.32),诊断敏感度仅62%,这是因为许多恶性血栓是乏血供的。

(三)布-加综合征

布-加综合征是一种相对罕见的疾病,其特征是肝静脉闭塞,伴或不伴下腔静脉闭塞。闭塞的程度和侧支循环的存在预示着临床进程,一些患者会死于急性肝功能衰竭。导致布-加综合征的病因包括凝血功能异常,如真性红细胞增多症、慢性白血病和阵发性睡眠性血红蛋白尿,创伤,原发性肝细胞癌、肾癌和肾上腺皮质癌的肿瘤侵袭,妊娠,先天畸形,膜样阻塞。北美地区的典型患者是服用口

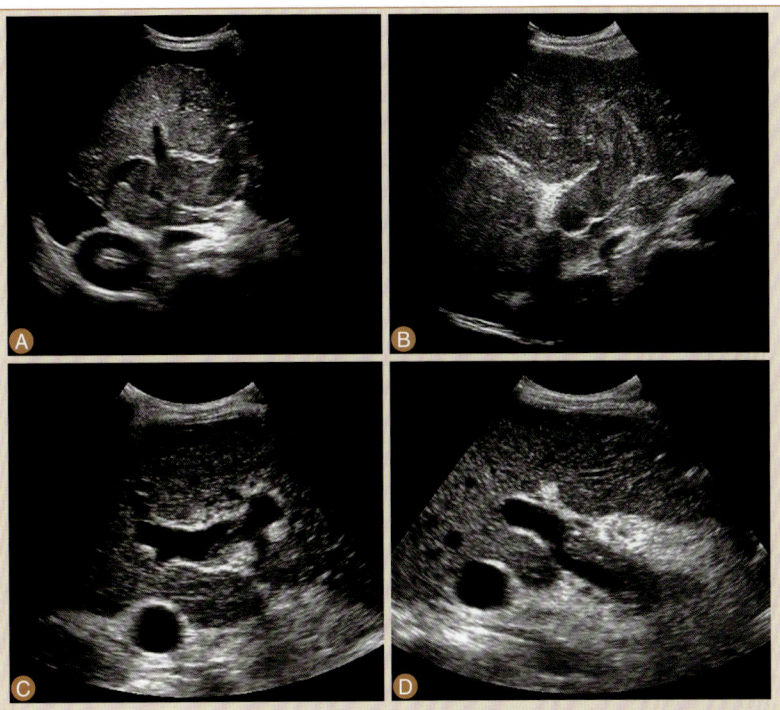

A、B.恶性血栓：肝门部门静脉（图A）和门静脉左支（图B）的横断面，两者都因闭塞性血栓而扩张；C、D.良性血栓：横断面（图C）和矢状面（图D）显示肝门部门静脉左支内单纯、非闭塞性血栓。

图1.32　门静脉血栓形成：良性和恶性

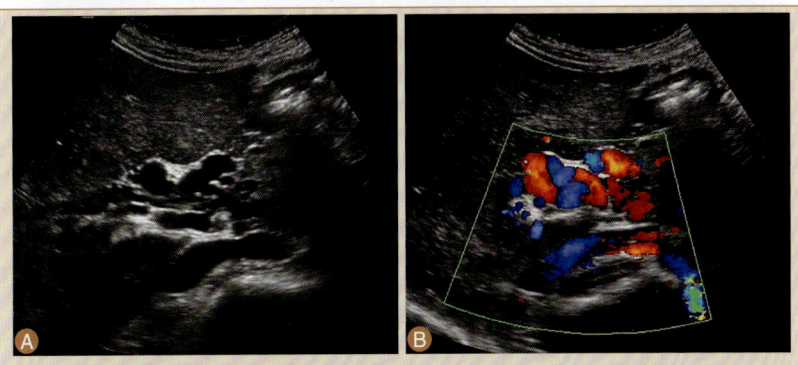

A.灰阶图像；B.彩色多普勒超声。门静脉周围存在许多侧支血管。

图1.33　门静脉海绵样变

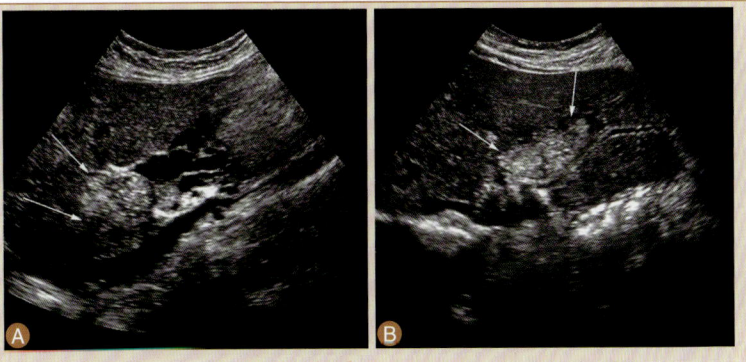

A.肝门部门静脉主干矢状面；B.门静脉左支的肋下斜切面。可见门静脉扩张伴高回声（箭头），这是恶性门静脉闭塞的罕见并发症，也是存在海绵样变的证据。

图1.34　结肠癌转移至门静脉

服避孕药的年轻成年女性，表现为急性腹水、右上腹疼痛、肝大，以及较轻程度的脾大。在某些情况下，布-加综合征找不到发病原因。布-加综合征在其他地域更为常见，包括印度、南非和亚洲。

超声评估布-加综合征患者的方法包括灰阶和多普勒超声。常见表现为腹水，急性期肝脏通常增大、饱满（图1.35A）。存在出血性梗死可引起明显的局部回声改变，超声回声随着梗死区的纤维化而增强。布-加综合征通常不会影响尾状叶，原因是尾状叶的穿支静脉直接汇入下腔静脉的水平低于受累的主要肝静脉，不过尾状叶的血流量增加会导致尾状叶相对增大。

超声实时扫查使影像医师能够无创评估下腔静脉和肝静脉。超声特征包括肝静脉闭塞（图1.35B，图1.36）和异常肝内侧支血管（图1.37）的形成。布-加综合征肝静脉受累程度包括肝静脉部分或完全消失、狭窄伴近端扩张、管腔内实性回声、管壁增厚，血栓形成（图1.38，图1.39）及广泛的肝内侧支（图1.37）。膜性"网状结构"可视为腔内高回声或局灶性闭塞。然而，实时超声检查可能低估血栓和网状结构的存在，因而可能在肝硬化患者肝静脉显示不清的情况下难以得出准确结论。肝内侧支循环在灰阶图像上显示为异常位置的管状血管结构，通常从肝静脉延伸到肝表面，与包膜血管相交通。

在评估疑似布-加综合征患者时，双功能多普勒超声和CDFI有助于确定肝静脉血流的有无和方向。肝中静脉和肝左静脉最好在剑突水平的横断面上扫查，肝右静脉通过右肋间切面扫查效果最佳。可通过标注肝静脉闭塞的位置、肝-体循环侧支、肝-门静脉侧支、异常肝静脉或副肝静脉管径增大，绘制布-加综合征患者出肝血流复杂的血管路径。

下腔静脉和肝静脉的正常血流受心跳和呼吸周期的影响呈期相性变化。布-加综合征患者下腔静脉、肝静脉或两者的血流均由期相性变为消失、反向、紊乱或无波动的血流状态。无波动性血流被称

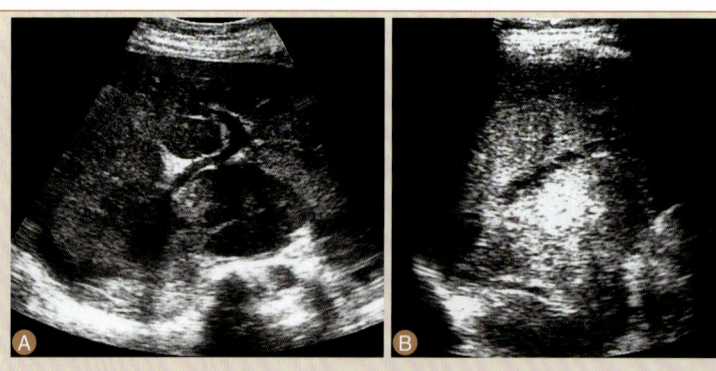

A.肝脏横断面显示增大的、球形尾状叶；B.肝右静脉矢状面显示管腔内血栓形成，未见通向下腔静脉的血管。多普勒超声显示血管内无血流。

图1.35　急性布-加综合征

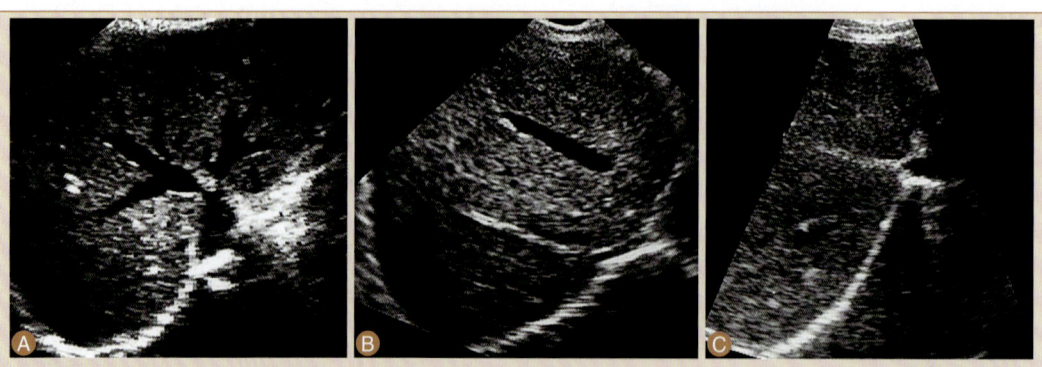

肝内下腔静脉横断面图像显示3例患者的肝静脉异常表现。A.肝右静脉不可见，近下腔静脉处肝中静脉和肝左静脉显示狭窄；B.肝右静脉显示为血栓性条索，肝中静脉未汇入下腔静脉，未见肝左静脉；C.只有一条肝静脉，即肝中静脉，超示为血栓性条索。

图1.36　布-加综合征

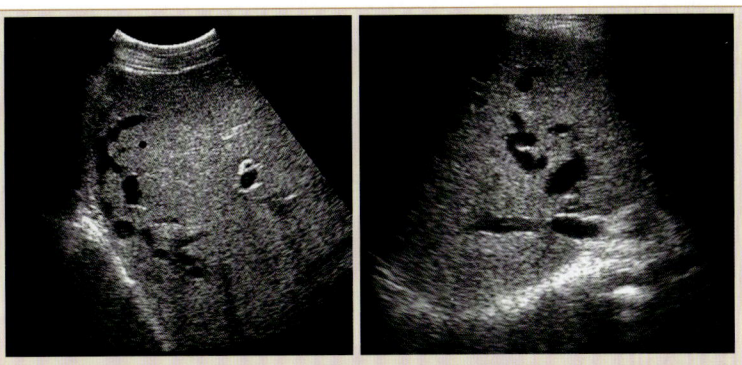

灰阶超声显示2例患者肝内侧支异常。与正常肝内血管相比，这两幅图像均显示为血管位置异常，迂曲程度增加。

图 1.37　布－加综合征

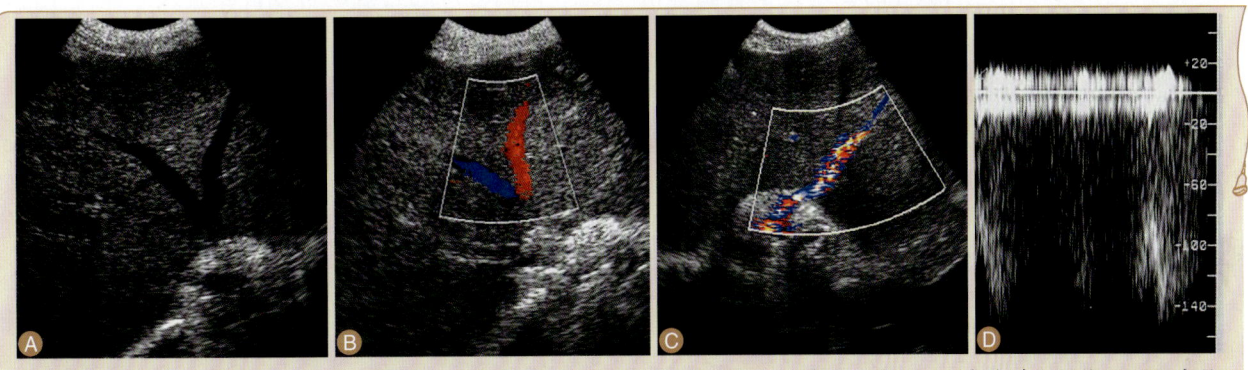

A.肝静脉横断面灰阶图像显示肝右静脉完全消失，肝中静脉和肝左静脉共干管腔闭塞；B.彩色多普勒图像显示肝中静脉血流（蓝色）通常流向下腔静脉，由于主干被阻断，所有的血液都从肝左静脉（红色）异常流出，其他图像显示肝左静脉与体表侧支吻合；C.彩色多普勒显示异常肝左静脉血流流向下腔静脉（方向正常），并在一长段狭窄处出现混叠信号；D.肝左静脉异常频谱多普勒波形显示很高的异常血流速度，约140 cm/s，证实了狭窄的存在。

图 1.38　布－加综合征

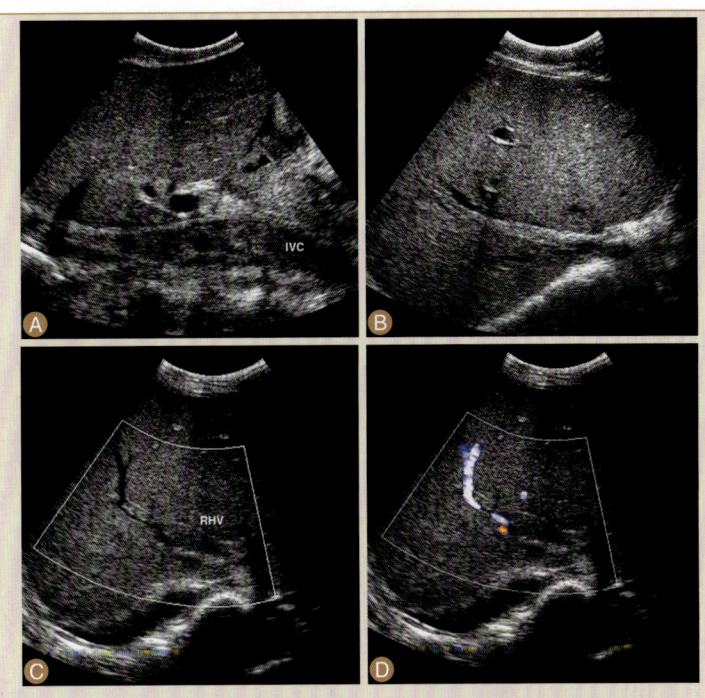

A.下腔静脉（IVC）矢状面显示下腔静脉扩张并有血栓回声；B.肝中静脉显示为血栓性条索；C、D.肝右静脉（RHV）灰阶图像和彩色多普勒图像显示异常肝右静脉扩张伴血栓，血栓近心端的静脉内有血流。

图 1.39　布－加综合征合并广泛下腔静脉血栓形成

为假性门静脉多普勒信号，似乎反映了下腔静脉阻塞或外源性下腔静脉压迫。门静脉血流也会受到影响，其特征是血流变慢或反向。

在疑似布-加综合征的患者中，应用多普勒超声为肝静脉和下腔静脉缺失、受压或其他异常的灰阶图像提供了强有力的支持证据，该技术也可对门静脉和上腹部侧支循环相关的血流反向进行最佳评估。

肝静脉闭塞症导致肝小静脉进行性闭塞。该病是牙买加的地方病，继发于灌木茶的生物碱毒性。在北美，大多数病例是医源性的，继发于骨髓移植中使用肝脏放疗和化疗。肝静脉闭塞症患者与布-加综合征患者在临床上难以区分。双功能多普勒超声检查显示主要肝静脉和下腔静脉管径正常、通畅及期相性血流（朝向心脏）。然而，门静脉的血流可能是异常的，表现为反向血流或"往返"血流。此外，门静脉血流减低的患者（与消融治疗前的基线测量相比）可提示诊断为肝静脉闭塞症。

（四）门静脉瘤

门静脉瘤较为罕见，病因为先天性或继发性门静脉高压症。门静脉瘤近端位于肠系膜上静脉和脾静脉汇合处，远端可累及门静脉末端，声像图表现为与门静脉根部相连的血管团块，伴有涡流。

（五）肝内门体静脉瘘

肝内动脉-门静脉瘘是公认的经皮粗针肝活检和创伤后并发症，与之相反，肝内门体静脉瘘较为罕见。其病因存在争议，一般认为是先天性的，或与门静脉高压症有关，常见于伴有肝性脑病的中年患者。解剖学上，肝内门体静脉瘘多见于肝右叶。超声声像图表现为门静脉分支与肝静脉或下腔静脉间复杂的血管通路或迂曲管样结构，可通过血管造影证实。

（六）动脉瘤、假性动脉瘤和夹层

肝动脉是腹腔动脉瘤的第四大常见部位，仅次于肾下动脉、髂动脉和脾动脉。80%的肝动脉瘤患者会出现破入腹腔、胆道、胃肠道或门静脉的致命性破裂出血。已有报道继发于慢性胰腺炎的肝动脉假性动脉瘤，双功能多普勒超声检查显示囊性包块内涡流状动脉血流信号。原发性肝动脉夹层较罕见，大多数患者在确诊前就会因此死亡。超声检查可显示动脉内膜在真假两腔之间摆动。

（七）遗传性出血性毛细血管扩张症

遗传性出血性毛细血管扩张症，又称奥斯勒-韦伯-朗迪病（Osler-Weber-Rendu），一种常染色体显性遗传性疾病，可导致肝动静脉畸形、肝纤维化和肝硬化。患者主要表现为多发性毛细血管扩张和反复发作性出血。超声检查表现包括内径达10 mm的供血肝总动脉、大量扩张的代表动静脉畸形的管腔结构及继发于动静脉分流的流速增高的肝静脉。

（八）肝紫癜病

肝紫癜病是一种罕见的肝脏疾病，其特征是多发直径小于1毫米到几厘米不等的充血囊腔，可以通过其内纤维间质中汇管区的存在与血管瘤鉴别。肝紫癜的发病机制包括支撑窦壁的网状纤维断裂、继发于细胞损伤或非特异性肝细胞坏死。肝紫癜病的确诊只能通过组织病理学检查。大多数紫癜病累及肝脏，但也可能累及其他实质脏器和淋巴结。

虽然早期报道描述了在慢性消耗性疾病患者的尸检中偶然发现肝紫癜病，但现在已在肾移植和肝移植后发现。这与多种药物有关，尤其是合成代谢类固醇药物，同时人类免疫缺陷病毒感染者肝紫癜病的发病率升高。人类免疫缺陷病毒可独立诱发肝紫癜病，或在艾滋病的机会性感染谱中伴随细菌性血管瘤病出现。肝紫癜病具有潜在的侵袭性和致命性。

既往个案报道描述了肝紫癜病的影像学特征，但通常没有经过组织病理学证实。紫癜性病变血管造影表现为动脉晚期造影剂聚积，实质期更明显。超声检查中，病变表现为非特异性，呈单发或多发不均质回声的肿块，部分伴钙化（图1.40）。仅凭临床和影像很难诊断肝紫癜病，有肝脏占位的易感患者必须考虑此病。

八、肝占位

局灶性肝占位包括多种恶性和良性肿瘤，以及先天、炎症和创伤导致的肿块。在断层影像中，与局灶性肝占位诊断相关的两个基本问题：已知肝脏病变的特征（是什么？）和病变的检出（病变是否存在？）。回答两个问题之中任意一个，需要进行针对性的检查，通常根据临床情况进行调整。

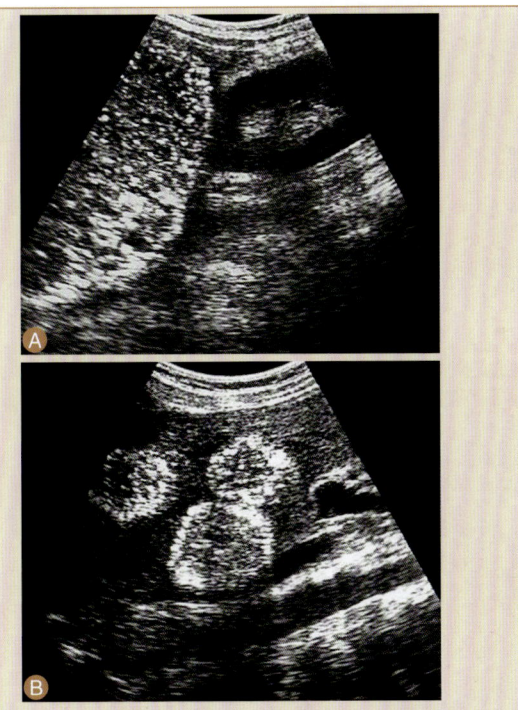

患者女性，34岁，肝紫癜病伴有肝功能衰竭，需肝脏移植。A、B.矢状面右叶和矢状面左叶扫查显示多发肝脏大肿块，伴有大量微小的点状钙化。

图1.40　肝紫癜病

[With permission from Muradali D, Wilson SR, Wanless IR, et al.Peliosis hepatis with intrahepatic calciications.J Ultrasound Med.1996; 15（3）：257-260.]

（一）肝占位的定性

常规超声对肝占位进行定性主要是基于病灶的灰阶图像表现和频谱多普勒、彩色多普勒及能量多普勒超声的血流信息。由于灰阶超声具有良好的空间和对比分辨率，它可以区分囊性和实性肿块，基于一些特征性表现有时就可以给出正确诊断，无须进一步评估。不过通常定性诊断并不只是基于灰阶信息，而是联合常规多普勒超声检查获得的血流信息。然而，常规的多普勒技术常常无法很好地评估局灶性肝占位，尤其是当患者体型较大、病灶小或位于肝脏深部，或者病灶本身多普勒较弱时。运动伪像对腹部多普勒超声检查有很大影响，例如，肝左叶的病灶临近心尖，心尖的搏动会限制常规多普勒的应用。由于这些原因，传统超声在局灶性肝占位特征评估方面价值有限，超声筛查发现的占位常常会进一步进行增强CT或MRI评估以明确诊断。

微泡造影剂的作用

在世界范围内，基于公认的动脉期和门静脉期增强模式，增强CT和MRI可以实现对局灶性肝占位的无创诊断。这些非侵入性的诊断方法准确性很高，使得现在很少需要通过切除病灶或经皮活检的方式来明确诊断。近年来，超声造影可以提供与CT和MRI类似的诊断信息及超声造影独有的诊断信息。注射微泡造影剂以增强血液中的多普勒信号，并使用专门的成像技术，如脉冲反向谐波超声技术可以优先检测来自造影剂的信号，同时抑制来自背景组织的信号。

目前使用的超声造影剂是第二代造影剂，含有稳定外壳包裹的全氟化碳微气泡。微泡造影剂是血池造影剂，不会通过血管内皮细胞扩散。这在肝脏成像上具有潜在的重要性，因为CT和MRI的造影剂可以弥散到肿瘤间质中。笔者应用全氟化碳微泡造影剂的个人经验主要基于对全氟丙烷脂质微球（Definity，Lantheus Medical Imaging，Billerica，MA）的使用及对全氟丙烷A型蛋白微球（Optison，GE Healthcare，Milwaukee，WI）的短暂应用。我们定期采用超声造影评估偶然发现的肝占位、肝细胞癌高危患者筛查中发现的占位、临床医师在外院影像上发现的局灶性占位或CT和MR无法定性的占位。

超声微泡造影剂的独特的之处在于它们与成像过程的相互作用。这种相互作用的主要决定因素是发射超声脉冲的峰值负压，由机械指数反映。当暴露在低机械指数的声场时，随着特定频率的谐波产生，包括探头发出声波频率的两倍——二次谐波，微泡表现出稳定的非线性振荡。当机械指数充分提高时，微泡发生不可逆转的破坏，伴随产生短暂而明亮的高强度超声信号（参见《超声诊断学（第5版）：超声物理及新技术分册》第三章）。

采用微泡造影剂鉴别肝脏病灶是基于病灶的血管分布和动脉期（10~40秒）、门静脉期（40~90秒）及延迟期（长达5分钟）的强化程度。评估病灶的血管分布依赖于血池造影剂的持续成像，记录病灶血管的位置、数量、分布和形态。采用低机械指数是保证成像效果的关键，因为低机械指数可保留造影剂的数量，不破坏声场中的微气泡，从而允许长时间的实时观测，通过评估病灶血管形态的差别来协助肝脏病灶的诊断（图1.41）。

病灶的增强程度最好在同一帧上，通过比较病灶和同等深度肝脏背景的增强程度来确定，并且需要了解肝脏的血流信息。肝脏有来自肝动脉和门

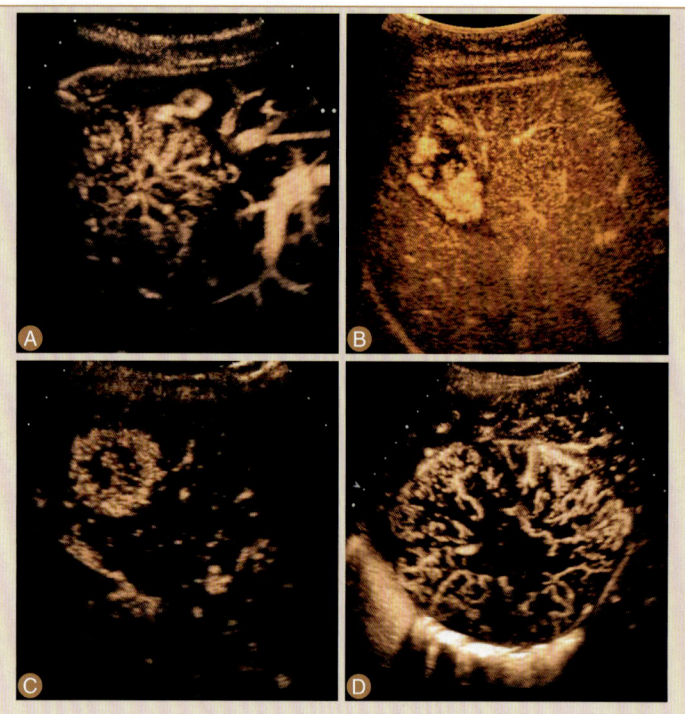

实时动态超声显示有助于诊断局灶性肝占位。A.放射状血管高度提示局灶性结节性增生；B.周边不连续的结节状增强且无放射状血管提示血管瘤；C.环状增强与恶性疾病高度相关，尤其是转移癌和胆管细胞癌；D.异常迂曲的血管提示恶性肿瘤，此例为肝细胞癌，异常迂曲血管常从周边向中央填充，正如本病例，这种诊断较为常见。

图1.41　动脉早期血管形态

静脉的双重血供，大部分血供来自门静脉，而大多数肝脏肿瘤的血供来自肝动脉。在开始注射造影剂时，无论肝脏和可疑病灶的基线超声表现如何，低机械指数将导致整个视野看起来几乎是黑色的。事实上，一个已知的病灶此时是看不到的。随着微泡到达视野，可以看到肝脏及病灶内离散的血管，随后肝脏微血管逐渐整体增强，病灶被造影剂填充。肝实质动脉期的回声会比基线时高，门静脉期增强更为明显，反映了肝实质的血供。相比之下，肝脏病灶的血管分布和增强模式可反映可疑病灶真实的血供和血流动力学。在动脉期，相对于增强程度较低的肝脏，富血供的病灶表现为高增强。相反，乏血供的病灶表现为增强肝脏内的无或低增强区域。

目前，对病灶强化的评估通常使用上述的低机械指数技术。然而，使用被称为最大密度投影成像的微泡追踪技术，可更灵敏地评估血管形态和病灶增强的细节。这项技术应用于造影剂灌注或动脉期增强峰值时，短暂的高机械指数暴露将破坏视野内所有微泡。随着病灶和肝脏再灌注，连续帧扫查将为跟踪微泡的过程提供细致的分辨率（图1.42，动图1.5）。

以下是超声造影诊断局灶性肝占位的既定模式，与CT或MRI的模式相似，但也有重要的差异（表1.3）。动脉期强化及门静脉期持续增强的特征性表现诊断良性肝占位、血管瘤和局灶性结节性增

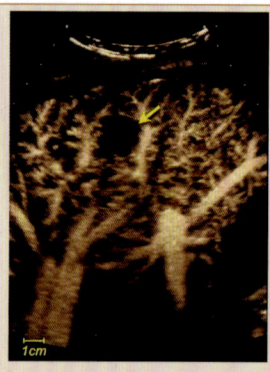

Temporal maximum-intensity projection image shows accumulated enhancement in 11 seconds after contrast material arrives in liver. Depiction of vessel structure to fifth-order branching is evident. Focal unenhanced region *(arrow)* is slowly perfusing hemangioma.

FIG. 1.42 Normal Liver Vasculature

（With permission from Wilson S, Jang H, Kim T, et al. Real-time temporal maximum-intensity-projection imaging of hepatic lesions with contrast-enhanced sonography. AJR Am J Roentgenol. 2008;190[3]:691-695. 注：版权方要求保留英文。）

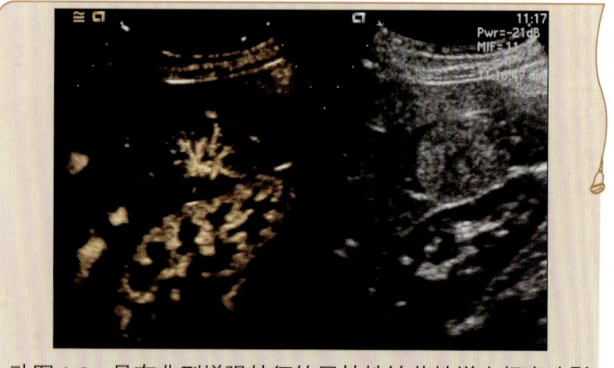

动图1.5　具有典型增强特征的局灶性结节性增生超声造影

第一章 肝脏

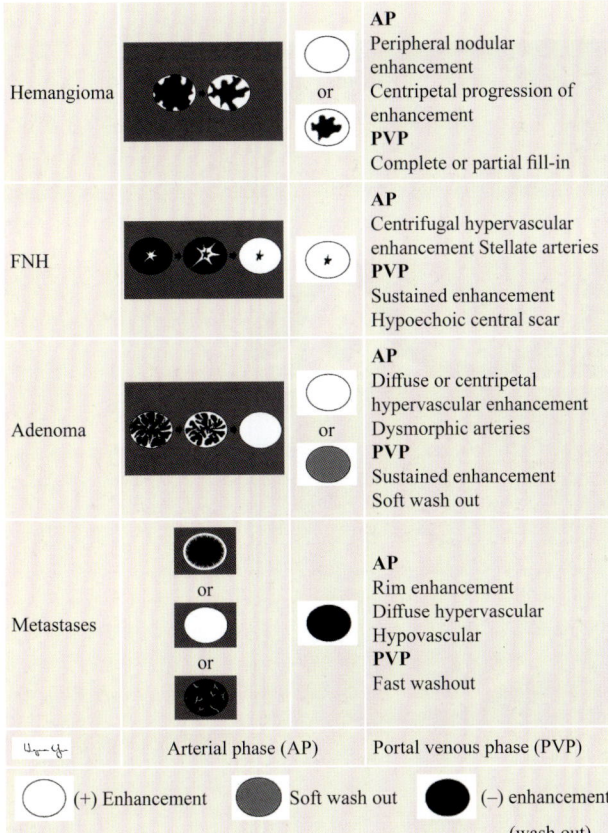

TABLE 1.3 Schematic of Algorithm for Liver Mass Diagnosis on Contrast-Enhanced Ultrasound

AP, Arterial phase; FNH, focal nodular hyperplasia; PVP, portal venous phase.

With permission from Wilson SR, Burns PN. Microbubble-enhanced US in body imaging: what role? Radiology. 2010;257(1):24-39.

注：版权方要求保留英文。

生极为准确（图1.43），其增强程度等于或高于邻近肝脏。相比之下，恶性肿瘤往往显示快速廓清，在门静脉期表现为无增强（图1.44）。快速廓清的良性肝腺瘤，延迟廓清或不廓清的肝细胞癌不符合上述一般规律。鉴别肝脏良恶性病灶有着相似的高准确度。

（二）肝占位的检出

超声的空间分辨率高，可以观察到很小的病灶，因此在超声检查中决定病灶清晰度的是回声强度，而不是病灶大小。换言之，即使是数毫米的微小病灶，如果和邻近的肝实质相比回声强度增强或减弱，依然容易被检出。由于多数转移灶相对于肝实质呈高回声或低回声，通过仔细扫查可以检出这些病灶。尽管如此，许多转移灶与肝脏背景回声接近，即使病灶体积很大，也很难或未能被发现。

为了解决许多转移性肝脏病变和肝脏背景在常规超声检查中缺乏对比度的本质问题，超声造影应运而生（图1.45）。与肝脏病变相比，超声造影增加了肝脏的反向散射，从而提高了对肝脏病变的检出能力，这种对比于动脉期增强后迅速出现，通常从门静脉开始持续几分钟，并持续到延迟期。

第一代造影剂Levovist（Schering AG，Berlin）的使用具有历史意义。当造影剂在血管池中被清除后，由于库普弗细胞的吞噬作用，微泡可在肝脏中持续存在。通过高机械指数扫查肝脏使微泡分布明

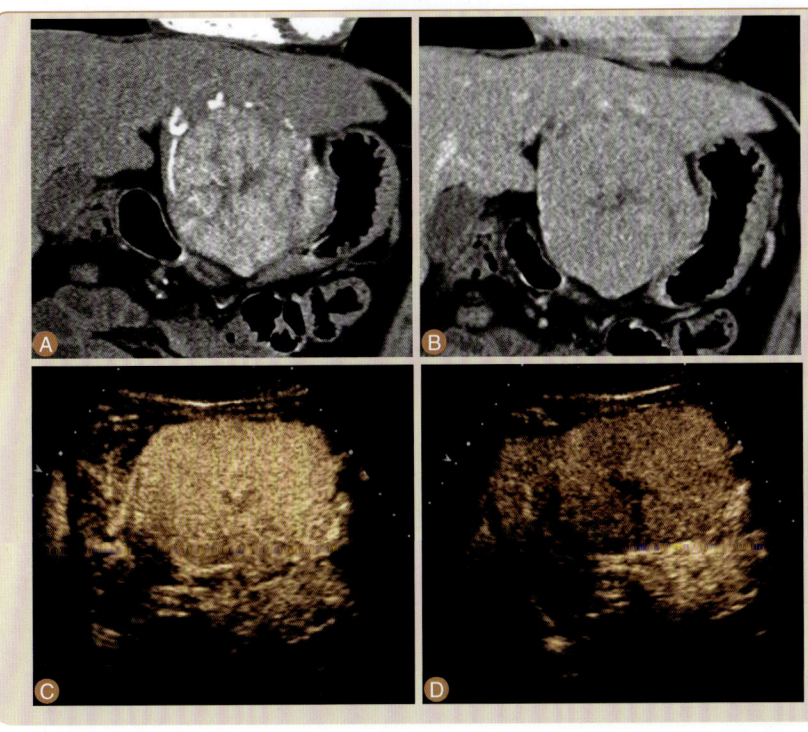

FIG. 1.43 **Sustained enhancement** in the portal venous phase, on contrast-enhanced ultrasound (CEUS) and contrast-enhanced computed tomography (CECT) scan, suggestive of a benign mass. (A) and (C) are arterial phase images on CT and CEUS, respectively, both showing arterial phase hyperenhancement. (B) and (D) are portal venous phase images on CT and CEUS, respectively, both showing sustained enhancement and a nonenhanced scar. This sustained enhancement is concordant on the two scans and suggests a benign tumor. This is a confirmed FNH. See also Video 1.5. (With permission from Wilson S, Greenbaum L, Goldberg B. Contrast-enhanced ultrasound: what is the evidence and what are the obstacles? AJR Am J Roentgenol. 2009;193[1]:55-60. 注：版权方要求保留英文。)

显增强,由此正常肝脏整体增强,而缺乏库普弗细胞的肝转移灶不增强,在增强的实质中表现为低增强或无增强的"黑洞"(图1.45A,图1.45B)。在欧洲和加拿大进行的一项多中心研究结果表明,与

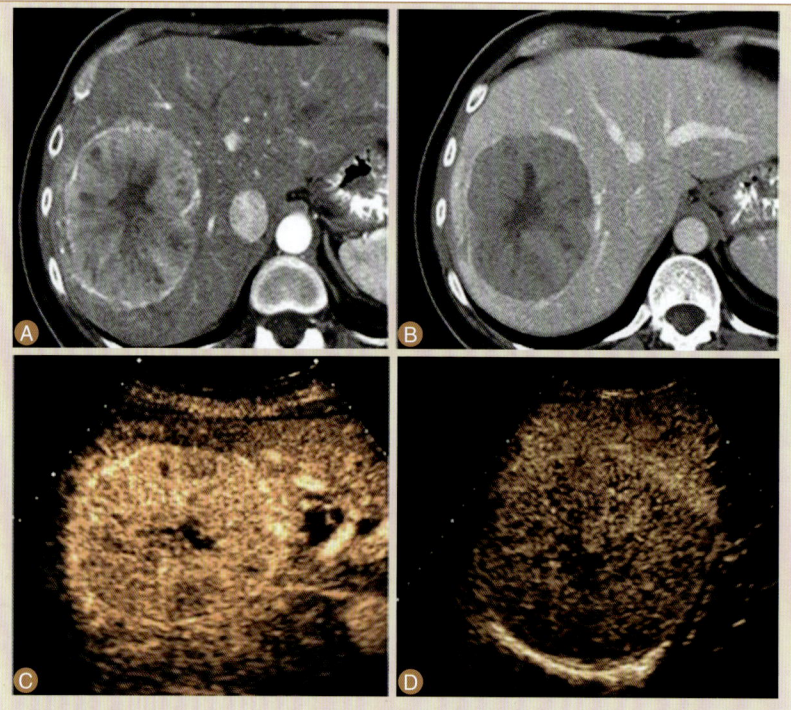

A、B.增强CT扫描动脉期和门静脉期;C、D.同一病灶,同一时间间隔的超声影像。在每次扫描中,动脉期均出现高增强,门静脉期廓清,提示与恶性病灶高度相关。

图1.44 门静脉期廓清,肝细胞癌患者,CT和超声造影提示恶性病灶

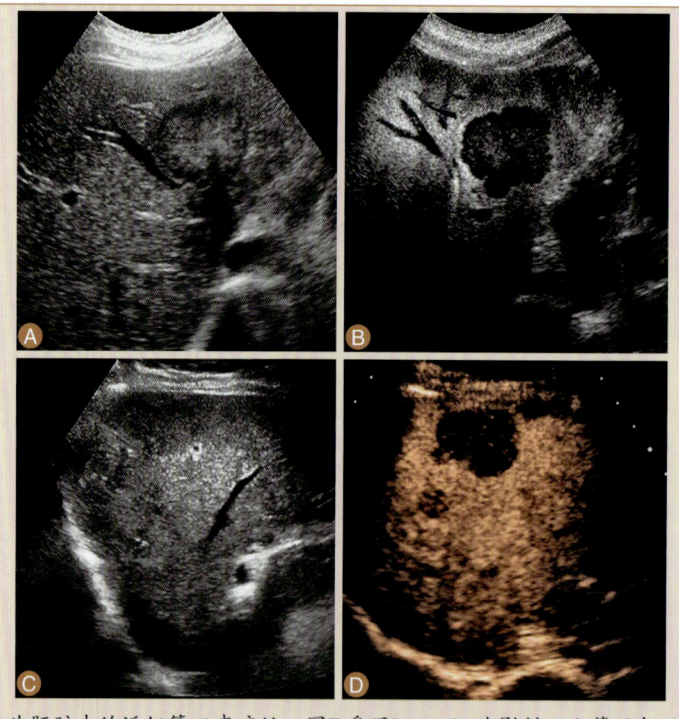

A、B.具有历史意义,图A为肝脏中的近似等回声病灶,图B采用Levovist造影剂,血管后相显示肝脏实质高增强,而病灶呈低增强,对比显著;C.常规超声显示肝脏内可见一低回声区,边界不清,提示脂肪沉积的可能;D.全氟化碳超声造影检查显示大转移灶的典型"穿孔样"廓清,并检出另外两枚小病灶。与常规超声相比,超声造影可检出更多更小的转移灶。

图1.45 2名转移癌患者典型超声造影图像

常规超声检查相比，超声造影可发现更多更小的病灶。总体而言，超声造影检出病灶的能力与CT和MRI相当。由于正常肝组织内的造影剂反向散射增加，病灶与肝实质之间的声强差值增加了数倍。尽管有很多令人信服的研究结果，但第一代造影剂已不再销售。

为提高病灶检出率，现在使用的造影剂为全氟化碳造影剂，动脉期和门静脉期均采用低机械指数扫描，在原理上是类似的。使用低机械指数成像技术在扫查方面具有优势，因微泡保留更久，扫描时间充足。与肝脏相比，几乎所有转移灶在门静脉期和延迟期均呈无增强，而肝实质持续高增强。因此，恶性病灶倾向于在门静脉期呈低增强，从而提高病灶检出能力（图1.45C，图1.45D）。在使用全氟化碳进行肝脏造影时，观察到恶性病灶门静脉期呈低增强，有助于病变检测和定性诊断。良性病变，如局灶性结节性增生和血管瘤，在门静脉期的增强程度通常等于或高于肝实质。

采用全氟化碳造影剂动脉期扫查，也可提高富血供肝脏占位（如肝细胞癌、转移灶）的检出。由于此类病变主要由肝动脉供血，故在动脉期相对于肝实质一般呈高增强。

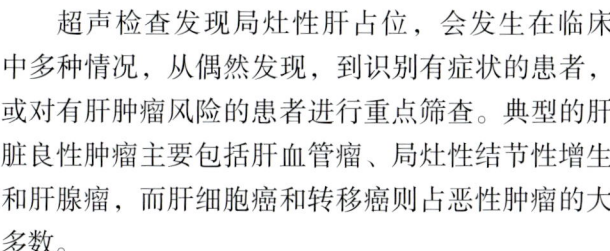

九、肝脏肿瘤

超声检查发现局灶性肝占位，会发生在临床中多种情况，从偶然发现，到识别有症状的患者，或对有肝肿瘤风险的患者进行重点筛查。典型的肝脏良性肿瘤主要包括肝血管瘤、局灶性结节性增生和肝腺瘤，而肝细胞癌和转移癌则占恶性肿瘤的大多数。

影像学在评估已检出的局灶性肝脏占位中的作用是确定哪些病灶具有潜在的临床意义，需要明确诊断，以及哪些病灶可能是微不足道和良性的，无须进一步评估以明确性质。在超声检查中，各种局灶性肝占位的声像图有相当大的重叠，然而，一旦发现肝脏占位，具有高对比度和空间分辨率的高端超声设备可以为患者的初始治疗提供指导，其中包括对以下特征的识别。

• 高回声或等回声肝占位周围的低回声晕是一种不良超声征象，需明确诊断。

• 低回声和实性肝占位临床意义较大，需明确诊断。

• 多发实性肝占位提示可能存在转移性或多发性恶性肿瘤，但需注意血管瘤也常为多发。

• 恶性肿瘤、慢性肝病或肝炎的临床病史及与肝脏相关的症状是判断局灶性肝脏病变的必要信息。

（一）肝脏良性肿瘤

1. 海绵状血管瘤

海绵状血管瘤是肝脏最常见的良性肿瘤，发病率约为4%。海绵状血管瘤可发生在任何年龄段，在成年人中更常见，尤其是女性，男女比例约1:5。组织学上，血管瘤由数条血管构成，血管内膜衬覆单层内皮细胞，由纤维隔膜支撑与分隔，血管间隙可能含有血栓。

绝大多数的血管瘤体积小，无症状，为偶然发现的。在极少数情况下，大的血管瘤可能会因瘤内出血或血栓形成引起急性腹痛的症状。大的海绵状血管瘤（Kasabach-Merritt综合征）中由于血小板的隔离和破坏，导致血小板减少症，偶见于婴儿，成年人罕见。

传统理念认为，在成年人中发现的血管瘤通常在达到稳定大小后，大小或形态很少发生改变。然而，在我们的实践中，发现经过多年的随访，一些血管瘤会显著增大。妊娠期或服用雌激素，血管瘤可能增大，表明血管瘤存在激素依赖性。

海绵状血管瘤的声像图表现复杂。通常病灶较小（直径<3 cm），边界清楚，呈均匀高回声（图1.46A），回声增高与海绵窦壁及内部血液间的多个回声界面有关。海绵状血管瘤显示为非均一性和非特异性，血管造影时后方回声增强与血管增多有关（图1.46H）。67%～79%的血管瘤呈高回声，其中58%～73%回声均匀。其他特征包括中央区不均匀低回声，呈均匀的颗粒状（图1.46D～图1.46F）或花边状（图1.46D）；边缘回声呈薄边或厚环（图1.46E～图1.46G）或趋向扇形（图1.46B）。较大的病灶倾向于回声不均，中央低回声区为纤维胶原瘢痕（图1.46C）和（或）大血管间隙。在弥漫性脂肪肝背景下，血管瘤可表现为低回声。血管瘤罕见钙化（图1.46I）。

血管瘤的特点是血流速度极其缓慢，故彩色或双功能多普勒超声通常表现为无血流信号。个别病灶也可显示来自病灶外周和中央血管的低到中速血

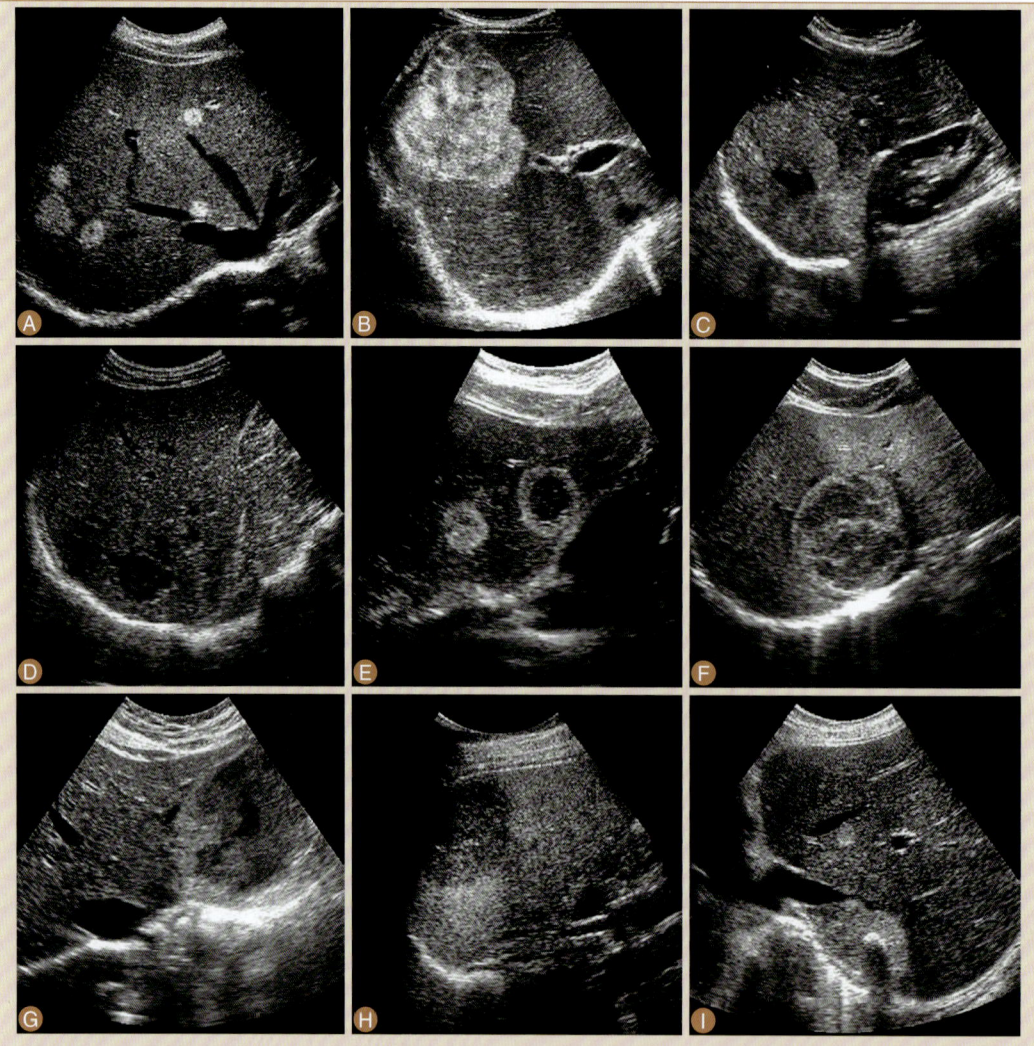

典型形态：A.多个小的高回声病灶；B.单个大分叶状高回声病灶；C.中央伴低回声区的分叶状高回声病灶，可能与中央血栓形成或瘢痕有关。非典型形态：D.非典型血管瘤，回声低，边缘薄；E.典型和非典型形态，非典型者边缘回声厚而均匀；F.非典型血管瘤中央部分呈低回声，边缘不规则。罕见病例：G.外生性血管瘤，从肝左外叶向外膨出；H.低回声血管瘤伴后方回声增强，暗示但不常见的血管瘤征象；I.血管瘤中央钙化伴后方声影，这是血管瘤罕见的结局。

图 1.46 血管瘤：频谱表现

流信号。能量多普勒虽然对低速血流更敏感，但对血管瘤内血流信号的检测能力仍存在争议。

海绵状血管瘤通常在腹部常规超声检查中被发现，对所有病灶进行明确诊断已被证明是昂贵且不必要的。因此，在没有确诊的情况下，部分患者可进行保守治疗。当偶然发现典型的高回声海绵状血管瘤，通常不需要进一步检查，或者最多在3~6个月复查超声，以证明无明显变化。

相反，潜在的恶性病灶可能在超声上与血管瘤形态类似，表现为单发或多发的均匀高回声病灶，包括原发于结肠或血管源性的肿瘤，尤其是神经内分泌肿瘤和小肝癌。Caturelli等在对1982例初次诊断为肝硬化患者的前瞻性研究中发现，50%的肝脏高回声病灶且形态学提示血管瘤的患者最终确诊为血管瘤，而另外的50%最终诊断则为肝细胞癌。研究者还表示在1648例确诊肝硬化患者中，新发现的类血管瘤病灶，均为肝细胞癌。上述结果强调了在高危患者中对具有血管瘤形态的病灶进行定性诊断的必要性。因此，对于已确诊恶性肿瘤、肝癌风险增加、肝功能化验结果异常、存在肝脏相关临床症状或非典型超声表现的患者，通常建议额外采用以下成像技术来明确可疑血管瘤的诊断：超声造影、CT或MRI。

在超声造影的动脉期，血管瘤呈周边结节样强化，强度高于邻近的肝实质，内部无直的穿行血管。随着时间的推移，增强区向心性填充至整体增强，门静脉期较肝实质呈持续性等增强或稍高增强，可持续数分钟（图1.47）。即使在门静脉晚期，也可能表现为快速增强、缓慢增强或不完全增强（动图1.6）。应用超声造影几乎可以诊断全部的血管瘤，包括一些微小血管瘤，无须依靠其他影像学技术来确诊。

在少数患者中，影像学检查不能对血管瘤进行定性诊断。经皮穿刺活检术可安全诊断肝血管瘤。Cronan等使用20G穿刺针对15例患者（其中12例为门诊患者）进行了穿刺活检，所有患者的组织学样本均能够明确诊断，其特征是具有内皮衬里的大腔隙。建议在对病变进行取样时，将正常肝脏置于腹壁和血管瘤之间，以肝脏压迫来防止任何潜在出血。

血管瘤硬化会造成诊断困难。根据我们的经验，这些硬化性血管瘤在增强影像中的特征类似于恶性肿瘤，通常表现为门静脉期廓清，并缺乏典型的周边结节样增强，而周边结节样增强在超声造影研究中几乎可以确诊血管瘤。因此，硬化性血管瘤的诊断常常依靠穿刺活检。

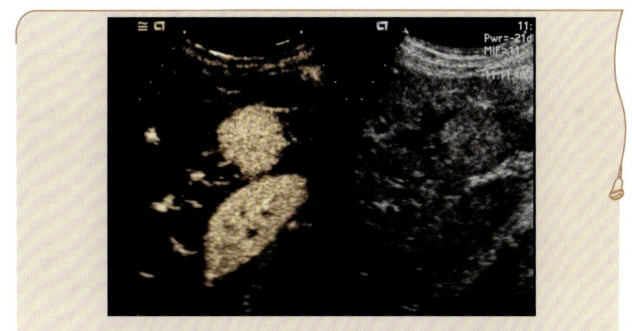

动图1.6　如图1.47所示快速增强的血管瘤超声造影

2. 局灶性结节性增生

局灶性结节性增生是仅次于血管瘤第二常见的肝脏良性占位。通常认为局灶性结节性增生是与先天性血管畸形相关的增生性病变，是一种先天性脉管蜘蛛样畸形。该病女性比男性更常见，尤其是育龄期女性，因此激素分泌可能是诱发因素。与肝血管瘤相似，局灶性结节性增生患者一般无症状，通常是偶然发现的。

典型局灶性结节性增生表现为孤立性边界清晰病灶，伴有中央瘢痕组织。大部分病灶直径≤5 cm，尽管以单发病灶多见，多发性局灶性结节性增生也

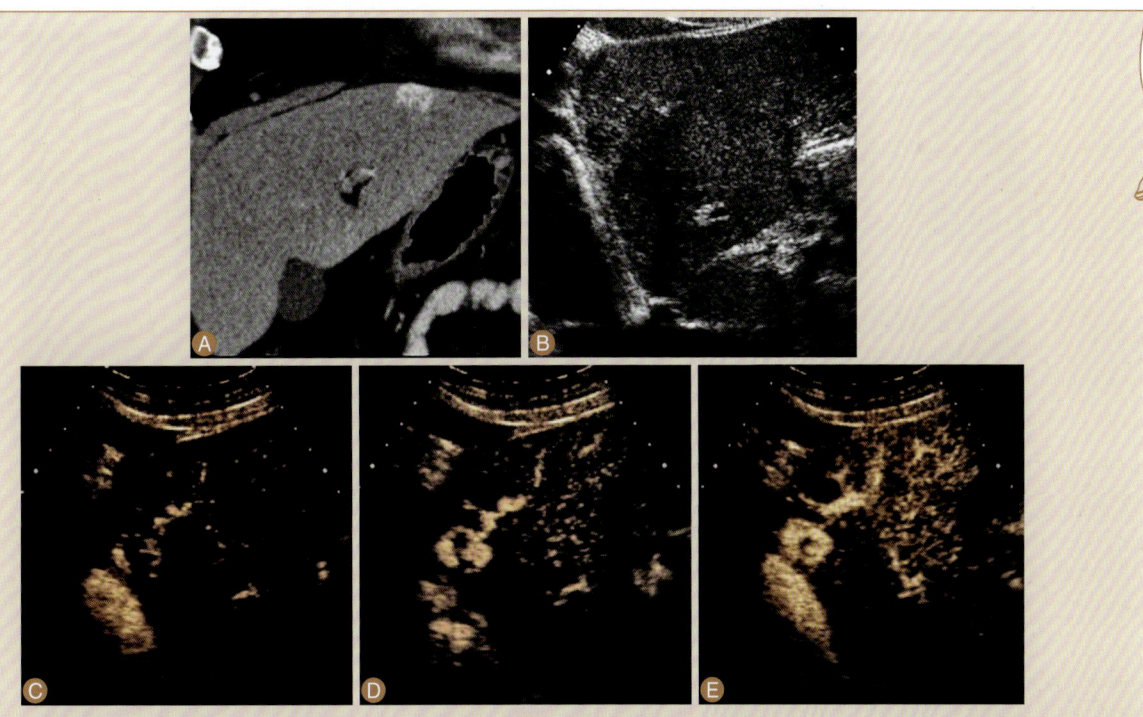

Resolution of an indeterminate mass on computed tomography (CT) scan is shown in a 65-year-old man with carcinoma of the esophagus. (A) CT scan of the thorax shows an indeterminate incidental enhanced mass in the left lobe of the liver. (B) Sagittal sonogram shows the mass is hypoechoic. (C)-(E) Frames taken between 10 and 14 seconds after the injection of contrast agent showing peripheral nodular enhancement and centripetal progression of enhancement in spite of the rapidity of lesion filling. This is a classic flash-filling hemangioma. The lesion remained enhanced to 5 minutes (not shown). See also Video 1.6.

FIG. 1.47 Characterization of Hemangioma With Definity Enhancement

(With permission from Wilson S, Burns P. Microbubble-enhanced US in body imaging: what role? Radiology. 2010;257[1]:24-39. 注：版权方要求保留英文。)

有报道。显微镜下，病变由正常肝细胞、库普弗细胞、胆管和汇管区三联体组成，无门静脉结构。局灶性结节性增生是增生性病变，有增殖的正常肝细胞，也有排列异常的非肿瘤性肝细胞。胆管和厚壁动脉成分显著，尤其在中央纤维瘢痕处。局灶性结节性增生血供丰富，出血、坏死和钙化较罕见。局灶性结节性增生会导致肝脏被膜外形改变，或可导致肝实质内的正常血管移位。

在常规声像图中，局灶性结节性增生通常与周围肝实质难以分辨。因局灶性结节性增生与正常肝实质在组织学上具有相似性，影像上差异微小或完全无差别，而被描述为"隐形结节"。轻度肝脏外形改变（图1.48）和肝实质内血管移位现象可增加局灶性结节性增生的检出率。病灶中央瘢痕在灰阶超声上表现为线性或放射状低回声区（图1.48A），有时呈高回声。局灶性结节性增生在灰阶超声上可表现为多种回声，呈低回声、中等回声、偶可呈高回声。

多普勒超声图像中可显示局灶性结节性增生内丰富的外周和中央区血管。病理学上，局灶性结节性增生可呈现出异常粗大的肝动脉。笔者认为，在多普勒图像中，这些滋养血管通常比较明显，尽管其他肝占位也会表现出这样异常粗大的滋养血管。中央瘢痕内可见呈线状或放射状排列的血管回声。血流频谱主要表现为动脉频谱，中位范围为2~4 kHz。

与血管瘤类似，可使用超声造影对局灶性结节性增生进行诊断。动脉期病灶血供丰富，造影表现典型，可见放射状血管分布，扭曲滋养动脉和离心性灌注（图1.49，动图1.7，动图1.8）。动脉期呈均匀强化，强化程度高于周围肝实质。门静脉期呈持续强化，强化程度等于或高于周围肝实质，中央瘢痕呈无增强（动图1.5）。少数情况下，局灶性结节性增生可见轻度或延迟廓清。瘢痕在动脉期及门静脉期均呈无增强。在未参考其他影像学检查的情况下，单一超声检查即有较好局灶性结节性增生诊断能力。

硫胶体扫描对于疑似局灶性结节性增生的患者具有极高的诊断价值，因为50%的病灶具有与周围肝实质相似的摄取硫胶体能力，另外10%会呈硫胶体"浓聚"现象。因此，只有40%的局灶性结节性增生患者的硫胶体扫描诊断缺乏一致性。对于这些

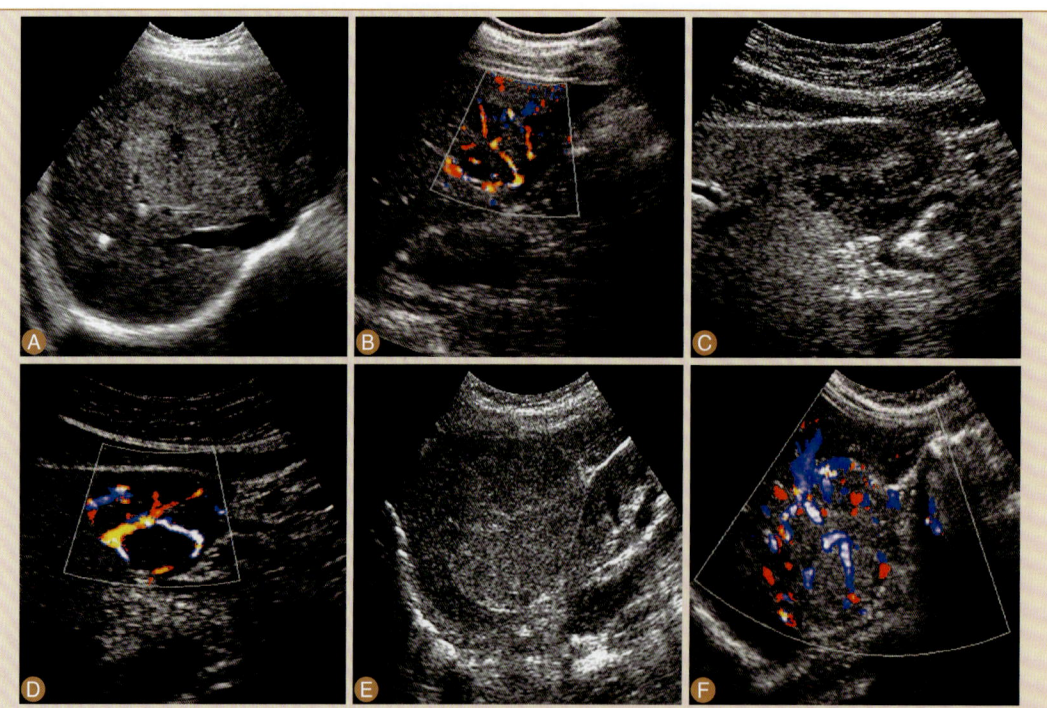

灰阶超声图像（图A，图C，图E）及相应位置的多普勒超声图像（图B，图D，图F）。A.图像几乎正常，仅显示为等回声不清晰占位；B.多普勒图像可见放射状动脉；C.脂肪肝背景下肝3段局灶性低回声区，考虑脂肪缺失；D.多普勒图像显示为伴有放射状血管分布的富血供病灶，典型的局灶性结节性增生表现；E.肿块致肝右叶外形改变；F.多普勒图像显示中央放射状血管分布，提示局灶性结节性增生。这种血管丰富并呈放射状分布的常规超声特征在局灶性结节性增生通常都能观察到。

图1.48　局灶性结节性增生3例

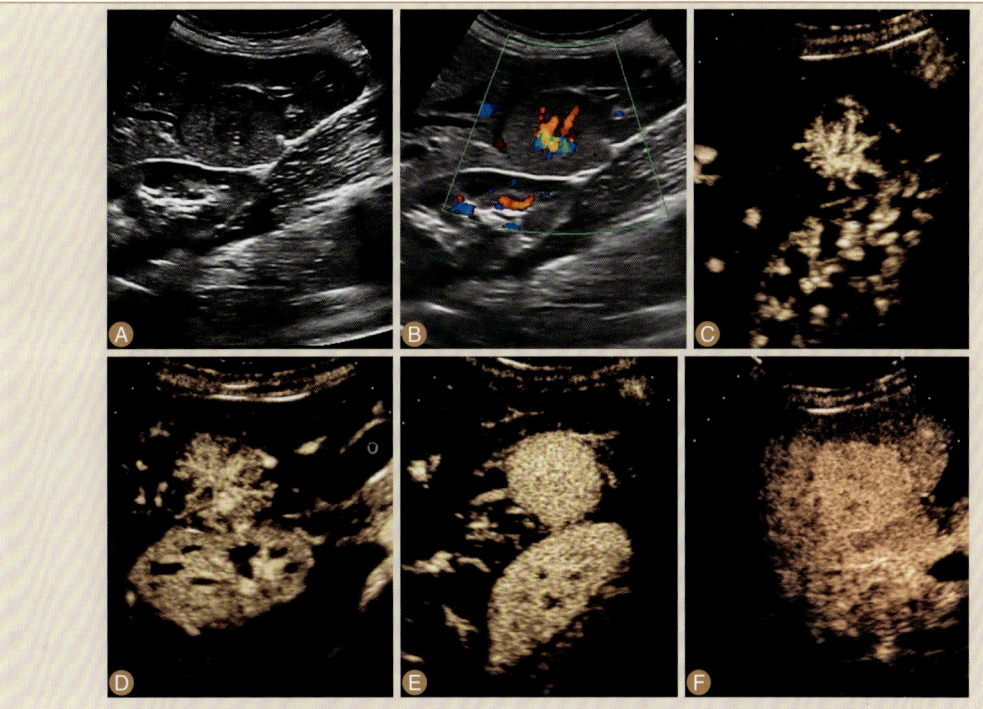

A.无症状女性患者,肝脏矢状面图像显示肝内外凸性的圆形等回声肿块;B.多普勒图像显示病灶中心血供丰富;C、D.动脉期连续扫查显示从肿块中心向边缘呈放射状血管分布及离心性增强,从病灶中心向外周增强;F.造影剂注射后4分钟时,病灶呈持续高增强,高于周围肝实质,符合良性病灶特征。参见动图1.7,动图1.8。

图1.49 局灶性结节性增生典型超声造影表现

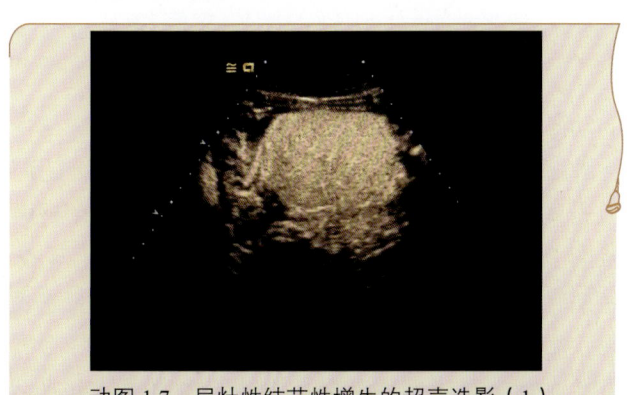

动图1.7 局灶性结节性增生的超声造影(1)

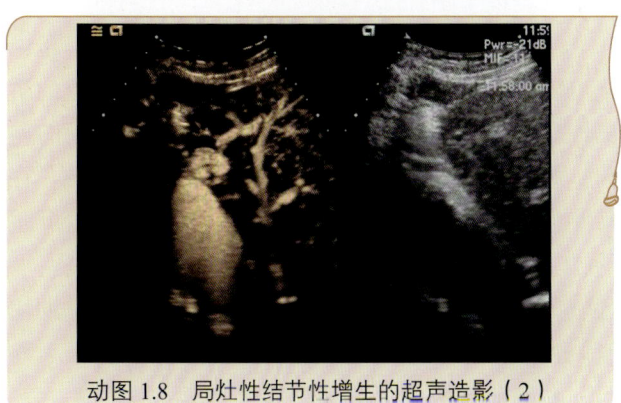

动图1.8 局灶性结节性增生的超声造影(2)

患者,可以采用对比增强CT或MRI进行诊断。

少数局灶性结节性增生在硫胶体扫描上不表现为热或温结节,尤其在CT或MRI上也无特异性表现时,需行穿刺活检明确诊断。由于正常肝组织、腺瘤及局灶性结节性增生均存在正常肝细胞,因此在细胞学上较难鉴别。粗针穿刺活检可显示病理学上的异常特征。由于局灶性结节性增生很少引起临床症状,不易发生恶变,常建议保守治疗。

3. 肝腺瘤

肝腺瘤(hepatic adenoma,HA)是肝脏最重要的良性肿瘤,具有并发症发生率高及潜在威胁生命的风险,如出血及恶变倾向。与局灶性结节性增生相比,肝腺瘤的发病率相对较低,然而自20世纪70年代以来,肝腺瘤的发病率急剧上升,这与口服避孕药的使用明确相关,因此肝腺瘤在女性中更常见。肝腺瘤可无症状,可自觉或在医师查体时发现右上腹的肿块。当病灶内出现出血或梗死时,患者可出现疼痛症状,最严重的情况为肿瘤破裂及腹腔积血而引起的休克。据报道,肝腺瘤与糖原贮积病相关,特别是糖原贮积病Ⅰ型(von Gierke病)伴发肝腺瘤的发生率为40%。由于肝腺瘤具有出血倾向及恶变风险,所以推荐手术切除作为治疗方法。通过基因型及表型差异可将肝腺瘤分为3种亚型,基于肿瘤表型可预测恶性可能，其中β-连环蛋白激活型肝腺瘤恶变为肝细胞癌的风险更大。

病理学上肝腺瘤通常为单发，直径在8～15 cm，且常伴有完整的包膜。显微镜下肿瘤由正常或轻度不典型肝细胞组成，胆管及库普弗细胞少见或缺失。肝腺瘤内可出现钙化或脂肪变（图1.50，图1.51），在超声上均表现为高回声，使得部分病例在灰阶图像上的特征具有诊断性意义。

灰阶或彩色多普勒超声通常不能鉴别出肝腺瘤及局灶性结节性增生。并且，二者具有相似的流行病学特点，均好发于育龄期女性，且常伴有口服避孕药病史。由于大多数腺瘤内库普弗细胞缺失或显著减少，因此，在锝-99 m硫胶体成像中呈现为冷结节。有病例报道提示肝腺瘤可摄取放射性物质。目前MRI是诊断肝腺瘤最常用的方式。

在临床中鉴别局灶性结节性增生与肝腺瘤通常很困难。二者均好发于女性患者，且无自觉症状，常在体检中偶然发现，并且二维超声表现多变，在增强CT或MRI的动脉期表现为高增强。二者的治疗方式截然不同，但可通过超声造影进行鉴别（图1.52）。HNF-1a失活的肝腺瘤由于弥漫性脂肪变性，在二维超声上常表现为高回声，在超声造影

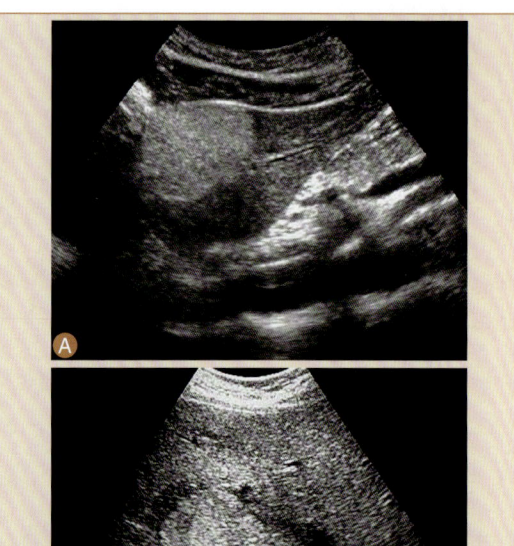

A.35岁无症状男性患者，超声检查提示肝脏左叶矢状面可见一高回声占位，腺瘤在正常男性中并不常见；B.26岁中国女性患者，超声检查提示肝脏斜切面可见一高回声占位，伴有周围低回声晕，晕与肝脏活检病理中肝萎缩区域相一致。这些高回声占位表现为弥漫性脂肪变，因此该占位为HNF-1a失活性腺瘤。

图1.51　肝腺瘤：2例患者的灰阶超声图像

的动脉期表现为高增强，门静脉期无廓清，这与良性肿瘤的超声造影表现一致。炎性腺瘤在二维超声上表现多变，可高回声、等回声或低回声，在超声造影上常表现为动脉期向心性高增强灌注，且动脉晚期轻度廓清。然而其他亚型的肝腺瘤并无上述表现，增加了诊断的难度。在我们的印象中，肝腺瘤虽然血管丰富，但不及局灶性结节性增生具有典型富血供表现（图1.52）。

当患者伴有右上腹疼痛怀疑出血时，在超声上可表现为肿块内部或周边的液性回声及腹腔的游离性出血（图1.53）。由于出血量及持续时间的差异，肿瘤出血在超声图像上也表现出较大差异。在某些情况下，在进行增强影像学检查前先进行肝脏的CT平扫十分重要，肿瘤出血表现为瘤内的高密度区域（图1.53C），而增强扫描时则表现为动脉期快速短暂的增强。

4. 脂肪性肿瘤：肝脂肪瘤和血管平滑肌瘤

肝脂肪瘤十分罕见，仅在影像学文献中有个案报道。肝脂肪瘤与肾血管平滑肌瘤和结节性硬化症相关。该病常无症状。在超声上，脂肪瘤表现为

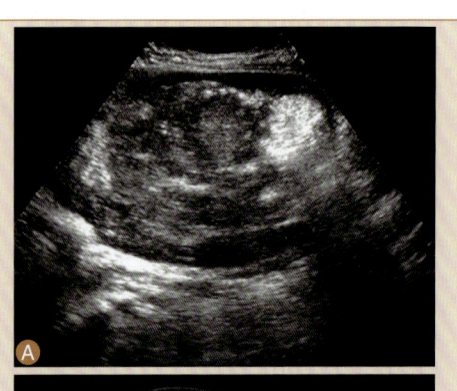
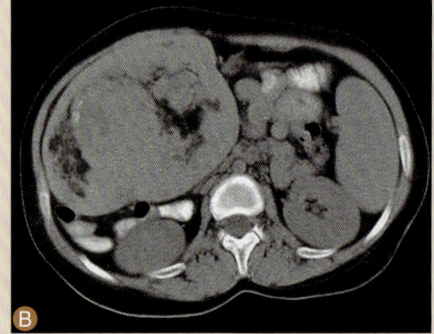

A、B.在无症状女性患者的超声及CT检查中显示肝脏巨大外凸性占位。该占位超声上表现出的局灶性高回声，与CT上的脂肪变及钙化区域相一致。

图1.50　肝腺瘤

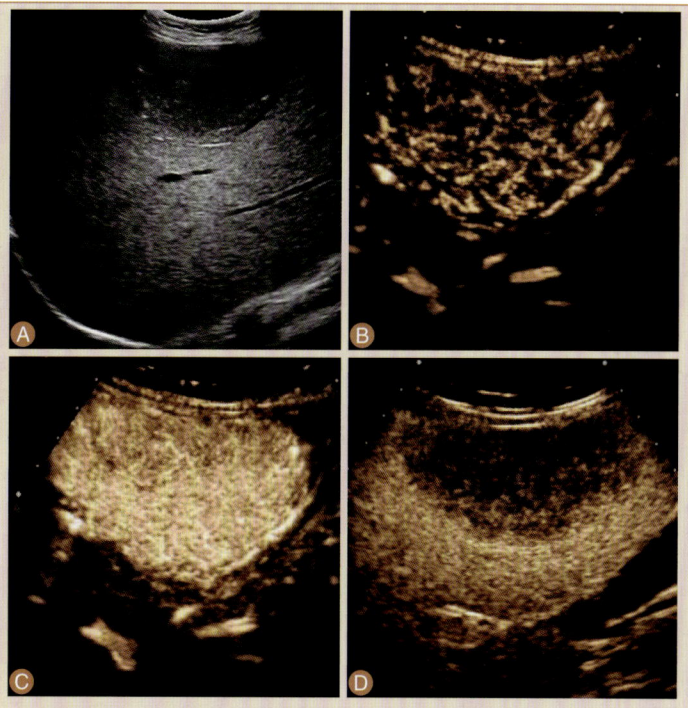

(A) Baseline scan on an asymptomatic 29-year-old woman with abnormal liver function tests shows a fatty liver and superficial hypoechoic focal mass. (B) Early arterial phase MIP image shows diffuse vascularity. (C) At the peak of arterial phase enhancement, the mass is hypervascular and homogeneous. (D) In the portal venous phase the mass shows washout, necessitating confirmation of diagnosis with biopsy. See also Video 1.9.

FIG. 1.52 Hepatic Adenoma: Maximum-Intensity Projection (MIP) Imaging on Contrast-Enhanced Ultrasound (CEUS)
（With permission from Wilson S, Burns P. Microbubble-enhanced US in body imaging: what role? Radiology.2010;257[1]:24-39. 注：版权方要求保留英文。）

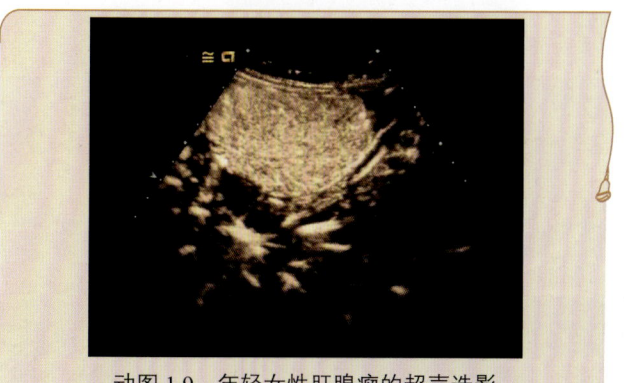

动图1.9　年轻女性肝腺瘤的超声造影

边界清晰的实性肿块，与肝血管瘤、高回声转移瘤及局灶性脂肪变性难以区分，但当脂肪瘤较大且靠近膈肌时，声束经过脂肪瘤后可产生不连续或断裂的膈肌回声（图1.54A）。CT或MRI可检测到脂肪瘤内的脂肪组织（图1.54B）。相比之下图1.54C、D，血管平滑肌脂肪瘤在超声上亦可表现为高回声，但其脂肪成分不足，CT不能呈现与脂肪衰减相似的密度，不通过活检对其诊断十分困难。

（二）肝脏恶性肿瘤

1. 肝细胞癌

肝细胞癌是最常见的恶性肿瘤之一，尤其在东南亚、撒哈拉以南非洲、日本、希腊和意大利地区。肝细胞癌好发于男性，男女比例约为5∶1。其致病因素受地理位置影响，全球肝细胞癌的主要致病因素为丙型和乙型肝炎病毒感染，但在西方国家，酒精性肝硬化却是其常见诱因。肝炎病毒感染导致撒哈拉以南非洲、东南亚、中国、日本和地中海地区肝细胞癌的发病率较高。在西方国家，随着脂肪性肝炎的增长，脂肪肝已逐渐成为肝硬化和肝细胞癌的重要危险因素。在北美洲，肝细胞癌作为实体肿瘤之一，其发病率呈持续增长趋势，主要归因于非酒精性脂肪性肝病的增加。此外，食物中真菌产生的有毒代谢物黄曲霉素，也是发展中国家肝癌的致病因素之一。

肝细胞癌的临床症状往往在肿瘤发展至晚期时才出现。患者主要表现为右上腹疼痛和体重减轻，合并腹水时会出现腹胀，通常合并血清甲胎蛋白水平升高。随着医学技术发展，肝细胞癌的治疗和早期诊断能力都有所提高。在1998—2007年确诊为肝细胞癌的患者中，肝移植后的5年生存率为84%。对于肿瘤直径小于3 cm的患者，接受射频消融治疗的5年生存率为53%，而接受肝切除术的5年生存率为

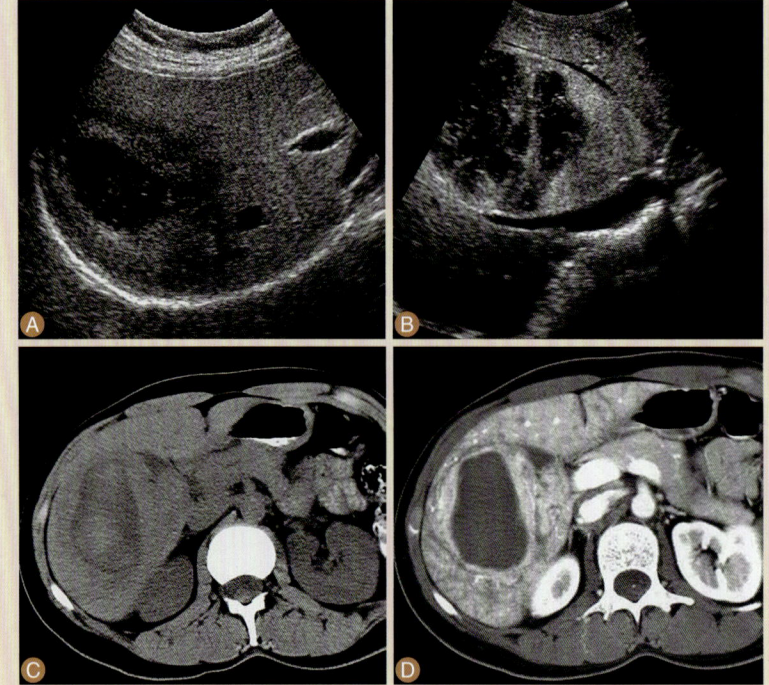

A、B.超声图像显示2例年轻女性患者伴有肝腺瘤内出血所致的急性腹痛,超声提示占位内回声复杂,结合患者疼痛症状提示腺瘤内出血;C、D.通过平扫和增强CT检查图B中的患者,表现出腺瘤内血液的高密度特征,体现出平扫CT的价值。

图1.53 肝腺瘤出血

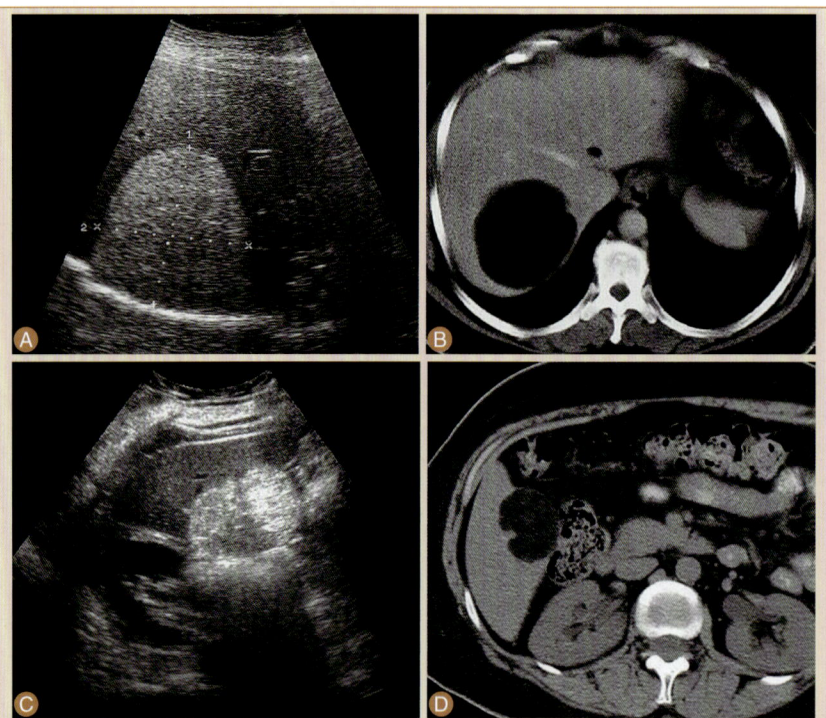

(A) Sonogram shows a highly echogenic, solid focal liver mass, which initially suggests a hemangioma. The discontinuity of the diaphragm echo caused by the altered rate of sound transmission is a clue to the correct diagnosis. (B) Confirmatory computed tomography scan shows the fat density of the mass, a confirmed hepatic lipoma. (C) and (D) Another highly echogenic and slightly exophytic mass in the liver, initially suggesting a hemangioma.

FIG. 1.54 Fatty Tumors of Liver: Lipoma and Angiomyolipoma

(A and B with permission from Garant M, Reinhold C. Residents' corner. Answer to case of the month #36. Hepatic lipoma. Can Assoc Radiol J. 1996;47[2]:140-142. C and D with permission from Wilson SR. The liver. In Gastrointestinal disease. 6th series. Test and syllabus. Reston Virginia: American College of Radiology; 2004. 注:版权方要求保留英文。)

47%。整体而言，1998—2007年，肝细胞癌患者的生存率为18%，而在未接受有创手术或局部治疗的病例中，患者的生存率为7%。

病理学上，肝细胞癌主要表现为以下3种形式。
- 孤立肿瘤
- 多发结节
- 弥漫性浸润

肝细胞癌易累及静脉系统，其中门静脉受累占30%～60%，较肝静脉受累更常见。

肝细胞癌的超声表现差异性大，可表现为低回声、混合回声或高回声。大多数较小的肝细胞癌（<5 cm）呈低回声（图1.55A），组织学上表现为无坏死的实性肿瘤。较小的肝细胞癌周围常可见较薄的低回声晕环，对应肿瘤的纤维包膜结构。随着时间推移和肿瘤体积增大，肿瘤内部回声会因为坏死和破裂变得更加复杂不均匀（图1.55E），但较少出现钙化。当继发于脂肪变或肝窦扩张时，较小的肝细胞癌也可表现为弥漫性的高回声（图1.55C），此时需要与局灶性脂肪肝、海绵状血管瘤和脂肪瘤相鉴别。当肿瘤较大时也可存在脂肪组织，主要呈局灶性分布，因此较容易诊断。位于肝脏表面的肿瘤较少见，但可出现自发性肿瘤破裂和腹腔积液（图1.55I）。

既往使用双功能多普勒和CDFI评估肝脏局灶性病变的研究表明，肝细胞癌具有特征性的高速血流

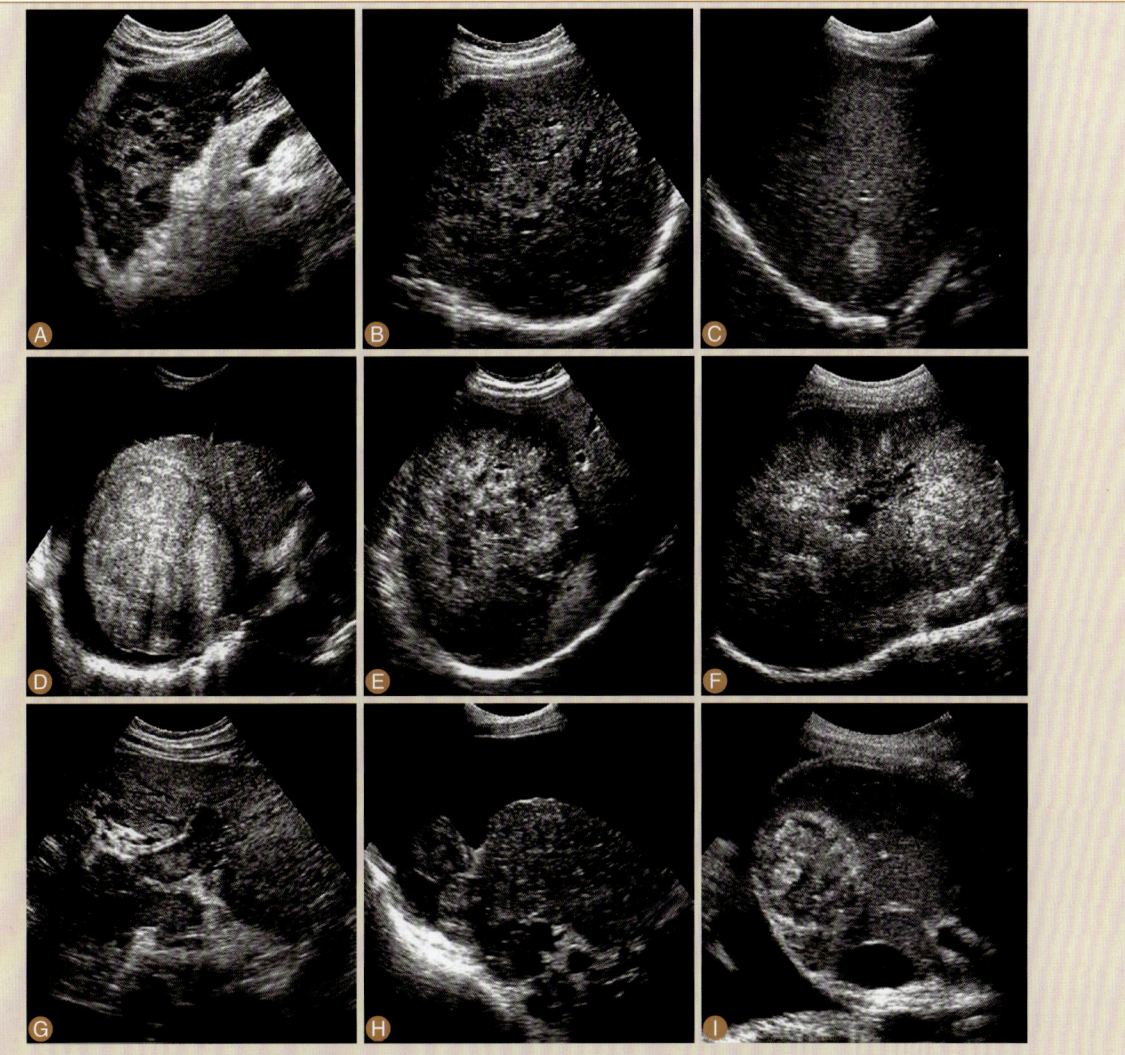

A.小的局灶性低回声结节；B.多灶性低回声结节，与背景中肝硬化结节难以鉴别；C.类似血管瘤回声的局灶性结节；D.肝硬化背景下的巨块型肝癌；E.较大的混合回声占位，肿瘤内低回声区为坏死区域；F.大的分叶状占位，中央有低回声区，提示有瘢痕组织；G.超声图像仅表现为门静脉内癌栓；H.肝硬化肝脏体积缩小伴外生性肿瘤；I.1名年轻的乙型肝炎患者，肿瘤位于肝表面，表现为混合回声，出现自发性破裂。

图1.55 肝细胞癌：声像图表现

信号。多普勒超声对检测门静脉癌栓及内部新生血管具有很大优势；即使未探及肝实质内占位回声仍可诊断肝细胞癌（图1.56）。

超声造影对病灶内血管分布的探查比彩色多普勒超声更敏感（表1.4）。对于血供丰富的病灶（动图1.10，动图1.11），通常可显示其内部畸形血管（图1.57），而无增强区域则代表坏死或瘢痕组织。门静脉期病灶会出现廓清，增强程度低于邻近肝实质（图1.44），这种廓清通常缓慢而微弱。除了这种典型的增强模式外，肝细胞癌的其他超声造影表现还包括动脉期低增强，门静脉期呈延迟廓清或无廓清（图1.58）。相比之下，再生结节在动脉期和门静脉期表现为与周围肝硬化实质同步增强。不典型增生结节可表现为动脉期一过性低增强随即等增强，这一特征的出现提示我们需要对病灶进行活检。

超声造影也有助于肝细胞癌的检出。动脉期肝脏扫查发现含丰富血供的病灶时应高度怀疑肝细胞癌。而在门静脉期和延迟期扫查时，肝细胞癌可表现为低增强或廓清区域，这些表现均有利于发现可疑病灶。然而对于发生血供动脉化的肝硬化来说，存在着以下几个问题。首先，超声造影可显示所有肝脏畸形血管，对发现小结节内的局部血管增生十分困难。此外，当肝动脉对肝脏的血液供应比例增多时，门静脉相也会减弱。因此，肝硬化背景中的病灶廓清可能不像正常肝脏中的那样明显。CT和MRI常用来筛查和评估肝细胞癌。超声造影对肝细胞癌筛查中发现的小结节管理的重要性仍存在争议，因此超声造影仅被部分而非全部指南推荐。不可否认的是，超声造影在肝癌的检查中发挥着关键的作用，作为一种纯血池造影剂，可实时显示肝肿瘤的血流动力学变化，并适用于肾衰竭患者，具有良好的患者依从性，并可在短时间内重复使用。超声造影已被纳入我们用于管理和诊断肝细胞癌高危患者结节的方法中。

纤维板层癌是肝细胞癌的一种组织学亚型，好发于无肝病基础的年轻患者（青少年和青年人）。血清甲胎蛋白水平一般正常。肿瘤常为单发，直径为6~22 cm，分化良好，并被纤维组织包绕。患者的5年生存率为25%~30%，预后一般优于肝细胞癌。然而，大多数患者在诊断时肿瘤已进展至晚期。初发或复发患者的主要治疗方式为手术切除。纤维板层癌的超声表现具有多样性，更常见点状钙化和中央瘢痕（肝细胞癌不典型特征）。

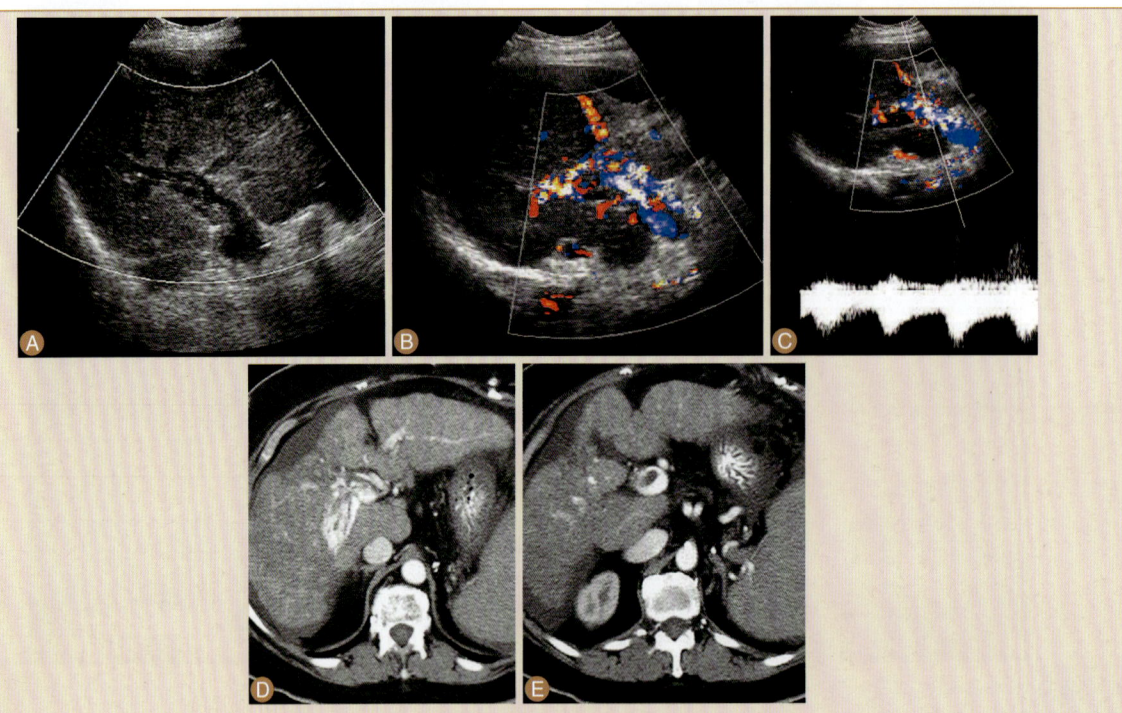

A.门静脉长轴切面显示管腔内广泛的软组织肿块；B.彩色多普勒超声显示多种流速和颜色杂乱的血流信号混叠；C.门静脉管腔内血流频谱显示动脉波形，提示有新生血管；D、E.对比增强CT检查显示癌栓及内部新生血管。

图1.56　肝细胞癌所致门静脉癌栓

TABLE 1.4 Schematic of Algorithm for Diagnosis of Nodules in Cirrhotic Liver on ComputerEnhanced Ultrasound

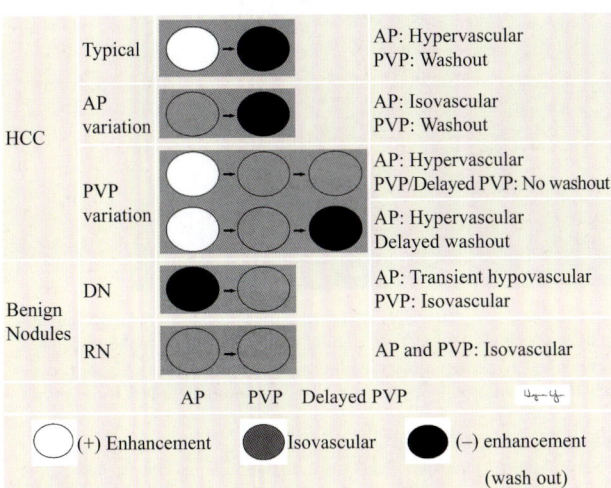

Overlap between DN and WDHCC
(Any arterial enhancing foci or dysmorphic vessels within a nodule or obvious washout during portal phase should raise a suspicion of HCC.)

AP, Arterial phase; *HCC*, hepatocellular carcinoma; *PVP*, portal venous phase; *WDHCC*, well-differentiated hepatocellular carcinoma.
With permission from Wilson SR, Burns PN. Microbubble-enhanced US in body imaging: what role? Radiology. 2010;257(1):24-39.
注：版权方要求保留英文。

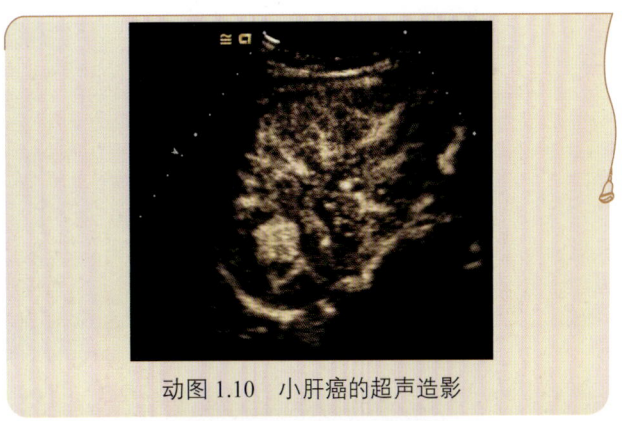

动图 1.10　小肝癌的超声造影

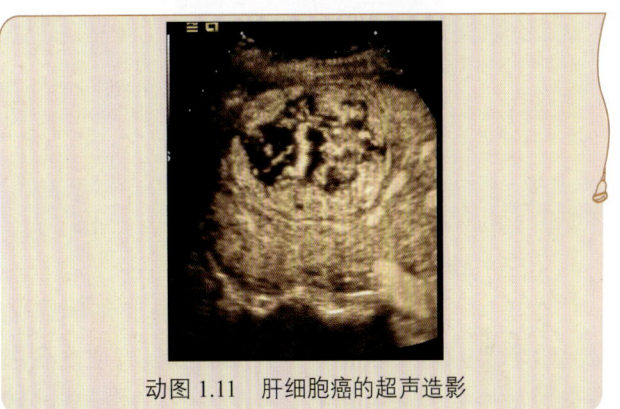

动图 1.11　肝细胞癌的超声造影

2. 血管内皮瘤（血管肉瘤）

肝脏血管内皮瘤是一种极其罕见的恶性肿瘤。该病几乎只发生于成年人，其中60～70岁人群的发病率最高。值得注意的是，血管肉瘤的发生与特定的致癌物相关：如二氧化钍胶体、砒霜及聚氯乙烯。在放射学文献中，仅有几例肝脏血管肉瘤的报道，超声表现为混合回声的巨大占位。

3. 肝上皮样血管内皮瘤

上皮样血管内皮瘤（epithelioid hemangioendothelioma，EHE）是发生于成年人的一种血管来源的罕见恶性肿瘤。常累及软组织、肺以及肝脏。该病的预后差异性大，生存期大于5年的患者与其是否接受过治疗无相关性。肝脏上皮样血管内皮瘤在发病初期通常表现为多个低回声结节，逐渐生长呈融合状，进而形成较大的融合性肿块，多位于肝边缘，部分瘤内可见钙化灶。上皮样血管内皮瘤会引起覆盖于其表面的肝包膜纤维化，继而发生向内皱缩，该特征对其临床诊断具有重要价值，但需注意系统性化疗后的转移灶、肿瘤引起的胆道梗阻和肝节段性萎缩也可能表现出相似的影像特征。因此，肝脏上皮样血管内皮瘤的临床诊断需要依赖于经皮肝脏

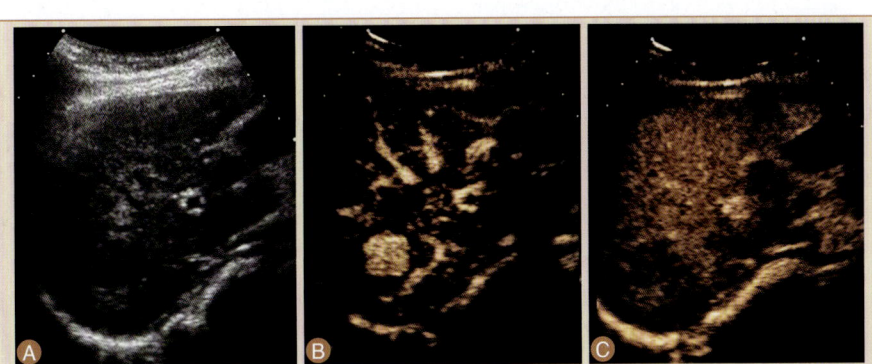

(A) Small hypoechoic mass in the right lobe of a small cirrhotic liver. (B) Contrast-enhanced ultrasound (CEUS) image at the peak of arterial phase enhancement shows classic hypervascularity. (C) CEUS image in the portal venous phase at 2 minutes. The lesion has washed out relative to the more enhanced liver. See also Video 1.10.

FIG. 1.57 Classic Hepatocellular Carcinoma (HCC) Detected on Surveillance Ultrasound
(With permission from Wilson S, Burns P. Microbubble-enhanced US in body imaging: what role? Radiology. 2010;257[1]:24-39. 注：版权方要求保留英文。)

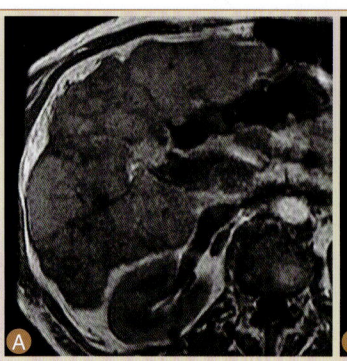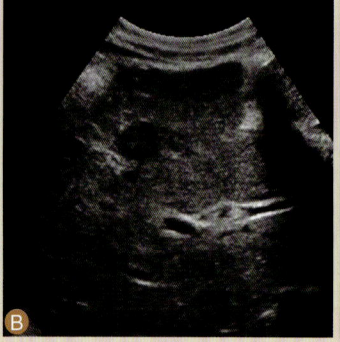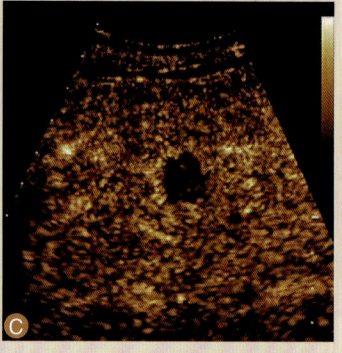

Small HCC in 59-year-old man with ethanol and hepatitis C virus cirrhosis. (A) Magnetic resonance imaging shows no mass on T2-weighted images and no hypervascularity on enhanced scan. (B) Baseline sonogram shows a single hypoechoic nodule in the right lobe of the cirrhotic liver. (C) Contrast-enhanced ultrasound (CEUS) arterial phase image shows clear hypovascularity of the mass. The mass quickly became isovascular and did not show washout. Familiarity with the variations of enhancement patterns of HCC on CEUS prompted request for biopsy, which showed a moderately differentiated HCC.

FIG. 1.58 Multimodality Approach to Diagnosis of Hepatocellular Carcinoma (HCC)

（With permission from Wilson S, Burns P. Microbubble-enhanced US in body imaging: what role? Radiology. 2010;257[1]:24-39. 注：版权方要求保留英文。）

穿刺活检和免疫组化染色分析。

（三）转移性肝癌

在美国，转移性肝癌的发生率是肝细胞癌的18~20倍。及时发现转移性肝癌能够极大地改变患者的预后生存，甚至常常影响患者的治疗模式。转移性肝癌的发生率取决于原发肿瘤的类型及首诊时的临床分期。尸检结果显示，因癌症死亡的患者中，有25%~50%发生了肝转移。通常，首诊发现原发性肝癌肝内转移，或胰腺癌、胃癌和食管癌肝转移的患者生存期较短（<1年）；而头颈部癌和结肠癌肝转移的患者生存期较长。此外，虽然绝大部分黑色素瘤患者诊断时极少见肝转移，但尸检的结果显示，发生肝转移患者的实际比例高达70%。

临床上，肝转移最常见的原发性肿瘤，按发生率从高到低分别为：胆囊癌，结肠癌，胃癌，胰腺癌，乳腺癌和肺癌。大部分肿瘤肝转移的途径依赖于肝动脉或门静脉的血源性传播，但来源于胃、胰腺、卵巢或子宫的肿瘤也能通过淋巴管发生肝转移。胃肠道来源的肿瘤细胞可通过门静脉直接进入肝脏，这或许是其发生肝转移频率更高的原因。

超声筛查转移性肝癌的优势包括：准确性高、扫查速度快、无电离辐射及实用性强。此外，超声的多平面成像能力不仅能够准确定位肿块所在的分段，而且能够同时鉴别肿块与周围重要血管结构的空间位置或受累情况。虽然有文献报告认为有经验的医师通过超声筛查转移性肝癌的能力媲美于CT和MRI，但在全球范围内超声并没有同CT一样，被列为转移性肝癌临床诊断的一线检查手段。临床实践经验表明，超声在没有使用造影剂时，其诊断转移性肝癌的能力的确不如三期动态增强CT。虽然前文提到超声造影剂的使用能够显著提高超声的诊断效能，但无法确定超声造影今后是否会在常规临床实践中被广泛用于转移性肿瘤患者。尽管如此，根据具体情况，超声造影作为一种诊断方式，可能在评估转移性肝病患者中发挥重要作用。

在常规灰阶超声检查中，转移性肝癌以多发局灶性占位为主，但也可表现为单发占位（图1.59A）。肝脏的转移性病变通常具有相同的超声图像特征，但即使是图像特征不同，经过穿刺活检病理证实，这些病灶一般仍具有相同的潜在组织结构。另外，转移性肝癌也可存在于已经具有弥漫性或局灶性病变的肝脏中，最常见的是血管瘤。转移性肝癌可能有多种不同的形式，可表现为弥漫性肝脏受累，极少数情况下也可能出现肝叶或肝段的浸润（图1.59C~图1.59F）。

在超声检查中，了解患者原发或伴随的恶性肿瘤及其播散情况，将有助于正确地判断超声扫查到的肝占位性质。转移性肝癌目前尚无可直接明确诊断的超声特征，但具有多发大小不等的实性肿块及肿块周围低回声晕环等特征可提示为肝转移癌。超声检查中出现的肝脏肿块周围的晕环与恶性肿瘤密切相关，常见于转移性肝癌，但也可见于肝细胞癌。

笔者对214例具有肝内局灶性病变的患者进行调查发现，有66例病变存在低回声晕，其中，13例为肝细胞癌（图1.60A，图1.60B），43例为转移性

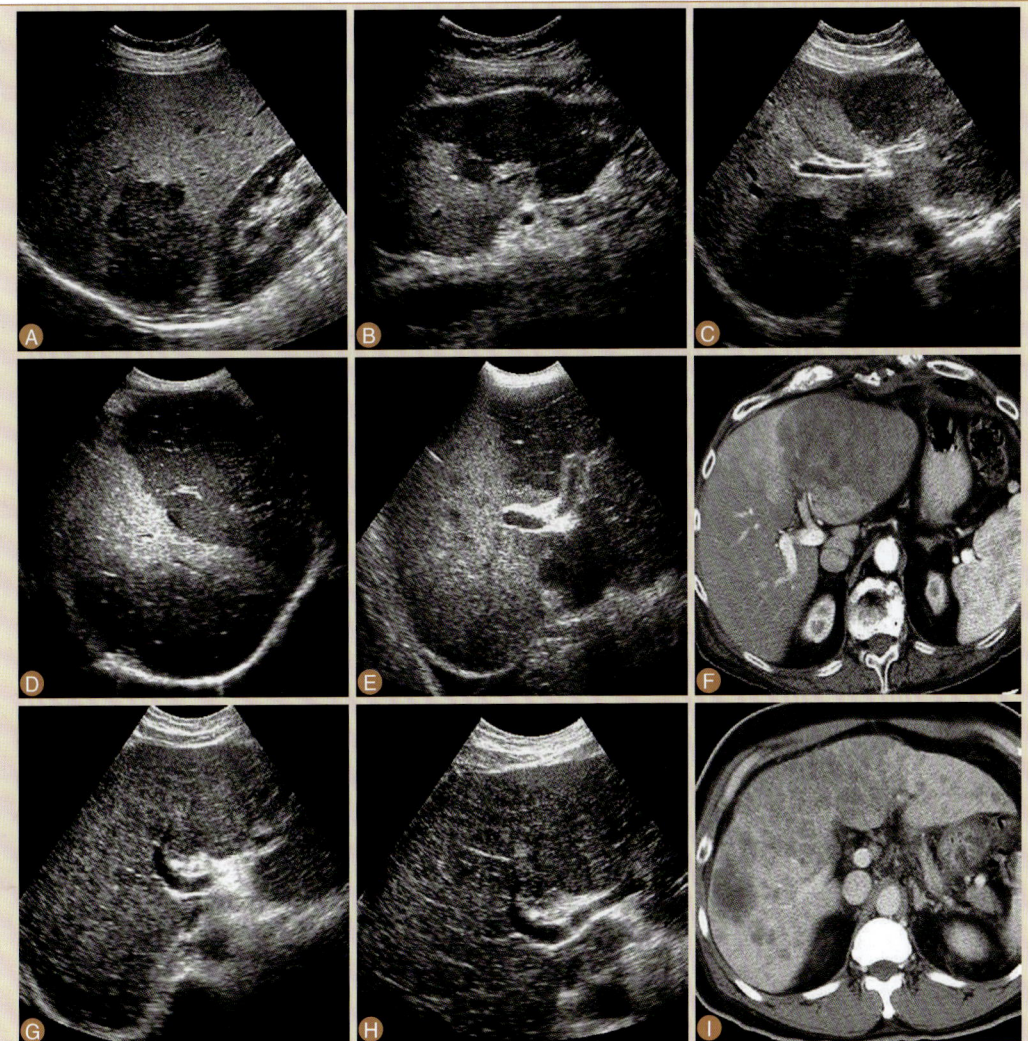

局灶性肝占位（最常见，最易鉴别）：A.肝右叶矢状面可见一分叶状边界清晰低回声占位；B.肝左叶矢状面显示肝3段可见一融合性占位；C.横断面可见被正常肝脏组织分隔的两个局灶性低回声占位。罕见的地图样转移癌：D、E.肝右叶、左叶肋下切面（肋下切面显示肝右叶及肝左叶），清晰的地图样边界将正常回声的肝脏与低回声肿瘤分开，此类分布和回声变化提示可能存在脂肪变或灌注异常；F. CT检查进行证实。弥漫性肿瘤浸润（通常在超声上最难识别）：G、H.横断面及同视角放大图，两幅图像均显示出肝实质粗糙，提示肝硬化可能性大；I.但CT检查提示为广泛性肿瘤浸润。

图1.59　肝转移癌3例

肿瘤（图1.60C～图1.60F），4例为局灶性结节性增生，2例为肝腺瘤（图1.51），4例未明确诊断。Wernecke等在1992年的研究中描述了低回声晕在鉴别局灶性肝脏病变良恶性中的重要作用，其阳性和阴性预测值分别为86%和88%。因此，笔者认为，尽管晕环不是绝对的恶性指征，但具有晕环的肿瘤，无论患者的状态如何，都需要进一步检查以明确其性质。影像-组织相关性分析显示，大多数情况下肝脏肿块周边的低回声晕是由于肿块快速生长压迫周围正常肝实质所致，少数是由恶性细胞增殖、肿瘤纤维化、血管化或边缘纤维化导致。

转移性肝癌的超声表现被描述为高回声、低回声、靶环、钙化、囊性和弥漫性病灶。尽管超声表现对于确定转移癌的起源不具有特定作用，但仍具有一些普遍性征象（图1.61）。

高回声转移灶多来自消化道肿瘤或肝细胞癌（图1.61I）。肿瘤内血管成分越多，越可能表现为高回声，因此肾细胞癌、神经内分泌肿瘤、类癌、绒毛膜癌和胰岛细胞癌的转移灶也往往呈高回声，其超声特征类似于血管瘤。

低回声转移灶内常缺乏血管，可能是单细胞或无间质富于细胞型。低回声病灶是未治疗的转移性乳腺癌或肺癌（图1.60，图1.61），以及胃、胰腺和食管肿瘤的典型特征。累及肝脏的淋巴瘤也可表

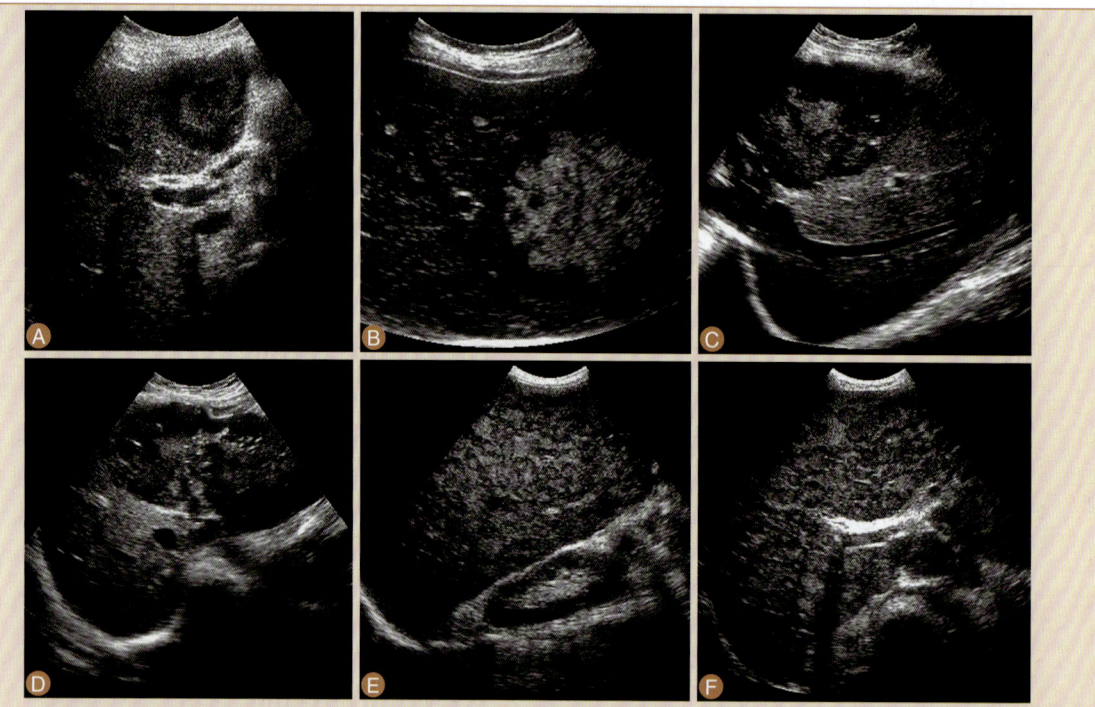

A、B.肝细胞癌，表现为周围有晕的高回声肿块；C、D.矢状面及横断面扫查提示巨大孤立性乳腺癌肝转移；E、F.肿大肝脏中弥漫伴有低回声晕的小结节，原发肿瘤为小细胞肺癌。

图1.60　恶性肿瘤的低回声晕

现为低回声病灶（图1.62），其原因可能是淋巴瘤细胞结构均匀且无间质成分。虽然尸检提示肝脏是霍奇金淋巴瘤和非霍奇金淋巴瘤的第二大易累及器官，但常表现为弥漫性浸润，超声和CT检查均难以检出。肝脏多发低回声病灶更常见于肝脏原发性非霍奇金淋巴瘤或艾滋病相关淋巴瘤。淋巴瘤样肿块可表现为无回声和有分隔的囊性病变，类似于肝脓肿。

"牛眼征"或"靶环征"表现为病灶周边的低回声区（图1.60）。该征象常见于支气管癌转移灶，虽然较常见，但并不具有特异性。

转移灶钙化表现为强回声伴后方声影，最常见于结肠黏液性腺癌。钙化可表现为粗大的强回声伴声影，或多发点状强回声而不伴清晰声影。其他可引起转移灶钙化的原发性恶性肿瘤包括：内分泌胰腺肿瘤、平滑肌肉瘤、胃腺癌、神经母细胞瘤、成骨肉瘤、软骨肉瘤、卵巢囊腺癌和畸胎癌。

囊性转移灶较少见，其表现常与良性肝囊肿有明显区分，包括壁结节、厚壁、液-液平面和内部分隔。具有囊性成分的原发性肿瘤，如卵巢和胰腺的囊腺癌及结肠的黏液性癌，偶尔可能会产生囊性继发性改变。广泛性坏死常导致囊性肿瘤，常见于转移性肉瘤，此类病变常表现为低回声伴不均质厚壁（图1.61H）。转移性神经内分泌癌和类癌则常具有高回声，并常表现为继发性囊性改变（图1.61I）。较大的结直肠转移癌，常出现囊性改变，但很少发生坏死。

浸润性转移癌表现为肝实质的弥漫性紊乱，因缺少正常肝实质对比，而在超声检查中最难辨认（图1.59G～图1.59I）。根据笔者经验，这种表现最常见于乳腺癌、肺癌及恶性黑色素瘤，而如果患者因化疗导致脂肪肝，则其诊断会更加困难，可能需要超声造影、CT或MRI辅助。累及整个肝段或肝叶的转移癌也常难以辨认，可能是由于其同良性病变类似，如脂肪浸润（图1.59D～图1.59F）或肝硬化（图1.63）。

超声造影在诊断和筛查转移癌中发挥着重要作用。病灶在动脉期的增强可能有多种模式，但大部分转移癌，无论何种增强模式，在动脉期都会表现出短暂的血供增多，而后伴有快速廓清。在门静脉期，造影剂呈整体快速廓清，廓清甚至可始于动脉期（图1.64，动图1.12～动图1.14）。因此，转移癌可表现为增强肝实质内的无增强区域，也可表现为乏血供和边缘增强。

周围型胆管细胞癌是一种罕见的肿瘤，在常规超声和超声造影上均表现为与转移癌类似的孤立性肝脏肿块。肿瘤包膜回缩可能对诊断有价值。

卡波西肉瘤常见于艾滋病患者的尸检中，其

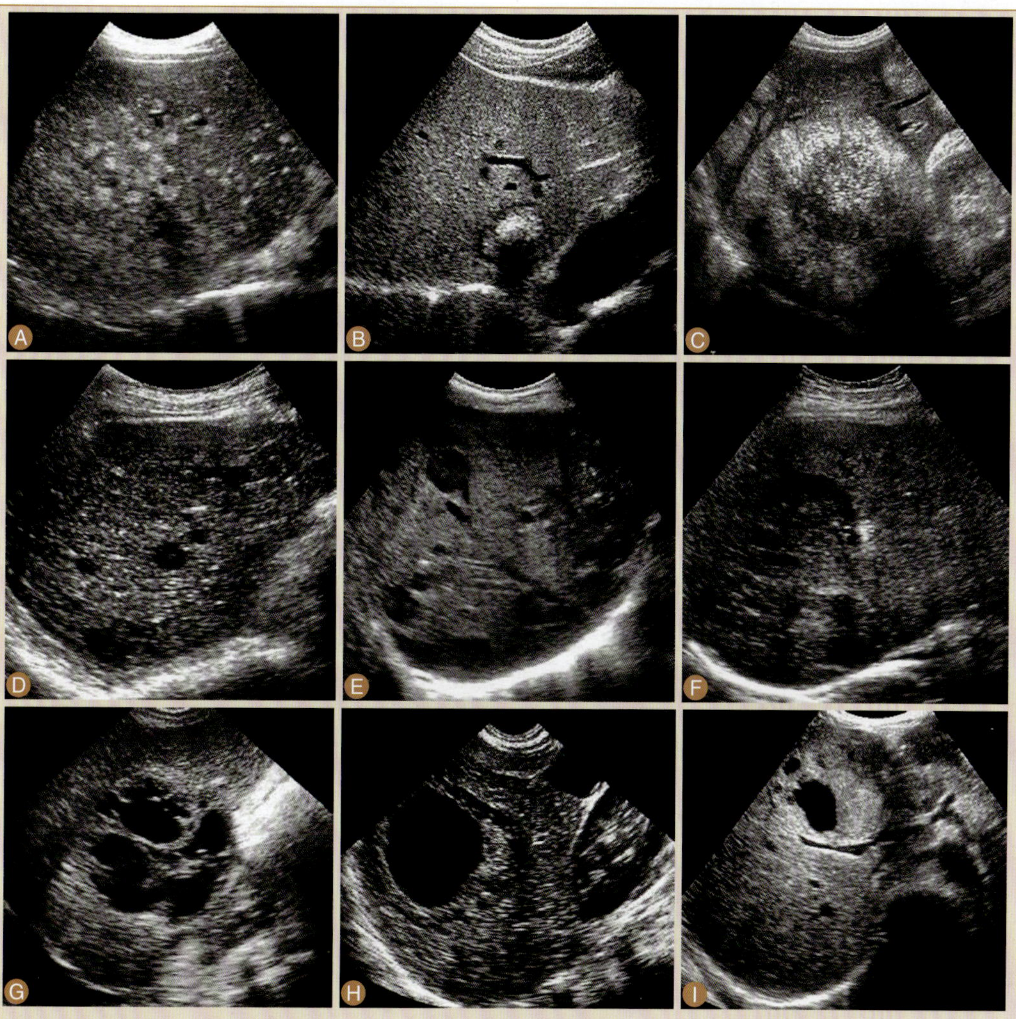

高回声病灶：A.绒毛膜癌，多发高回声转移癌（多发高回声肝转移癌，原发肿瘤为绒毛膜癌）；B.结肠癌肝转移伴钙化及后方声影（伴有钙化及后方声影的肝转移癌，原发肿瘤为结肠癌）；C.巨大低分化转移性腺癌伴微小点状回声，提示微钙化。逐渐增大的低回声病灶：D~F.来源于胰腺、肺和未知来源腺癌。囊性转移癌：G.罕见转移性脂肪肉瘤，来源于大腿，转移癌呈囊性增长；H.小肠转移性肉瘤伴坏死（来源于小肠的转移性肉瘤伴坏死）；I.具有清晰囊性成分的高回声转移癌，高度提示转移性类癌或神经内分泌肿瘤。

图 1.61　转移性肝癌

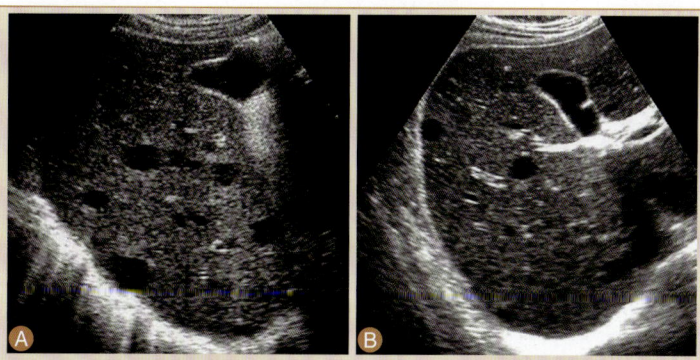

A、B.矢状切面和横断面超声扫查，肝内广泛分布局灶性低回声小结节。淋巴瘤也可弥漫性累及肝脏，而不表现为局灶性病变。

图 1.62　肝脏淋巴瘤

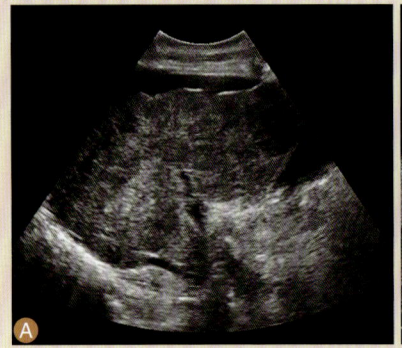 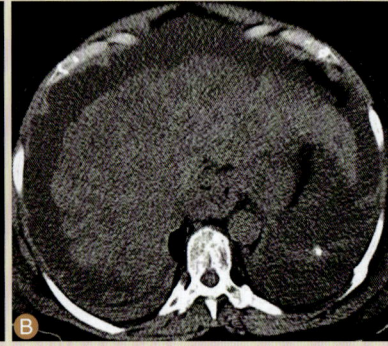

老年妇女因腹围增加就诊于急诊科。A.肝脏肋间超声扫查显示肝实质呈不均质结节样改变，肝被膜结节样改变伴腹水，提示肝硬化；B.肝脏平扫CT检查证实，提示腹水、肝被膜结节样，肝实质不均。增强CT未发现局灶性肝转移。尸检发现弥漫性乳腺癌肝转移。

图1.63 转移性乳腺癌所致假性肝硬化

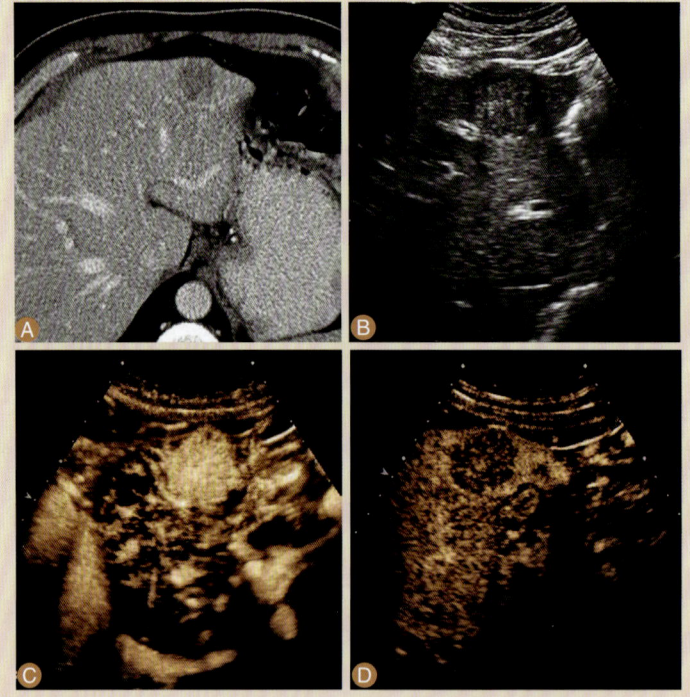

This 49-year-old man had proven metastasis from colon cancer. (A) Axial computer tomography image shows a low-attenuation mass in the lateral segment of the left lobe. (B) Baseline sonogram shows that the mass is slightly exophytic and of mixed echogenicity. (C) Contrast-enhanced ultrasound arterial phase image at the peak of enhancement shows hypervascularity. (D) Image at 45 seconds shows clear washout of the lesion, which had begun at 28 seconds. See also Videos 1.12, 1.13, and 1.14.

FIG. 1.64 Timing of Washout

（With permission from Wilson S, Burns P. Microbubble-enhanced US in body imaging: what role? Radiology. 2010;257[1]:24-39. 注：版权方要求保留英文。）

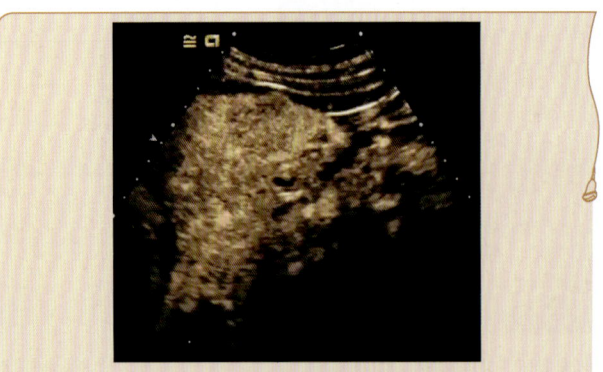 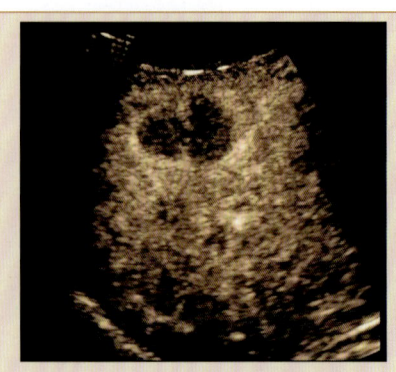

动图1.12 典型结直肠癌肝转移　　　　动图1.13 肝转移癌的超声造影（1）

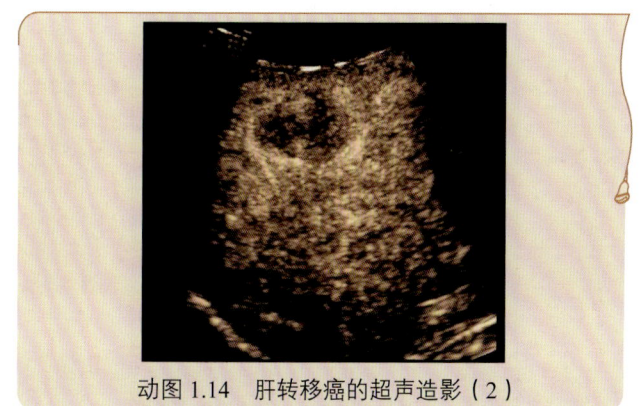

动图1.14　肝转移癌的超声造影（2）

对肝脏的侵犯很难通过影像学检查诊断，超声检查可表现为门静脉周围浸润和多个小的周围型高回声结节。

由于转移癌缺乏特异性表现，超声引导下穿刺活检被广泛用于初步组织学诊断。此外，超声检查也是监测肿瘤患者化疗反应的理想手段。

十、肝外伤

钝性肝外伤的处理方法日趋保守。手术探查适用于休克或血流动力学不稳定的患者。对于血流动力学稳定的患者，腹部CT可作为首选检查以评估肝损伤程度。超声检查可连续监测肝损伤的愈合情况。在某些情况下，超声可用于腹部脏器钝性损伤的筛查（创伤超声重点评估），超声能够评估游离液体情况，间接反映腹腔实性脏器损伤情况。

钝性肝外伤最常见的部位是肝右叶，尤其是肝右叶后段。Foley等发现最常见的损伤是平行于肝右静脉、肝中静脉分支及门静脉右前、右后支的血管周围裂伤。其他常见损伤有血肿、肝破裂、左叶撕裂伤和腹腔积血。血肿可位于肝包膜下、包膜周或孤立存在（图1.65）。由于肝脏的双重血供，在腹部钝性外伤后很少发生肝梗死。

Vansonnenberg等评估了急性肝创伤（损伤后24小时内或经肝胆管造影）的超声表现，并确定新鲜出血的回声特点。在第1周内，由于坏死组织的吸收和组织液的渗出，肝撕裂伤显示为清晰的低回声。在2～3周后，由于组织液吸收和肉芽组织填充，肝撕裂伤图像变得模糊。

门体分流术

对门静脉高压症患者可行门体分流术以减轻门静脉压力。最常用的手术分流方式包括肠-腔静脉分流术、远端脾肾静脉分流术（Warren分流）、肠-房分流术和门-腔静脉分流术。双功能多普勒超声和CDFI是评估分流道是否通畅和血栓形成的可靠无创方法，两种方式都可有效评估肠-腔静脉、肠-房和门-腔静脉分流情况，通过显示吻合口近端处的血流来确认分流道的通畅性。如吻合口显示不清，离肝性门静脉血流可作为支架通畅性的间接征象。

由于腹部肠气和脂肪干扰多普勒光标的准确定位，因此使用双功能多普勒超声检查远端脾肾分流十分困难。CDFI更容易定位Warren分流术的脾脏和肾脏分支。脾支的最佳扫查路径是从左肋下切面，而左肾静脉最佳扫查路径是通过左侧腹部。Grant等报道，在14例脾肾分流术患者中，彩色多普勒超声检查可通过评估支架两端的血流动力学，推测出其通畅性及血栓形成情况。

经颈静脉肝内门体分流术

经颈静脉肝内门体分流术（transjugular

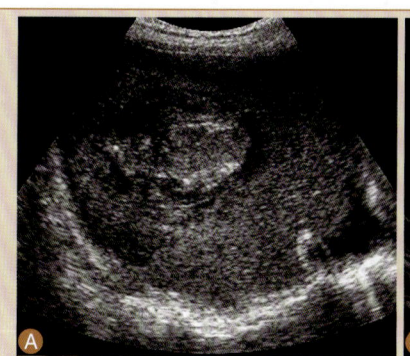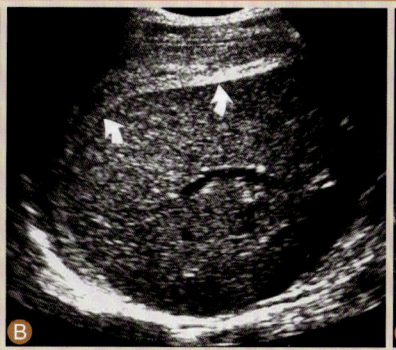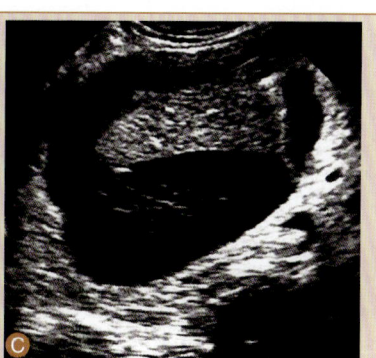

A.急性肝内出血；B.急性肝周血肿，肝被膜与腹壁之间可见回声增强（箭头）；C.陈旧性血肿围绕肝右叶下段形成线状回声伴周围低回声包饶。

图1.65　肝外伤

intrahepatic portosystemic shunts，TIPS）是常用于缓解症状性门静脉高压症的技术，特别是伴有胃肠道出血的食管胃底静脉曲张，以及较少见的难治性腹水。相对于外科手术建立分流，经颈静脉肝内门体分流术操作是经皮植入可扩张的金属支架，术后复发率和死亡率较低。

经颈静脉肝内门体分流术操作首先是经颈静脉途径进入肝段下腔静脉，再根据角度和直径选择最佳肝静脉，常选择肝右静脉。使用X线透视或多普勒超声定位门静脉后，使用穿刺针经颈静脉从肝静脉穿刺门静脉，进而形成分流道。在监测门静脉压力梯度和曲张静脉充盈情况的同时，将分流道安全扩到直径约10 mm宽度，随后在此位置植入支架。

除了手术操作本身带来的急性并发症，分流道内长期内膜增生也会引起支架狭窄或闭塞。术后1年，支架通畅率为26%～66%，狭窄或闭塞后再通率为83%。由于早期的经颈静脉肝内门体分流术支架失功能通常没有临床表现，不易察觉，多普勒超声可作为无创的监测手段。临床上建议超声扫查应在经颈静脉肝内门体分流术术后即刻及术后3个月进行。

正常的术后多普勒表现包括分流道支架内呈现高速血流和湍流（平均收缩期峰值流速为135～200 cm/s），肝内门静脉分支呈现离肝血流，这些是由于肝实质内血流已通过分流道进入体循环。肝动脉收缩期峰值流速增加也是术后正常表现，因为支架是一个低阻力通道，绕过高阻力的肝内循环，门静脉主干的流速也相对增加。据报道，分流道通畅患者的门静脉主干平均血流速度为37～47 cm/s，肝动脉流速从术前的79 cm/s增加到术后的131 cm/s。

超声评估应包括测量分流道内沿支架长轴方向任意三点的血液流速，门静脉主干内流速，肝内门静脉和相应肝静脉的血流方向（图1.66，图1.67）。

超声检查可发现的并发症包括以下几种。
- 支架闭塞
- 支架狭窄
- 肝静脉狭窄

以上并发症可通过直接和间接的异常表现来识别。直接征象包括分流道内无血流，分流峰值流速异常，分流峰值流速突然改变、门静脉主干流速减低、肝静脉反流，以及肝内门静脉出现向肝血流。间接征象包括腹水复发，静脉曲张复发，以及脐周静脉丛再通。

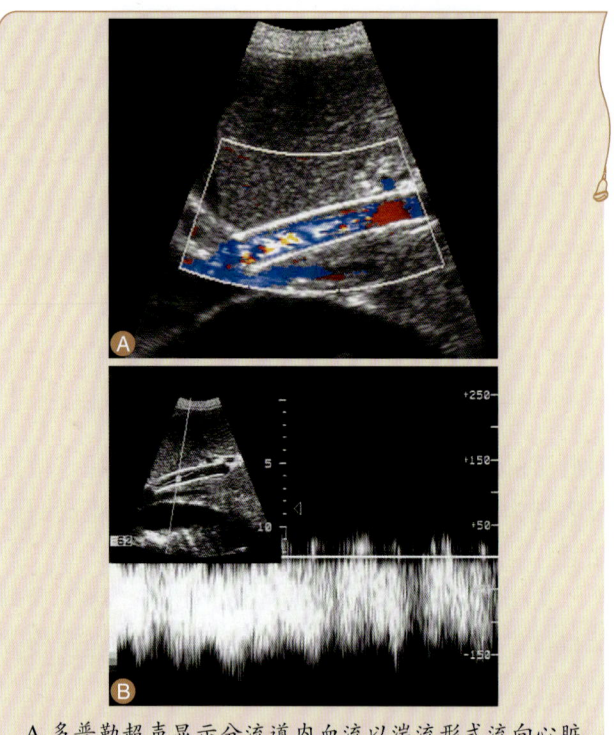

A.多普勒超声显示分流道内血流以湍流形式流向心脏方向；B.矫正角度后频谱多普勒超声提示分流道中段血流速度为150 cm/s。

图1.66　经颈静脉肝内门体分流术

经颈静脉肝内门体分流术失功能的超声表现

直接征象：

无血流，支架内血栓形成或闭塞

支架内血流流速峰值改变：下降超过40 cm/s或上升超过60 cm/s

门静脉主干流速小于30 cm/s

肝静脉内可见背离下腔静脉方向的血流，提示肝静脉狭窄

肝实质内可见门静脉血流汇入

间接征象：

腹水复发

静脉曲张复发

脐周静脉丛再通

十一、经皮肝穿刺活检

据多数文献报道，经皮穿刺活检术对肝脏恶性疾病的诊断敏感度大于90%。经皮穿刺活检的相对禁忌证有无法纠正的出血倾向、无安全的穿刺路径及患者无法配合完成操作。超声引导可以实时观察针尖进入病灶的过程。穿刺活检配件可有助于在预

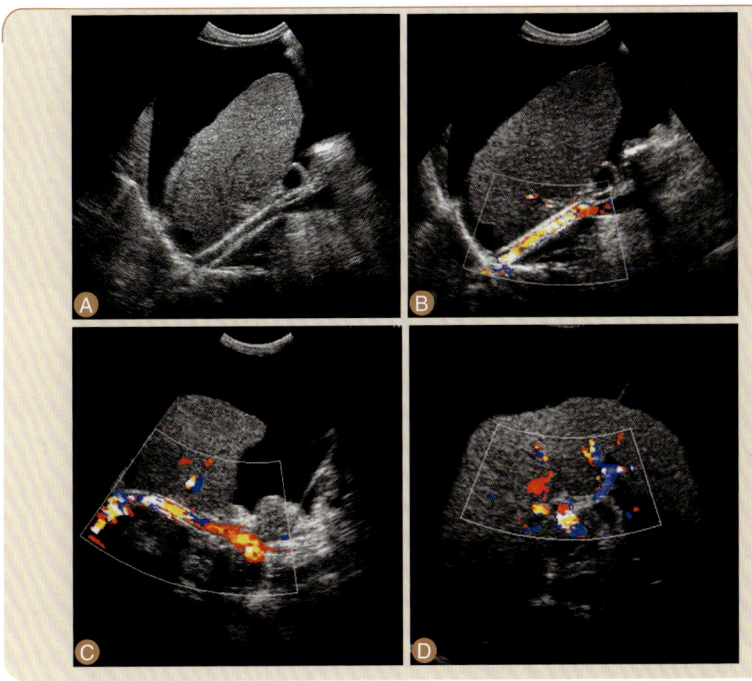

所有图像均显示大量腹水,提示支架分流功能异常。A、B.灰阶和多普勒图像显示出经颈静脉肝内门体分流道通畅。分流道内血液流速正常,约为130 cm/s;C.矢状面图显示,门静脉主干内呈现红色的朝向心脏的血流信号;D.肝门横断面图显示门静脉左支矢状部呈蓝色的流向分流道内的血流信号。所以尽管腹水还存在,但超声评估显示建立的分流道功能正常。

图1.67 功能性分流的间接征象

设穿刺路径上连续观察穿刺针的位置。经验丰富的影像科医师更倾向于采用"徒手法"。即使对于很小的肿块(2.5 cm),也可在超声引导下顺利地完成穿刺活检。超声引导还可用于经皮肝脏病灶穿刺引流。此外,超声引导下经皮无水酒精注射已用于肝癌和肝转移癌的治疗。

十二、术中超声

术中超声是现代超声技术的另一个应用方向。直接使用无菌7.5 MHz探头或包裹一次性无菌保护套的探头进行术中肝脏扫查。在接受肝切除术的患者中,术中超声可改变31%~49%患者的手术策略,如帮助更加精准地切除病灶,或由于探查到术前未发现的病灶或病灶已侵犯血管而提示该病灶无法继续手术。研究表明,传统外科手术结合术中超声造影可改善患者术后结局,这归功于超声造影提高转移灶的检出率。

致 谢

感谢Yu Hojun博士提供的相关图片。

(曾倩倩,毕名森,罗婷,杜乔伟,齐晓光,陈思彤,李健明,赵诚,王珞,肖帆,马骏,丁文臻,郎曼琳,穆梦娟,吴嘉鹏,范方莹,蔡文佳,董国萍,戴宇晴,王雅皙,吴松松译;梁萍,于杰,窦健萍审校)

参考文献

扫码观看

第二章 脾脏

Patrick M. Vos，John R. Mathieson and Peter L. Cooperberg

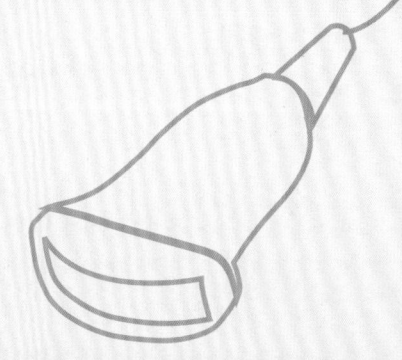

章节大纲

一、胚胎学和解剖学

二、超声检查技术

三、超声表现

四、病理学特点

 （一）脾肿大

 （二）脾局灶性病变

 （三）其他异常情况

 （四）脾外伤

五、先天性异常

六、介入诊疗

七、超声检查解读误区

关键点总结

- 超声可用于诊断或排除脾脏病变，但在鉴别较困难时可能需要进行CT和（或）MRI检查。
- 因为脾脏大小随着患者性别、体重和身高的差异而发生变化，因此没有单一的脾脏正常值上限。若严格规定正常值上限为12 cm，则会导致脾肿大的过度诊断。
- 脾肿大原因的鉴别诊断较复杂，但相关的临床症状和影像学特征将有助于明确其病因。
- 脾脏局灶性病变可以是良性的，也可能是恶性的，因此应仔细进行鉴别。
- 多发性脾结节的常见原因包括感染（如分枝杆菌、组织胞浆菌病）、结节病和恶性肿瘤（如淋巴瘤、转移瘤）。

目前，CT和（或）MRI是脾脏检查的首选影像学方法。然而，对于诊断或排除脾脏病变，超声检查同样具有非常重要的意义，尤其在已知脾脏病变的患者进行定期随访中显得尤为重要。在纷繁复杂的临床工作中会遇到多种多样的脾脏病变，影像科医师应了解可能涉及脾脏的疾病种类及它们发生的临床背景。

所有腹部检查常规包括脾脏和左上腹，尤其是疑似脾肿大、左上腹疼痛或外伤的患者。一般来说，由于正常脾脏实质回声均匀，局灶性病变显示明显，因此利用超声检查脾脏没有难度。另外，超声常常容易识别脾周异常和积液，能够较为充分地评估脾脏及其周围结构。由于脾脏位于左上腹的高位，有时超声检查可能会遇到一些困难，如肋骨的声影、肠气和肺气会阻碍对深层结构的显示。因此，超声医师需要专业知识和耐心的检查来克服这些困难。

一、胚胎学和解剖学

脾脏起源于位于背肠系膜层之间的一团间充质细胞，将胃连接到腹主动脉上方的腹膜后表面（图2.1A）。这些间充质细胞分化形成脾髓、支持结缔组织结构和脾被膜。脾动脉穿过原始脾脏，小动脉分支通过结缔组织进入脾窦。

当胚胎的胃在其纵轴上旋转90°时，脾脏和背肠系膜随着胃大弯一起迁移至左腹部（图2.1B）。背肠系膜的基部与左肾上极的后腹膜融合，形成脾

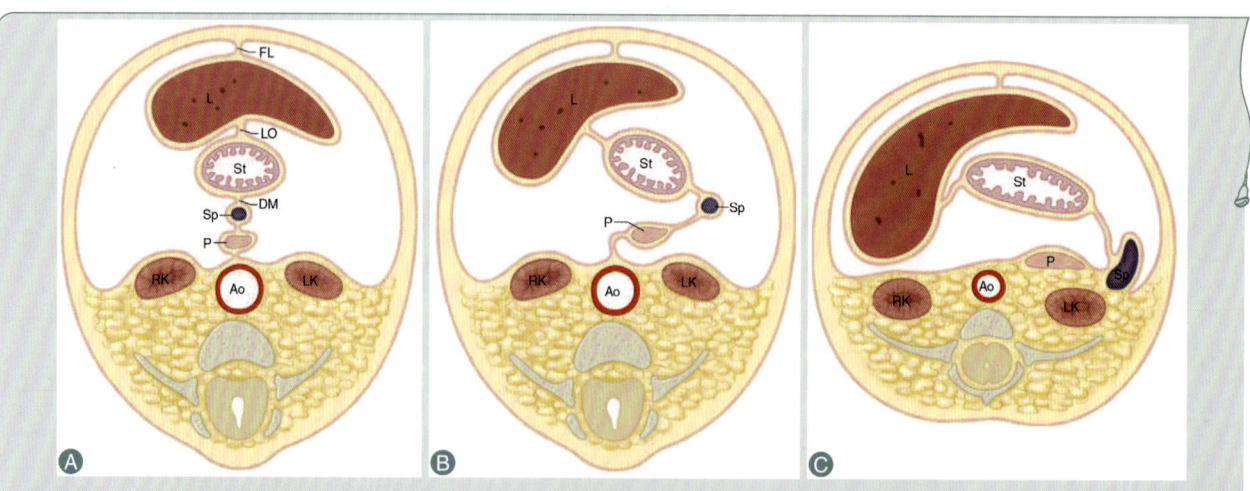

上腹部的水平位解剖结构示意图。A.胚胎：4~5周，胃（St）前面的肠系膜是腹肠系膜，腹肠系膜被肝脏（L）分为两部分，前部为镰状韧带（FL），后部为肝胃韧带或小网膜（LO），胃后部是背肠系膜（DM），其中包含发育中的脾脏（Sp）和胰腺（P），背肠系膜被脾分为两部分，包括前方的脾胃韧带和后方的脾肾韧带，胰腺（P）尚未发育为腹膜后器官，并保留在背肠系膜内；B.胚胎：8周，胃逆时针旋转，将肝脏移至右侧，将脾脏移至左侧，包含胰腺、脾血管和脾脏的部分背肠系膜开始与腹膜后前表面融合，形成脾胃韧带和脾脏的"裸区"，如果融合不完全，脾仅通过较长的肠系膜附着于腹膜后，从而形成可活动或"游走"的脾脏；C.新生儿，背肠系膜现已完全融合，胰腺现完全位于腹膜后，部分脾脏与腹膜后融合，注意胰尾与脾门的密切关系。AO，主动脉；LK，左肾；RK，右肾。

图2.1 脾脏的胚胎发育

肾韧带。尽管脾脏为腹膜内位器官,但脾动脉却从腹膜后通过脾肾韧带走行进入脾脏(图2.1C)。在大多数成年人中,部分脾包膜牢固地附着于左肾上极前方的背肠系膜融合处,从而形成脾脏的裸区。脾脏裸区的大小各不相同,但通常不到脾后表面的一半(图2.2)。这种解剖特征类似于肝脏的裸区,有助于区分腹腔和胸腔积液。

正常成年人的脾脏呈外凸内凹形,超声表现为均匀回声(动图2.1,动图2.2)。脾脏位于胃底和膈肌之间,其长轴与第10肋骨走行一致。脾脏的膈面外凸,通常位于第9和第11肋骨之间。脾脏的脏面或下内侧面与胃、左肾、胰腺和结肠脾曲连接处形成轻微的压痕。脾肾韧带与腹膜后壁、膈结肠韧带和胃脾韧带相连接,并维持脾脏的位置。胃脾韧带是由两层背侧肠系膜组成,将后方的小网膜囊与前方的大网膜囊分隔开来。

脾脏重量与患者的年龄和性别具有一定的相关性,尸检时脾脏重量通常少于150 g(范围为80~300 g)。随着年龄的增长,成年人脾脏的大小和重量均会减小,女性会更小些。在消化过程中脾脏也会略有增加,根据机体的营养状况其大小也会有所不同。

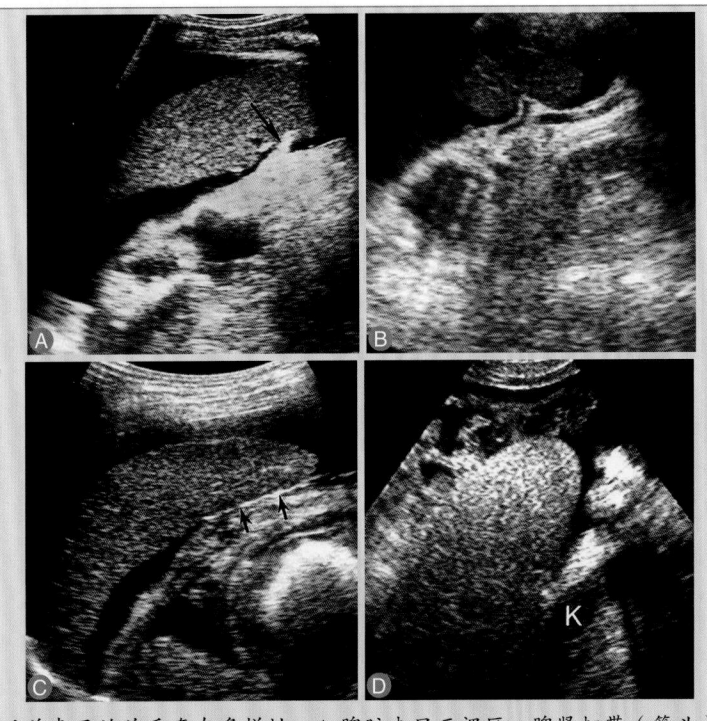

腹水患者的脾脏与腹膜后前表面的关系存在多样性。A.脾脏未显示裸区,脾肾韧带(箭头)的两侧都显示有腹水;B.脾脏下极的一部分在后方融合;C.下极与腹膜后(箭头)融合;D.该患者大部分脾脏在后方融合,注意脾脏与左肾(K)的密切关系。

图2.2 脾脏裸区

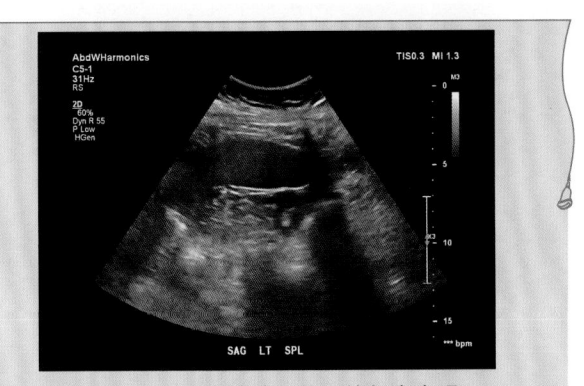

动图2.1 正常脾脏矢状面的超声表现

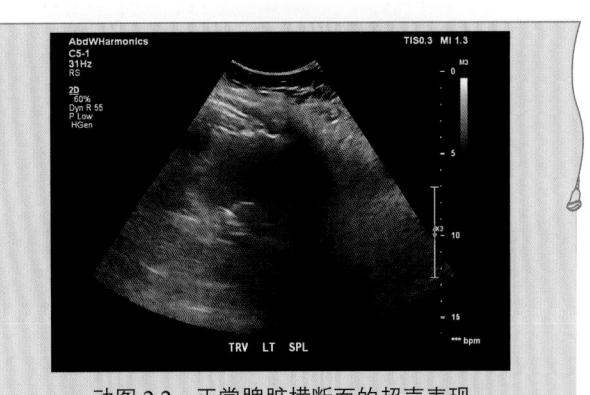

动图2.2 正常脾脏横断面的超声表现

脾脏功能包括吞噬作用、胎儿造血、成年人淋巴细胞生成、免疫应答和红细胞储存。

脾脏会存在先天性缺失，也可能由于手术事故等情况被切除。目前，外科手术的趋势是要尽可能保留脾脏。人即使没有脾脏也能好好地生活，然而在幼儿时期可导致免疫应答受损，尤其是对荚膜细菌。脾切除术后的暴发性脓毒症对无脾患者来说是一项长期风险因素，应采取适当的预防措施将这种风险降至最低。

二、超声检查技术

无论适应证如何，所有常规腹部超声检查都应至少包括一张脾脏和左肾上极的冠状位图像。检查脾脏（动图2.1）最常见和最简单的方法是让患者呈仰卧位，将探头放置在某一个左下后方肋间隙的冠状切面上，然后使患者保持不同程度的呼吸运动，以使透声窗最大化来检查脾脏。深吸气时空气进入肺部，在侧肋膈角处部分脾脏会被遮挡而显示不清。适当地吸气可使左侧膈肌的中央部分和脾下极下垂，使其显示清晰。可前后连续扫查各个切面以观察整个脾脏。冠状切面上仔细检查常常可高度准确地鉴别脾脏内部和周围病变、并测量脾脏近似大小。

若脾内或脾周有异常，可使用其他切面进行扫查。沿肋间隙的斜切面可以避免肋骨声影的影响（图2.3）。然而部分患者由于肋间隙狭窄，难于进行肋间扫查。此时从外侧扫查（通常是肋间）的横断面可有助于定位脾内前后的病变。

当脾不大且周围没有大的肿块包绕时，由于受到胃和结肠脾曲内气体的干扰，像扫查肝脏一样的腹壁前方的扫查没有帮助。然而，当患者肝脾相对肿大，腹壁前方扫查就能显示脾脏（图2.4）。若有脾周游离性腹腔积液或左侧胸腔积液，前外侧扫查就能更清晰地显示脾脏。通常让患者向右侧倾斜45°甚至90°，这样可以用更靠后的切面来显示脾脏。脾脏也可能向右旋转，使其更易于观察。

通常来说，脾脏和其他腹部器官的检查均使用相同的凸阵探头和技术参数，高频线阵探头可用来扫查脾脏的细节。为了改善图像质量和检出微小病

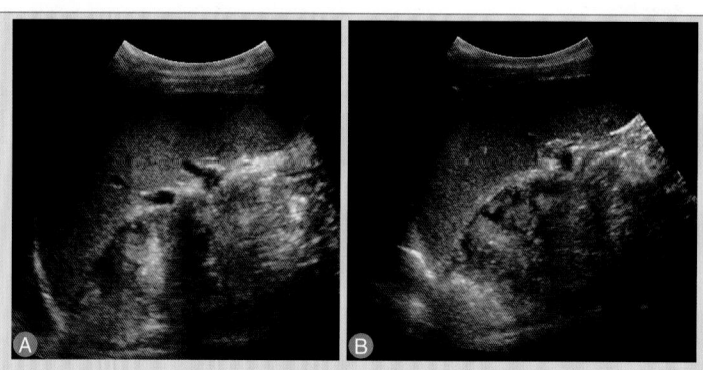

A.超声的冠状切面扫查显示部分脾脏被肺气遮挡；B.在第10肋间隙采用冠状斜切面进行扫查，可清晰地显示脾脏。

图2.3 切面扫查的重要性

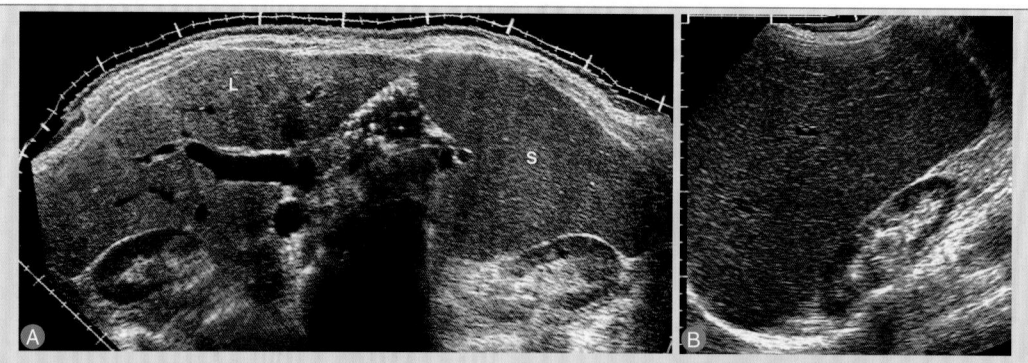

A、B.横断面和冠状位扩展视野成像显示明显脾（S）肿大。L：肝。

图2.4 脾肿大

变，可应用谐波成像和复合成像等技术。彩色多普勒也可能有助于孤立性病变的诊断（图2.5）。

在科学研究和临床应用方面，超声造影的使用范围越来越广泛，最近多篇文献报道了脾脏和脾脏占位性病变的超声造影表现（动图2.3）。然而，超声造影在日常临床工作中的作用尚未得到证实。

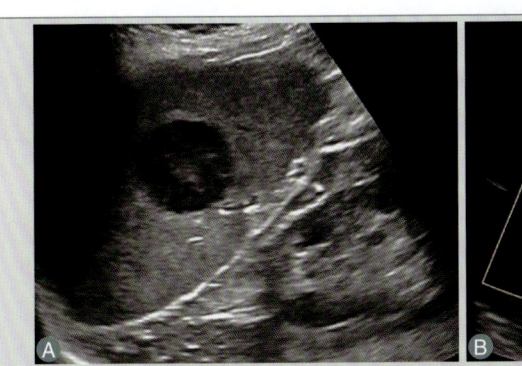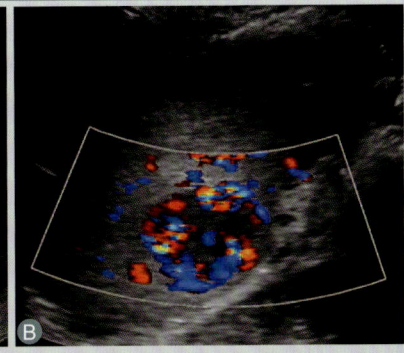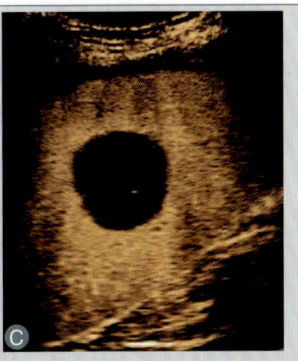

A.矢状面显示境界清晰的低回声病变；B.彩色多普勒显示病变内的外周血流；C.超声造影的延迟期图像显示从外周充盈。也可见于动图2.3。

图2.5　淋巴瘤表现为低回声的孤立脾脏病变

（Courtesy of Stephanie Wilson，MD.）

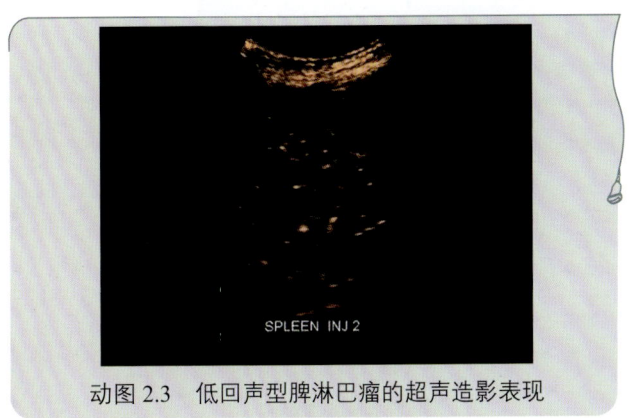

动图2.3　低回声型脾淋巴瘤的超声造影表现

三、超声表现

正常脾脏的形状表现为多样化。脾脏由上内和下外两部分组成，二者在脾门处汇合。最为常见的是，横断面扫查时脾脏呈现典型的丰满"倒置逗号"形状，其中菲薄的部分向前延伸，另一部分向内侧延伸，可达肾脏上极上方或附近。在腹部平片或横断面成像上，可以看到上内侧部分使胃底凹陷。当扫查平面向下移动时，只能看到脾脏的下部。下外侧部分可以通过脾曲上方的一个薄的脂肪边缘勾勒出来。该部分可向下延伸至肋缘，临床表现为可触及的脾脏。然而，无论是上内侧部分还是下外侧部分都可以单独肿大，而另一部分可不肿大。

识别与脾脏相关的正常结构非常重要。横膈膜在后面、上面和侧面支撑脾脏。肝左叶可延伸至脾脏上部和侧面的左上腹部（图2.6）。胃底和小网膜囊位于脾门内侧和前方。胃底可能含有气体或液体，这不应与积液混淆。胰尾部位于胃和小网膜囊的后方，靠近脾门，与脾动脉和脾静脉紧密相连。因此，脾脏可以作为扫查胰尾区的"透声窗"。左肾通常位于脾脏的下方和内侧。脾静脉通常容易显示，是识别脾脏和脾门的一个重要解剖标志。

正常脾实质回声是均匀一致的。通常认为肝脏的回声比脾脏强，但事实上脾脏实质的回声比肝脏强。超声医师可以使用双幅图像模式同时扫查肝脏和脾脏，并比较二者的回声模式。肝脏回声貌似较强主要是因为肝内含有大量血管。

与测量其他身体结构一样，确定正常值的上限十分必要。正常脾脏的大小取决于性别、年龄和身高。由于脾脏复杂的三维形态，成年人脾脏大小的"正常值"范围很难通过超声测量来确定。理想情况下，临床医师会评估脾脏体积或重量。一些技术可以通过测量脾脏连续切面的面积并将每个切面的面积值相加来计算脾脏的体积。然而这些技术操作烦琐，并未得到推广。最常用的方法是"目测"尺寸（图2.7，参见图2.4）。不幸的是，这种评估方法比其他成像技术需要更多的经验，而且相对不准确。不同的临床医师使用不同的方法测量脾脏大小。最常用的方法是在显示脾门的冠状或冠状斜切视图上测量脾脏的长度（图2.8）。这一切面可以在患者深吸气或平静呼吸时显示。重要的是，这种测

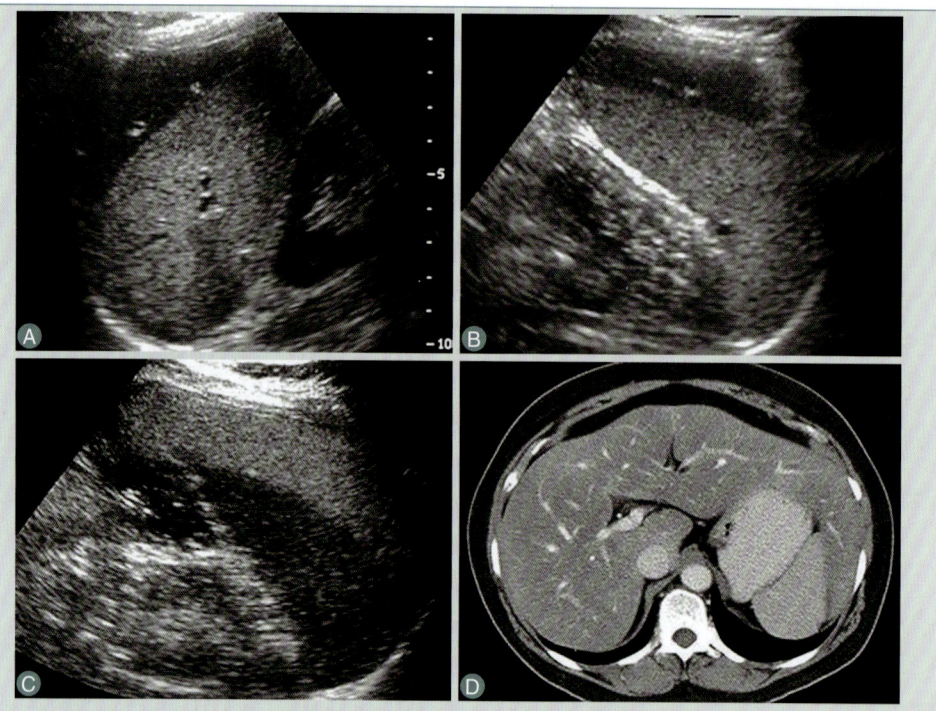

肝左叶延伸至脾脏上方的左上象限：A、B.冠状位和横断面声像图显示肝左叶位于脾脏之上，肝脏的回声比脾脏回声低。另一例脂肪肝患者的肝脏延伸至脾脏上方：C.横断声像图显示肝脏为高回声，脾脏为相对低回声；D.横断面CT图像显示肝左叶覆盖在脾脏周围。

图 2.6　脾脏与周围结构的关系

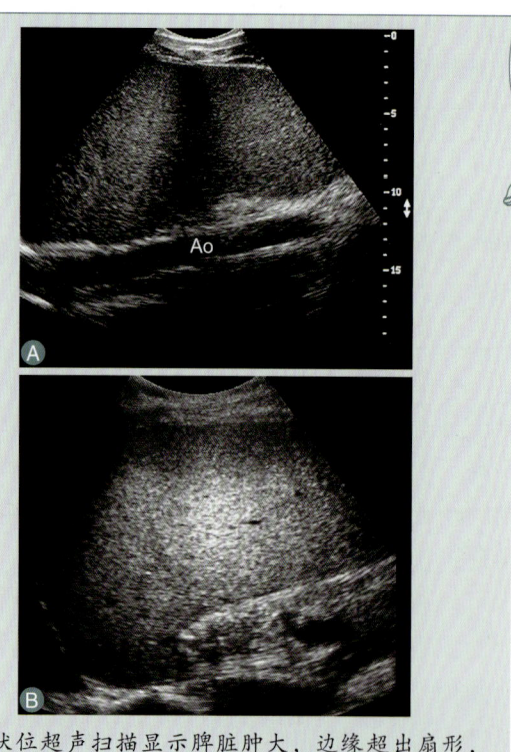

A.冠状位超声扫描显示脾脏肿大，边缘超出扇形，中部被肋骨阴影部分遮挡；B.肿大的脾脏回声增强。Ao：主动脉。

图 2.7　脾肿大患者 2 例

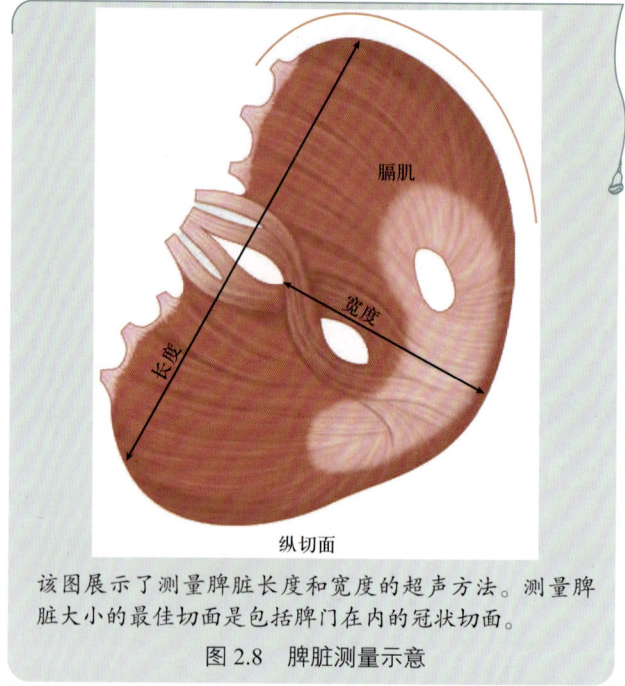

该图展示了测量脾脏长度和宽度的超声方法。测量脾脏大小的最佳切面是包括脾门在内的冠状切面。

图 2.8　脾脏测量示意

量方法与脾脏体积具有较强的相关性，尤其是当患者处于右侧卧位时更加显著。

许多研究尝试构建脾脏正常大小的列线图。有一项研究分析了703名正常成年人的脾脏，其中95%的患者的脾脏长度小于11 cm，宽度小于7 cm，厚度小于5 cm。Rosenberg等确定了正常脾脏长度的上限，女孩为12 cm，男孩为13 cm（≥15岁）。Hosey等证明脾脏的平均长度为10.65 cm。在此研究中，男性的脾脏也比女性大。Spielmann等证实，脾脏的长度与身高相关，并为身材高大且健康的运动员建立了列线图。对于身高超过5英尺6英寸（168 cm）的女性，身高每增加1英寸，平均长度为10 cm的脾脏就会增加0.1 cm。对于身高超过6英尺（180 cm）的男性，身高每增加1英寸，平均长度为11 cm的脾脏就会增加0.2 cm。6英尺6英寸（198 cm）高的女性正常脾脏长度上限为14 cm，7英尺（213 cm）高的男性正常脾脏长度上限为16.3 cm。Chow等对1230名健康志愿者进行了评估，发现脾脏长度和体积与性别、身高和体重显著独立相关。身高越高、体重越重的男性具有更长、更大的脾脏。324名女性中的20名女性（6%）、906名男性中的234名男性（26%）的脾脏长度超过了正常值12 cm的上限。

四、病理学特点

（一）脾肿大

脾肿大的鉴别诊断非常复杂，包括感染（如单核细胞增多症、结核病、疟疾）、血液病（骨髓纤维化、淋巴瘤、白血病）、充血（门静脉高压症、门静脉/脾静脉血栓形成、充血性心力衰竭）、炎症（结节病）、瘤变（血管瘤、转移）和浸润（如高雪氏症）（表2.1）。

脾肿大的发病率和病因在发展中国家和发达国家之间，甚至在同一地区的医院之间都有所不同。超声检查对确定脾肿大程度很有帮助。然而，在"临界"脾肿大中，诊断可能很困难。

脾脏可以长到很大。其可以向下延伸至左髂窝，并可以穿过中线，在纵断面上显示为肝左叶下方的肿块。脾肿大的程度通常不是准确鉴别诊断的可靠依据。巨脾（定义为脾脏大小>18 cm）的鉴别诊断范围较小，主要病因包括血液学疾病和感染（表2.1）。脾脏结构的超声评估用于明确是局灶性病变（单发或多发）引起的脾肿大，还是弥漫性脾肿大。

弥漫性脾增大最常见，对于这些患者，超声表现典型但并没有特异性诊断价值。脾脏增大时，回声增高，但临床医师无法根据其回声强度区分不同类型的脾肿大（图2.7B）。在实验研究中，研究人员试图利用回声纹理特征量化肝脏和脾脏的纤维化程度，但该方法尚未应用于临床。针对门静脉高压症患者使用脾脏弹性成像更加实用。研究表明，针对有肝硬化风险的患者使用弹性成像可以改善对肝纤维化程度、食管静脉曲张和出血患者的分诊。

联合临床和影像学特征有助于进行鉴别诊断。基础肝病和门静脉侧支循环的存在提示脾肿大的原因是门静脉高压（图2.9）。局灶性病变、多器官受累和淋巴结肿大则提示可能为淋巴瘤。

然而，大量的影像学检查和实验室检查依然无法明确某些患者的脾肿大病因。针对这种"孤立性"的脾肿大，我们应该权衡患者罹患严重基础疾病的风险与进一步有创性检查的风险，如诊断性脾活检或脾切除术。在选定的病例中，超声引导下对局部异常进行脾活检有助于确诊，并发症少且准确性高。

脾肿大的并发症包括脾功能亢进和自发性脾破裂。脾脏肿大的患者在遇到轻微创伤或一些微不足道的事件（如咳嗽）时，常发生自发性脾破裂。

表 2.1 脾肿大的病因

	脾肿大（<18 cm）	严重脾肿大（>18 cm）
血液		
	红细胞细胞膜缺陷	
	血红蛋白病	
	自身免疫性溶血性贫血	重型地中海贫血
风湿病		
	类风湿性关节炎	
	全身性红斑狼疮	
	结节病	
感染性		
	病毒	内脏利什曼病
	细菌	高反应性疟疾分枝杆菌脾肿大综合征
	分枝杆菌	
	真菌	鸟-胞内分枝杆菌复合菌组
	寄生虫	
充血性		
	肝硬化	
	静脉血栓（肝、门静脉、脾）	
	充血性心力衰竭	
浸润性		
	淋巴瘤	淋巴瘤
	骨髓增殖性肿瘤	骨髓增殖性肿瘤
	转移性恶性肿瘤	
	淀粉样变性	
	戈谢病	戈谢病
	尼曼匹克病	
	糖原贮积病	
	噬血细胞综合征	
	朗格汉斯细胞组织细胞增生症	

资料来源：Data from Abramson JS, Chatterji M, Rahemtullah A. Case records of the Massachusetts General Hospital.Case 39-2008.A 51-year-old woman with splenomegaly and anemia.N Engl J Med.2008；359（25）：2707-2718；Pozo AL, Godfrey EM, Bowles KM. Splenomegaly: investigation, diagnosis and management.Blood Rev.2009；23（3）：105-111.

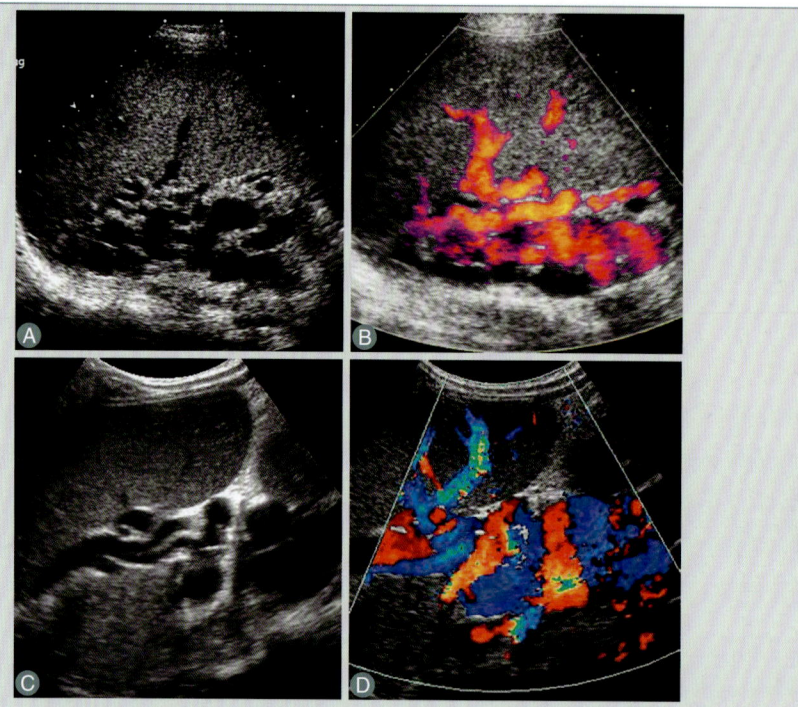

A.冠状位超声灰阶图像；B.能量多普勒图像显示脾肿大和脾脏内侧扭曲的曲张静脉；C、D.脾脏内侧和下方的曲张静脉，表明存在脾肾分流。

图2.9　门静脉高压患者的静脉曲张

（二）脾局灶性病变

超声有助于发现和描述脾脏局灶性病变。然而，由于脾脏病变的表现存在重叠，通常无法仅根据超声检查结果做出明确诊断。脾脏病变可以是单发或多发、弥漫性和浸润性。病灶可为囊性、复杂囊性或实性。此外，病变可根据大小分为小结节（<1 cm）、结节（1~3 cm）或局限性肿块（>3 cm）。了解患者的既往病史、临床表现和超声征象，有助于进行鉴别诊断并指导进一步治疗。最终，可能通过经皮活检或脾切除术来获取明确诊断。

1. 脾囊肿

脾囊肿与人体其他部位的囊肿一样，表现为无回声区，伴有后方回声增强。单纯囊肿呈圆形至椭圆形，壁薄而清晰。复杂囊肿与其不同，可表现为有分隔、囊壁增厚、囊内钙化、实性成分、内部回声等。有时，囊肿可以长到非常大，呈明显外凸，难以确定其来源于脾脏（图2.10）。

最常见的脾囊性病变包括原发性先天性囊肿、假性囊肿和包虫囊肿。罕见的脾脏囊性病变包括胰腺假性囊肿、淋巴管瘤、血管瘤、皮肤病、血管平滑肌脂肪瘤、血管肉瘤和囊性转移癌。其他在超声

脾囊肿类型
先天性囊肿
假性囊肿
棘球蚴（棘球蚴）囊肿
胰腺假性囊肿
内皮内衬囊肿
淋巴管瘤
囊性血管瘤
紫癜
囊性转移癌[a]
脓肿[a]
血肿[a]

注：[a]非真性囊肿。

上表现为囊肿病变的疾病有脓肿、淋巴瘤、坏死性转移瘤和血肿。

在发达国家，大多数脾囊肿无明显症状，主要是在常规影像学检查中偶然发现的，具有代表性的是先天性囊肿或假性囊肿。这些囊肿较大或伴有内出血、感染或破裂等并发症时，可引起多种症状。原发性先天性囊肿，也称表皮样囊肿或真性囊肿，其特征是病理检查中存在上皮内层。典型的表

皮样囊肿被认为是由脾脏内原始间皮细胞的胚胎停滞引起的，呈境界清晰的薄壁无回声病变，不随时间改变（图2.11A）。假性囊肿没有细胞内层，可继发于创伤、梗死或感染。假性脾囊肿超声表现复杂，可表现为囊壁钙化和内部可见散在光点回声（图2.11B）。然而，因为这两种类型的囊肿在影像学和病理学方面有极大的相似性，鉴别原发性先天囊肿和假性囊肿通常很困难（图2.11C）。此外，假性脾囊肿患者很少有明显创伤或感染史。这两种类型的囊性结构都十分复杂，可观察到囊壁钙化或者由于胆固醇结晶、炎症碎屑或出血引起囊肿内部回声增强（图2.12，图2.10）。

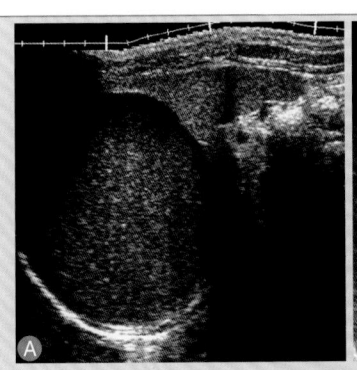
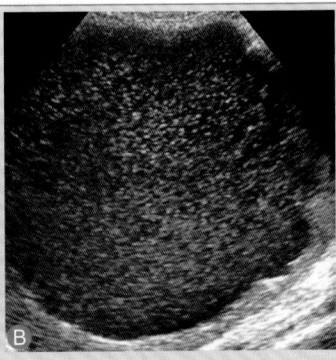
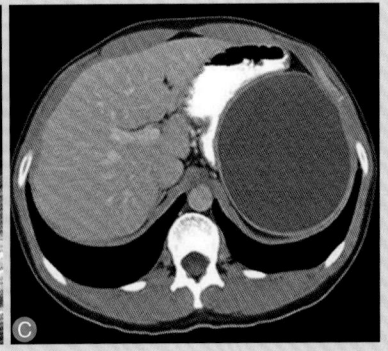

A.患者无症状，冠状位宽景成像超声检查发现直径11 cm的巨大脾囊肿，超声显示囊肿内透声不佳，在囊肿的侧下方可见小部分脾脏边缘；B.经肋间横切放大超声图像显示因胆固醇结晶和碎屑而形成的内部回声，类似实性病变；C.增强CT图像显示囊肿巨大压迫胃，致其凹陷。

图2.10　原发性先天性（表皮样）脾囊肿

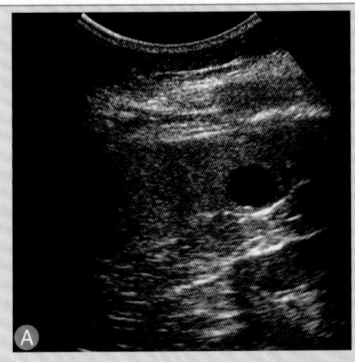
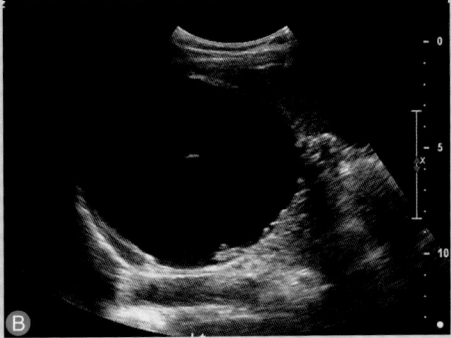
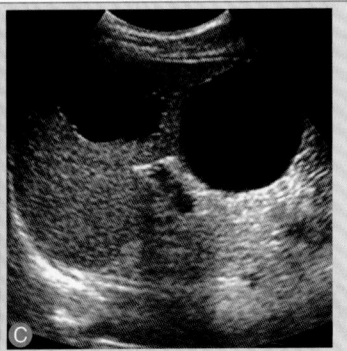

A.原发性先天性脾囊肿，冠状位超声图像显示脾内一枚直径1.5 cm的小囊肿；B.假性囊肿，患者创伤病史，左上腹超声图像显示脾区一枚直径12 cm的复杂大囊肿；C.2例偶然发现的脾囊肿，女性，无症状，超声图像显示脾中央一枚直径5 cm的边界不规则囊肿，脾下极一枚直径6 cm的单纯囊肿。先天性囊肿和假性囊肿都可以表现为这种类型的脾囊肿。

图2.11　脾囊肿3例

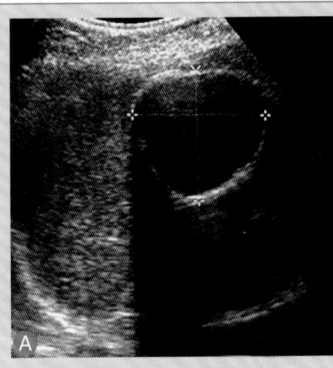
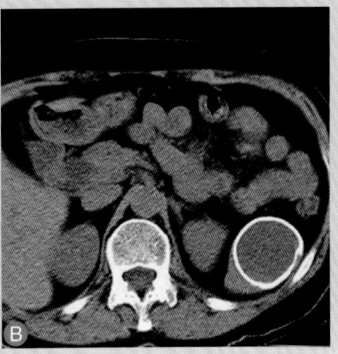

A.冠状位超声图像显示脾内一枚囊壁钙化的囊肿（标尺），可见囊壁后方有声影；B.平扫CT图像显示囊壁钙化。先天性脾囊肿、假性囊肿以及无活性包虫囊肿都可以有类似表现。

图2.12　钙化性脾囊肿

包虫病是流行病疫区最常见的脾囊肿病因。没有累及肝脏和腹膜的孤立性脾脏包虫病发病十分罕见。包虫囊肿的表现取决于包虫病的进展分期，包虫囊肿可因有无子囊而表现为单纯性囊肿或者复杂性囊肿（图2.13）。对包虫病的诊断需要结合适当的病史、地理背景、血清学检测和影像学表现进行综合判断。经皮细针穿刺抽吸病理看到包虫头节时，可确诊包虫病。

与胰腺炎相关的脾内或脾周的假性囊肿，通常是根据胰腺炎的相关特征作出诊断。脾紫癜非常罕见，其特征是脾内多个充满血液的囊性区，有时会累及整个脾脏。超声检查时，这些病变表现为多个边缘模糊的低回声病变，如果有血栓形成，病变可能呈高回声表现。

内皮细胞衬里的囊肿包括淋巴管瘤和囊性血管瘤。淋巴管瘤是指多个直径从几毫米到几厘米大小不等的囊肿，囊肿之间有细小的分隔。囊性血管瘤是指有大小不等的囊性区的血管瘤。

脾囊性转移瘤通常见于广泛转移的肿瘤患者，如卵巢癌或结肠癌。有时，坏死性转移瘤的表现也类似于囊性病变。

脾脓肿最常见的病因包括心内膜炎、败血症和创伤。脾细菌性脓肿的超声表现可能与单纯性脾囊肿相似，不过，只要结合临床表现，就可以做成典型的脾细菌性脓肿诊断。脾内气体的存在可表明感染的病因。如果通过超声检查只看到脾内一个小的、弯曲的或点状的高回声灶，那么脾内气体可能会影响诊断。超声检查发现混响伪影（浑浊声影）表明脾内存在气体（图2.14）。然而，细菌性脾脓肿的超声表现多变，对于不确定的病例穿刺抽吸有助于明确诊断。经皮置管引流则是一种安全有效的治疗选择。

2. 脾结节性病变

脾结节性病变常呈多发性，分为微结节（<1cm）和结节（1~3cm）两种类型。如果既往史诊断为淋巴瘤、结核病或结节病的患者超声检查发现脾结节，这些脾结节很可能与原发病是同一种疾病。然而，如果患者没有既往病史，且脾结节是孤立的结节，仅凭影像特征难以对脾结节作出诊断。脾结节最常见的病因包括感染（如分枝杆菌、组织胞浆菌病）、结节病和恶性肿瘤（如淋巴瘤、转移瘤）。其他具有相似影像学表现的、较不常见的脾结节病变病因包括铁质沉着结节（Gamna-Gandy bodies，GGB）、卡氏肺孢子虫（也是人们熟知的卡氏肺炎）和猫抓病。

典型的累及脾的活动性肺结核见于粟粒性肺结核，可与结核病和非典型结核分枝杆菌感染同时发生。脾结核典型的超声表现为脾内多发直径0.2~1cm的低回声结节（图2.15）。结核脓肿的超声有时表现为结节呈高回声或较大的无回声或囊性病变（图2.16，图2.17）。

当脾结节或肉芽肿愈合时，它们可以形成钙化，超声图像显示脾内小的、散在的、不连续的、明亮的强回声后方伴声影（图2.18）。这可能是最常见的脾结节性病变。脾动脉钙化也很常见，需要注意其与肉芽肿钙化的区别（图2.19）。

微脓肿通常见于免疫功能低下的全身性感染患者。微脓肿通常是在肝脏和脾内同时存在，影像学表现相似。微脓肿超声常表现为多个低回声结节（图2.20A）。在肝脾念珠菌病中，超声最常见的两

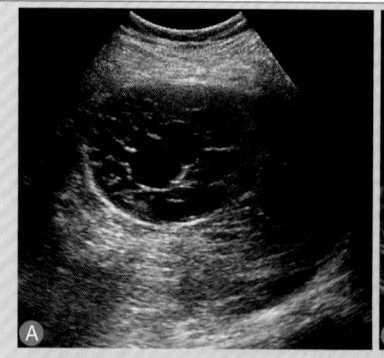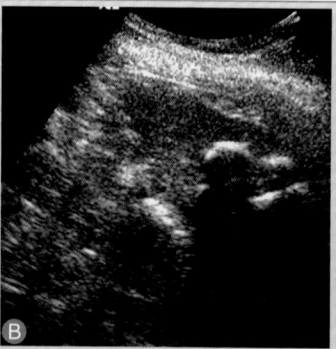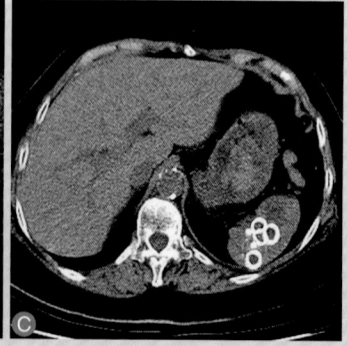

A.1例活动性肝脾受累包虫病患者，经横断面声像图显示子囊肿位于母囊肿内；B、C.不同包虫病患者的图像，冠状位超声图像（图B）显示脾内密集的斑块状强回声声影，平扫CT图像（图C）显示小而清晰的圆形钙化位于钙化性囊肿内。

图2.13 脾包虫囊肿

种表现是直径为 2~5 mm 的低回声结节和高回声结节，偶有中央钙化。另外，两种超声表现是"环中环征"和"牛眼征"。"环中环征"超声表现为外部的一个纤维环构成的低回声"环"，内部由炎症细胞和中央低回声坏死区构成的回声"环"。"牛眼征"超声表现为中央由炎性细胞构成的回声，周

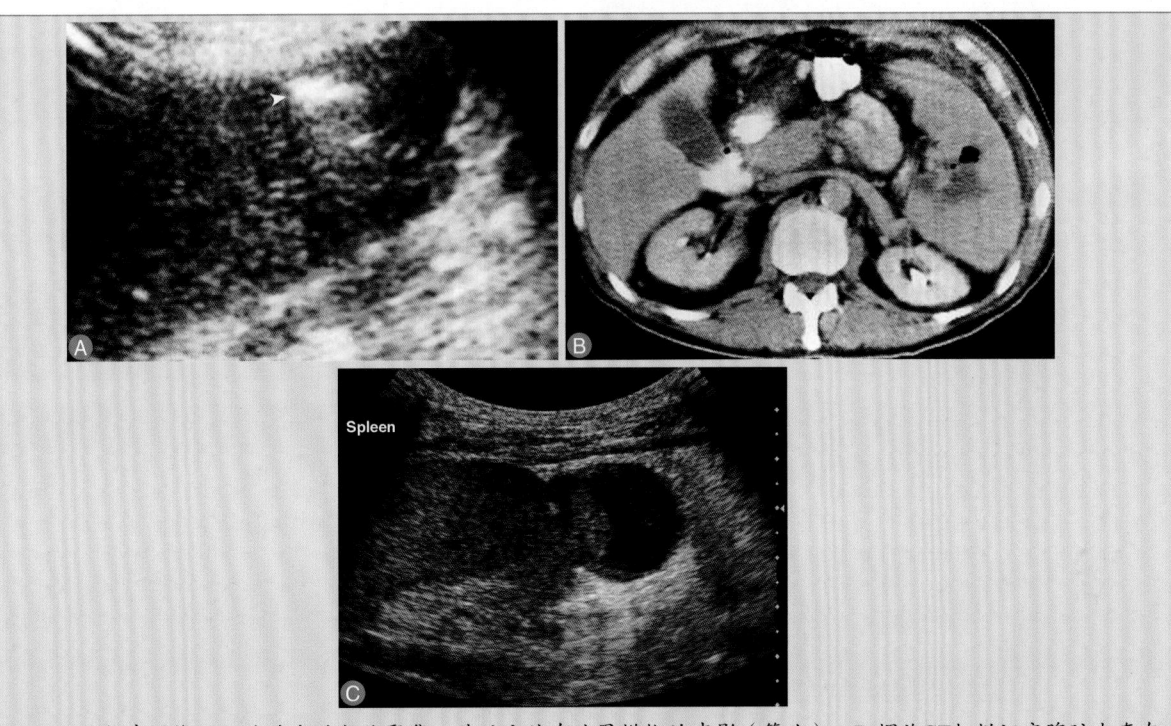

A. 脾脏冠状位超声图像显示脓肿内的气体聚集，其后方伴有边界模糊的声影（箭头）；B. 螺旋CT扫描证实脾脏内存在气体和液体；C. 另一名心内膜炎合并败血症血栓患者的耐甲氧西林金黄色葡萄球菌脓肿，宽景成像超声表现为伴有碎屑的复杂性的囊肿。

图 2.14　脾脓肿

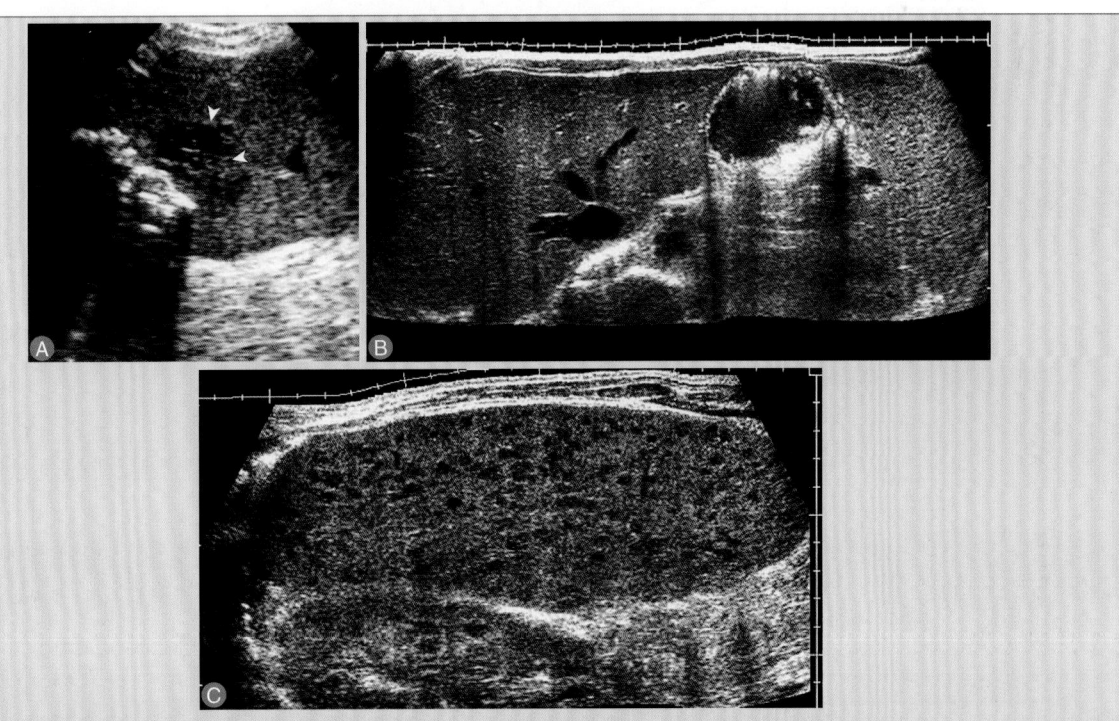

A. 冠状位超声图像显示脾上极钙化肉芽肿后方伴声影，以及因结核复发而形成的脾脏中部低回声区（箭头）；B、C. 伴有活动性粟粒性脾结核的年轻艾滋病患者的横断面图像和冠状面宽景成像，肿大的脾脏内可见许多微小的低回声结节。

图 2.15　脾结核 2 例

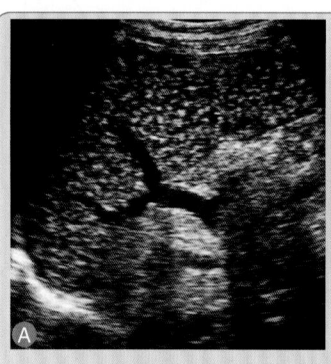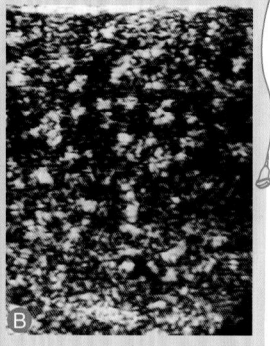

A、B.冠状位和高分辨率线阵超声图像显示该活动性结核患者结核性肉芽肿内多个微小的高回声。

图2.16 脾粟粒性结核

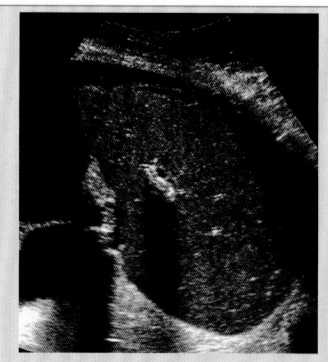

腹膜透析患者的脾中央动脉钙化。

图2.19 脾动脉钙化

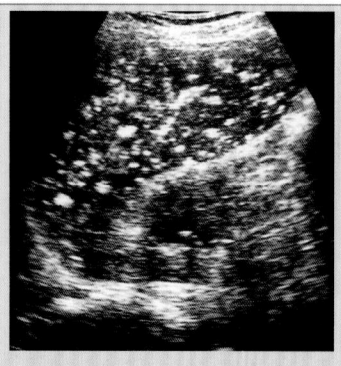

脾内布满微小的高回声点。肝脏和肾脏中也发现了单发病灶。肝脏活检证实为鸟分枝杆菌细胞内肉芽肿。播散性肺孢子虫病，以前称卡氏肺孢子虫肺炎，也可出现此表现。

图2.17 艾滋病患者脾脏不典型结核

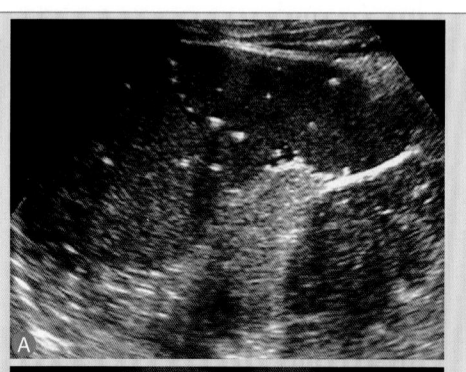
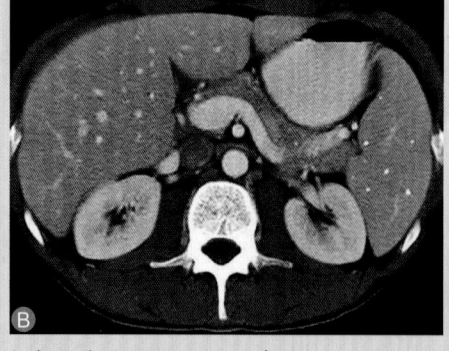

A.脾内布满多个微小的强回声病灶，部分后方伴声影；B.增强CT显示整个脾脏有多处小的实性钙化。

图2.18 结节病伴钙化肉芽肿1例

围为低回声的纤维化外缘（图2.20B）。

脾结节的病因

感染

结核/鸟分枝杆菌胞内复合体

化脓性脓肿

组织胞浆菌病

念珠菌脓肿

猫抓病

播散性肺孢子虫病（卡氏肺孢子虫肺炎）

炎症

结节病

恶性

淋巴瘤

脾转移瘤

其他

Gamna-Gandy小体（纤维变性结节）

戈谢病

淋巴瘤和转移瘤也可表现为弥漫的小结节，尤其是霍奇金病和低级别非霍奇金淋巴瘤（图2.21A）。

3. 脾局灶性实性病变

恶性病变：淋巴瘤常会累及脾脏。淋巴瘤脾浸润的患者通常伴有腹部淋巴结肿大及相关的症状。有30%~40%的霍奇金病患者会出现脾肿大，然而在这些患者中，有1/3在组织病理学上没有脾脏的浸润。相反，1/3的霍奇金病脾脏浸润的患者脾脏大小正常。在非霍奇金淋巴瘤中，有40%的患者在病程中会累及脾脏。与淋巴瘤脾浸润病理结果相对应的4种声像图模式如下：①弥漫型：典型表现是脾脏肿大，正常回声或片状不均匀回声；②结节型（<

3 cm）；低回声结节；③肿块型（>3 cm）结节性病变；④巨块型（图2.21）。淋巴瘤的局灶性病变通常是低回声和乏血供的。有时中央出现液化坏死时，病变可表现为无回声囊肿或类似脓肿，高回声病变并不常见。

原发性脾脏恶性肿瘤包括原发性淋巴瘤、血管肉瘤和血管外皮细胞瘤。脾脏孤立性（原发性）淋巴瘤很少见，在所有淋巴瘤患者中发生率不到1%。霍奇金病就是其代表。血管肉瘤是一种罕见的脾脏原发性恶性血管肿瘤，预后极差。超声表现包括内部回声不均匀、混合性单发或多发肿块和脾肿大（图2.22）。彩色多普勒可在肿瘤的实性成分中看到丰富的血流信号。血管外皮细胞瘤是一种非常罕见的肿瘤，可能发生在脾脏，具有不同的恶性潜能。在超声上，它可表现为与周围脾实质不同的低回声血管团。

脾脏转移瘤相对少见，通常为晚期现象。常见于广泛转移性肿瘤疾病患者，并不具有特征性的表现。孤立性脾转移非常罕见。脾脏转移在恶性黑色素瘤中相对常见，但在其他恶性肿瘤中也会出现，包括肺癌、乳腺癌、卵巢癌、胃癌、结肠癌及卡波西肉瘤等。脾转移瘤通常为低回声，但也可为高回声、混合回声，甚至囊性无回声（图2.23）。

良性病变血管瘤是脾脏最常见的原发性良性肿

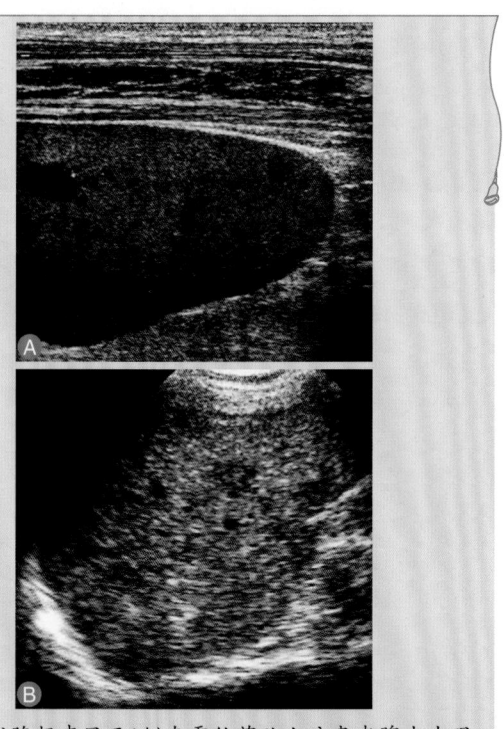

A.高频线阵超声显示1例克雷伯菌败血症患者脾内出现多发边界不清的微小脓肿；B.艾滋病患者脾内念珠菌脓肿1例，病灶中心的高回声区是念珠菌的特征表现。

图2.20 微小脓肿2例

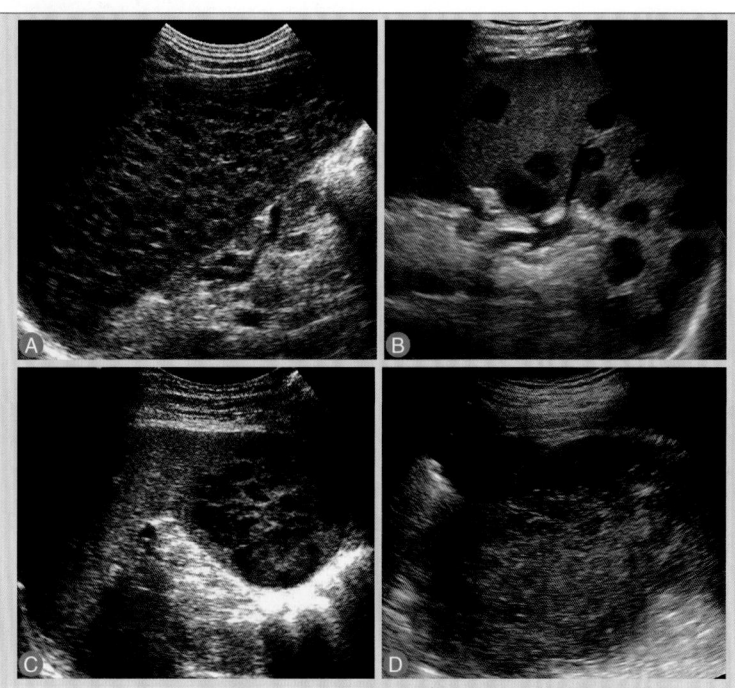

A.T细胞淋巴瘤表现为肿大的脾脏内无数的小结节；B.滤泡性淋巴瘤表现为多个低回声实性结节；C.非霍奇金淋巴瘤患者的较大的实性肿块；D.B细胞淋巴瘤表现为脾区可见超出正常脾脏轮廓的大而不明显的肿块。淋巴瘤也可弥漫性累及脾脏，无局灶性病变。

图2.21 不同类型的淋巴瘤

瘤，在尸检中发病率为0.3%~14%。脾血管瘤通常是单发的，但也可能是全身疾病的一部分，如血管瘤病或Klippel-Trenaunay-Weber综合征。脾血管瘤通常表现为边界清晰的高回声，与肝血管瘤典型的超声表现相似，但这种表现在脾脏中的出现频率远低于肝脏（图2.24）。也有的病例表现为脾内混合回声肿块伴有大小不等的囊性无回声和钙化灶。

脾脏的其他良性肿瘤很少见，包括血管平滑肌脂肪瘤、脾窦岸细胞血管瘤、脾硬化性血管瘤样结节性转化和炎性假瘤。典型血管平滑肌脂肪瘤表现为界线清楚、均匀、等回声至轻度低回声或高回声病变（图2.25）。脾血管平滑肌脂肪瘤的内部可包含囊性成分或粗大钙化，彩色多普勒成像上

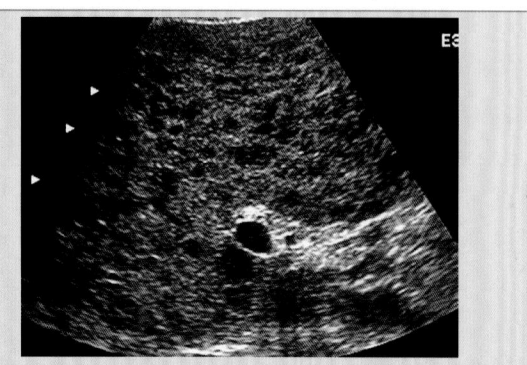

血管肉瘤横断面图像显示脾实质内多发边界不清的低回声病变，其他超声征象包括不均质的混合回声肿块和脾肿大。

图2.22 原发性脾恶性肿瘤

脾局灶性实性肿瘤

良性
血管瘤
血管平滑肌脂肪瘤
窦岸细胞血管瘤
淋巴管瘤
硬化性血管瘤样结节性转化
炎性假瘤

恶性
淋巴瘤
转移瘤
血管肉瘤
血管周围细胞瘤

其他
脾梗死

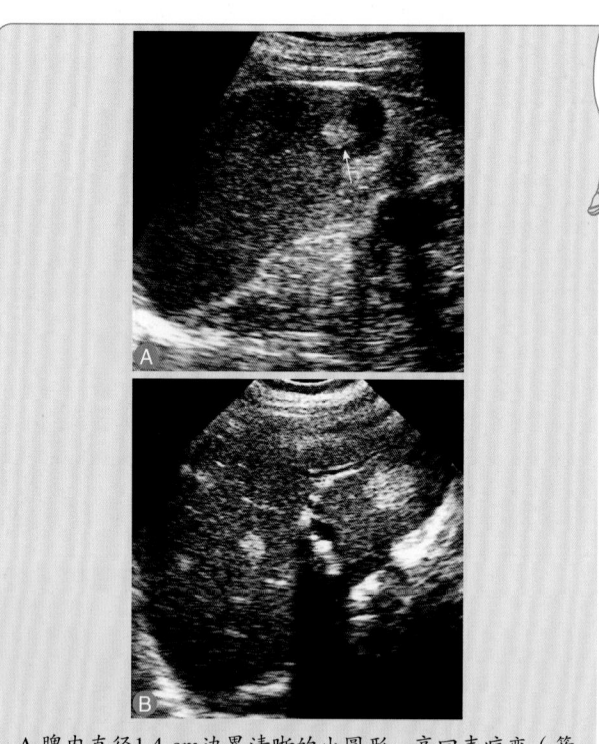

A.脾内直径1.4 cm边界清晰的小圆形、高回声病变（箭头），与典型肝血管瘤相似；B.超声冠状切面扫查，脾实质内多发大小不等的高回声血管瘤。注意毗邻脾静脉的强回声为脾动脉钙化斑。

图2.24 脾血管瘤2例

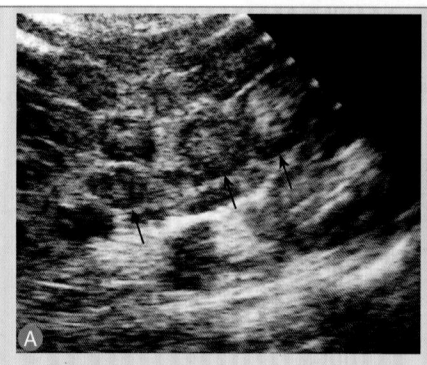 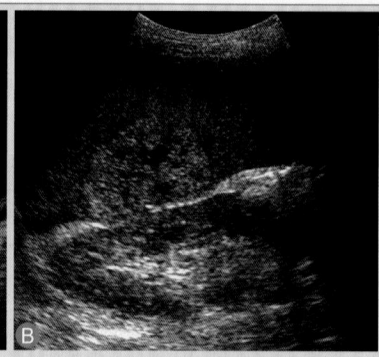 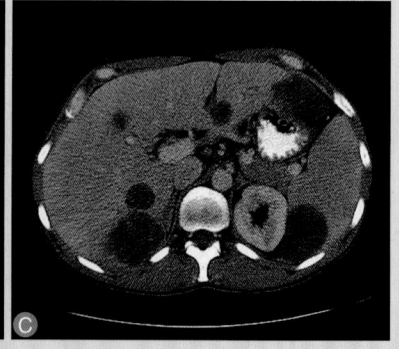

A.黑色素瘤脾转移灶在脾脏内呈多发高回声改变（箭头）；B.结肠癌转移灶：脾实质内不均质回声肿物，同时肝内布满相似病变；C.结肠癌转移灶：同一患者的增强CT显示脾内和肝内低密度病变符合转移瘤表现。

图2.23 脾转移瘤

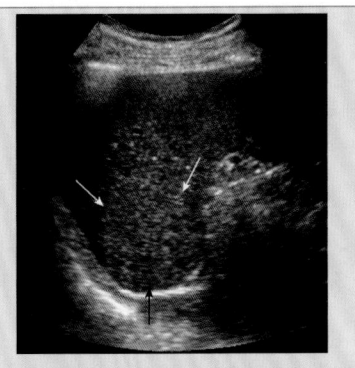

直径5 cm的圆形稍高回声病变（箭头），位于脾上极内侧缘。

图 2.25　脾血管平滑肌脂肪瘤

一些病例可见丰富的血流信号。脾窦岸细胞血管瘤的超声表现多样，可为高回声或低回声的局灶性病变，也可以是弥漫性病变，表现为纹理斑驳的回声（图2.26）。脾硬化性血管瘤结节性转化是一种罕见的良性脾血管病变，超声表现为不均质低回声。这些病变会增大，且难以与其他病变相鉴别，因此有时需要活检以明确诊断。炎性假瘤常表现为边界清晰的低回声肿物。

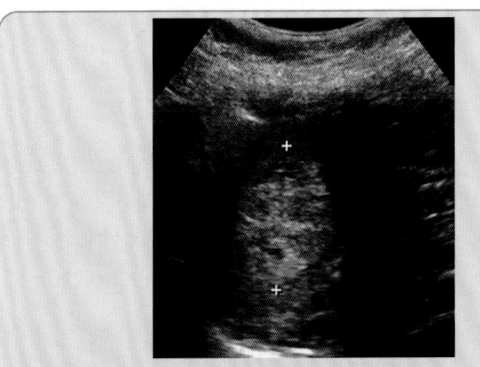

直径5 cm的椭圆形、边界清晰的高回声病变。随访中发现病变增大，遂行脾切除术。

图 2.26　脾窦岸细胞血管瘤

脾梗死是一种更为常见的脾局灶性病变，声像图与肿瘤相似。如果超声发现在脾外围呈楔形的低回声区，应首先考虑脾梗死（图2.27，图2.28）。然而脾梗死的超声表现也很多样，包括多发结节样的和边界模糊的肿瘤样改变。脾梗死的超声表现会随时间变化而发生改变，早期表现为低回声，随着病灶纤维化形成而逐渐变为高回声。

（三）其他异常情况

1. 镰状细胞病

脾最常受镰状细胞病影响。最常见的并发症

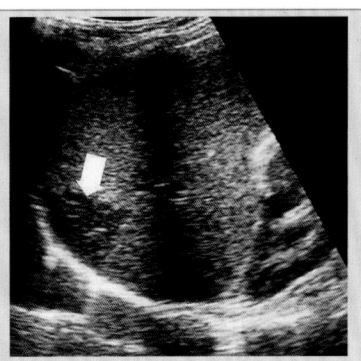

三角形的低回声梗死灶（箭头），在脾脏的上侧，延伸到脾脏被膜。

图 2.27　脾梗死

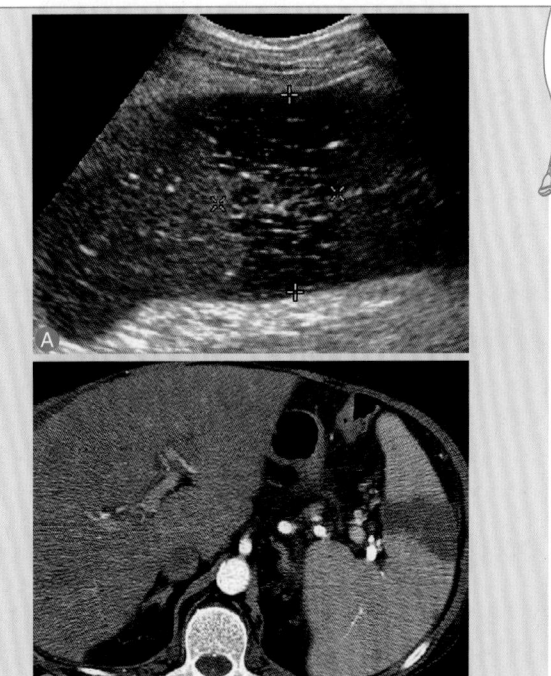

A.1例脾大腹膜透析患者，冠状切面显示在脾中央可见边界清晰的低回声区，范围达脾内侧和外侧被膜；B.同一患者，增强CT可见脾内楔形无强化区，符合脾梗死表现。

图 2.28　脾梗死

有脾自截、急性脾隔离症、脾功能亢进、大范围梗死及脓肿。在纯合型镰状细胞病中，多发梗死会引起脾纤维化、体积缩小，最终完全失去功能，即脾自截。虽然现在已经有一些初具疗效的治疗方案，但是很多纯合型镰状细胞病患者在童年晚期或成年早期就已经进入无脾状态。这会导致超声检查难以显示体积缩小并且发生弥漫性改变的脾脏。该病杂合型患者常表现为脾大，并且会出现脾梗死的后遗症。在一些病例中，因纤维化而萎缩的脾脏内可见正常脾组织，此时不要误诊为脓肿或肿瘤。

急性脾隔离症是镰状细胞病的致命性并发症，典型病例常发生在纯合型患者的婴儿期及儿童期。临床表现为突发脾瘀血，脾大。超声检查可见脾明显增大，实质回声不均匀，伴多发低回声区。值得特殊注意的是在纯合型镰状细胞病患者中，即便脾测量值正常，也不能完全排除瘀血性脾大。

2. 戈谢病

在戈谢病患者中脾大普遍存在，并且1/3的患者有多发脾结节，大多数结节表现为边界清晰的低回声，但也有一些结节表现为不规则的高回声或混合回声（图2.29）。在病理上，这些结节是戈谢细胞相关性纤维化和梗死的区域。少数病例可出现脾完全受累的情况，超声表现为脾弥漫性回声不均匀。

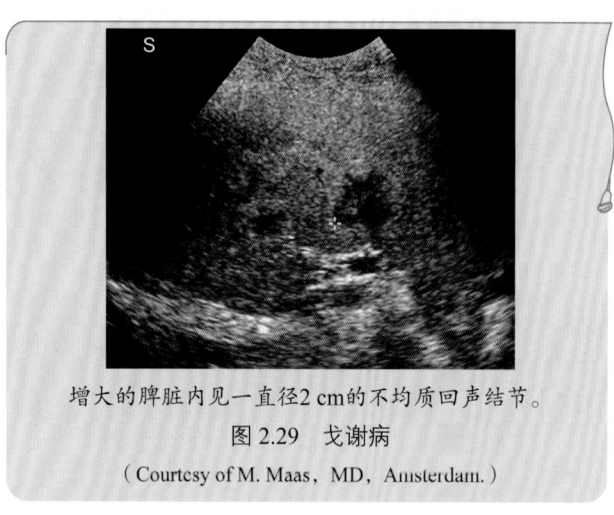

增大的脾脏内见一直径2 cm的不均质回声结节。

图 2.29 戈谢病

（Courtesy of M. Maas, MD, Amsterdam.）

3. Gamna-Gandy 小体

Gamna-Gandy小体（Gamna结节）是因局灶性出血性梗死而形成的含铁纤维化结节，在瘀血性脾大和镰状细胞病中尤其典型。Gamna-Gandy小体的超声表现为多发点状高回声，在磁共振图像上显示的更清楚。

（四）脾外伤

在腹部闭合性损伤中脾是最易受累的脏器，损伤程度可由挫伤到完全破裂。脾损伤程度可以通过《美国创伤外科学会脏器损伤评分量表》（*American Association for the Surgery of Trauma Organ Injury Scoring Scale*）评估。治疗方法包括保守治疗、介入栓塞、外科手术，具体方案要依据血流动力学变化和相关临床标准而定。

超声特别有助于脾损伤的诊断且非常准确，但是在这个区域CT被认为更有效，它可以更好地评估脾损伤的程度，并且通过一次CT检查也能同时明确腹腔内其他部位的损伤情况。此外，超声难以检查发现创伤性脾血管损伤（如活动性出血、假性动脉瘤、动静脉瘘等）。然而脾损伤并不是均具有明显的临床表现，一些微小的创伤或者诸如咳嗽等微不足道的事件就能引起自发性脾破裂或病理性脾破裂。这种情况常见于病理性脾肿大的患者，而后者是由于脾持续性改变并增大超过肋弓水平。

超声的优势在于快速、便携，能够很好地与创伤后复苏相结合以避免错过治疗时机。此外，如果患者血流动力学不稳定，便不适合进行CT检查。因此，对急诊腹部闭合性损伤患者进行超声检查时，不但要关注是否存在腹腔游离性液体，也要评估各实质性脏器的情况。尤其目前非手术治疗被更多人接受，超声有助于多种形式的随访，超声造影也能够提高实质性脏器损伤检出的敏感度。

当脾脏在腹部闭合性损伤中受累，那么大致可以出现两种结局：其一，如果脾被膜完好，则表现为脾内血肿或被膜下血肿（图2.30）；其二，如果被膜破裂，则表现为局灶性腹腔血肿或游离性腹腔积血。如果脾脏被膜破裂，可表现为左上腹脾周积液。尽管积血常常会蔓延到腹腔、盆腔甚至腹膜后间隙，但有时也会局限在左上腹（图2.31）。

创伤后超声检查的时机选择十分重要。受伤后即刻检查，血肿是液性的，易与脾实质区分；在接下来24~48小时，血凝块形成，脾周血肿的回声近似于脾实质回声，与脾肿大相仿；最终血肿重新液化，此时又容易诊断。在脾损伤中，脾实质内常有微小的、局灶性不均质回声（图2.32）。

目前对于影像学随访的临床意义并未达成明确共识。如果进行影像随访，临床医师可能会依据被膜来区分脾被膜下血肿和脾周血肿（图2.30B）。脾

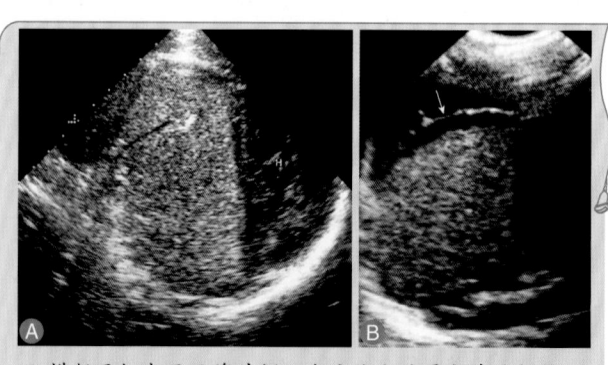

A.横断面扫查显示脾外侧一个液体和碎屑充填的新月形血肿（H）；B.新月形强回声细线（箭头）代表脾被膜。

图 2.30 被膜下血肿

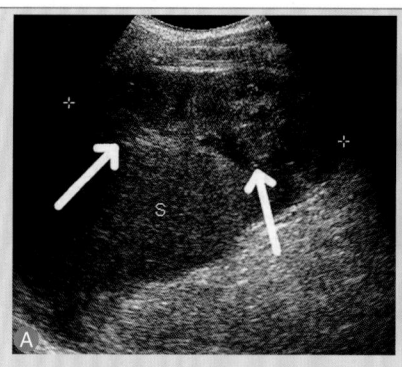
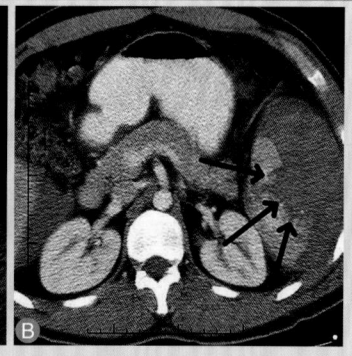

A.冠状位扫查显示脾（S）外侧血肿（箭头）；B.相应的CT增强扫描图像显示脾裂伤（箭头）和脾周大血肿。右上腹也可见游离液体。

图 2.31　脾周血肿

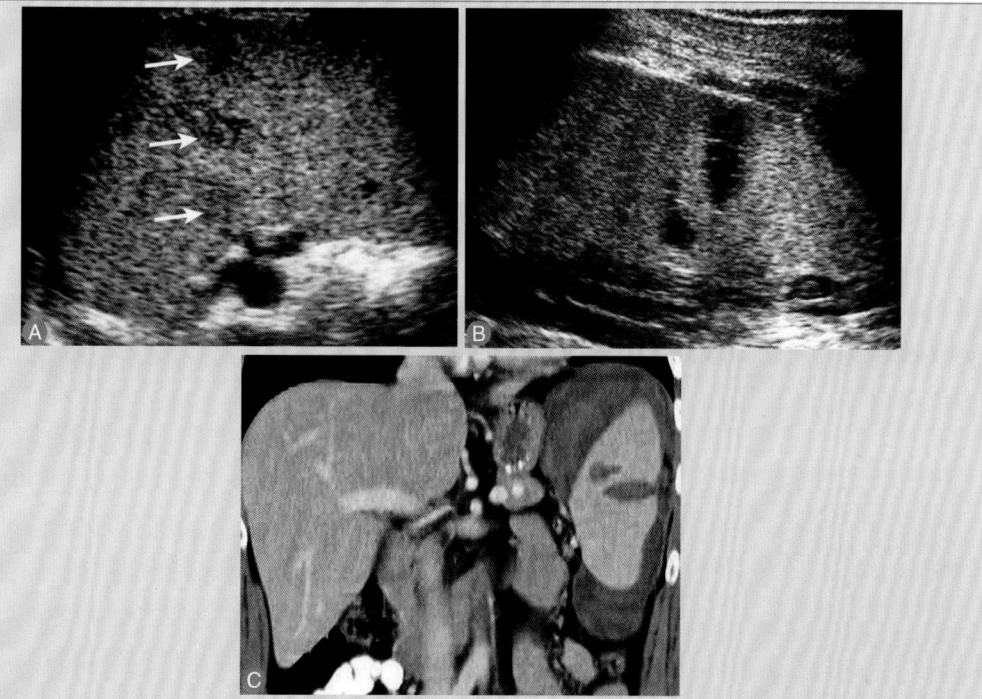

A.冠状位图像显示脾实质内形态不规则、边界不清的低回声区域（箭头），脾周围有少量血液（呈低回声）；B、C.不同的患者：纵断面（图B）可见脾实质内卵圆形低回声区，增强CT冠状重建图像（图C）显示脾裂伤和脾周围大血肿。

图 2.32　脾裂伤

被膜十分菲薄，在影像上很难与周围液体区分开。在这类病例中，积液的形状是判断血肿来源的重要线索。若是新月形积液并且沿着脾脏轮廓分布，血肿很可能位于被膜下，而脾周血肿更常表现为不规则形积液。

脾损伤后周积液可存在数周甚至数月。虽然实际上可能发生有迟发性脾破裂的情况，那可能是损伤时发生脾破裂并即刻被包裹局限。延迟性脾破裂可能仅仅是由于脾周血肿液化后蔓延至腹膜腔所致。

除脾被膜破裂外，也有脾内部损伤而被膜完好的情况。这可以引起脾实质内或脾被膜下血肿，在超声上初期只表现为脾实质内不均质回声区，随后血肿发生机化溶解，再次检查时在原血肿位置可见囊性改变。

脾周血肿的声像图表现与脾周脓肿不易鉴别，血肿也可能感染转化为左侧膈下脓肿。如果临床上难以区分，可以用细针抽吸术进行鉴别。

五、先天性异常

副脾是很常见的正常变异，在尸检中发生率为

30%。典型的副脾常出现在脾门处，内部回声与正常脾实质相似。副脾易与脾周增大的淋巴结或胰尾部肿物相混淆。当脾增大时，副脾也会随之增大。异位副脾可以发生在任何位置，包括胰腺、阴囊等，易与腹部包块相混淆，在一些病例中副脾扭转可引发急性腹痛。然而，绝大多数副脾很容易通过超声识别，一般呈小的圆形肿物，直径小于5 cm，回声与脾相似（图2.33）。在超声难以明确诊断的病例中，CT、MRI或应用锝标记的热变性红细胞扫描可以明确诊断。

"游走脾"（或移动脾）可在非常规的位置出现，并可能被误认为肿物（图2.34）。游走脾是由其支撑韧带缺失或极度松弛，以及肠系膜过长、活动度大等原因引起的（图2.1B）。游走脾可发生扭转，导致急性或慢性腹痛。如果在急性腹痛患者中已诊断游走脾，且彩色多普勒成像显示无血流信号，可支持脾扭转的诊断。

另外，两种主要的先天性脾异常是无脾和多脾综合征。如果将这两种异常归类为内脏异位疾病的话，就能更好地理解它们。身体不对称部位的正常排列被称为内脏正位。体内脏器呈镜像方式排列称为内脏反位。在这两种状态之间的各种异常被称为内脏异位。内脏异位患者的脾脏异常可分为多脾和无脾。有趣的是，多脾症患者具有双侧左偏，或左侧优于右侧的身体结构。他们可能会出现两个形态学上的左肺、下腔静脉由左侧奇静脉延续、胆道闭锁、胆囊缺失、胃肠旋转不良、高发心血管异常。相反，无脾患者可能有双侧右偏。这种患者可能出现两个形态学上的右肺、肝脏位于腹中线位置、腹主动脉和下腔静脉位置倒转、肺静脉异常回流、马蹄肾。多种内脏异常可能会导致不同的症状出现，而脾本身的缺失会导致免疫功能受损，此类患者可能会出现严重感染，如败血症、细菌性脑膜炎。

多脾综合征必须与创伤后脾种植相鉴别。脾种植是一种后天获得性疾病，定义为脾组织自体种植于体内的不同解剖部位。脾种植常发生在创伤性或医源性脾破裂后。核医学影像中用锝标记的热变性红细胞扫描是针对创伤后脾种植和先天性多脾畸形最敏感的检查。此方法可显示小至1 cm的副脾。

六、介入诊疗

已有多篇文章和一系列病例应用了经皮脾脏介入诊疗技术。虽然样本量较小，但其安全性和成功率与腹腔其他部位的介入诊疗相似。

超声引导下脾活检是一种可有效提高诊断率的方法，且出现并发症的概率较低。细针活检和空芯针活检已成功地用于诊断局灶性病变，病变包括脓肿、结节病、原发性脾恶性肿瘤、转移瘤和淋巴瘤。

经皮穿刺置管引流术也已成功地应用于治疗脓肿、囊肿、血肿和肿瘤感染性坏死，甚至还有研究报道了脾脏的射频消融术治疗。

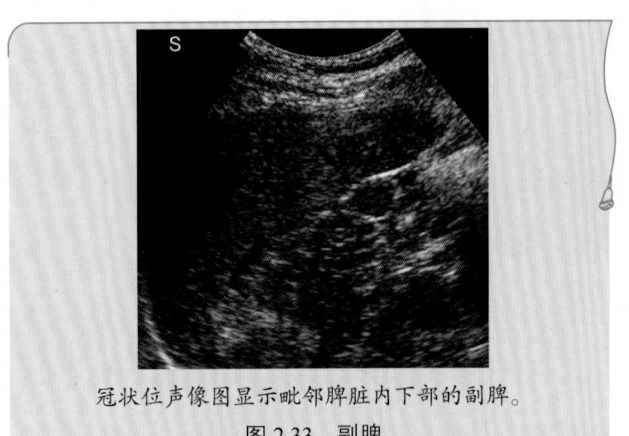

冠状位声像图显示毗邻脾脏内下部的副脾。

图2.33　副脾

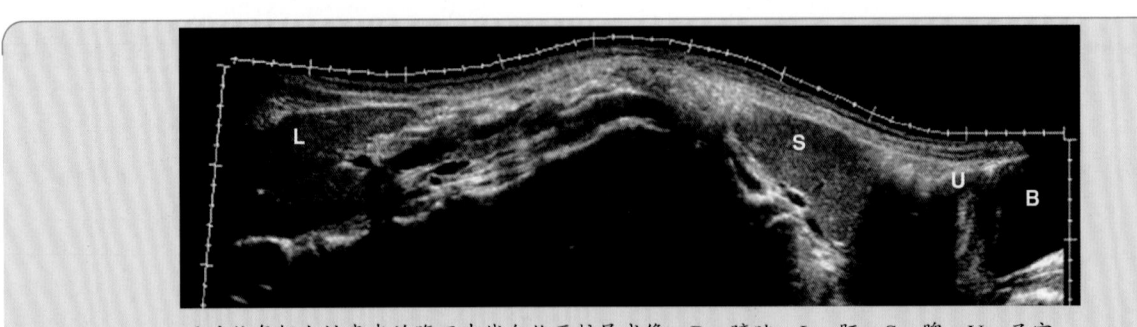

无症状年轻女性患者的腹正中线矢状面扩展成像。B，膀胱；L，肝；S，脾；U，子宫。

图2.34　游走脾

然而，尽管已有这些研究报道，许多介入医师仍然不愿意进行脾脏介入治疗。他们主要担心富血供的脾脏做介入治疗会出血，但我们应该意识到影像引导的介入治疗有可能避免患者行不必要的脾切除术。

七、超声检查解读误区

超声操作者在扫查左上腹和脾脏时必须注意几个超声陷阱。第一个是脾上方的新月形低回声区，这可能是肝左叶，常在较瘦的患者中出现（图2.6）。这种情况下肝左叶的超声表现类似于脾被膜下血肿或膈下脓肿。平静呼吸时观察肝脏与稍高回声的脾脏呈相对滑动可进行明确诊断。肝静脉和门静脉结构也可帮助我们鉴别肝组织。

胰尾易与脾门附近肿物相混淆（图2.35）。特别是扫查切面以胰尾为长轴时更明显。我们可根据脾动脉和脾静脉来鉴别正常胰尾。

同样，胃底可能紧邻脾门。扫查时，在经脾门的斜切面上，胃的回声易被误认为脾内的病变。在一些患者中，胃周围的脂肪也会造成这样的误判。有时，胃底部内的液体易被误认为脾周积液，此时可通过横断面扫查或在扫查过程中让患者喝水来鉴别。

有些人脾的下部可能位于左肾上极的后外侧。这种解剖变异被称为肾后脾。意识到这种变异的存在可以避免将其误诊为异常肿物。在对左肾进行超声引导下介入诊疗时应高度警惕这种变异。

左上腹巨大肿物可能来源于脾、左肾上腺、左肾、胰尾、胃或后腹膜，因此我们很难确定其具体来源。在浅呼吸时观察肿物与脏器的相对运动可能有助于鉴别肿物来源。此外，可以通过脾静脉进入脾门来确认脾脏。对于疑难病例，应使用CT或MRI检查。

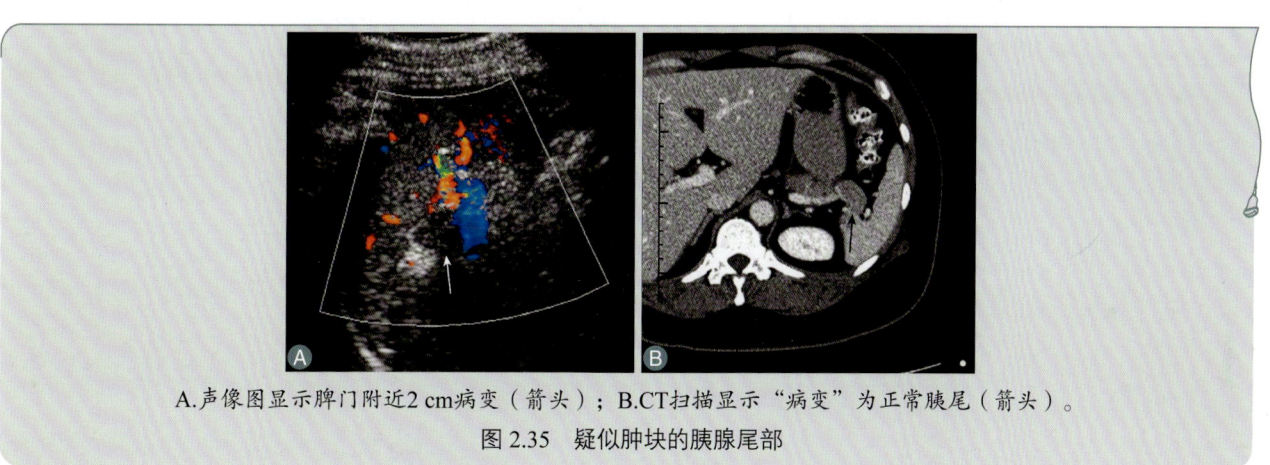

A.声像图显示脾门附近2 cm病变（箭头）；B.CT扫描显示"病变"为正常胰尾（箭头）。
图2.35 疑似肿块的胰腺尾部

（韩雪，张磊，吴博林，刘钊，朱玉鹏，刘丽莉译；程文，张德智审校）

● 参考文献 ●

扫码观看

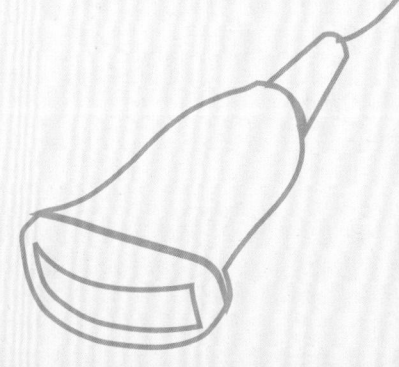

第三章　胆道系统和胆囊

Korosh Khalili and Stephanie R. Wilson

章节大纲

一、胆道系统
- (一) 解剖及正常变异
- (二) 超声检查技术
- (三) 胆总管囊肿
- (四) Caroli病
- (五) 胆道系统梗阻概述
- (六) 肝外胆管结石
- (七) 肝内胆管结石
- (八) 胆总管结石
- (九) Mirizzi综合征
- (十) 胆道出血
- (十一) 胆管积气
- (十二) 胆道感染
- (十三) 免疫相关胆道疾病
- (十四) 胆管癌
- (十五) 胆道转移瘤

二、胆囊
- (一) 解剖及正常变异
- (二) 超声检查技术
- (三) 胆石症
- (四) 胆汁淤积
- (五) 急性胆囊炎
- (六) 胆囊扭转
- (七) 慢性胆囊炎
- (八) 陶瓷胆囊
- (九) 胆囊腺肌症（腺瘤样增生）
- (十) 胆囊息肉样病变
- (十一) 胆囊癌

关键点总结

- 超声是评估胆道系统疾病的首选影像学检查方法。
- 熟悉各种扫查技术，应用谐波和复合成像，可提高多种累及胆道系统疾病的检出。
- 肝内外胆管结石易漏诊，熟悉其表现，提高警惕，有助于检出。
- 胆囊炎是常见病，严重程度各异，对相关征象尤其是胆囊肿大、充血应高度警惕，有助于检出。
- 疼痛、炎症等临床表现，有助于鉴别影像学表现相似的胆囊及胆道系统常见炎性疾病和罕见恶性疾病。

胆道系统的超声评估是超声检查最适宜和有效的应用领域之一，囊性的胆囊、胆管与周围组织形成天然的回声差异，易于分辨，在其扩张时尤为明显。超声检查的空间分辨率高，以肝脏做声窗，多数患者检查效果好。目前，超声仍是检出胆囊结石、评估急性右上腹疼痛、对黄疸或肝功能异常患者初步评价的首选影像学检查。在复杂胆道疾病的多模态影像（包括超声、MRI、磁共振胰胆管成像、增强CT等）评估中，超声亦发挥着重要作用，如肝门部胆管癌的诊断和分期。超声造影在肝脏肿物检出方面的进展进一步拓宽了超声在多模态评估中的作用。不论偏远地区还是发达地区，胆道系统都是最适合超声检查的部位。

一、胆道系统

（一）解剖及正常变异

了解胆管的正常位置和常见的解剖变异对于恶性肿瘤分期和指导治疗有重要的意义。在胆道相关的术语中，近端是指胆管树中相对靠近肝脏和肝细胞的部分，而远端是指靠近肠道的尾端。分支级别是指从肝总管（common hepatic duct，CHD）开始算起的胆管分支水平；一级分支是左右肝管，二级分支是它们各自的分支（也称为二级胆管），以此类推。中央胆管靠近肝门，而外周胆管是指肝内胆管树延伸到肝实质的高阶分支。了解肝脏的Couinaud功能解剖对于描述肝内胆道异常也很重要（参见第一章）。

汇管区内，胆管与门静脉的相对位置并不固定，可以在门静脉的前面或后面，甚至可在门静脉周围绕行。左右肝管，即胆总管的一级分支，在超声上通常是可见的，同时正常的二级分支也可能显示（图3.1）。频谱和彩色多普勒超声通常被用来区分肝动脉和胆管，胆管的走行往往较直，而动脉走行较迂曲。根据以往的经验，超声显示三级及以上胆管分支通常被视作一种异常声像，并提示检查者需要寻找胆道扩张的原因。左右肝管的大部分位于肝外，与肝总管共同形成胆道树的肝门部或中央部，这是胆管癌最常见的部位。肝总管的一级或二级分支的正常直径被建议为2 mm或更小，并且不超过相邻门静脉管径的40%。

最常见的胆道分支类型在人群中占比为56%~58%（图3.2，图3.3）。在右肝内，右肝管由右前支和右后支汇合而成，分别引流右叶前段（5段、8段）和右叶后段（6段、7段）。在左肝内，2段和3段胆管在镰状韧带左侧汇合形成左肝管。当左肝管延伸到镰状韧带的右侧时，其变成了肝外走行，并与4段和1段分支连接。

常见的胆道分支正常变异是由右后支胆管（right posterior duct，RPD）（6段、7段）汇入位置的差异造成的。右后支胆管通常先向头侧走行、往肝门部方向延伸，经过右前支胆管（right anterior duct，RAD）的后上方，再转向足侧，与右前支胆管汇合形成短的右肝管（图3.2，图3.3）。另外还有3种常见的右后支胆管汇入方式，由其构成的3种变异涵盖了胆道解剖变异的大部分情况。如果右后支胆管更多地延伸到左侧，它可以在左右肝管汇合处汇入（"三叉型"，约占正常变异的8%）或汇入左肝管（约13%，图3.4）。如果右后支胆管向足侧朝肝门方向延伸，它可以直接加入肝总管或胆总管（common bile duct，CBD）（约5%）。多个肝段胆管直接引流至肝总管并不常见。

大多数研究提示，没有胆道病史的患者肝总管或胆总管的正常管径可达6 mm（图3.1）。对于胆管是否会随着年龄增长而出现生理性增宽尚存在争议。同样，胆囊切除与胆总管增宽之间的关联性也

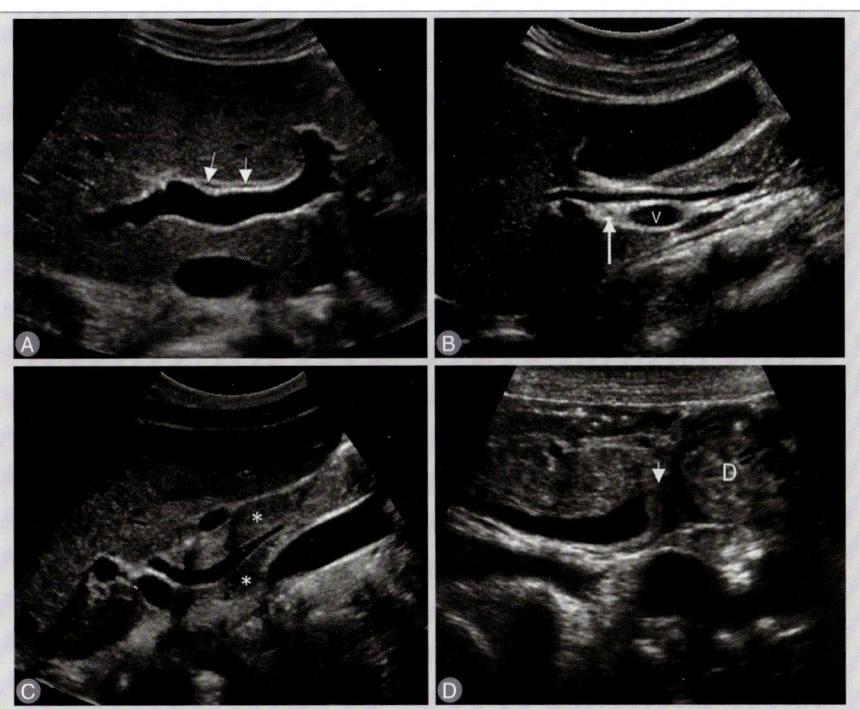

A.左右肝管（箭头）通常位于门静脉前方；B.矢状切面上，可见肝总管/胆总管管径正常，位于门静脉（V）和肝动脉（箭头）前方；C.中段和远端胆总管的纵断面，注意胰腺（*），其上缘是胆总管胰腺上段和胰腺后段的分界；D.远端胆总管和壶腹部（箭头）在胰头后部走行并插入十二指肠（D）。参见动图3.1。

图 3.1　正常胆管

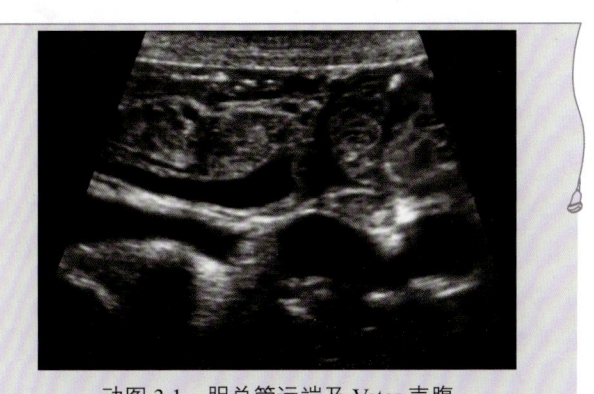

动图 3.1　胆总管远端及 Vater 壶腹

尚无定论。尽管在无症状的正常人群中曾有胆总管管径达到10 mm的记录，绝大多数都在7 mm以内。因此，当胆管管径大于或等于7 mm时，应提示进一步检查，如监测血清淤胆性肝酶水平。

胆囊管汇入胆管的位置变异较大。胆囊管可从胆管的外侧、后侧或内侧汇入。它也可先与胆管平行走行，在胆管的下1/3、靠近胆道口壶腹的部位汇入胆管。胆总管通常分为3段：胰腺上段、胰腺后段和间质/壶腹部。在肝十二指肠韧带内，胆总管走

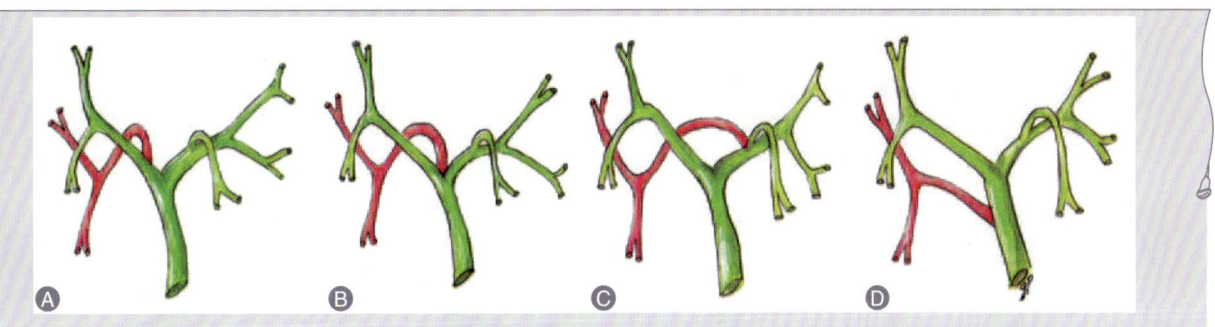

右后支胆管为红色。A.在56%～58%的人群中右后支胆管汇入右前支胆管；B.三叉型，8%；C.右后支胆管汇入左肝管，13%；D.右后支胆管直接汇入肝总管或胆总管，5%。

图 3.2　胆管分支的常见变异

行于门静脉前方、肝动脉右侧。之后，其下行经过十二指肠球部及胰头的后方，有时嵌入胰头。胰头上缘是划分胆总管胰腺上段和胰腺后段的标志。胆总管终止于胆道口壶腹，使用高频线阵探头经腹超声扫查有时可以显示（图3.1D，动图3.1）。

（二）超声检查技术

肝内胆管的超声评估方法包括常规的矢状面和横断面扫查，与评估肝脏类似。此外，应对肝门部进行重点扫查，获得同时显示左右肝管的斜切面，常采用肋下斜切，使探头左缘偏向头侧、探头方向指向右肩。在深吸气状态下，将探头方向由右肩逐渐转向脐部，即可依次显示肝中静脉、左右肝管长轴和胆总管横截面。接着，将探头旋转90°，嘱患者再次深吸气，即可获得肝门部肝总管和胆总管长轴图像。受十二指肠和横结肠气体遮挡，远端胆总管可能显示困难。若胆囊充盈饱满，可将其作为良好声窗显示远端胆总管和胰头：患者可平卧或向左侧卧，探头置于胆囊上方，稍向左侧胰头方向倾斜。患者隆起腹部或直立位检查可使结肠下移，有助于胰头的显示。

谐波成像和空间复合成像有利于改善胆管和周边组织之间的对比度，从而改善胆管及其管腔内容物和胆管壁的显示（图3.5）。此外，结石及其后方声影也显示得更为清晰。空间复合成像在减少后方衰减的同时，提高了图像的信噪比，能更好地显示胆管内和胆管周围的结构。我们建议在胆道评估中常规使用谐波成像和空间复合成像。用于评估胆总管结石和胆管癌的特定扫查技术将在相应章节中讨论。

（三）胆总管囊肿

胆总管囊肿是一组异质性的先天性疾病，可表现为胆管树的局灶性或弥漫性囊性扩张。最常见于东亚人群，日本人群的发病率是1/13 000，而西方国家人群的发病率为1/100 000。女性与男性的发病率比例在3∶1至4∶1之间。

大多数胆总管囊肿在婴幼儿期被检出，也有约20%在成年后因出现胆结石相关症状才发现。按照最常用的分类系统，胆总管囊肿分为5类（图3.6，图3.7）。Ⅰ型胆总管囊肿是胆总管的梭形扩张，最常见（80%），它和Ⅳa型胆总管囊肿一

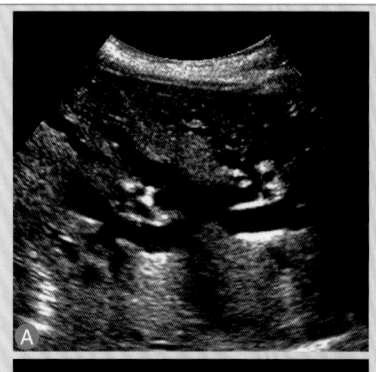
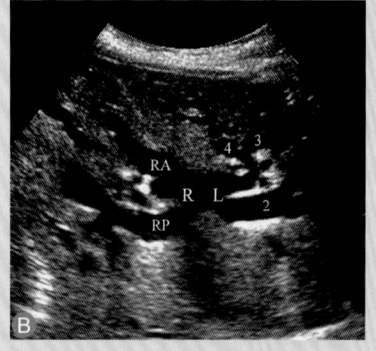

胆总管阻塞（未显示）导致肝内胆管树扩张。A、B.肋下斜切面，因角度原因显得右（R）和左（L）肝管较短。RA：右前支；RP：右后支；2：2段分支；3：3段分支；4：4段分支。

图3.3 典型的胆管分级

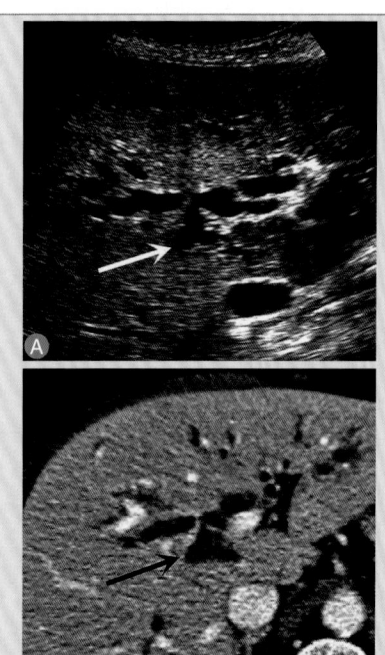

A.肝门部横断面图像显示变异的右后支胆管（箭头）插入左肝管。这是胆道树最常见的变异；B.对应的增强CT图像显示相同的变异（箭头）。

图3.4 变异的右后支胆管

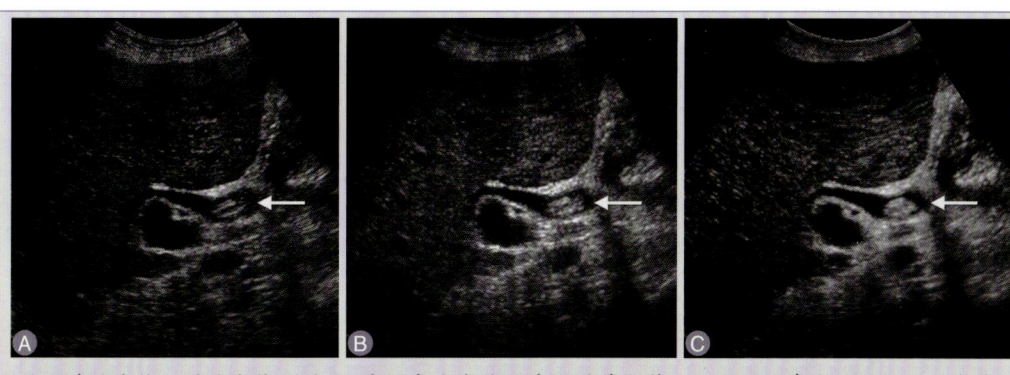

A~C. 分别使用基波成像、谐波成像、谐波+空间复合成像观察肝总管。箭头指向不伴声影的结石。与背景回声的对比度逐渐增加，有效地减少了胆管内液体区的低回声伪影，并加了其中的结石（箭头）的清晰度。三幅图像获取时间差少于6秒。

图 3.5　胆管树的谐波成像和空间复合成像

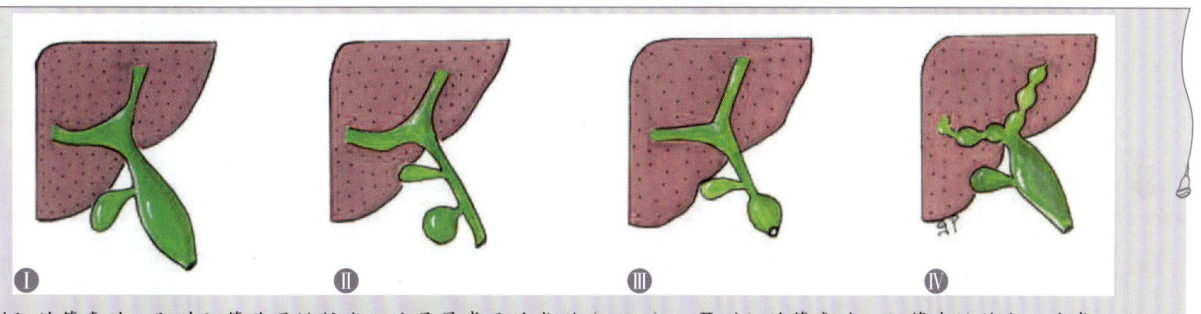

Ⅰ型胆总管囊肿：肝外胆管弥漫性扩张，这是最常见的类型（80%）；Ⅱ型胆总管囊肿：胆管真性憩室，非常罕见；Ⅲ型胆总管囊肿：又称胆总管囊肿脱垂。胆总管十二指肠壁内段扩张；Ⅳ型胆总管囊肿：肝内和肝外胆管多发扩张；Ⅴ型胆总管囊肿：Caroli病，由于不是真正的胆总管囊肿已被删除。

图 3.6　Todani 胆总管囊肿分型

（With permission from Todani T，Watanabe Y，Narusue M，et al.Congenital bile duct cysts：classification, operative procedures, and review of thirty-seven cases including cancer arising from choledochal cyst.Am J Surg.1977；134：263-269.）

样，常合并胆胰管共同通道过长（>20 mm）。可能是胰液经共同通道逆流至胆总管导致了其扩张，但仍存在争议。Ⅱ型胆总管囊肿是胆管的真性憩室，非常罕见。Ⅲ型胆总管囊肿，即"胆总管囊肿脱垂"，为胆总管十二指肠壁内段的局限性扩张。Ⅳa型胆总管囊肿是肝内和肝外胆管多发扩张，而Ⅳb型囊肿仅局限于肝外胆管。Caroli病曾被归类为Ⅴ型，但它具有不同的胚胎起源，不是真正的胆总管囊肿。

在超声检查中，囊性病变内部有可能存在淤积的胆汁、结石甚至实体肿瘤。在某些情况下，囊肿太大以至于检查者难以识别其与胆管的连接关系。通过改变扫查声窗和角度可分辨病变与胆道之间的关系，从而与胰腺假性囊肿或肠重复囊肿进行鉴别。胆道闪烁显像、磁共振胰胆管造影（magnetic resonance cholangiopancreatography，MRCP）和内镜逆行胰胆管造影（endoscopic retrograde cholangiopancreatography，ERCP）已被用于进一步描绘胆总管囊肿的结构。内镜逆行胰胆管造影检查可排除末端肿瘤引起的胆总管扩张，十分必要，尤其是对于Ⅰ型胆总管囊肿（图3.7）。由于所有胆总管囊肿都有发生胆管癌的风险，因此建议手术切除。

（四）Caroli病

Caroli病是一种罕见的肝内胆管系统先天性疾病，由胆管板（原始细胞构成，发育形成肝内胆管）畸形引起。Caroli病有两种类型：一种是简单的经典类型，另一种是更常见的类型，常伴发先天性肝纤维化。第二种类型也被称为Caroli综合征。Caroli病与囊性肾病有关，最常见的是肾小管扩张（髓质海绵肾）。两种类型都可见于常染色体隐性遗传多囊肾患者。Caroli病在男性和女性中的发病率类似，超过80%的患者在30岁之前就诊。

Caroli病主要导致肝内胆管树的囊状扩张，其

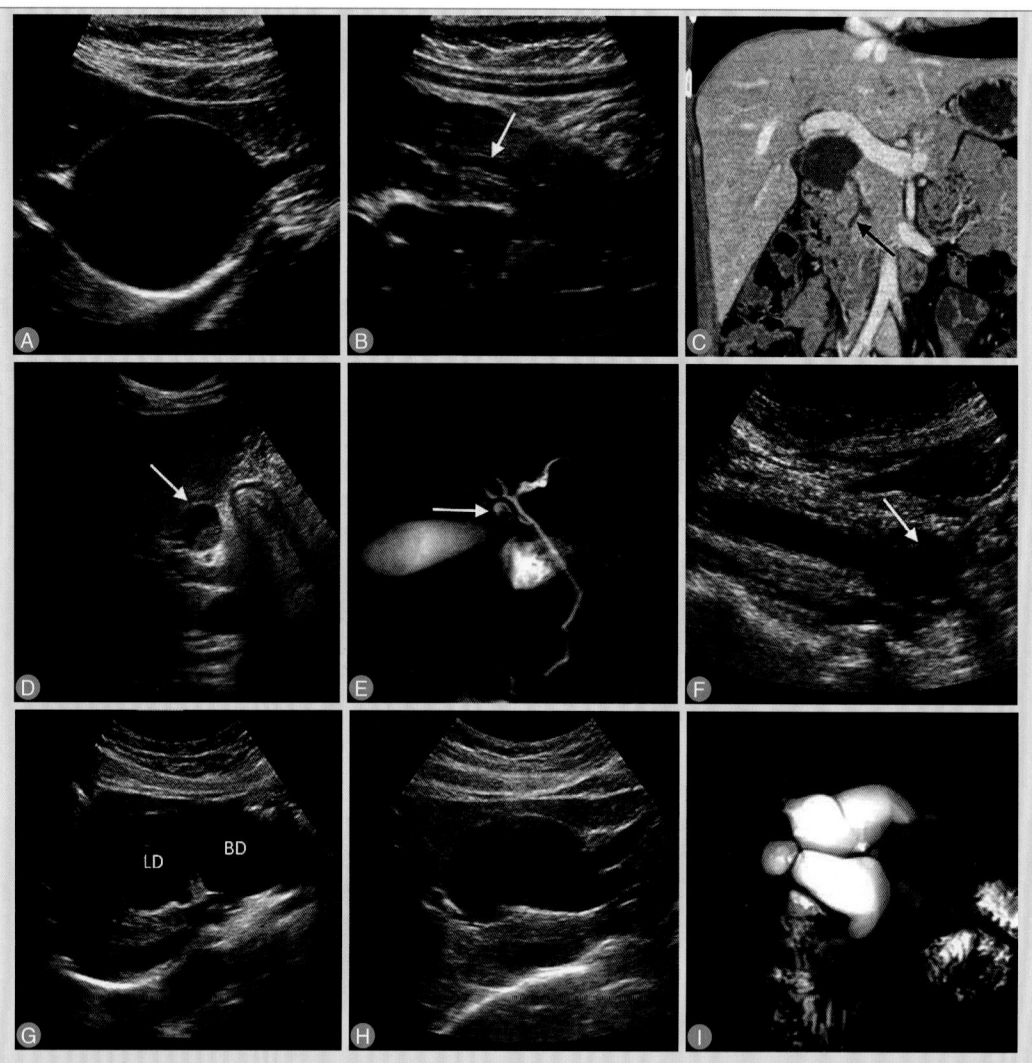

A~C. Ⅰ型，胆总管梭形扩张，但未发现梗阻病变，这是最常见的胆总管囊肿类型，使用高频线阵探头仔细检查远端胆总管（图B），可发现胆总管和胰管之间有一条较长的共同通道（箭头），CT冠状面图像（图C）证实存在较长的共同通道（箭头）；D、E. Ⅱ型，图D显示了一个大的憩室（箭头），起源于肝门区的肝总管，并含有可移动的结石，磁共振胰胆管造影（图E）也证实了这一点；F. Ⅲ型，远端胆总管梭形扩张，凸入十二指肠；G~I. Ⅳ型，肝脏矢状切面（图G）显示胆管（BD）和左肝管（LD）明显扩张，肝左叶横断面（图H）显示左肝管明显扩大，分支扩张，磁共振胰胆管造影（图I）显示肝内和肝外受累。

图3.7 胆总管囊肿

次是梭形扩张，继发胆汁淤积、结石形成及胆管炎和败血症发作（图3.8）。Caroli病通常为肝内胆管的弥漫性改变，也可能是局灶性的。扩张的胆管含有结石和胆泥。与复发性化脓性胆管炎不同，扩张胆管的内容物不形成胆道的铸型，因此此类胆管中的结石和胆泥更容易辨认。此外，也可出现含有桥接样分隔的扩张胆管围绕在门静脉分支周围的超声征象。这些征象与胚胎性胆管结构持续存在的病理学表现相对应。如果伴发先天性肝纤维化，还会出现肝脏结构改变和门静脉高压。7%的Caroli病患者可发生胆管癌。

（五）胆道系统梗阻概述

胆汁淤积相关的肝功能指标升高，在临床上可能表现为黄疸，是腹部超声检查的常见适应证。进行腹部扫查的主要目的是确定患者是否存在胆管梗阻，而不是肝细胞或胆管疾病。超声检查对于检出胆管扩张敏感度很高，因此是一种很好的初筛影像学检查方法（图3.9）。腹部扫查应在了解患者临床病史的情况下进行，尤其是患者为无痛性黄疸还是疼痛性黄疸（后者见于胆道的急性梗阻或感染）。

急性胆道梗阻不合并感染时，可表现为右上腹痛伴以转氨酶升高为主的血清学改变，使诊断更倾向于急性肝炎而非胆汁淤积。在梗阻早期,胆管可仅轻微扩张,影像学检查以非特异性肝炎表现为主,包括汇管区水肿(门静脉周围回声增厚)和胆囊壁内液体积聚。因此,对于难以解释的急性肝炎患者,即使胆管扩张并不明显,也须仔细检查肝外胆管是否存在结石。

超声检查应重点回答以下3个问题。

- 胆管或胆囊是否扩张?

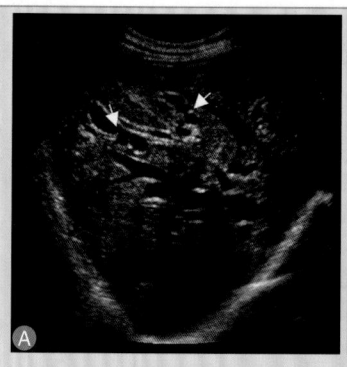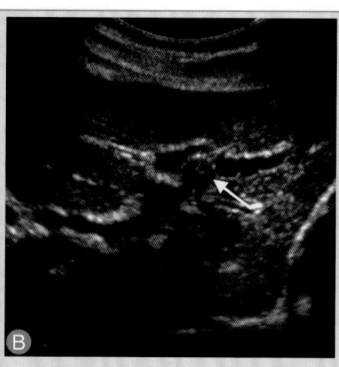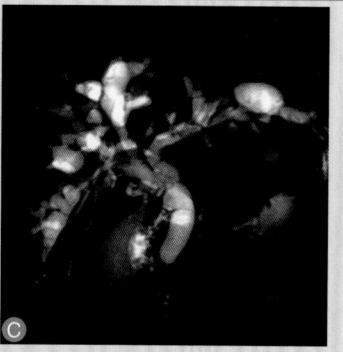

A.通过肝右叶的斜切面显示扩张的胆管和典型的Caroli病的囊状结构,注意桥接样的不完全分隔(箭头);B.肝左叶横断面成像显示扩张胆管中有不伴声影的结石(箭头);C.相应的磁共振胰胆管造影显示疾病的累及范围。

图 3.8　Caroli 病

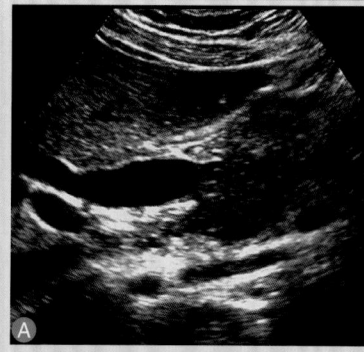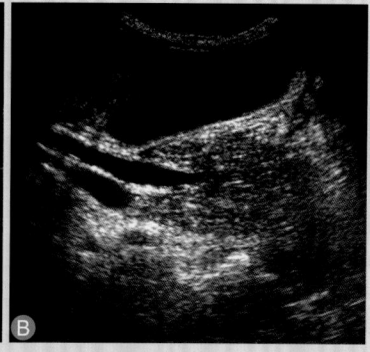

A.胰腺癌,胆总管突然缩窄、梗阻上方胆管扩张膨隆、可见梗阻性肿物是恶性梗阻的几个典型征象;B.胰腺炎,胆管逐渐变细提示良性病因,注意因邻近炎症波及而出现的胆囊壁轻度增厚。

图 3.9　外因引起的胆总管梗阻

胆道梗阻的原因

良性病变

肝外胆管结石[a]

胆道出血[a]

先天性胆道疾病

　　Caroli病[a]

　　胆总管囊肿

胆管炎

　　感染性

急性化脓性胆管炎[a]

胆道寄生虫[a]

复发性化脓性胆管炎[a]

人类免疫缺陷病毒相关胆管病变

　　硬化性胆管炎

肿瘤

胆管癌

胆囊癌

局部浸润性肿瘤(尤其是胰腺癌)

壶腹部肿瘤

转移瘤

外压性病变

Mirizzi综合征[a]

胰腺炎

淋巴结肿大

注:[a]可引起疼痛性黄疸。

- 如果扩张,到什么水平?
- 梗阻的原因是什么?

(六)肝外胆管结石

胆管结石可分为原发性和继发性两种。原发性肝外胆管结石是指结石形成于胆道内,通常由胆红素钙结晶(色素结石)组成,其病因通常与引起胆管狭窄或扩张的疾病导致胆汁瘀滞有关,具体如下。

- 硬化性胆管炎。
- Caroli病。
- 肝脏寄生虫感染(如华支睾吸虫、肝片吸虫、蛔虫)。
- 慢性溶血性疾病,如镰状细胞病。
- 既往胆道手术病史,如胆肠吻合术。

继发性肝外胆管结石是结石由胆囊掉落至胆总管内所致。原发性肝外胆管结石主要发生于东亚,其他地区相对罕见;继发性肝外胆管结石则与胆囊结石的全球广泛分布一致,十分常见。有症状的胆囊结石患者中8%~18%发现胆管结石。

(七)肝内胆管结石

谐波成像和空间复合成像可以提高检出肝内胆管小结石的能力,尤其是在胆管扩张时。磁共振胰胆管造影和其他胆道成像模式则很难发现肝内胆管小结石。由于结石在超声成像上有较高对比度,超声检查通常是肝内胆管结石的首选检查方法。

结石的大小和成分决定其超声表现(图3.10,动图3.2)。大多数结石呈高回声伴后方声影,而小结石(<5 mm)或软色素结石(特别是在复发性化脓性胆管炎患者中)可能不会显示声影。当胆管内充满结石时,我们不会看到单个结石,而是看到一条明亮的线状回声伴后方声影。如果在肝汇管区发现与门静脉平行走行、呈孤立或线状回声,伴或不伴后方声影,应怀疑结石可能。谐波成像提高了图像对比度和声影检出率,建议用于胆道的常规评估。

(八)胆总管结石

大多数胆总管结石位于胆管远端,靠近或位于壶腹部。因此,超声评估应包括对整个胆管的评估,重点是壶腹周围区。然而,壶腹周围区通常是最难显示的部位,因其可能被肠气遮挡,使得远端胆总管结石检测困难。改进方法包括以下几种。

- 改变患者体位:胆总管可在仰卧位、左侧卧位和站立位进行检查。改变脏器和肠气的相对位置可以改善远端胆管的观察。
- 选择合适声窗:肋下切面对评估肝门区和近

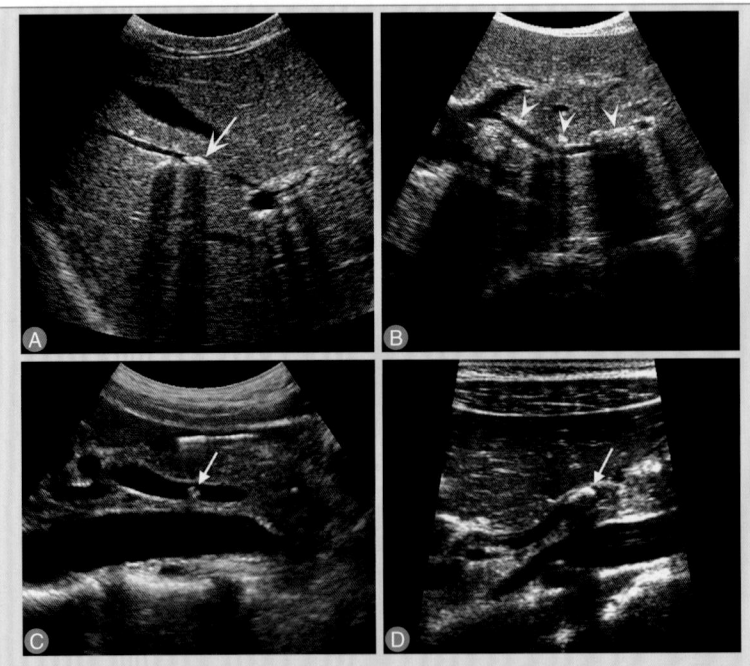

A.肝内胆管结石,在肝右叶中看到小石头(箭头)及声影,注意较大结石近端的扩张胆管;B.肝左叶中的多个结石簇集(箭头)呈现为带声影的线状回声结构。两位患者(图A、图B)都患有囊性纤维化。C、D.为胆总管结石,图C患者小结石(箭头)可能不伴声影,图D患者伴有后方声影的远端胆管结石(箭头)。参见动图3.2,动图3.3。

图3.10 胆总管结石

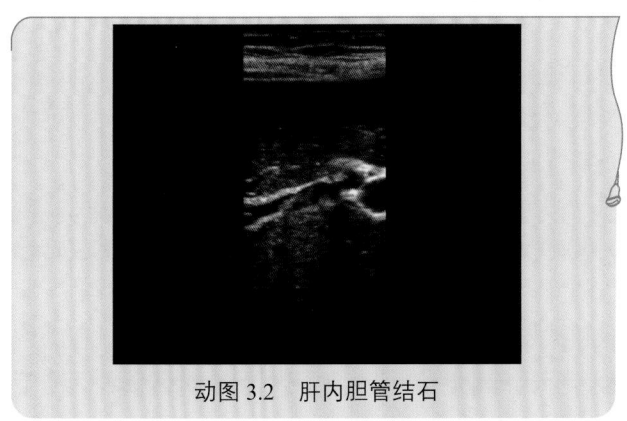

动图3.2　肝内胆管结石

端胆总管最有用。远端胆总管的观察则适宜从上腹部探查。

- 进行探头加压：对上腹部加压可使肠管塌陷并排出阻碍观察的肠气。
- 详细评估远端胆总管：胰腺段胆总管的最佳观察方法是胰头横断面扫查。一旦发现扩张的胆总管，只需轻轻移动探头至管径变化处，通常就能发现远端嵌顿的结石，否则可能漏诊。类似地，也可通过胰头矢状切面显示扩张的胆总管，然后轻轻滑动探头至管径变化处，即可见到远端嵌顿的结石。如果胆囊扩张，可以作为其声窗，显示远端胆总管和壶腹周围区。

胆总管结石的典型声像是圆形病灶伴后方声影（图3.10，动图3.3）。需要注意的是，因为嵌顿的远端胆总管结石紧贴胆管壁、无液体包绕，外侧缘显示不清，因此，相比常有胆汁衬托的胆囊和近端胆管结石，远端胆总管结石更难被检出。小结石可能不伴后方声影，而是表现为多重反射。了解胆总管结石的这些声像有助于提高其检出率。

胆总管结石需要与血凝块（胆道出血）、十二指肠乳头肿瘤及胆泥等鉴别，这些均不伴后方声影。亦需要与肝门区的手术夹鉴别，其主要源自既往的胆囊切除术，表现为线性回声伴后方声影。手术夹短、回声更强，无胆管扩张、有胆囊缺如，据此可与结石鉴别。

（九）Mirizzi综合征

Mirizzi综合征是一种临床综合征，主要症状为黄疸、疼痛和发热，是由结石嵌顿在胆囊管中引起肝总管梗阻所致。最常发生在胆囊管与肝总管平行走行时。结石常嵌顿在远端胆囊管内，伴随的炎症和水肿导致邻近肝总管阻塞。胆囊管阻塞会导致胆囊炎反复发作，嵌顿的结石可能会侵蚀到肝总管，导致胆囊-胆总管瘘和胆道阻塞。识别瘘管并发症（称为Mirizzi综合征Ⅱ型）很重要，因为需要手术治疗以修复瘘管。其他并发症如急性胆囊炎、胆管炎甚至胰腺炎均亦可能发生。

超声检查时，如果发现急性或慢性胆囊炎合并胆道梗阻、肝总管水平以上胆管扩张，应考虑Mirizzi综合征可能。胆囊具有急性胆囊炎的征象，可增大，也可不增大。梗阻部位可见胆囊管结石嵌顿、结石周围组织水肿（图3.11）。

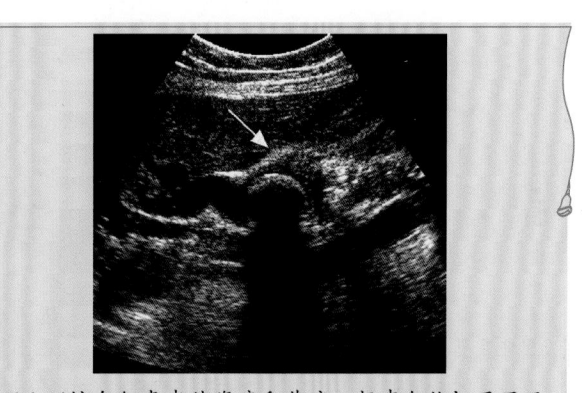

Mirizzi综合征患者伴腹痛和黄疸。超声矢状切面显示胆总管被远端胆囊管中的大结石压迫阻塞而扩张。这种征象易被误认为是胆总管结石。图中可见胆囊管的管壁增厚（箭头）。

图3.11　Mirizzi综合征

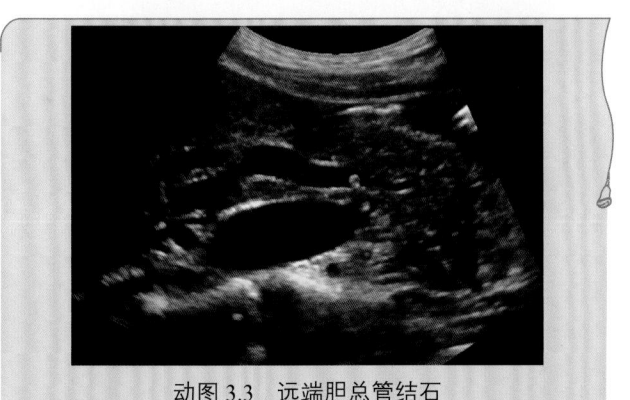

动图3.3　远端胆总管结石

（十）胆道出血

约65%的胆道出血病因是医源性胆道损伤，主要由经皮胆道手术或肝活检所致，其他原因包括胆管炎或胆囊炎（10%）、血管畸形或动脉瘤（7%）、腹部创伤（6%）和恶性肿瘤（7%，尤其是肝细胞癌和胆管癌）。疼痛、胃肠道出血和黄疸是就诊时的常见主诉。除了偶尔严重的出血外，很少发生并发症，并发症主要包括胆囊炎、胆管炎和胰腺炎。

胆管内的出血与其他部位的血凝块表现相似（图3.12）。大多数情况下，血凝块呈等回声或混合回声，并且可回缩，与胆道形状一致。有时胆道出血也可能呈中央低回声的管道状。急性出血呈液性低回声。凝血块可移动，常流入胆囊。临床病史对诊断至关重要。

（十一）胆管积气

胆道内的气体通常来自既往的胆道介入操作、胆肠吻合术或胆总管支架置入术。在急腹症中，胆管积气可能主要由3种疾病引起。第一，气肿性胆囊炎可能导致胆管积气，这部分主要在"急性胆囊炎"中讨论；第二，由胆总管结石引起的炎症可能会导致管壁侵蚀，进而导致胆总管-十二指肠瘘；第三，迁延不愈的急性胆囊炎可导致邻近肠管侵蚀，最常见的是十二指肠或横结肠，可导致胆囊-肠瘘，随后，结石可能会从胆囊进入肠道，并可能导致胃或小肠梗阻，称为胆石性肠梗阻。

胆管中的气体具有特征性的声像。可见沿汇管区分布的明亮的线性回声结构，位置不固定（图3.13）。气体较多时可见后方云雾状声影、混响和振铃伪像。改变体位时气体随之移动，有助诊断。广泛的动脉钙化，尤其见于糖尿病患者，需与胆道积气鉴别。

（十二）胆道感染

1. 急性（细菌性，上行性）胆管炎

胆道梗阻是细菌性胆管炎的重要病因，85%的

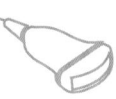

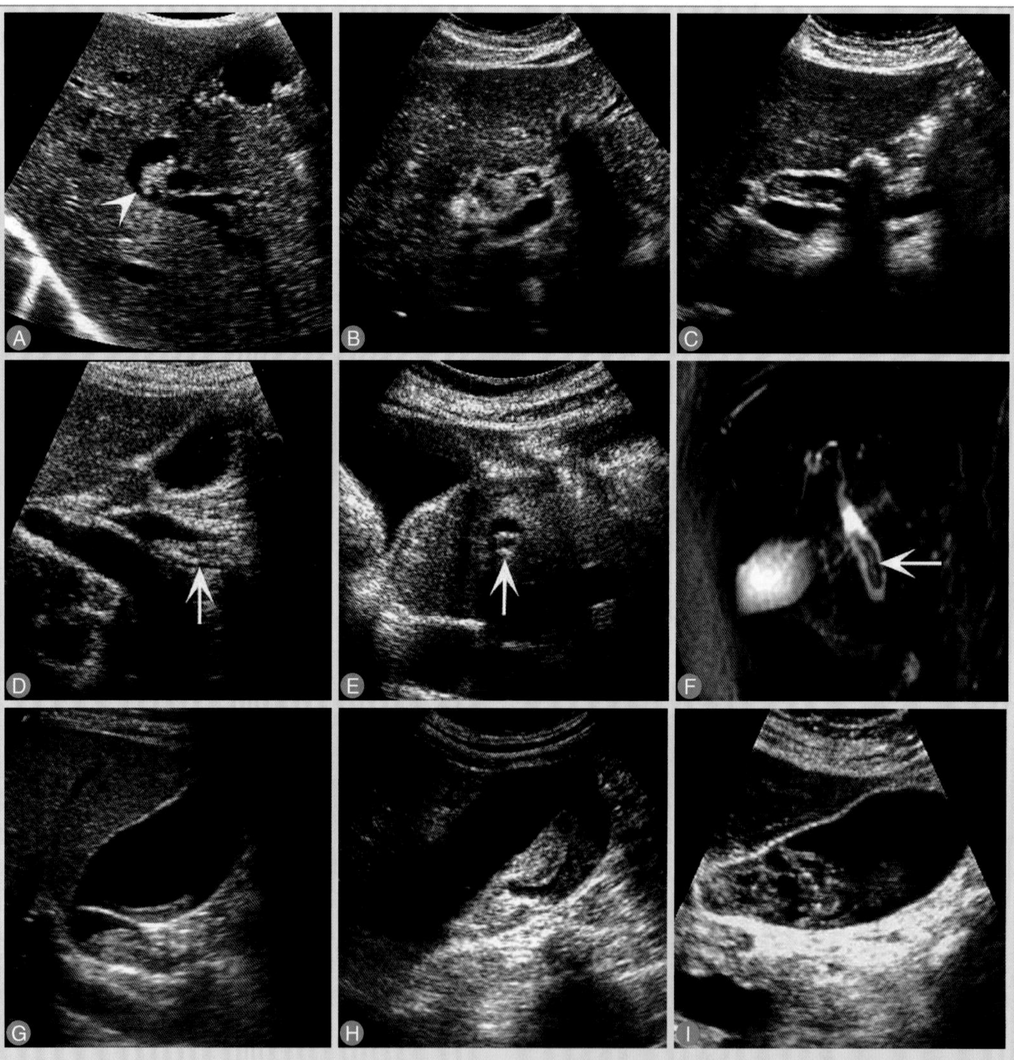

A.胰腺肿瘤导致胆道梗阻的患者，插入胆道引流管后，扩张的胆管内可见等回声血凝块（箭头）；B、C.2位患者肝活检后胆管内可见等回声血凝块；D、E.2位接受抗凝治疗的患者发生自发性胆道出血，注意血凝块呈中央低回声（箭头）的管状表现；F.相应的磁共振胰胆管造影图像表现类似；G～I.3位不同患者出现胆囊内血凝块，所有患者在肝活检后均出现疼痛，图H中需注意血凝块特征性的斜行边缘。

图3.12　胆道出血的超声表现

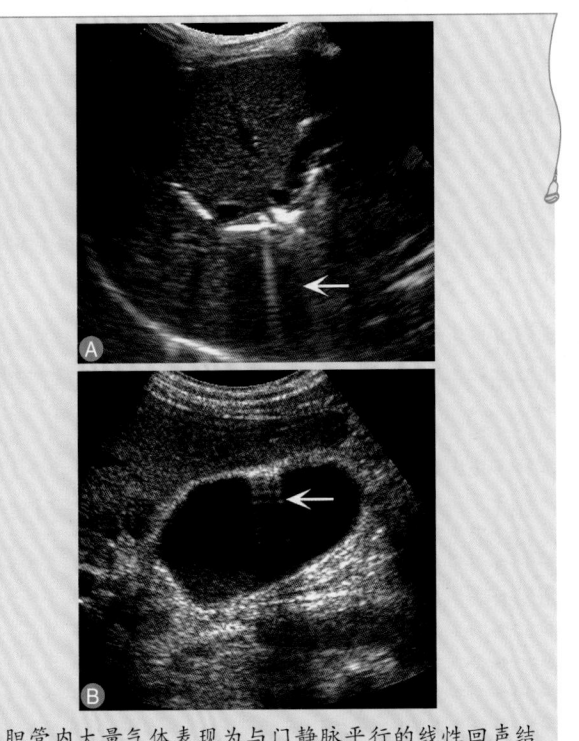

A.胆管内大量气体表现为与门静脉平行的线性回声结构，注意云雾状声影（箭头）和振铃伪像；B.胆囊积气，胆管积气常蔓延至胆囊，注意振铃伪像（箭头）。

图3.13 胆管积气

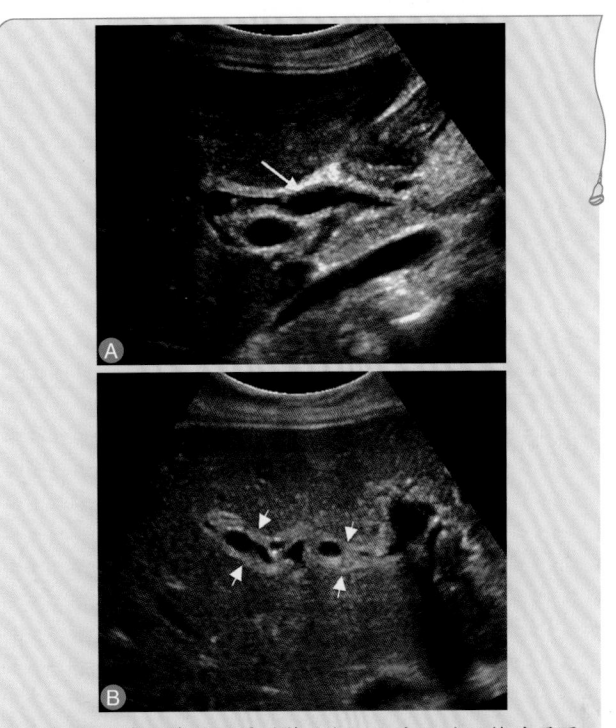

A.扩张胆管的管壁增厚（箭头）；B.广泛的门静脉周围水肿表现为门静脉周围组织增厚（箭头）。

图3.14 急性细菌性胆管炎

病例与胆总管结石有关。其他梗阻原因包括外伤或手术导致的胆道狭窄、胆总管囊肿等先天性疾病和部分阻塞性肿瘤。引起胆道完全梗阻的内源性或外源性肿瘤在胆道有创治疗前很少引起化脓性胆管炎。临床表现通常是发热（≈90%）、右上腹痛（≈70%）及黄疸（≈60%），即典型的Charcot三联征。绝大多数患者白细胞增多，或至少白细胞核左移，血清碱性磷酸酶和胆红素水平升高，血清转氨酶通常轻度上升，偶尔在疾病早期由于胆管内压力突然升高，血清转氨酶可高于1000。最常见为革兰阴性肠道菌细菌感染，常在血培养中检出。

急性胆管炎是一种临床急症。推荐超声检查作为首选影像学方法，以确定梗阻原因和梗阻水平，并排除其他疾病，如胆囊炎、急性肝炎和Mirizzi综合征。在对可能患有急性胆道疾病的患者进行初步评估时，超声检查比CT更准确，比MRI、超声内镜和内镜逆行胰胆管造影更实用。

细菌性胆管炎的超声表现包括以下几点（图3.14）。
- 胆管扩张。
- 肝外胆管结石和胆泥。
- 胆管壁增厚。
- 肝脓肿。

超声能够发现可能存在的胆管扩张。在大多数患者中，胆总管直径大于6 mm被认为是异常的。肝内胆管轻微扩张经常被忽视，应着重观察。这包括通过肋下斜切扫查肝门区以测量左肝管和右肝管的管径，以及评估胆总管，其管径可能在正常范围内，却可能呈现出一种"张力大"或充盈的形态。75%的胆道感染患者可出现胆管扩张。如果合并结石，通常位于胆总管远端，结石可能是可移动的，可导致间歇性胆道梗阻。胆管内很少见到气体，因此，在无胆道操作史的情况下如果出现胆管积气，则提示存在胆总管-肠瘘可能（图3.15，动图3.4）。与其他引起胆管炎的疾病类似，可能出现胆管壁增厚，并可能累及胆囊。肝内可能出现多发小脓肿，有时聚集在一个肝叶或肝段内，往往在脓肿液化后更易被超声发现，常见于病程后期。

2. 肝吸虫

肝片吸虫病：肝片吸虫病在包括亚洲、欧洲、北非和南美洲（主要是秘鲁和玻利维亚）各个地区流行，但分布不均。肝片吸虫病主要是由于食用了被肝片吸虫幼虫（囊蚴）污染的水或生蔬菜。感染共分两个阶段：急性期，持续3～5个月；慢性期，可能持续数年至10年以上。急性期时，幼虫肝片吸虫病的影像学表现取决于感染的阶段。在急性期，超声检查以非特异性表现为主，包括肝脏肿大、肝门部淋巴结肿大和低或混合回声病灶（图3.16）。肝脏病灶通常多发、互相融合、位于肝包膜下、边界不清，存在于约90%的患者中。幼虫移行道表现为肝脏外周部蛇形排列的簇状小囊，这一特异征象在CT和MRI上可更好地显示。连续随访可见疾病缓慢进展，病灶逐渐向心性迁移，伴门静脉周围淋巴管扩张。疾病慢性胆管期的超声表现更具特异性，表现为胆管扩张，胆囊和胆管内可见扁平的、可移动的物体，即肝吸虫虫体（图3.17）。然而，最常见的表现是胆囊和胆管壁增厚。在一个纳入87例患者的研究中，37%的患者胆囊内可见存活的肝吸虫。

华支睾吸虫病和后睾吸虫病。华支睾吸虫（东亚和东南亚流行）、麝后睾吸虫（柬埔寨、老挝、泰国和越南流行）和猫后睾吸虫（中亚、俄罗斯和乌

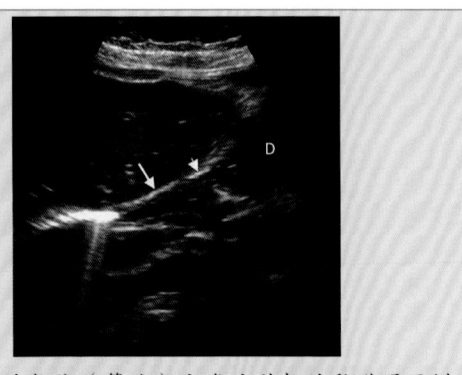

胆总管内的气体（箭头）和炎症引起的黏膜明显增厚。瘘管（短箭头）通向十二指肠球部（D）。参见动图3.4。

图 3.15　胆总管十二指肠瘘

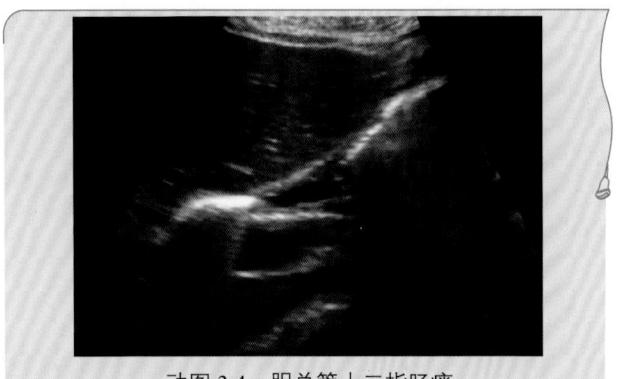

动图 3.4　胆总管十二指肠瘘

通过肠壁、腹膜腔和肝包膜迁移至肝实质内。患者可能出现急性右上腹痛、肝脏肿大和持续发热。幼虫最终的目的地是胆管，幼虫在胆管内成熟并产卵，即为感染的慢性期。成熟的肝片吸虫可在胆管内显示，它是肝脏中最大的片吸虫，长20～40 mm，呈扁平状，厚约1 mm。患者症状多与胆道梗阻相关，伴有间歇性黄疸、发热和肝内脓肿。一半患者在慢性期无症状。

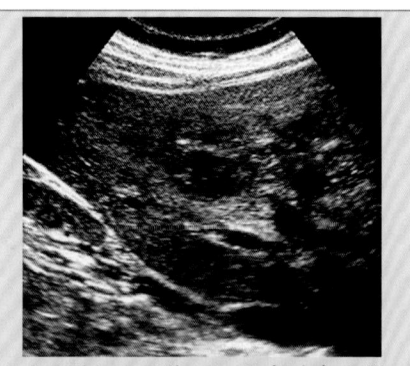

通过肝右叶的斜切面图像显示肝实质中边界不清的低回声病灶。患者常出现发热和疼痛。

图 3.16　肝片吸虫感染，急性（实质）期

（Courtesy of Dr. Adnan Kabaalioglu, Akdeniz University Hospital, Antalya, Turkey.）

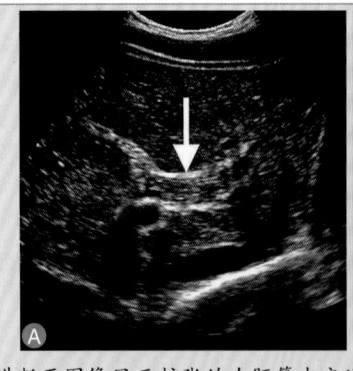 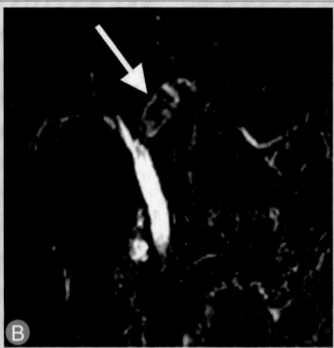 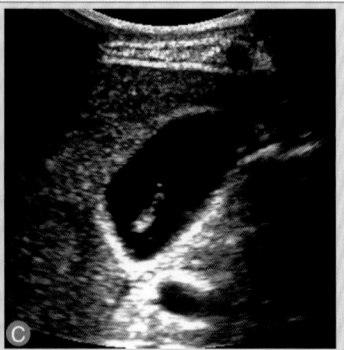

A.左肝横断面图像显示扩张的左肝管内充满实性回声（箭头），代表寄生虫和碎屑；B.相应的磁共振胰胆管造影图像显示相同的扩张胆管（箭头）；C.胆囊矢状切面图像显示一个扁平的漂浮的实体，即寄生虫。发现虫体运动可助诊断。患者在感染的慢性期很少或没有症状。

图 3.17　肝片吸虫感染，慢性（胆道）期

克兰流行）在形态和生命周期上相似，但它们的地理分布不同。通过摄入被幼虫（囊状幼虫）污染的生鱼（鲤鱼）而感染，这些幼虫通过胆道口壶腹沿胆管向上迁移，然后在中小型肝内胆管内成熟和存活。成熟的虫体比肝片吸虫小，一般为 8～15 mm。华支睾吸虫和麝后睾吸虫感染的急性期往往没有症状。感染可能持续几年或几十年。

华支睾吸虫和麝后睾吸虫感染的超声表现类似，一般在中重度感染患者中才出现。主要表现为肝脏周边区胆管弥漫性扩张，而中央胆管及肝外胆管管径正常或仅轻微扩张（图3.18）。肝脏周边区肝内胆管扩张是由于吸虫嗜中小胆管。门静脉周围回声增强（可能表示水肿）和胆囊中的漂浮回声（代表幼虫或碎屑）提示活动性感染。即使经过治疗，胆道扩张仍可能持续存在。这些吸虫的慢性感染与胆管癌直接相关，并可能是复发性化脓性胆管炎的原因之一。目前，尚未系统性地总结猫后睾吸虫感染的影像学表现。

3. 复发性化脓性胆管炎

复发性化脓性胆管炎，亦称为肝胆管结石和东方胆管肝炎（现已废弃），是一种以慢性胆道梗阻、胆汁淤积和结石形成为特征的疾病，可导致急性化脓性胆管炎反复发作。其发病率在东南亚和东亚最高，在其他人群中罕见且散发。尽管肝吸虫感染（尤其是华支睾吸虫）、营养不良和门静脉菌血症都与之有关，但复发性化脓性胆管炎的病因仍然不明。病变可能累及肝脏的任何节段，但最常累及肝左外叶。此病的急性并发症（尤其是败血症）是致命的，且可能需要紧急经皮胆道减压或手术治疗。慢性胆汁淤积和炎症最终导致受累肝段严重萎缩。胆汁性肝硬化和胆管癌是此病的远期并发症。肝胆管结石的治疗以反复扩张胆管和取石为主。

超声常用于筛查和监测复发性化脓性胆管炎，其典型的超声表现是扩张的胆管内充满胆泥和结石，局限于一个或多个肝段（图3.19，图3.20）。有时表现为肝内多发肿块样病变，仔细探查发现病变位于极度扩张的胆管内。胆管内容物可呈低回声或等回声，结石可能不伴后方声影。当受累肝段严重

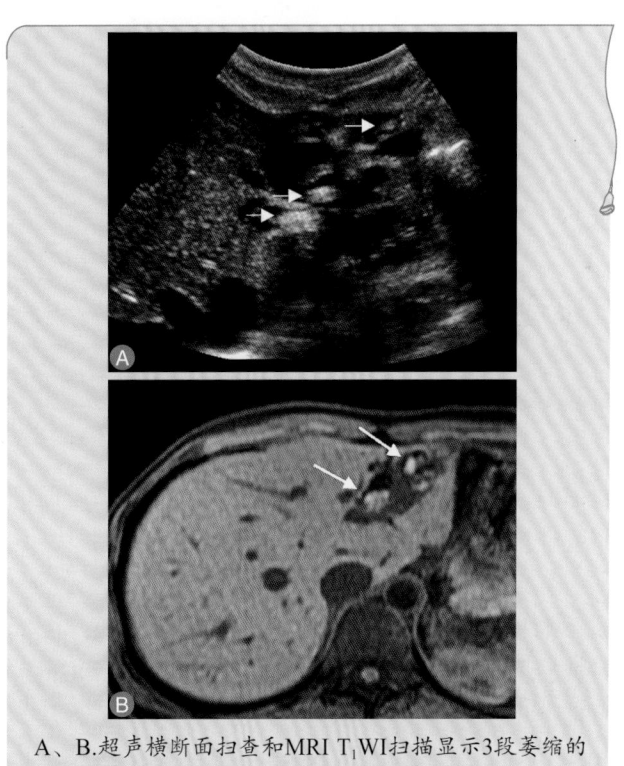

A、B. 超声横断面扫查和MRI T_1WI扫描显示3段萎缩的肝实质及其内扩张的、充满结石的胆管（箭头）。

图 3.19　节段性复发性化脓性胆管炎

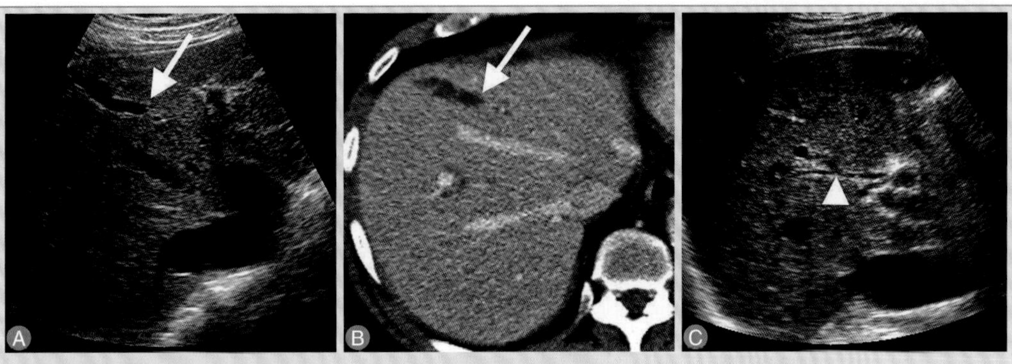

A. 横断面显示肝脏外周区域胆管扩张（箭头），梗阻原因不明，在肝脏其他位置发现了一些其他扩张的外周胆管（未显示）；B. 同一扩张胆管的CT图像；C. 右肝横断面图像显示正常管径的右肝管（箭头），这是一个常见的征象，从少数扩张的胆管推测其为轻度感染。

图 3.18　华支睾吸虫感染

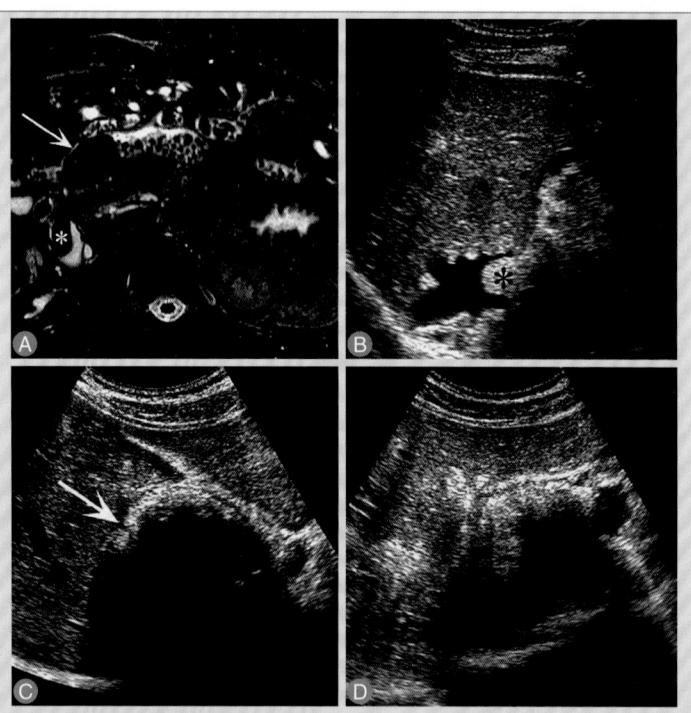

A.肝脏横断面磁共振胰胆管造影显示胆管明显扩张，充满结石；B.右肝横断面显示扩张的右肝后叶胆管中有一个大结石（*），与磁共振胰胆管造影图像相对应；C.中央胆管（箭头）中的巨大结石，后方声影明显；D.左肝多发小结石，在声像图上表现为肿块样的实性回声团，这是复发性化脓性胆管炎最常见的表现，尤其是合并肝实质萎缩时。

图3.20 复发性化脓性胆管炎

萎缩时，可能仅存在极少量的肝实质，充满结石的胆管聚集在一起，声像近似一个回声杂乱的肿块。

4. 蛔虫病

蛔虫是一种寄生性线虫，全世界约有1/4的人口被感染。它通过粪口途径传播，最常见于儿童，可能与儿童卫生习惯较差有关。虫体长度通常为20~30 cm，直径可达6 mm。最常寄生于小肠，也可通过胆道口壶腹逆行进入胆道系统，引起急性胆道梗阻。感染者常无症状，也可能出现胆绞痛、胆管炎、非结石性胆囊炎、胰腺炎等。

胆道蛔虫病的超声表现取决于检查时胆管内虫体的数量。单个虫体最为常见，表现为胆管腔内的管状或平行线状回声，胆道支架声像与之相似，应结合病史排除；横断面上，胆管壁包绕着圆形的虫体，呈靶状。虫体也可能折叠，在胆道系统的任何部位都可能出现，包括深入肝实质、靠近肝包膜、进入胆囊腔等。扫查时如果观察到虫体运动则有助于诊断。感染量大时，多条虫体聚积在扩张的胆道内，似意大利面。在少数情况下，虫体仅表现为胆管腔回声缺失，无明确形状，增加了诊断难度。

5. 人类免疫缺陷病毒相关胆管病变

人类免疫缺陷病毒相关胆管病变也称为获得性免疫缺陷综合征胆管炎，是人类免疫缺陷病毒感染晚期出现的一种胆道系统炎性病变。它通常由机会性感染引起，因此常发生在CD4计数小于100的患者中。患者表现为严重的右上腹或上腹痛、不伴黄疸的胆汁淤积症状、血清碱性磷酸酶显著升高、胆红素水平正常。大多数患者可检测出病原体，通常是隐孢子虫，少数情况下为巨细胞病毒。

超声检查被认为是评估人类免疫缺陷病毒相关胆管病变的首选影像学检查（图3.21）。缺乏相关超声表现即可排除这一疾病。其超声表现包括以下几点。

• 肝内、外胆道系统的胆管壁增厚。

• 与原发性硬化性胆管炎相同的局灶性胆道狭窄和扩张。

• 由十二指肠乳头炎症、狭窄（乳头狭窄）引起的胆总管扩张，发炎的乳头表现为向远端胆管内突出的结节状回声。

• 胆囊壁弥漫性增厚。

（十三）免疫相关胆道疾病

1. 原发性胆汁性肝硬化与自身免疫性胆管炎

原发性胆汁性肝硬化和自身免疫性胆管炎（也

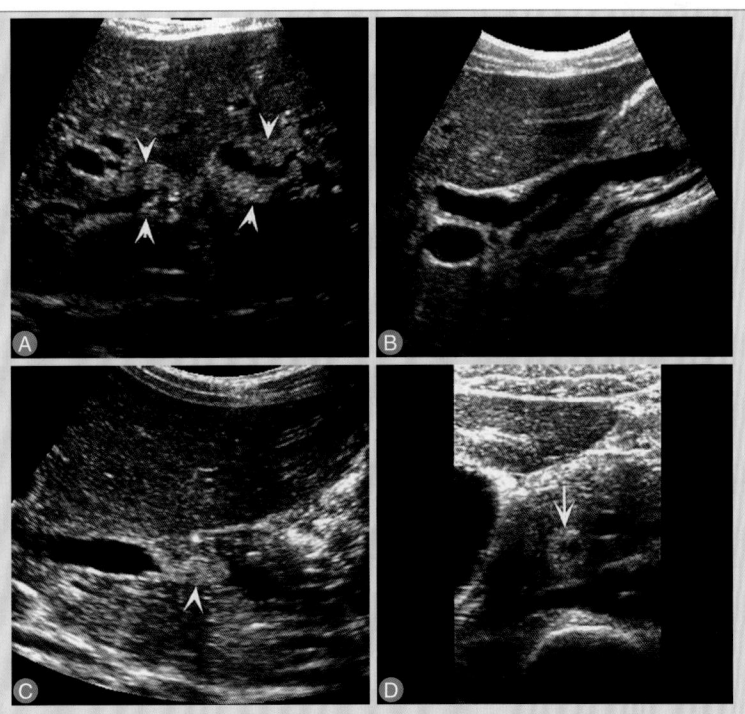

A.肝内胆管树，注意包绕肝门部胆管的厚壁样组织回声（箭头），导致胆管不规则狭窄；B.胆总管扩张，胆管壁不规则；C.乳头狭窄，扩张的胆总管在炎性肿大的乳头处突然变细（箭头）；D.壶腹（箭头）横断面，增大且回声增强，位于胰头背面。

图3.21　人类免疫缺陷病毒相关胆管病变

称为自身免疫性胆管病）累及肝内小胆管，影像学检查难以显示。我们仅能观察到由胆汁性肝硬化引起的肝脏大体结构的变化。胆汁性肝硬化是由各种原因引起的慢性、弥漫性胆道梗阻发展而来，表现为弥漫性的肝脏肿大（肝病终末期除外）。

2.原发性硬化性胆管炎

硬化性胆管炎是一种胆道系统的慢性炎症性疾病。无明确病因者称为原发性硬化性胆管炎。

原发性硬化性胆管炎是一种累及胆道系统的慢性疾病。大、小胆管均出现伴有纤维化的炎性改变，引起胆管狭窄和胆汁淤积，并最终导致胆汁性肝硬化、门静脉高压和肝衰竭。男性发病率较高，诊断中位年龄为39岁。约80%的患者合并炎症性肠病，通常为溃疡性结肠炎，但这一相关性在非西方人群中较弱。该病也可伴发其他自身免疫性疾病。

多数原发性硬化性胆管炎患者没有症状。超声检查是其多种检查手段综合评估的重要组成部分。由于空间分辨率高，超声能够检测出磁共振胰胆管造影不易发现的微小早期病变。声像图上可见胆管壁不同程度地不规则、环状增厚，胆管腔受压、缩小（图3.22，动图3.5，动图3.6），继而造成胆管的局部狭窄和扩张。肝外胆管病变较易观察。而肝内胆管病变则需检查者在高度怀疑的情况下，仔细地扫查各个肝段的汇管区结构才能发现。胆管黏膜不规则增厚是要寻找的关键征象。有早期研究显示，25%的患者肝内胆管病变超声不能显示。15%~20%的患者病变累及胆囊和胆囊管。过去认为如果发现肝外胆管结石应排除该病，现在则认为肝外胆管结石是原发性硬化性胆管炎的一种并发症，且多见于有症状的患者。这种结石通常没有声影

继发性硬化性胆管炎的病因
IgG4相关性硬化性胆管炎
AIDS胆管病
胆管肿瘤[a]
胆道手术，外伤
肝外胆管结石
先天性胆道异常
缺血性胆管狭窄
与动脉内输注氟尿苷相关的毒性狭窄
包虫囊肿治疗后

注：[a]之前未诊断原发性硬化性胆管炎。
资料来源：Modified from Narayanan Menon KV, Wiesner RH. Etiology and natural history of primary sclerosing cholangitis.J Hepatobiliary Pancreat Surg.1999；6（4）：343-351.

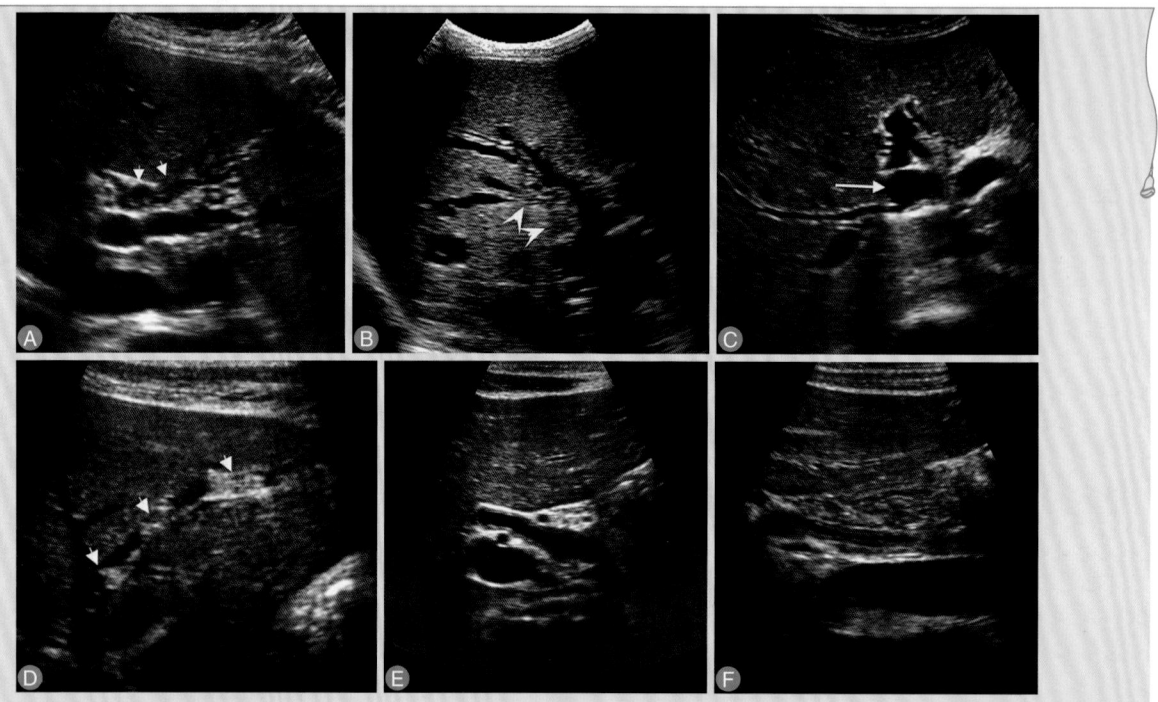

A.等回声的炎症组织导致左右肝管闭塞（箭头），近端胆管扩张；B.扩张的肝内胆管呈"鼠尾"状向肝门延伸，低回声的胆管/胆管周围组织导致中央胆管阻塞（箭头）；C.偶尔可见胆管囊状憩室（箭头），可能是由于远端胆管梗阻所致；D.可见胆管内结石（箭头），通常无后方声影；E、F.胆总管壁中、重度增厚。注意中央极窄的无回声管腔边缘呈细锯齿状。另参见动图3.5、动图3.6。

图3.22 原发性硬化性胆管炎

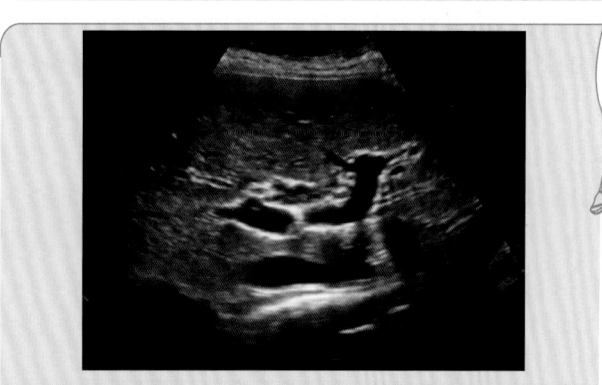

动图3.5 原发性硬化性胆管炎（1）

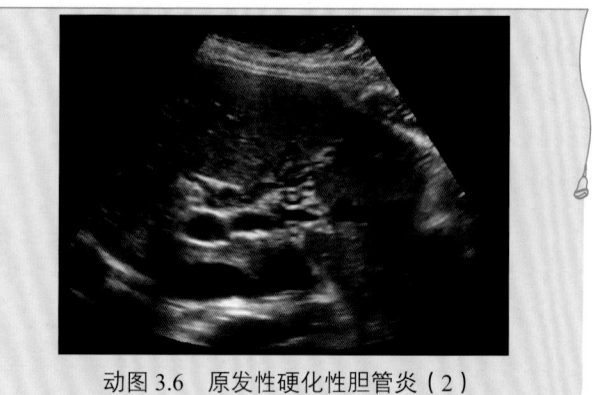

动图3.6 原发性硬化性胆管炎（2）

（图3.22D），很容易漏诊，应注意寻找，尤其当患者的淤胆性肝酶显著升高时。原发性硬化性胆管炎患者也会有胆汁性肝硬化的表现，包括肝脏肿大和肝门部淋巴结肿大。晚期病例可见肝硬化征象，通常表现为弥漫性肝脏萎缩，有时也表现为肝脏周边区域萎缩但中央区域肥大的不均衡表现。

7%～30%的原发性硬化性胆管炎患者会并发胆管癌，在这种情况下，胆管癌的诊断十分困难。病情进展迅速或发现肿块对诊断有提示作用（图3.23，动图3.7，动图3.8）。终末期需行肝移植。然而，有1%～20%的患者移植后复发。

3.IgG4 相关性胆管炎

免疫球蛋白G亚型4（IgG4）相关性胆管炎是IgG4相关性疾病或多灶性系统性纤维硬化症的胆道表现。该病的确切病因尚不清楚，但在大多数患者中，它与血清免疫球蛋白G、特别是IgG4水平升高有关。在腹部，最常受累的是胰腺，导致自身免疫性胰腺炎，其次是胆道系统和胆囊、肾脏（间质性肾炎）及腹膜后（腹膜后纤维化）。唾液腺或泪腺疾病史也很常见。患者以老年人为主，男性更常见。与原发性硬化性胆管炎不同，该病通常对激素治疗敏感。IgG4相关性胆管炎对大、小胆管都有影响。胆管周围可见淋巴浆细胞浸润及纤维化，引起胆管狭窄；如不治疗可导致肝硬化。由于该病的影像学表现与原发性硬化性胆管炎相似，因此常被误诊。

一些特征有助于两者的鉴别诊断，或至少可以指导临床医师做进一步的检查。IgG4相关性疾病患者通常年龄较大，病情有自行缓解或好转可能。其胆管壁增厚可能比原发性硬化性胆管炎更为明显（单侧壁厚＞3 mm），可呈团块状（图3.24）。与原发性硬化性胆管炎的跳跃性病变不同，IgG4相关性胆管炎胆管狭窄病变更长且连续。黏膜不规则性是原发性硬化性胆管炎的一个重要特征，但在IgG4相关性胆管炎中却少见。很多IgG4相关性胆管炎患者同时合并其他脏器病变，超声扫查时应注意寻找；如果发现胰腺受累基本可以作出诊断。病变大多可在激素治疗开始后数周内改善。

（十四）胆管癌

胆管癌是一种罕见的肿瘤，可发生于胆道系统的任何部位。其发病率有地域差异，在具有已知风险因素的人群中发病率最高。总发病率在美国为（1~2）/100 000，其他西方国家为（2~6）/100 000，日本为5.5/100 000，而泰国东北部因麝后睾吸虫病流行，发病率为130/100 000。胆管癌的发病率随着年龄的增长而增加，在70~80岁最高。大多数胆管癌是散发性的，但存在一些危险因素，通常与慢性胆汁淤积和炎症有关。在西方国家，原发性硬化性胆管炎是胆管癌最常见的危险因素，这些患者发生临床可检测胆管癌的终生风险约为10%。其他人群中最常见的危险因素是复发性胆道感染和结石。

根据解剖位置，胆管癌分为：肝内胆管癌，也称为周围型胆管癌（约10%）；肝门部胆管癌，也称为Klatskin瘤（约60%）；远端胆管癌（约30%）。约90%的胆管癌为腺癌，其次为鳞癌。大体上，胆管癌分为3个亚型：硬化型、结节型、乳头型，前两个亚型经常同时出现。结节硬化型肿瘤是最常见的亚型，表现为质硬肿块围绕受累胆管并使其变窄，同时有胆管内结节状病变。大多数肝门部胆管癌就属于结节硬化型。结节硬化型胆管癌可引起显著的促结缔组织增生反应，其播散形式通常表现为沿受累胆管、神经和淋巴周围间隙的管周播散，以及沿胆管内皮下的管内播散。乳头型胆管癌约占10%，最常见于远端胆总管。表现为胆管内息肉样肿物，受累胆管扩张而非缩窄。

A.扩张的胆管中央见一浸润性肿块；B.在超声造影静脉期，肿瘤边缘和范围显示得更清晰，并且，检出灰阶超声扫查时未发现的肝包膜下卫星病灶。另参见动图3.7，动图3.8。

图3.23　原发性硬化性胆管炎并发胆管癌

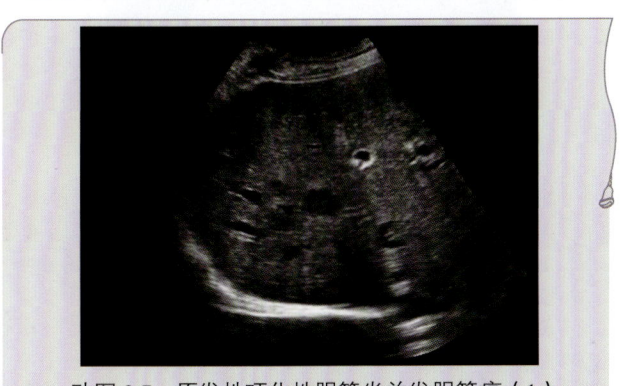

动图3.7　原发性硬化性胆管炎并发胆管癌（1）

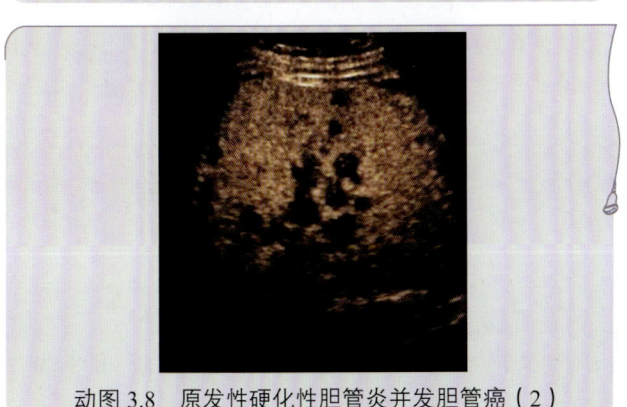

动图3.8　原发性硬化性胆管炎并发胆管癌（2）

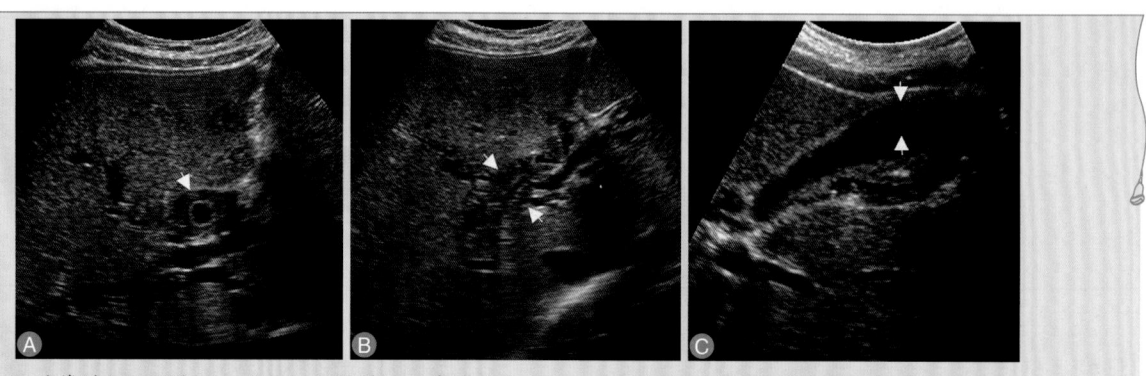

A.肝门处肝总管横断面图像显示明显环状增厚的胆管壁（箭头），比原发性硬化性胆管炎更为明显；B.比图A略偏头侧的横断面显示显著的胆管周围低回声的炎症/纤维化病变（箭头）使中央胆管闭塞，注意其上游扩张的胆管；C.胆囊纵断面显示类似的向心性增厚囊壁（箭头），胆囊腔无增大。

图3.24 免疫球蛋白G亚型4（IgG4）相关性胆管炎

胆管癌的总体预后较差。在一个大的单中心系列研究中，肝内、肝门部和远端胆管癌患者的5年生存率分别为23%、6%和24%，而接受切除手术的患者的5年生存率也仅提高至44%、11%和28%。

1. 肝内胆管癌

肝内胆管癌，也称为周围型胆管癌，是胆管癌最不常见的部位，却是肝脏第二常见的原发性恶性肿瘤。它们起源于肝实质内胆管树的二级或更高级分支，其组织学起源与肝外胆管不同。肝内胆管癌的发病率一直在上升，部分原因是肝硬化患者和丙型肝炎长期感染者数量的增加。乙型肝炎最近也被确定为危险因素。因为肿块通常无法切除，预后不良。

肝内胆管癌最常表现为一个大的肝内肿块。超声图像上通常呈一个乏血供的实性肿块，内部回声多变，可表现为低回声、等回声或高回声（图3.25）。与肝细胞癌的鉴别点是其胆管阻塞发生率更高，据报道，31%的肝内胆管癌患者发生胆管阻塞，而肝细胞癌患者胆管阻塞的发生率只有2%。超声造影能帮助鉴别（更多讨论参见第一章）。然而，孤立的肝转移瘤也可能导致肝内胆管阻塞，因此可能难以鉴别。

肝内胆管癌的一个相对不常见的表现是单纯的胆管腔内肿块，称为导管内生长型肝内胆管癌。这些息肉样肿块使受累的胆管扩张，通常为三级或四级分支，在胆管腔内播散并使其充满黏蛋白。这类肿瘤预后更好，在组织学上被认为与其他肝内胆管癌不同，类似于肝外胆管乳头状瘤。导管内生长型肝内胆管癌最常表现为局限于胆管腔内的一个或多个息肉样肿块。大量黏蛋白生成，声像图上表现为

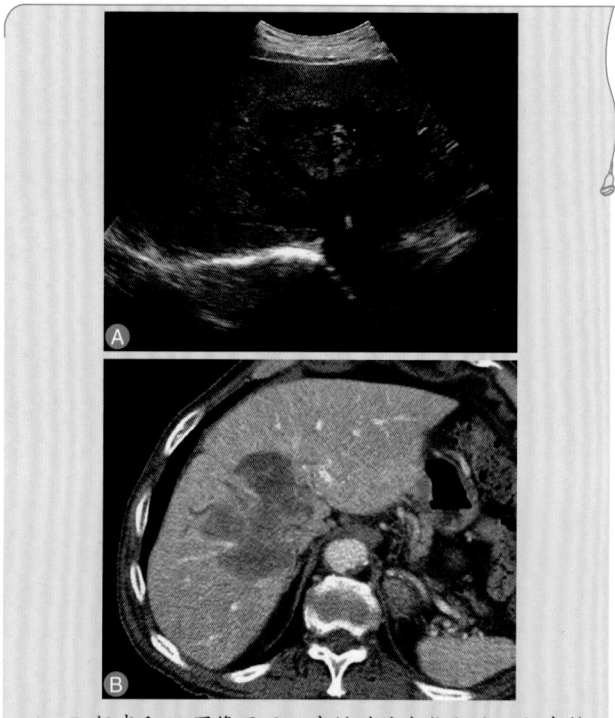

A、B.超声和CT图像显示一实性肿块包绕肝右、肝中静脉导致其狭窄，提示周围型胆管癌。

图3.25 周围型胆管癌

液液分层征，可使受累的叶胆管及其远端胆管明显扩张（图3.26）。偶尔也可表现为没有明显的局灶性肿块，这一情况出现在胆管乳头状瘤病时，由于病变累及范围广，整个胆道系统都有弥漫性乳头状腺瘤形成，较罕见。更罕见的一种表现是囊性结构内见一实性肿块，这是由于肿瘤位于与胆道系统不连通的极度膨胀的胆管内（图3.27）。

2. 肝门部胆管癌

因为肝门部胆管癌具有促结缔组织增生的特点（导致纤维组织形成）、沿管周和管内的播散模式，

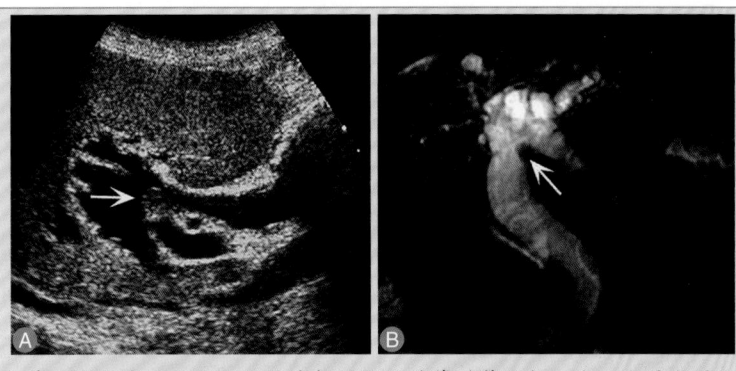

A、B.超声和磁共振胰胆管造影图像显示乳头状肿瘤起源于肝总管（箭头），由于大量黏蛋白产生而导致弥漫性胆管扩张。

图 3.26　胆管内乳头状瘤，产生黏蛋白

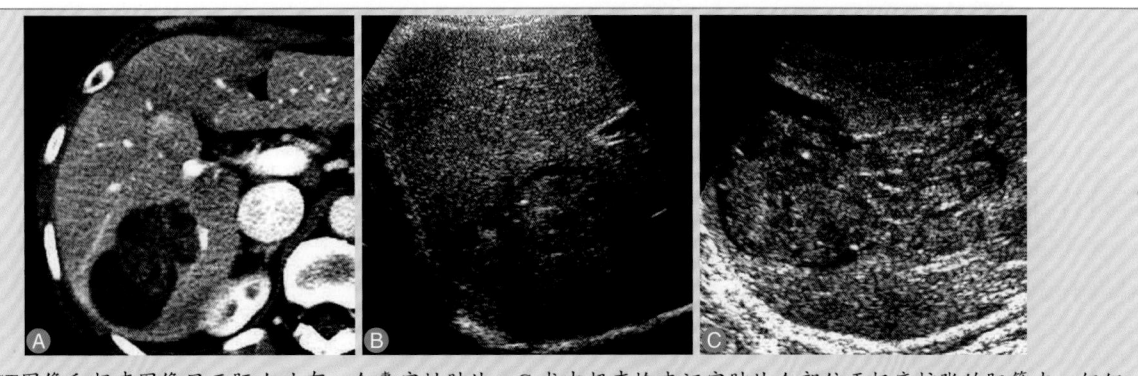

A、B.CT图像和超声图像显示肝右叶有一个囊实性肿块；C.术中超声检查证实肿块全部位于极度扩张的胆管内。组织学检查为低级别胆管癌。

图 3.27　导管内生长型肝内胆管癌

加之位于肝外、被结缔组织包围的复杂肝门部解剖结构，肝门部胆管癌的准确诊断和分期对于所有成像方式都具有挑战性。超声在肝门部胆管癌的检出和分期中起着重要的作用，因为它通常是评估这些肿瘤的首选检查。此外，超声检查通常在胆道操作和支架置入之前进行。由于胆道介入操作通常会使胆管内病变显示不清并导致继发性胆管壁增厚，因此超声检查可能是评估操作前胆管的唯一横断面检查。大多数做超声检查的肝门部胆管癌患者表现为黄疸、瘙痒和淤胆性肝脏指标升高，或症状不明显但血清碱性磷酸酶或γ-谷氨酰转肽酶水平升高。

肿瘤生长模式：肝门部胆管癌通常起源于右肝管或左肝管，既可向近端延伸至高级分支，也可向远端延伸至肝总管和对侧肝管。肿瘤既可沿胆管内皮下播散，也可沿胆管周围结缔组织播散，导致胆管阻塞或不规则狭窄。肿瘤也可突破胆管壁，累及邻近的门静脉和动脉。胆管慢性阻塞可引起受累肝叶萎缩，尤其是伴有门静脉受累时。淋巴结转移通常始于肝门的肝十二指肠韧带内（局部淋巴结），并延伸至腹腔、肠系膜上动脉、胰周和胰十二指肠后淋巴站（远处淋巴结）。通常远处转移至肝脏和腹膜表面。

治疗和分期：胆管癌的根治性治疗包括手术切除；无法手术切除的患者绝大多数在确诊后12个月内死亡。目前肝门部胆管癌的手术方式是切除受累的肝叶，并进行广泛的肝门切除，以移除延伸至对侧肝叶的肿瘤（扩大肝叶切除术）。并进行胆肠吻合引流胆汁。目前，尚无一种可广泛使用的分期系统，能够根据手术可切除性对患者进行准确分层。Jarnagin等提出了一种肝门部胆管癌术前分期系统。若行肝叶切除，残余肝脏及其内门静脉、肝动脉，其叶胆管（一级分支）断端上游一定长度范围内，理想情况下应无肿瘤。门静脉主干和肝固有动脉理想情况下也应无肿瘤。残余肝脏应无明显萎缩，否则可能无法维持肝功能。虽然局部淋巴结可以随肿瘤一起被切除，远处淋巴结转移却无法依靠手术根除。随着外科技术的进步，目前可以利用二级胆管行胆肠吻合，也能进行血管切除后重建；因此，可

肝门部胆管癌不可切除的标准
肿瘤累及双侧肝管,且达到二级胆管根部
肿瘤包绕或阻塞门静脉主干远端(临近门静脉分叉处)
一侧肝叶萎缩伴肿瘤包绕对侧门静脉分支
一侧肝叶萎缩伴肿瘤累及对侧二级胆管根部
远处转移(腹膜、肝和肺)

资料来源:With permission from Jarnagin WR.Cholangiocarcinoma of the extrahepatic bile ducts.Semin Surg Oncol.2000,19(2):156-176.

切除性的标准因患者的年龄和不同地区手术方式的选择而异。

常规和多普勒超声评估:对肝门部胆管癌的准确评估需要医师认真细致的检查。采用不同扫查切面,患者改变多种体位,熟悉胆道解剖和常见变异,可显著提高超声诊断效能。一旦检测到扩张的肝内胆管,应评估以下内容。

- 胆道梗阻水平。
- 有无肿块。
- 肝叶萎缩。
- 门静脉主干及左右支的通畅性。
- 肿瘤是否包绕肝动脉。
- 局部和远处淋巴结转移。
- 有无远处脏器转移。

肝内胆管分支扩张伴左、右肝管不相连是肝门部胆管癌的典型表现(图3.28,图3.29)。当检出扩张的胆管时,应沿着扩张的胆管向肝门部方向扫查,以确定肿瘤累及胆管哪一级分支(段胆管和更高级分支,或左、右肝管)。肿瘤向双侧延伸至段胆管者无法手术切除。

超声检查并非总能看到阻塞胆管的肿瘤。超声对肿块的检出率为21%~87%,而最近的研究显示检出率更高。不能直接看到肿块时,可以根据梗阻水平推断肿块的存在,尽管这通常会低估肿块的范围。肝叶萎缩后会导致其内扩张胆管聚集,病程较长者,还会引起对侧肝脏肥大出现肝轴移位。肝叶萎缩常伴有门静脉闭塞,因此无须切除。声像图上也可以偶然检出由不同程度的胆管和血管阻塞引起的不同肝叶回声差异(图3.30)。

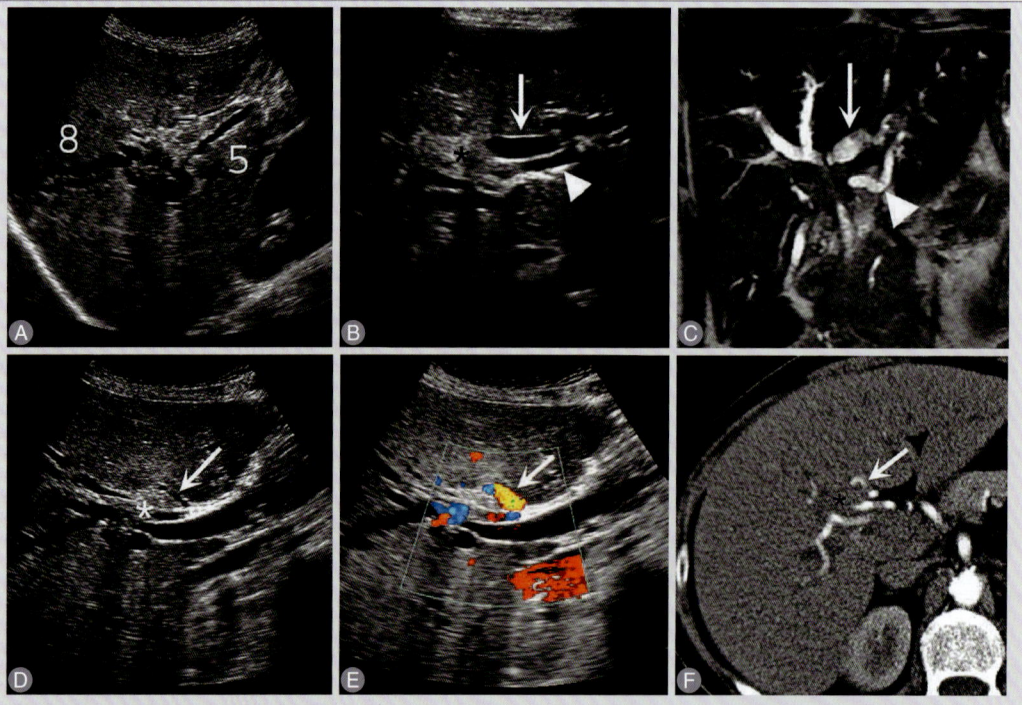

A.肝右叶矢状面图像显示肝门部侵袭性肿瘤,8段、5段胆管节段性扩张,提示肝内胆管二级分支受累;B.肝左叶横断面扫查显示肿瘤(*)阻塞左肝管远端(箭头),4段胆管变异(三角形);C.冠状位MRI T₂WI图像证实了超声的发现,肝门部肿瘤阻塞左肝管(箭头),4段胆管变异(三角形);D.肝门部横断面声像图显示肿瘤(*)使门静脉右支变窄,右肝动脉分支移位;E.CDFI(图D同一切面)证实右肝动脉受累;F.对应的CT图像动脉期见肿瘤(*)与右肝动脉分支(箭头)紧邻,肿瘤未侵及肝左叶,肝固有动脉及左肝动脉、门静脉主干及左支未受累,因此患者接受了扩大肝右叶切除术。

图3.28 可切除性肝门部胆管癌

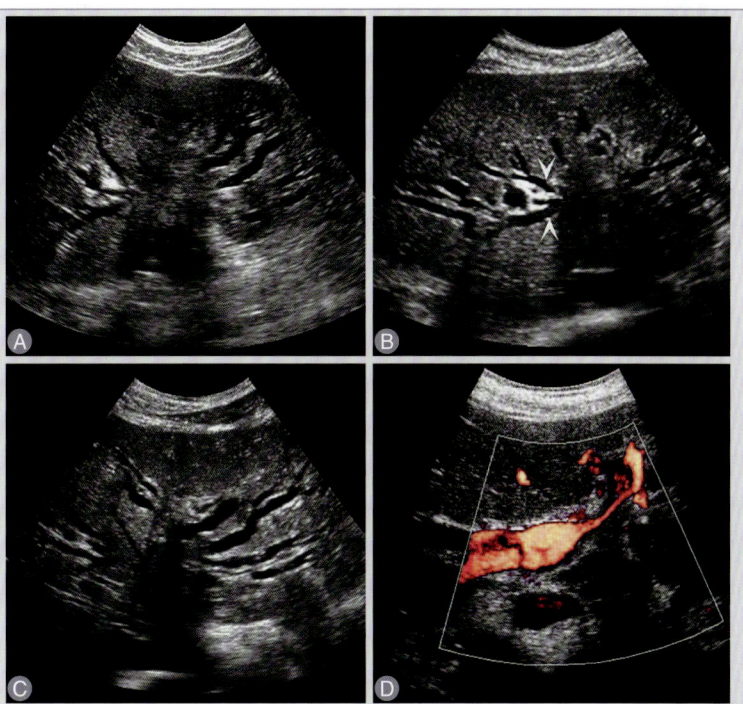

A.扩张的左右肝管在中心处不相连,是肝门部胆管癌的标志,梗阻水平是评估能否切除的关键;B.肝右叶切面可见胆管右前支和右后支(箭头)互相靠近但未汇合成右肝管;C.肝左叶切面见肿瘤阻塞并截断二级、三级胆管分支,由于一级胆管(左右肝管)全程受累,肿瘤不可切除;D.肿瘤包绕、压迫门静脉左支使其狭窄。

图 3.29　不可切除性肝门部胆管癌

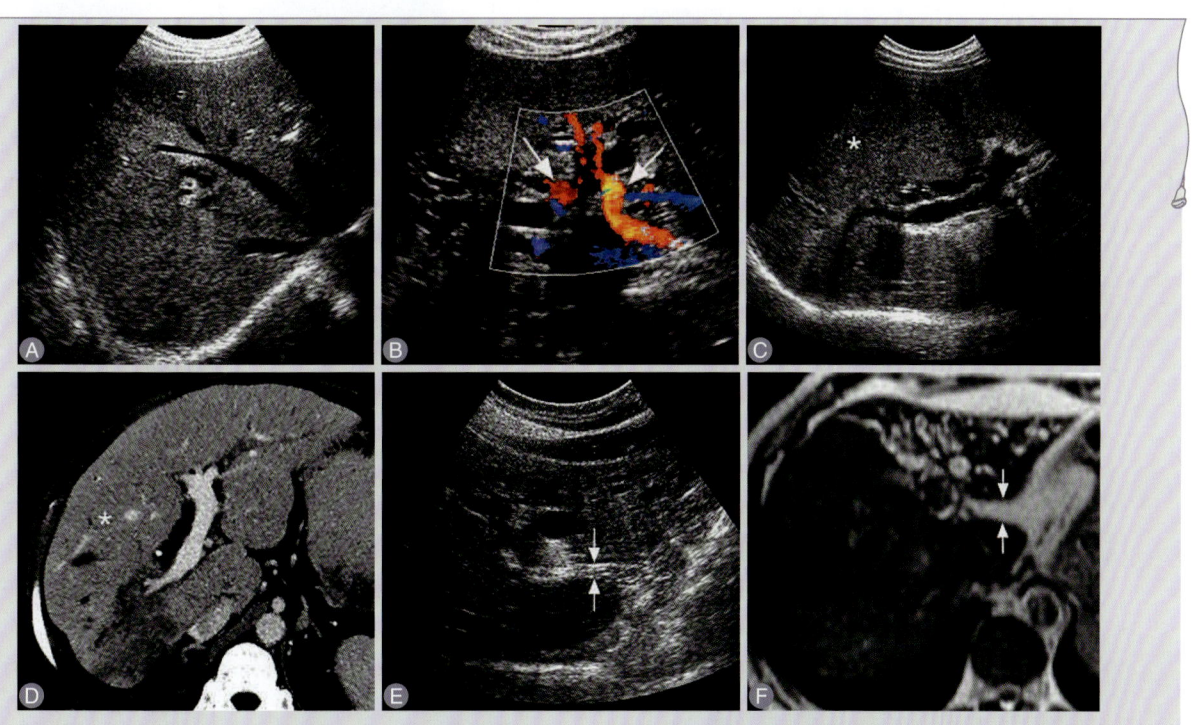

A.肝叶回声改变,肝右叶回声增强,与左叶明显分界,右肝的胆管系统被肝门部肿瘤阻塞;B.肝动脉血流代偿性增加,门静脉左支矢状部两侧可见扩张的肝动脉分支(箭头),门静脉内无血流显示,提示门静脉严重狭窄或阻塞;C、D.肝叶萎缩:肝右叶显著萎缩,肝左叶(*)代偿性肥大,左内叶增大;E、F.肝叶萎缩,肝左叶显著萎缩,除体积缩小外,静脉韧带裂增宽(箭头)和肝边缘凹陷为次要诊断依据,T_2WI SSFSE序列MRI横断面图像(图F)显示相同征象。

图 3.30　肝门部胆管癌的继发表现

门静脉主干、左右支均应进行灰阶和彩色多普勒超声检查。由于门静脉左、右支受侵变窄后会导致伴行肝动脉代偿性扩张，因此，当彩超上肝动脉血流信号显著呈现时，应仔细检查伴行门静脉的通畅性（图3.30）。如果肿瘤包绕血管、使血管狭窄或闭塞，将失去手术机会，除非血管可被一并切除。超声很难发现肿瘤的肝外浸润和早期腹膜转移，建议采用CT或MRI同时进行术前评估。

超声造影评估：造影的作用是评估胆管癌的肝脏浸润程度，并将胆管内有造影剂增强的肿瘤与胆泥区分开来。在这方面，使用可被网状内皮系统摄取的造影剂，在其血管后期，或使用血池内造影剂，在其静脉/延迟期，对获取以上诊断信息都是有用的。延迟期或血管后期，肿瘤表现为低或无增强，使得肝实质和肿瘤间的对比显著增加。从而使胆管癌的浸润范围在大多数病例中变得清晰可见（图3.23，图3.31，动图3.7，动图3.8）。超声造影的应用提高了超声在肝门部胆管癌分期中的临床应用价值。

3. 远端胆管癌

远端胆管癌在临床表现上与肝门部胆管癌难以区分，75%~90%的患者会出现进行性黄疸。结节硬化亚型仍最多，但乳头亚型较肝门部胆管癌更常见。手术切除是最有效的治疗方法，因此仔细寻找可能导致无法切除的肿瘤扩散征象非常重要。肿瘤可沿胆管向头侧局部进展，甚至累及胆囊管和左、右肝管，因此，必须明确肿瘤上界。肿瘤也可突破胆管壁。可能出现与胰腺腺癌声像图相似的远端胆管梗阻性肿块。必须对肿块周围的血管情况进行检查，包括门静脉、肠系膜上静脉和肝总动脉。局部淋巴结转移很常见。远处淋巴结转移，如腹腔、肠系膜上和肝门部淋巴结转移，则会失去手术机会。远端胆管癌的手术方法是胰十二指肠切除术。

远端胆管癌的声像表现多样。乳头型肿瘤表现为扩张胆管内边界清晰的肿块，通常肿块内未探及血流信号（图3.32）。结节硬化型肿瘤表现为局部胆管不规则狭窄、胆管壁增厚。晚期病例中，肿瘤侵犯周围组织，表现为边界不清的低回声、乏血供肿块。

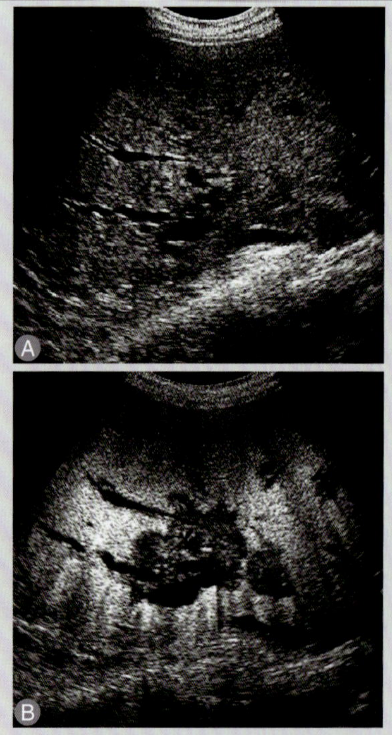

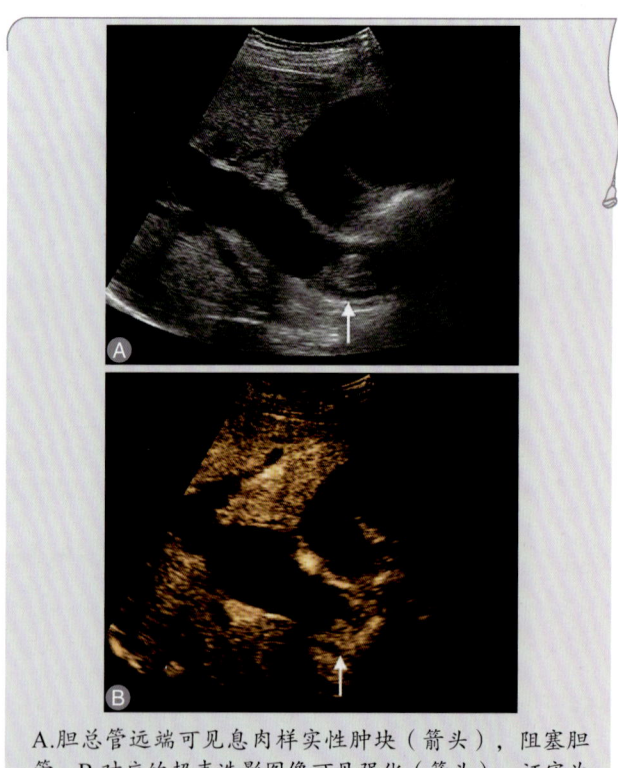

A.胆总管远端可见息肉样实性肿块（箭头），阻塞胆管；B.对应的超声造影图像可见强化（箭头），证实为有血供的肿瘤。

图3.32　远端胆管癌

（十五）胆道转移瘤

胆道系统转移瘤的表现与胆管癌类似，肝内和肝外胆管都可累及（图3.33）。既往恶性肿瘤病史，或并发其他部位恶性肿瘤，以及多发病灶提示

A.常规灰阶超声图像显示扩张的胆管突然截断，肿瘤显示不清；B.超声造影血管后期图像清晰显示无增强肿瘤的边界。

图3.31　胆管癌：常规超声与超声造影评估对比

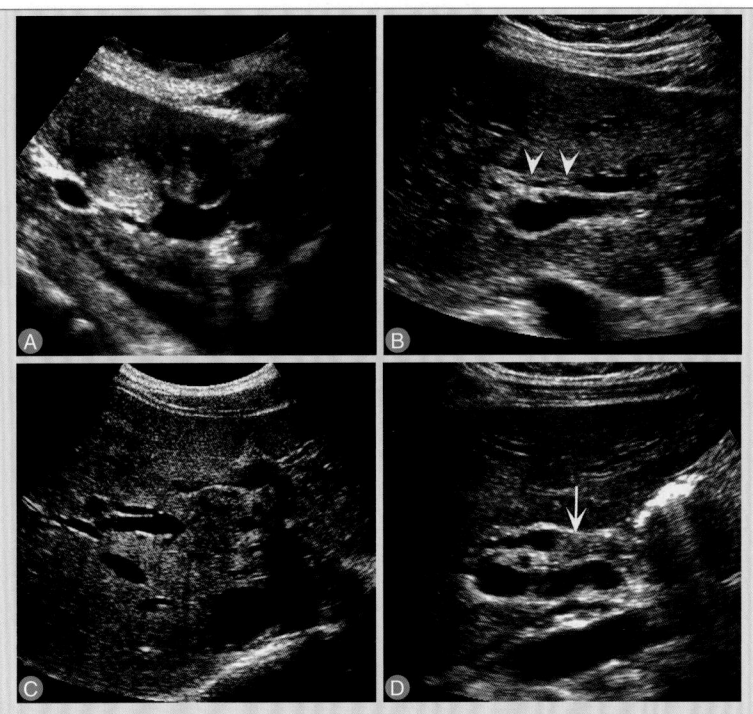

A.管腔内高回声肿块充填致肝左叶胆管梗阻；B.管周/管壁浸润（箭头），左肝管闭塞；C.肝门部肿块边界不清，阻塞胆管；D.肝外胆管内肿瘤（箭头）。上述四幅图像肿块类似胆管癌，但诊断均为乳腺癌胆道转移。

图3.33 胆道转移瘤：声像图表现

转移瘤可能。根据笔者经验，乳房、结肠和皮肤（黑色素瘤）恶性肿瘤是胆道转移瘤的主要来源。

二、胆囊

（一）解剖及正常变异

胆囊呈梨形，位于肝脏下缘，肝左、右叶之间（图3.34）。肝中静脉位于同一解剖层面，有助于寻找胆囊窝。叶间裂分隔左右肝，起自门静脉右支起始部，连接胆囊窝，超声显示率可达70%，亦可作为寻找胆囊窝的解剖标志。胆囊分为底、体、颈三部分，胆囊底部最贴近前腹壁，通常也是胆囊最低的部分。胆囊颈部常呈壶腹状膨大，称为哈氏囊（Hartmann囊），结石常滞留于此处。

胆囊起源于胚胎时期胆道系统的膨囊，囊的近端形成胆囊管，远端形成胆囊。胆囊管（有时是胆囊颈）内的黏膜皱襞称Heister螺旋瓣，超声偶可检出。在形成初期，胆囊位于肝内，逐渐移行至肝脏表面，胆囊表面50%~70%被覆腹膜（肝被膜的一部分），剩余表面被覆肝周结缔组织融合形成外膜。当全身水肿或局部炎症时，肝胆之间这一潜在间隙常出现水肿。移行异常将导致肝内胆囊（或

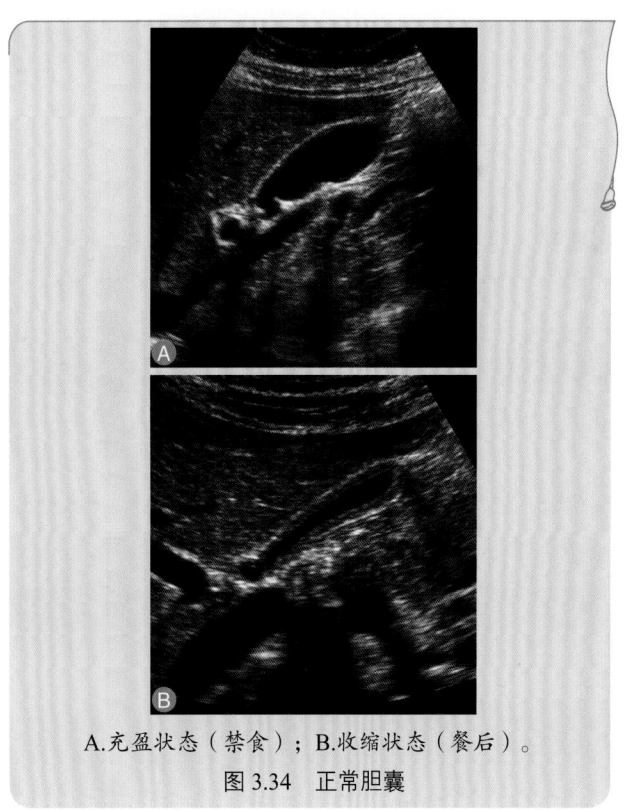

A.充盈状态（禁食）；B.收缩状态（餐后）。

图3.34 正常胆囊

部分位于肝内），这种情况罕见，不适宜行腹腔镜手术（图3.35）。相反，胆囊可能完全被脏腹膜包裹，借系膜悬吊于肝脏下方。这种变异增加了胆囊

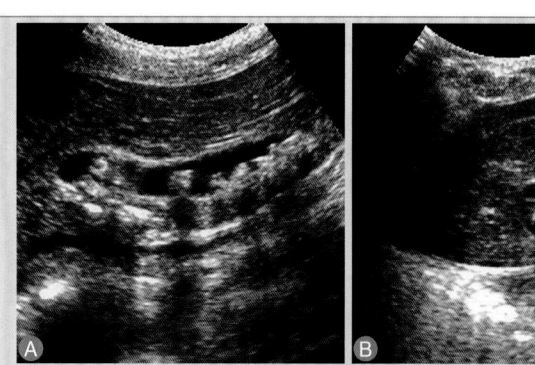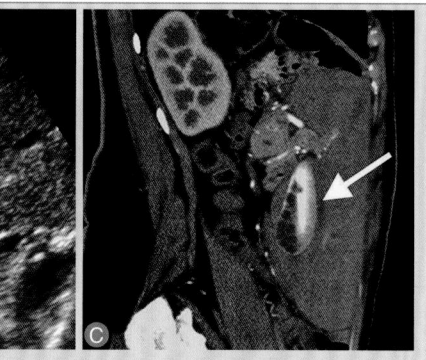

A、B.肝矢状面及横断面图像显示胆囊周围完全被肝组织包裹，内多发胆囊结石；C.CT胆管造影矢状面显示胆囊（箭头）内造影剂及多发结石。内脏异位综合征患者，肝内胆囊，反复发作胆囊炎。

图3.35　肝内胆囊

的活动性，是胆囊扭转的危险因素。

超声未能显示胆囊最常见的原因是既往行胆囊切除术，慢性胆囊炎所致胆囊萎缩、纤维化也可导致胆囊显示困难。有时，腔内充满结石的萎缩胆囊（囊壁-结石-声影，图3.36B）易被误诊为含气肠管。胆囊发育不良罕见，人群发病率达0.09%，大多数为偶然发现，也可继发胆管扩张和胆管结石，致部分患者行胆囊切除术。大部分病例胆囊管亦缺如。有临床症状的患者若超声未能显示胆囊，需行CT或磁共振胰胆管造影以避免不必要的手术。胆囊也可异位于肝上、肾上、前腹壁、镰状韧带内等。

胆囊也可折叠，体部折叠到胆囊颈，或底部折叠到体部，后者称为弗利尼亚帽（phrygian cap），无临床意义。分隔胆囊是指胆囊被细分隔分为两个或多个互通的腔室，应与沙漏样胆囊（见腺肌症）相鉴别，后者腔内分隔较厚。双胆囊常同时合并双胆囊管，产前可诊断。胆囊管的变异在胆管解剖部分进行了讨论。

胆囊血供来源于胆囊动脉，它起自肝右动脉，偶可起自胃十二指肠动脉。急性胆囊炎时胆囊动脉显著扩张，可被超声识别。

超声未能显示胆囊原因

- 既往行胆囊切除术
- 生理性胆囊收缩
- 胆囊管纤维化——慢性胆囊炎
- 胆囊积气或气肿性胆囊炎
- 胆囊增大并胆泥淤积
- 胆囊发育不良
- 胆囊异位

（二）超声检查技术

胆囊扫查常规采用矢状面和横断面。若胆囊未显示，注意扫查胆囊窝以避免疾病漏诊。主要采用肋下斜切，探头左缘更靠近头侧，声束指向右肩。自头侧向足侧扇扫，同一切面可见肝中静脉位于上方，胆囊窝位于下方，形成肝左右叶的解剖分界。胆囊窝自门静脉右支浅面斜行至肝表面，胆囊充盈状态不同，表现各异。胆囊切除术后，残留结缔组织显示为线样高回声。

进食，特别是高脂食物，会刺激胆囊收缩，胆囊壁增厚，影响囊腔或囊壁疾病的检出。因此，胆囊检查应禁食至少4小时。

（三）胆石症

胆石症是全球常见病。其患病率在欧洲和北美人群（约10%）中最高，在东亚人群（约4%）和撒哈拉以南非洲人群（2%~5%）中最低。老龄、女性（不包括亚洲人群）、多产、肥胖、糖尿病、怀孕是常见的危险因素。大多数患者无症状，约1/5的患者会出现并发症，常见为胆绞痛。既往有胆绞痛的患者每年出现急性胆囊炎或其他严重并发症的风险为1%~2%。

超声对胆囊结石的敏感度高，结石的大小和数目不同，声像图表现各异（图3.36，动图3.9）。结石和周围胆汁的声阻抗差大，导致大部分声波反射，形成了强回声伴后方声影。而小结石（<5 mm）可只表现为强回声而不伴后方声影。移动性是结石与息肉或其他病变鉴别的关键。扫查时嘱患者改变体位，如右侧卧位、左侧卧位或直立位等使胆囊内结石滚动可证实结石的移动性。

多发结石可呈单发大结石表现，后方声影均

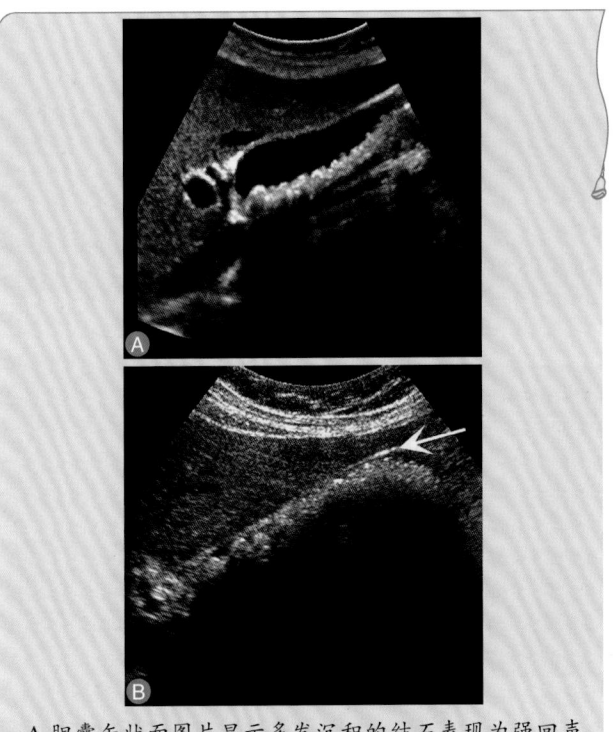

A.胆囊矢状面图片显示多发沉积的结石表现为强回声团伴后方声影；B.胆囊充满型结石表现为"囊壁-结石-声影征"。胆囊壁（箭头）很薄，参见动图3.9。

图 3.36　胆结石

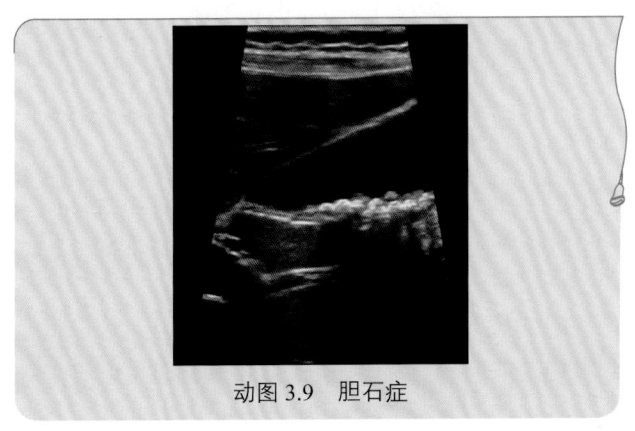

动图 3.9　胆石症

一。当胆囊被多发小结石或单一巨大结石充满时，胆囊窝表现为线样强回声后伴声影。胆囊壁积气或囊壁钙化有相似表现，但回声特点不同。存在结石时，近场可见胆囊壁回声，后方依次为强回声的胆囊结石和声影，称为壁-结石-声影三联征（图3.36B）。而囊壁积气或钙化时正常胆囊壁不可见，只能看到强回声后伴声影。

胆囊钙乳症，也称为钙乳胆汁，十分罕见，胆囊被糊状的半固体物质填充，主要成分是碳酸钙。胆囊淤滞是其主要原因，极少情况下可能会导致急性胆囊炎或胆管阻塞。声像图上表现为高回声后伴声影，患者不同体位均可见胆汁钙分层平面（图3.37）。

（四）胆汁淤积

胆泥，又名胆沙或胆囊微小结石，是从胆汁中析出的颗粒物质与胆汁的混合物。它最早是随着超声技术的出现而被发现的。胆泥在一般人群中的确切发生率未知，因为大多数的研究只检查了高危人群。诱发胆泥的因素：妊娠、体重快速减轻、长时间禁食、病情危重、长期完全肠外营养、头孢曲松或长时间奥曲肽治疗和骨髓移植。一项研究表明，超过3年时间观察，大约50%的病例胆泥会自行缓解，20%的病例表现为持续无症状，5%～15%发展为胆结石，10%～15%会出现症状。胆泥的并发症：胆结石形成、胆绞痛、非结石性胆囊炎和胰腺炎。

胆泥的超声声像图表现为无固定形状的低回声，沉积在胆囊内最低处，无声影。随着患者体位的改变，胆泥可缓慢地重新沉积到最低处。对于禁食、危重患者，胆泥可大量沉积甚至充满整个胆囊腔。胆泥可类似于息肉样肿瘤，称为肿瘤样胆泥（图3.38），此型胆泥与胆囊肿瘤的鉴别要点在于前者内部缺乏血流信号，有潜在的移动性并且胆囊壁正常。若仍难以鉴别，可以通过胆泥在超声造影及CT、MRI均无增强来鉴别。有时，胆泥与肝脏

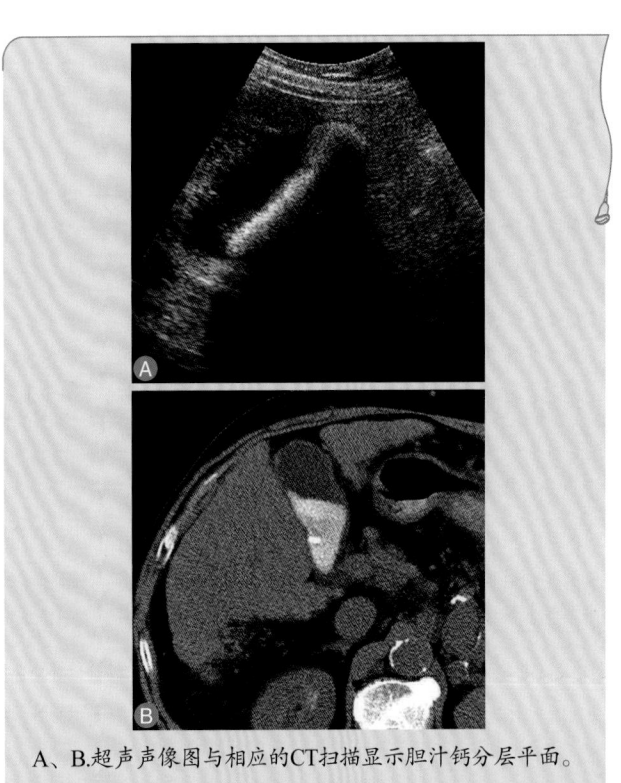

A、B.超声声像图与相应的CT扫描显示胆汁钙分层平面。

图 3.37　钙乳胆汁

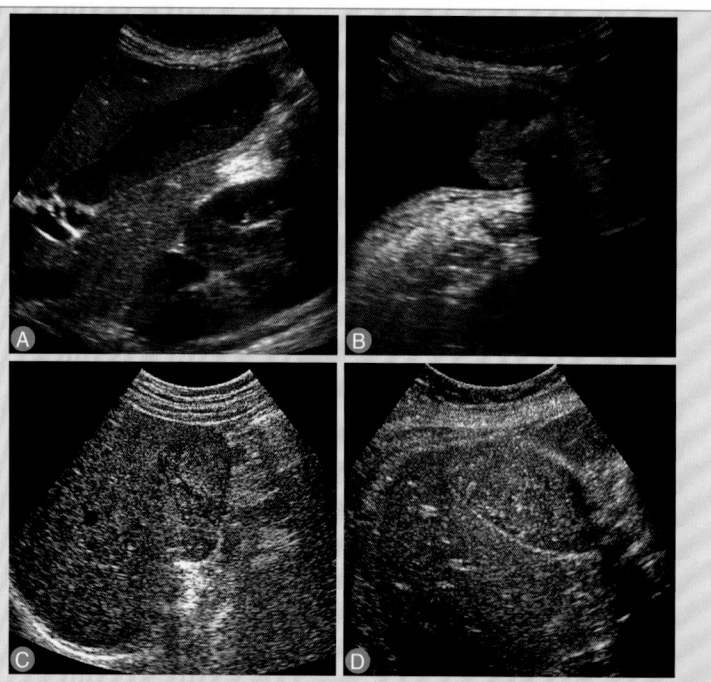

A.矢状面声像图显示胆囊内肿瘤样胆泥；B.横断面声像图显示沉积于胆囊壁最低处的息肉样胆泥，内伴强回声结石（注意后方声影）；C、D.矢状面和同一患者肋下斜切超声声像图显示胆囊肝化，胆囊内部回声与正常肝实质相似。3例患者的胆囊壁均正常，肿瘤样胆泥内未检测出血流信号。

图3.38 肿瘤样胆泥3例

回声相似，掩盖了正常的胆囊结构，被称为胆囊肝化。在这种情况下，通过辨认正常的胆囊壁结构和彩色多普勒超声显示胆泥内无血流信号可以很容易地鉴别胆泥。

（五）急性胆囊炎

急性胆囊炎是一种比较常见的疾病，在腹痛急诊就诊患者中占5%，其中3%~9%被收住院。90%以上的患者是由胆结石引起的。结石嵌顿于胆囊管或胆囊颈会引起梗阻、胆囊增大、缺血和严重的感染，最终引起胆囊坏死。在50岁以下的人群中，女性患病率是男性的3倍，然而在老年人群体中男女比例相似，急性胆囊炎通常在男性更为严重。临床上，患者常表现为长时间、持续的右上腹痛或上腹痛，伴右上腹压痛，同时可伴有：发热、白细胞增多、血清碱性磷酸酶和胆红素水平升高。

超声检查是目前诊断急性胆囊炎最实用、最准确的方法（图3.39，图3.40，动图3.10）。调整验证偏倚后，超声诊断敏感度和特异度分别约88%和80%。胆囊同位素成像有电离辐射，不能用于床旁检查，并且假阳性率非常高。CT诊断急性胆囊炎的准确性低于超声，但可用于并发症的检测。急性胆囊炎超声表现如下（表3.1）。

- 胆囊壁增厚（大于3 mm）。
- 胆囊增大（直径大于4 cm）。
- 胆结石。
- 胆囊管或胆囊颈嵌顿结石。
- 胆囊周围积液。
- 超声"Murphy征"阳性。
- 彩色多普勒超声显示胆囊壁充血。

胆囊壁增厚的原因很多。急性胆囊炎的胆囊壁表现是非特异性的，但是通常不表现为广泛水肿状态下的胆囊壁增厚伴分层现象（图3.41）。其典型表现为：增厚胆囊壁内多发、不连续的低回声水肿液性区。发炎的胆囊在胆囊壁穿孔前通常体积显著增大。常可伴有胆结石，包括嵌顿的胆结石和胆泥。胆囊周围常可见一层薄的液性区环绕，意味着组织水肿。

超声"Murphy征"阳性是指用探头压迫右上腹时，胆囊区压痛明显。通常在患者深吸气时更容易引出，因为患者深吸气时，胆囊底超过了肋骨下缘，使得探头可以直接压迫胆囊。超声"Murphy征"阳性可能不会出现在老年患者、检查前已经服用过镇痛片的患者或炎症迁延发展为坏疽性胆囊炎的患者。胆囊壁和邻近肝组织的充血及显示

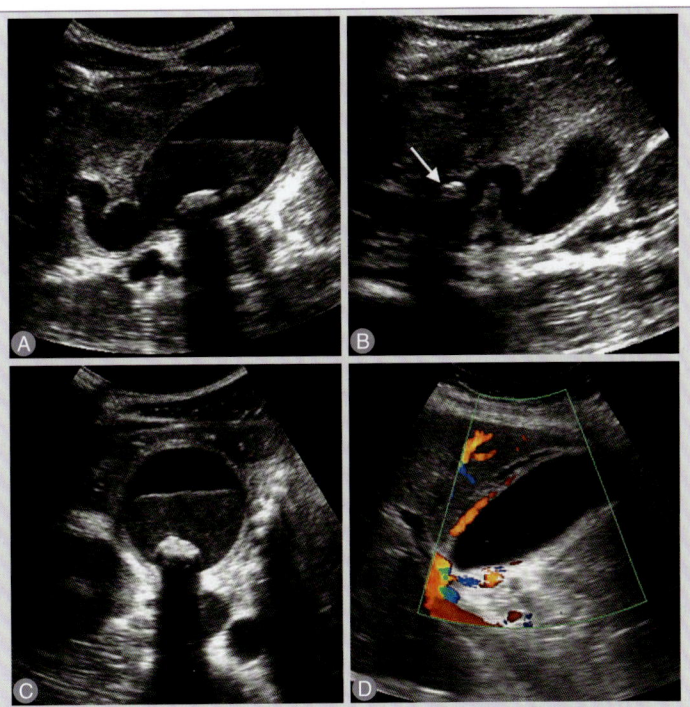

A.矢状面超声声像图显示胆囊张力增高，体积增大，胆囊壁增厚，液体-沉积物平面，非梗阻性结石伴声影；B.对扩张的胆囊管进一步检查发现梗阻性结石（箭头）；C.胆囊横断面超声声像图显示，由于内部压力增加，胆囊扩张近似正圆形；D.矢状面彩色多普勒图像显示清楚的胆囊动脉、胆囊壁及邻近肝脏充血。

图 3.39　急性胆囊炎，1 例年轻男性典型急性胆囊炎图像

清楚的胆囊动脉是急性胆囊炎的相对特异性表现（图3.39D）。研究证实能量多普勒在探测胆囊壁及邻近肝组织的充血方面优于彩色多普勒。但充血仅能行定性分析，且运动伪像也在一定程度上限制了能量多普勒的应用。最新生产的超声设备有着高度敏感的多普勒成像技术，可以显示正常胆囊的胆囊动脉血流信号。根据我们的经验，这种高度敏感度限制了对胆囊壁充血的定性评估。急性胆囊炎的诊断十分依赖其形态学的变化，但是多普勒超声对不典型的病例可以提供有用的信息。

虽然以上描述的所有征象都不能特异性地用于急性胆囊炎的诊断，但多个征象结合则可做出正确的诊断。一些急性胆囊炎的患者可能表现不典型，使得诊断变得困难。这种情况常发生在轻度炎症的患者中，尤其常见于由于其他原因住院，不能经口进食，不能描述症状的患者中。如果这些患者出现了胆囊肿大，应高度怀疑发生了急性胆囊炎，建议行仔细的右上腹扫查。十二指肠溃疡穿孔，急性肝

胆囊壁增厚的原因

全身水肿状态
　充血性心力衰竭
　肾功能衰竭
　肝硬化晚期
　低白蛋白血症
炎症状态
　原发性
　　急性胆囊炎
　　胆管炎
　　慢性胆囊炎
　继发性
　　急性肝炎
　　十二指肠溃疡穿孔
　　胰腺炎
　　憩室炎/结肠炎
肿瘤状态
　胆囊腺癌
　转移瘤
其他
　胆囊腺肌症
　胆囊壁内静脉曲张

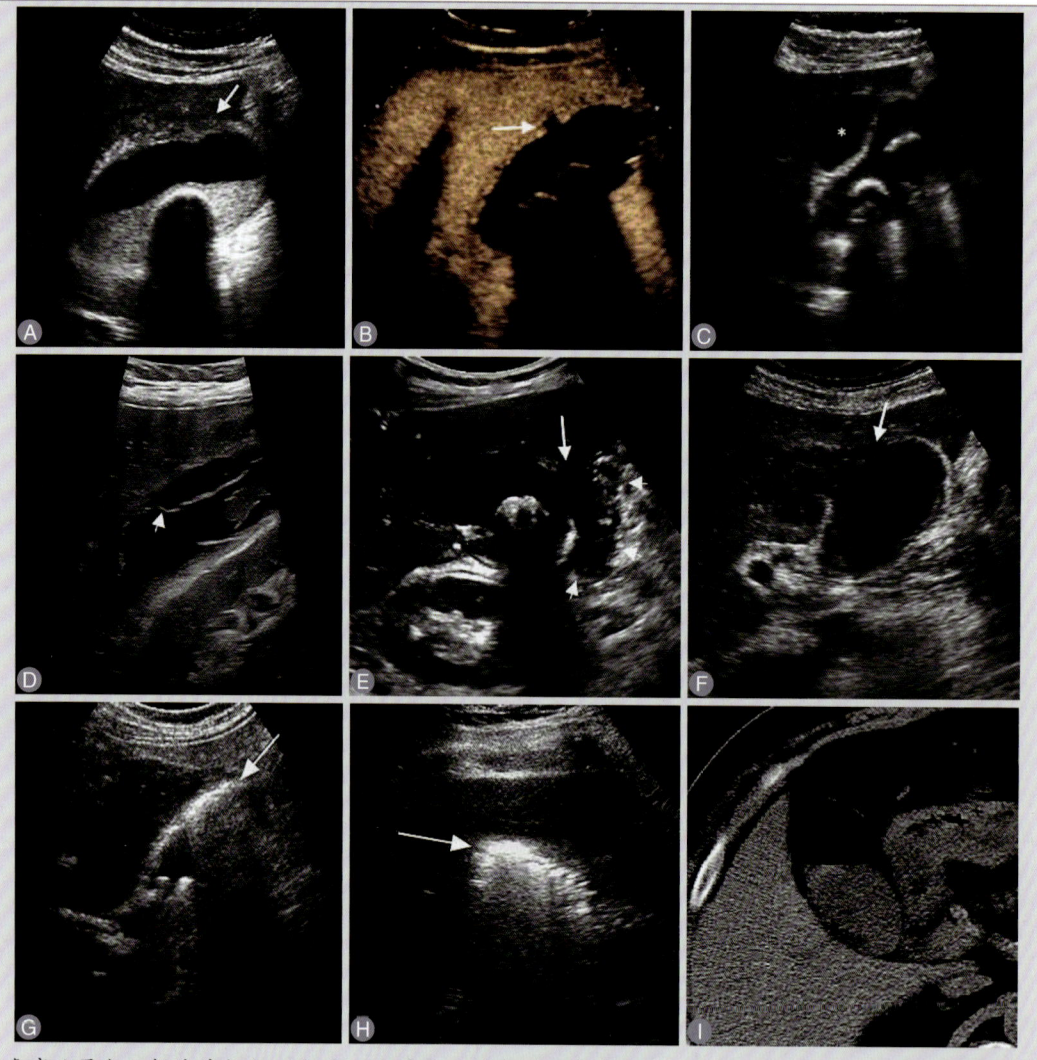

A~C.胆囊穿孔早期及相关并发症，图A提示胆囊张力增高，胆囊壁增厚，内有胆泥和结石，其前壁（箭头）模糊不清，邻近肝实质回声不均匀，超声造影（图B）显示胆囊壁局部缺损（箭头），患者接受了抗生素治疗，3个月后随访，该患者无症状，超声（图C）显示胆囊壁和肝实质之间有局限性的液性区（*）；D.坏疽性胆囊炎，胆囊内膜脱落（短箭头）表现为腔内线状回声；E.胆囊穿孔，表现为胆囊壁破裂（箭头）伴肝下脓肿（短箭头）；F.胆囊穿孔累及肝脏，胆囊壁较大的缺损（箭头），伴邻近肝脓肿，参见动图3.11；G~I.气肿性胆囊炎，矢状面超声声像图（图G）显示胆囊腔内气体呈明亮高回声（箭头），后伴不洁净声影，图H显示胆囊内充满空气（箭头），正常胆囊结构无法显示，应了解胆囊窝的解剖位置以避免将胆囊内气体误认为是肠内气体，相应的CT扫描（图I）显示胆囊壁及胆囊腔内气体。参见动图3.10，动图3.11。

图3.40 急性胆囊炎并发症

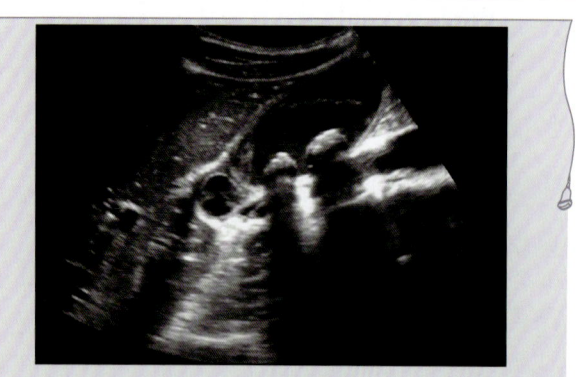

动图3.10 急性胆囊炎　　　　　　　　动图3.11 胆囊炎穿孔合并肝脓肿

表 3.1　急性结石性胆囊炎：病理 – 超声相关性

病理生理	声像图表现
胆囊管或胆囊颈部梗阻	胆囊结石，可能在胆囊管或胆囊颈部
持续性胆汁分泌	胆囊增大
炎性细胞浸润和胆囊壁水肿	胆囊壁增厚 胆囊壁呈"双边征"伴水肿液性区 超声"Murphy征"阳性（大于90%）
血供增多	胆囊壁充血
胆汁淤积伴细菌增殖超过72小时	胆泥
胆囊积脓	不均质的胆囊内容物呈多种回声伴分层
胆囊腔和胆囊壁压力增高	胆囊内膜脱落，乏血供
胆囊坏疽	"Murphy征"消失
胆囊穿孔	胆囊失去椭圆形外观，胆囊窝内或周围积聚液体

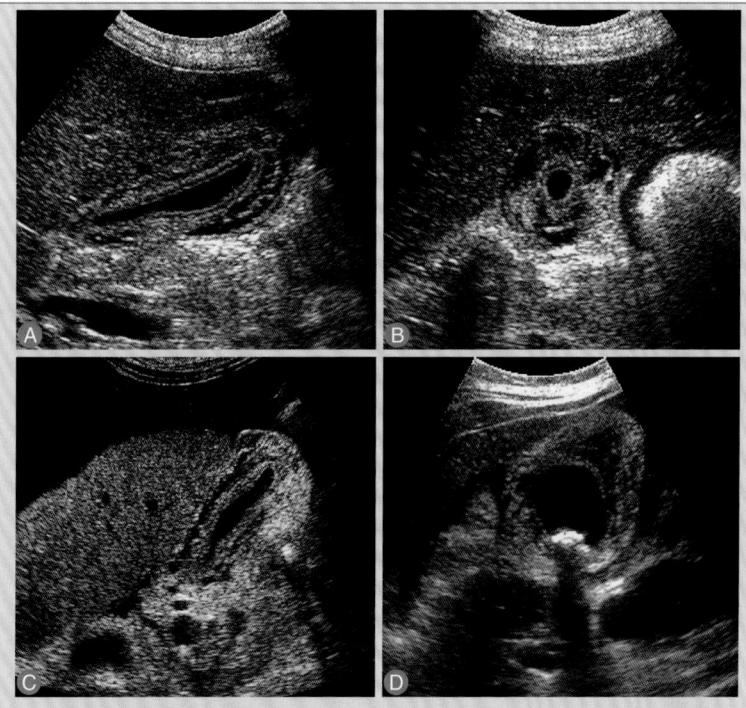

A、B.低白蛋白血症患者矢状面和横断面超声声像图显示胆囊壁明显增厚伴壁内小腔隙；C.肝硬化患者胆囊矢状面超声声像图显示与图A、图B相似的改变。注意肝硬化腹水；D.充血性心力衰竭患者伴少量腹水，无疼痛，Murphy征阴性，胆囊壁明显增厚和偶然发现的胆囊结石。

图 3.41　胆囊壁水肿的全身性原因

炎，胰腺炎，结肠炎或憩室炎甚至是肾盂肾炎都可以表现为"Murphy征"阳性和交感神经性胆囊壁增厚（图3.42）。不伴有胆囊肿大和胆石常常提示非胆道来源。

1. 坏疽性胆囊炎

当急性胆囊炎非常严重或迁延不愈时，胆囊可能会坏死。坏疽性胆囊炎超声表现包括：胆囊腔内脱落的内膜和出血形成的非分层的条带状回声（图3.40D）。胆囊壁变得不规则，壁内可见小液性区，可能是脓肿或出血。2/3的坏疽性胆囊炎患者"Murphy征"阴性，推测其原因可能是胆囊壁神经组织的坏死。出血性胆囊炎是坏疽性胆囊炎的一种罕见的类型，特点是胆囊壁及胆囊腔内出血，临床症状不易与坏疽性胆囊炎区分，仅少数情况下患者会伴有胃肠道出血。

2. 胆囊穿孔

胆囊穿孔发生于5%~10%的急性胆囊炎患者中，炎症迁延不愈的患者中常见。通常可以发现穿孔点，表现为胆囊壁上小的缺损或撕裂（图3.40，动图3.11）。胆囊穿孔的征象有胆囊萎缩，失去正常的椭圆形外观，胆囊周围局部积液。后者常表现为胆囊壁缺损周围的小液性区，而非单纯性胆囊炎

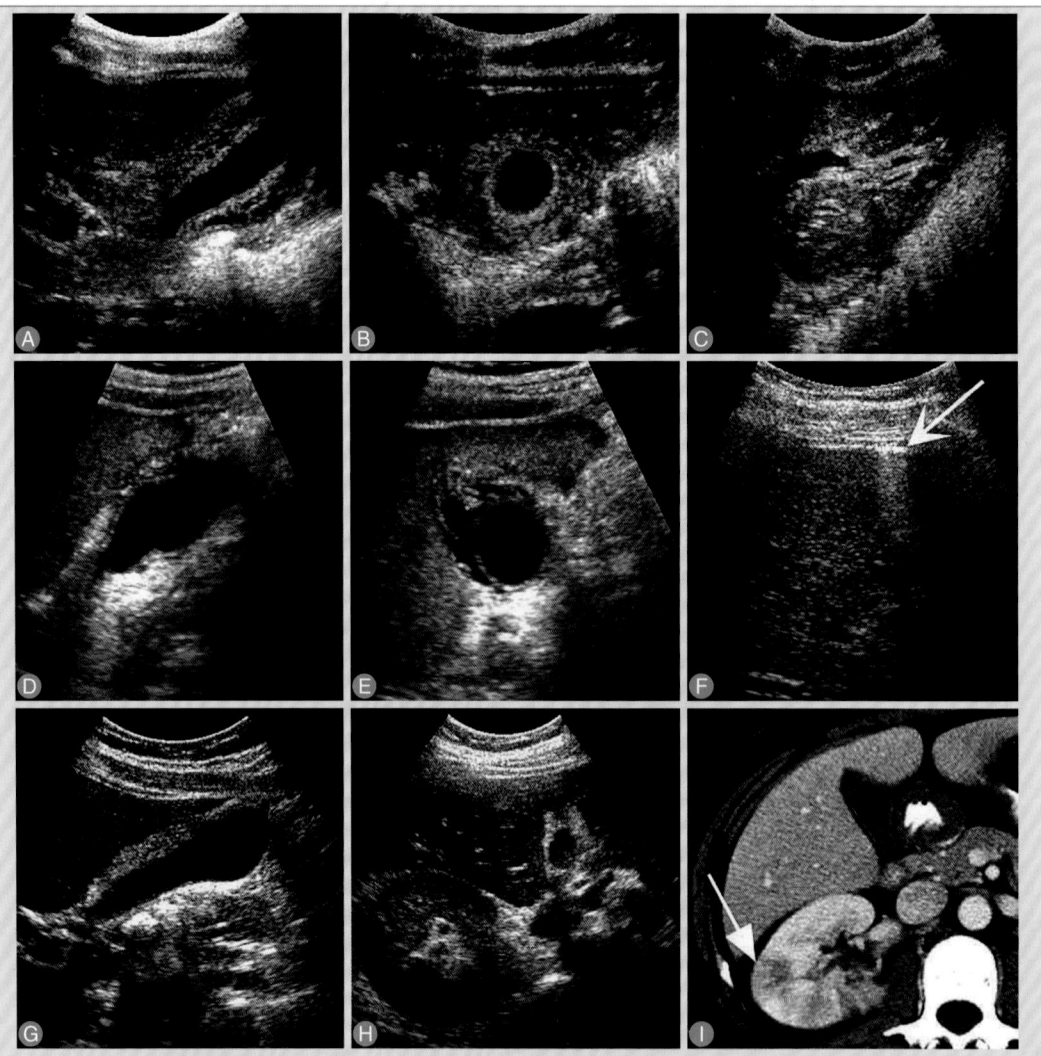

急性肝炎：A、B.胆囊图像显示胆囊壁呈明显的环形增厚，胆囊腔不扩张；C.肝左叶显示门静脉周围呈袖口征。十二指肠溃疡穿孔：D、E.胆囊壁不对称性明显增厚；F.腹腔内游离气体，上腹部的腹膜线处（箭头）显示一个线状的强回声区，伴后方不洁净声影。急性肾盂肾炎：G、H.胆囊壁不对称增厚；I.CT扫描显示肾内条带状低增强区（箭头）。

图3.42 3例超声"Murphy征"阳性患者交感神经性胆囊壁增厚

（D～F courtesy of Dr. A.E. Hanbidge, University of Toronto.）

中围绕整个胆囊周围的薄液性层。液性区内可见多发条索回声，与其他部位的典型脓肿声像类似（图3.40E）。胆囊穿孔可能会累及邻近肝脏实质，形成肝脓肿。胆囊窝周围的肝脏囊性病变应考虑胆囊周围脓肿的可能。

3. 气肿性胆囊炎

气肿性胆囊炎占所有急性胆囊炎病例的不到1%，但进展迅速，致死率达到15%。气肿性胆囊炎与急性胆囊炎有许多不同之处。男性发病率是女性的3～7倍；大约一半患者患有糖尿病，1/3～1/2的患者不伴有胆结石。气体是由产气细菌产生，可能发生在胆囊局部缺血后。气肿性胆囊炎的患者比一般急性胆囊炎患者更容易发生胆囊穿孔，对于所有的气肿性胆囊炎患者均建议急诊外科手术治疗。

气肿性胆囊炎的超声表现取决于气体量的多少（图3.40G～图3.40I）。气体通常存在于胆囊腔及胆囊壁内。少量气体表现为条带状强回声伴后方不洁净声影，混响或响铃伪像。大量气体更难识别，正常胆囊结构未显示是诊断线索。整个胆囊窝表现为明亮的条带状强回声伴不洁净声影。可通过对胆囊窝加压而发现气体移动，有助于诊断。同时可见肝内胆管积气。

4. 非结石性胆囊炎

非结石性胆囊炎可能发生在无危险因素的患者中，但更常见于患有危重疾患的人群中，因此预后较差。危险因素如下：大型手术、严重创伤、败血症、全肠外营养、糖尿病、动脉粥样硬化和人类免疫缺陷病毒感染。门诊患者中，非结石性胆囊炎在患有动脉粥样硬化疾病的老年男性患者中更为常见，其预后较好。

非结石性胆囊炎诊断困难，因为胆囊肿大、胆囊壁增厚、胆泥、胆囊周围积液也可发生于无胆囊炎的危重患者中。患者可因反应迟缓或服用止痛药物，使"Murphy征"的敏感度降低。结合各种迹象可提示诊断；症状越多，提示非结石性胆囊炎的可能性越大。尽管如此，胆囊同位素显像或经皮胆囊腔内内容物取材应更广泛地用于协助诊断。

（六）胆囊扭转

胆囊扭转是罕见急症。患者有急性胆囊炎的症状。胆囊扭转常见于老年女性，可能与胆囊系膜过长而造成胆囊可移动有关。影像学的特征表现为明显肿大和肿胀的胆囊，其长轴呈少见的左右方向的水平位。常伴有胆囊动脉和胆囊管扭转。如果扭转幅度超过了180°，可能继发胆囊坏疽或胆囊管梗阻和急性胆囊炎。无论哪一种情况，都需要外科治疗。

（七）慢性胆囊炎

慢性胆囊炎通常伴有胆结石，患者常无症状或有轻度病症。慢性胆囊炎与胆石症有相同的发病率和危险因素。严重的慢性胆囊炎患者可出现胆囊壁增厚和纤维化，超声图像上表现为增厚胆囊壁及胆结石。与急性胆囊炎的鉴别点是无其他征象，即无胆囊增大、"Murphy征"和胆囊壁充血。并发急性胆囊炎时使慢性胆囊炎复杂化。

黄色肉芽肿性胆囊炎是一种罕见的慢性胆囊炎，胆囊壁上的灰黄色结节或条带中聚集了富含脂质的巨噬细胞。除了胆结石外，增厚胆囊壁内的低回声结节或条带，代表富含脂肪的黄色肉芽肿结节，可能提示诊断。

（八）陶瓷胆囊

陶瓷胆囊指胆囊壁的钙化，病因不明，但它的发生与胆石症有关，可能是慢性胆囊炎的一种表现形式，在胆囊切除术中的发现率达0.8%，60岁左右的女性多见。两项大型研究对陶瓷胆囊中胆囊癌的高发生率提出质疑，研究显示高达7%的患者恰好同时患有这两种疾病，但若发现陶瓷胆囊，仍建议预防性切除。

陶瓷胆囊的声像图表现取决于胆囊壁的钙化程度（图3.43）。当整个胆囊壁钙化较厚时，超声可见特征性的半月形线状强回声，后方伴有宽大声影；轻度钙化表现为线样强回声，后方伴有不同程度的声影，胆囊腔内容物可见；间断分布的块状钙化呈灶状强回声伴后方声影。鉴别诊断包括胆囊结石和气肿性胆囊炎。由于钙化发生在胆囊壁，所以观察不到囊壁-结石-声影三联征（见"胆石症"部分）。

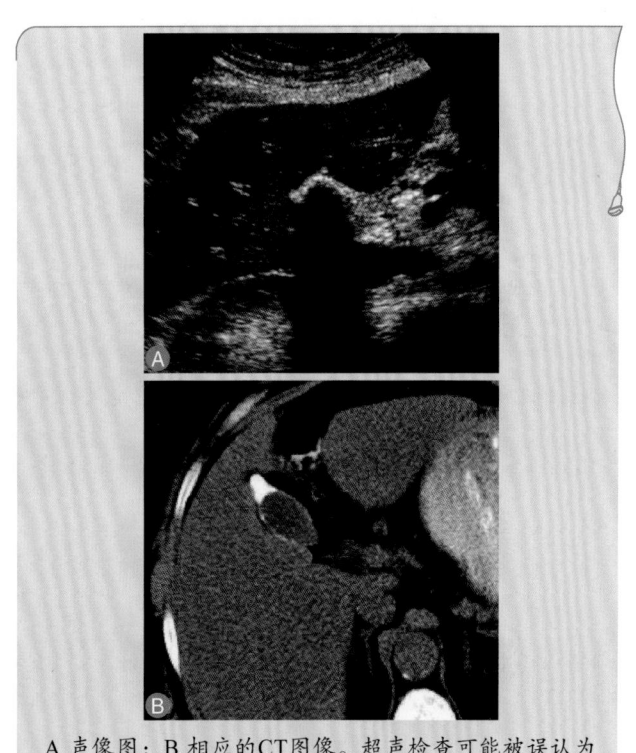

A.声像图；B.相应的CT图像。超声检查可能被误认为胆囊腔内结石，强回声表面无胆囊壁结构是鉴别点。

图3.43　陶瓷胆囊

（九）胆囊腺肌症（腺瘤样增生）

胆囊腺肌症是一种良性疾病，由胆囊腔内上皮的正常内陷（罗-阿窦，Rokitansky-Aschoff sinuses）发生扩张伴平滑肌增生而形成（图3.44）。影像诊断的关键是可见受累胆囊壁增厚伴内部囊腔形成。绝大部分胆囊腺肌症无临床症状。

胆囊腺肌症可以是局限型或弥漫型。超声检查最常见的表现是胆囊壁内点状强回声及彗星尾伪像，这种征象形成的基础可能是囊腔本身或囊腔内的碎片产生了混响（图3.45）。第二常见的表现是局部突出呈肿块样，称为腺肌瘤。有时需要使用更高频率的探头或线阵探头显示病灶特征从而仔细地评估胆囊腺肌症，以明确诊断并且与肿瘤性病变相

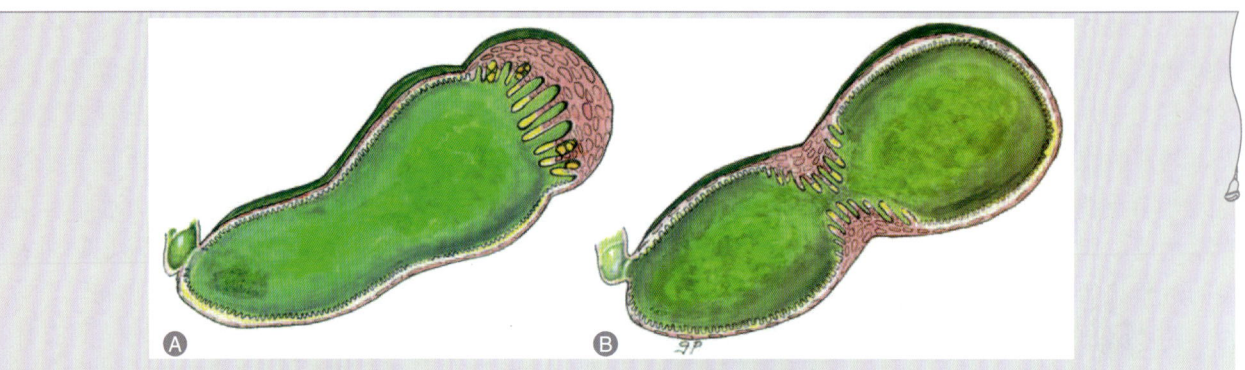

A.胆囊底部腺肌瘤；B.沙漏样胆囊腺肌症。这两种情况均有胆囊局部皱缩和胆囊壁增厚伴平滑肌增生的特征。在声像图上，扩张的罗-阿窦可以表现为囊腔或点状强回声伴彗星尾伪像，后者可能是其内沉积的胆固醇结晶引起（黄色颗粒）。

图 3.44 节段型胆囊腺肌症

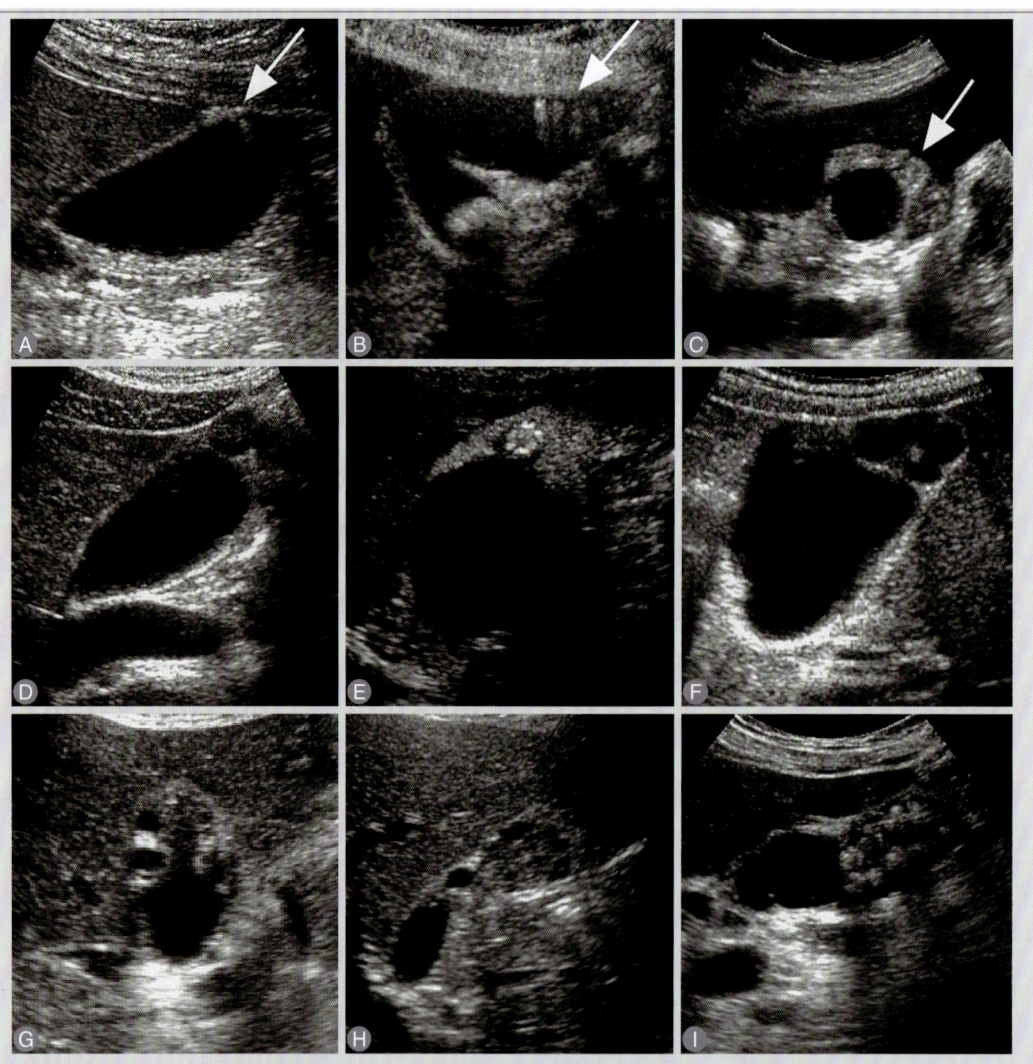

A~C.局限型胆囊腺肌症，是胆囊腺肌症最常见的表现类型，图A显示胆囊底部前壁局限性增厚（箭头），可见点状强回声伴彗星尾伪像，图B显示多发点状强回声（箭头）伴彗星尾伪像，图C显示胆囊壁局部增厚呈强回声（箭头），恶性肿瘤通常表现为低回声而非强回声；D~F.胆囊底部腺肌瘤，图D显示腺肌瘤呈低回声肿块样，图E显示帽状区域内可见多个微小点状强回声，提示罗-阿窦内多发结晶沉积，图F显示腺肌瘤内多发囊腔；G~I.节段型胆囊腺肌症，图G和图H显示局部突出呈肿块样，胆囊腔消失，其内多发囊腔提示胆囊腺肌症，图I显示多发强回声灶提示罗-阿窦内存在结晶沉积。

图 3.45 胆囊腺肌症：声像图表现

鉴别。胆囊腺肌症最具诊断意义的表现是胆囊壁内的囊腔，但是这一征象并不是最常见的；典型征象还有点状强回声伴彗星尾或彩色多普勒血流显像显示的"闪烁"伪像。局限型胆囊腺肌症最常见于胆囊底部，少数情况下发生于胆囊中部引起局部狭窄，称为沙漏样胆囊（图3.46）。

胆囊底部腺肌瘤常向体部折叠，有时会被误诊为胆囊周围或肝脏肿瘤。若整个胆囊壁受累，可致胆囊腔狭窄。如果超声未探及胆囊壁内囊腔、点状强回声或闪烁伪像，或者可见内部血管，则需要进一步评估以排除肿瘤性病变。MRI或磁共振胰胆管造影可以提高诊断的特异性，如显示增厚胆囊壁内的囊腔则可确诊。

（十）胆囊息肉样病变

胆囊息肉样病变中以良性病变多见，而恶性病变需要早期干预以改善预后，所以鉴别胆囊息肉样病变的良恶性很重要。目前的研究认为对于小于6 mm的病变，其恶性概率可以忽略不计，无须随访；最近有研究显示6～10 mm的病变中有小部分为胆囊腺瘤，因其有潜在的恶变风险，建议影像随访；以上建议是基于手术切除病例的回顾性研究，但尚不清楚是否经过成本-效益分析的验证，尤其是对于胆囊癌很少见的西方国家来说，因此是否合理尚且存疑。在切除的超过10 mm的息肉中37%～88%病理证实为恶性，所以建议切除这些较大的病变。

除了病变大小，内窥镜和高分辨率超声还发现了有助于区分非肿瘤性息肉和肿瘤性息肉的其他特征。息肉中央存在低回声区已被证明是肿瘤性息肉的一个重要预测因素，其在高分辨率经腹超声的敏感度和特异度分别为85%和67%，在内镜超声的敏感度和特异度分别为91%和89%。此外，息肉中央血管（中心血管）和低回声表现也提示为肿瘤性息肉。

常见胆囊息肉样病变
胆固醇息肉[a]（50%～60%）
炎性息肉[a]（5%～10%）
腺瘤[a]（＜5%）
局限型腺肌症
胆囊腺癌
转移瘤（尤其是黑色素瘤转移）

资料来源：[a]Data from Bilhartz LE.Acalculous cholecystitis, cholesterolosis, adenomyomatosis, and polyps of the gallbladder.In: Feldman M, et al., editors.Sleisenger and Fordtran's gastrointestinal and liver disease.7th ed.New York：Elsevier Science；2002, pp.1123-1125.

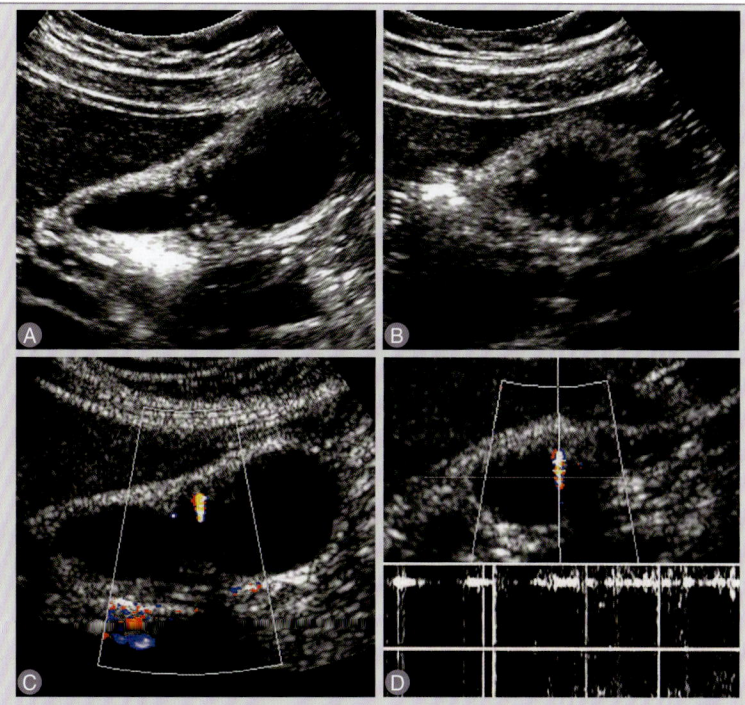

A、B.矢状面和横断面显示胆囊壁增厚呈沙漏样，在增厚胆囊壁内可见多发点状强回声伴彗星尾伪像，提示罗-阿窦内胆固醇结晶沉积；C、D.彩色和频谱多普勒显示"闪烁"伪像而非真正血管，支持胆囊腺肌症的诊断。

图3.46　沙漏胆囊

1. 胆固醇息肉

近一半的胆囊息肉样病变为胆固醇息肉，它是胆囊的一种常见的原因不明的非肿瘤性疾病——胆固醇沉着症的局灶性表现。胆固醇沉积导致巨噬细胞内脂质积聚，形成影像学中不可见的弥漫性改变，俗称"草莓胆囊"。胆固醇沉着症与胆石症有相同的危险因素，但两种情况很少同时存在。胆固醇息肉大小通常在2～10 mm，也有报道病灶可达20 mm。在病理上，胆固醇息肉发生的平均数量为8个，约1/5为单发。

胆固醇息肉的超声表现为附着于胆囊壁的多发卵圆形结节，后方不伴声影（图3.47）。与小的无声影结石相比，息肉不随体位改变而移动，较大病灶内可见细小点状强回声。

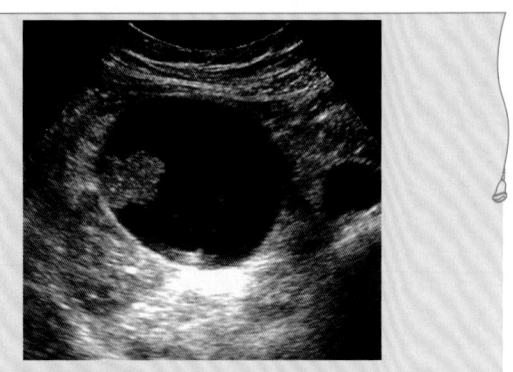

胆囊横断面显示轻度急性胆囊炎患者偶然发现的胆囊息肉样病变，切除后病理为绒毛管状腺瘤。

图3.48 胆囊腺瘤

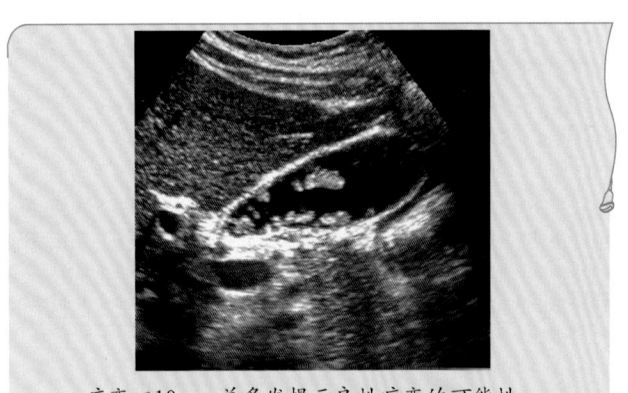

病变≤10 mm并多发提示良性病变的可能性。

图3.47 胆囊息肉

2. 腺瘤、腺肌瘤和炎性息肉

胆囊腺瘤是真正的良性肿瘤，其恶变的潜在风险远低于结肠腺瘤。腺瘤占胆囊息肉样病变的5%以下，呈单发，好发于原发性硬化性胆管炎和息肉病综合征患者。胆囊腺瘤通常带蒂，较大的病变可能有局部恶变。胆囊腺瘤的超声表现为均匀的高回声，随病变增大，出现回声不均（图3.48），邻近腺瘤的胆囊壁增厚提示恶性可能，中央低回声区很可能是中央血管或微囊肿。胆囊腺肌瘤有时可表现为不带蒂的息肉样病变，点状强回声伴或不伴彗星尾伪像及微囊表现的影像学特征有助于鉴别。胆囊炎性息肉占胆囊息肉样病变的5%～10%，其中一半为多发，好发于存在胆石症或慢性胆囊炎背景的患者，此类病灶的声像图表现目前尚无系统性研究。

3. 恶性肿瘤

原发性胆囊腺癌可表现为息肉样肿物。文献报道50%～60%的胆囊转移瘤为黑色素瘤。这些恶性肿瘤超声表现为宽基底的高回声病灶，常为多发且直径超过10 mm。根据笔者经验，胆囊转移性肿瘤中最常见的是印戒细胞癌，尤其是原发于胃者，但这类转移灶表现为胆囊弥漫性浸润，引起胆囊收缩和胆囊壁充血，并不呈息肉样表现。在一个经病理证实的20例胆囊转移性肿瘤的研究中，原发肿瘤为肠腺癌者占60%。进展期肝细胞癌可直接侵犯胆囊窝，并沿着胆囊壁生长形成腔内肿块，肿块与肝实质相延续和富血供表现有助于鉴别诊断。

（十一）胆囊癌

胆囊癌是一种少见的恶性肿瘤，主要见于老年人群，男女比例为1∶3，在南美洲的太平洋沿岸、东亚和南亚国家的发病率较高。在大多数病例中，胆囊癌与胆结石有关，慢性胆结石及其所引起的不典型增生被认为是危险因素之一。最近有研究认为胰胆管汇合异常（胰管和胆管在开口于十二指肠壁之前存在较长的共同通道）和慢性伤寒沙门菌携带状态也是胆囊癌的危险因素。约98%的胆囊癌病理类型为腺癌，其余为鳞状细胞癌和转移癌。胆囊癌的生长模式有如下3种类型。

- 胆囊窝肿物，破坏胆囊并侵犯邻近肝脏（最常见的表现模式）。
- 胆囊壁局限性或弥漫性不规则增厚。
- 胆囊腔内息肉样隆起。

1. 肿瘤侵袭模式

由于胆囊壁很薄、缺乏黏膜肌层，只有很少的结缔组织将其与肝实质分开，所以邻近肝脏直接受累是胆囊癌最常见的侵袭模式。此外，胆囊癌可沿胆囊管延伸至肝门，表现与肝门胆管癌相似。也可侵入胆管，继而包绕门静脉或肝动脉。胆囊癌也可直接侵犯邻近的肠管，尤其是十二指肠或结肠，由此继发的胆肠瘘和炎症可能被误诊为局部脓肿形成。此外，腹膜转移也很常见。

淋巴转移也是胆囊癌的一个常见特征，可发生在其侵犯邻近脏器之前。肝门部淋巴结最先受累，随后可沿肝十二指肠韧带转移至胰周淋巴结和肠系膜淋巴结，或者沿肝胃韧带转移至腹腔淋巴结。

手术切除是治愈胆囊癌的唯一途径，文献报道的胆囊癌可切除率仅为10%～30%。如果肿瘤已经突破了黏膜层，则需要行扩大胆囊切除术，切除范围包括胆囊及胆囊窝周围3～5 cm的肝组织或直接切除右半肝，胆囊管和胆总管区域的淋巴结也应切除。应仔细寻找是否有非毗邻胆囊肿瘤的肝内转移及腹膜转移、腹腔淋巴结和胰周淋巴结转移，或者是否出现门静脉主干或肝动脉被包绕，若存在以上转移，提示肿瘤已无法切除。

2. 声像图表现

胆囊癌的超声表现取决于其生长模式（图3.49）。当胆囊窝内癌肿较小时，常难以与其周围的肝实质鉴别，在无胆囊切除史的情况下，胆囊正常形态的消失应引起警惕。常可观察到无移动性的结石声像，这是因为结石被肿瘤组织固定，即形成"受困结石征"，此征象可作为诊断线索之一。CDFI可见肿物内部动静脉血流信号。与其他引起胆囊壁增厚的疾病不同，壁增厚型胆囊癌表现为胆囊壁弥漫

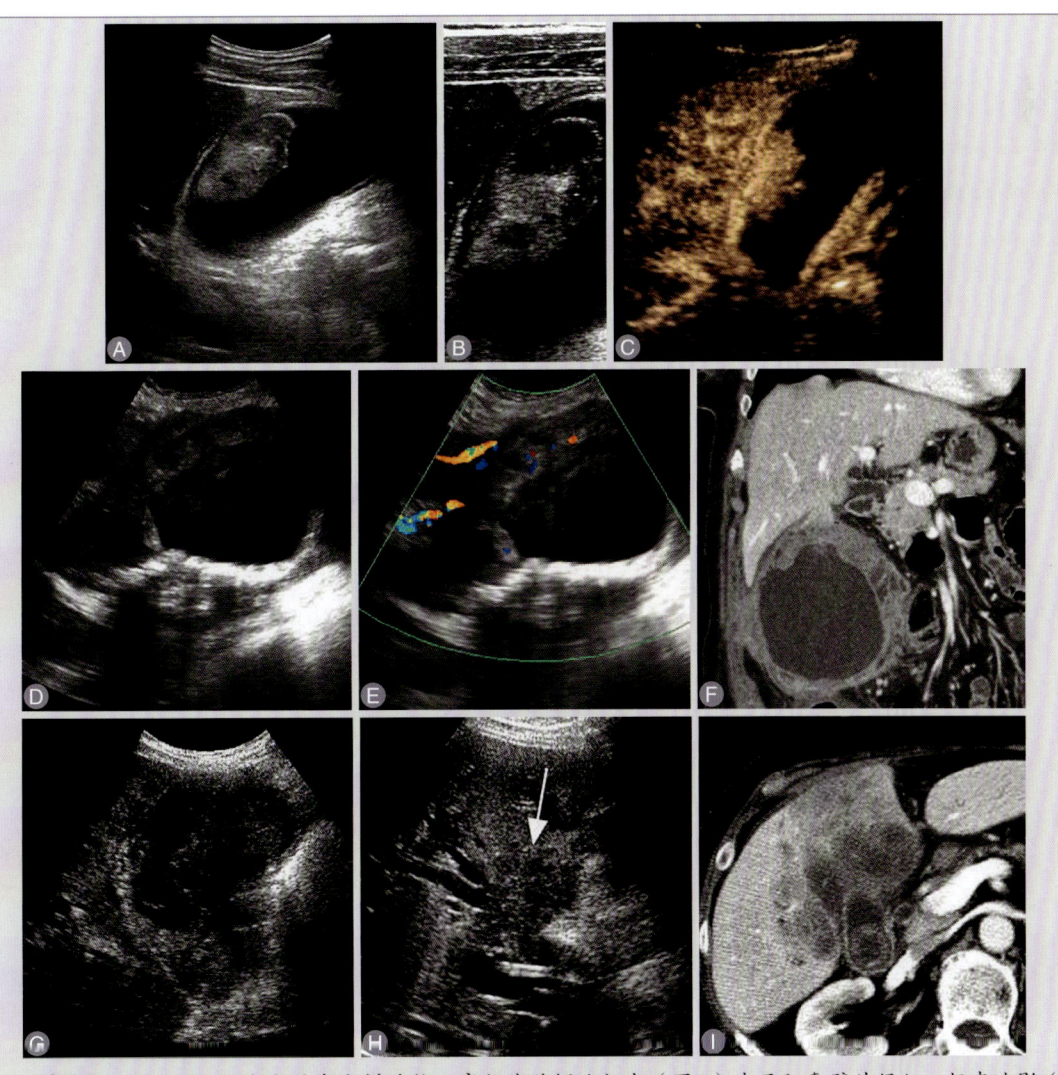

A～C.息肉样肿物，图A显示一个大的息肉样肿物，高频线阵探头扫查（图B）未见胆囊壁外侵犯，超声造影（图C）证实息肉样肿物富血供及周围肝脏未受累；D～F.壁增厚型，胆囊明显增大（图D、图E），形态失常、壁不均匀增厚伴异常血流信号，图F为相应的CT图像；G～I.胆囊癌侵袭周围组织，图G和图H显示巨大肿块占据胆囊窝并侵入肝脏，肿块侵犯胆道引起梗阻（箭头），图I为相应的CT图像。

图3.49　胆囊癌：影像学表现

性不规则增厚、失去正常的结构层次。息肉样隆起型胆囊癌与非肿瘤性息肉的鉴别点是癌肿病灶较大（>1 cm）、不移动、内部血管明显。此外，胆囊癌细胞可产生大量黏蛋白，导致胆囊肿大。

超声造影对鉴别胆囊病变良恶性有重要的诊断价值。有研究报道，超声造影可发现胆囊壁受破坏的征象，此征象诊断胆囊癌的敏感度和特异度分别为85%和100%。

超声检查在胆囊癌的局部分期中有很好的应用价值。Bach等的研究得出，与术中所见相比，超声预测胆囊癌可切除性的敏感度为94%，准确性为63%。近期有研究发现，使用更高频率探头（5~12 MHz）的高分辨率超声在区分T1期与更高分期的胆囊癌上有很好的诊断价值。但超声对于不可切除病变的诊断能力有限，因为超声对于非临近胆囊原发灶的肝内转移、淋巴结转移，尤其是腹膜转移很难检出，建议联合CT检查提高胆囊癌转移灶的检出率。

（范智慧，刘宇慧，杜雨晴，邵沥瑾，金洁玚，鞠金秀，曲恩泽，龙颖琳译；严昆，任杰，逄川审校）

参考文献

扫码观看

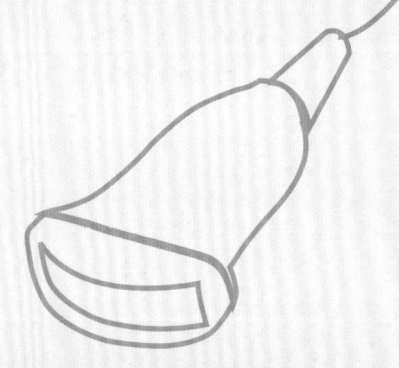

第四章　胰腺

Thomas Winter and Maryellen R.M. Sun

章节大纲

一、解剖和超声技术
　（一）胰体
　（二）胰头
　（三）胰尾
　（四）胰腺实质
　（五）胚胎学和胰管
　（六）影像解剖学变异
　（七）胰周结构

二、急性胰腺炎
　（一）成像方法
　（二）超声表现
　（三）并发症

三、慢性胰腺炎
　（一）成像方法
　（二）超声表现

四、胰腺肿瘤
　（一）壶腹周围肿瘤
　（二）胰腺癌
　（三）胰腺癌的扫查

五、胰腺囊性病变
　（一）单纯性胰腺囊肿
　（二）囊性肿瘤
　（三）罕见的囊性肿瘤

六、其他胰腺肿瘤
　（一）内分泌肿瘤
　（二）罕见的肿瘤

七、超声造影

关键点总结

- 掌握一些关键的胰腺超声扫查技巧可以优化胰腺的成像效果。
- 了解胰腺的胚胎发育、正常解剖和解剖变异有助于疾病的诊断和特征描述。
- 超声在评估急、慢性胰腺炎方面发挥着重要作用，同时可以检查胆结石、胆管扩张，必要时还可引导抽液和置管引流。
- CT是胰腺癌分期的首选影像诊断方法，但超声可用于胰腺实性肿瘤的检查、特征描述和分期。
- 胰腺囊性病变很常见，了解这些病变的良恶性特征非常重要。

超声检查是许多胰腺常见病如胰腺炎和胰腺肿瘤非常有效的诊断方式，也常是黄疸或腹痛患者的首选检查方法。然而，由于超声检查存在"技术依赖性"，因此检查者需要了解超声扫查技巧以优化胰腺的成像效果，同时了解常见（和少见）胰腺疾病的超声表现，这对于获得良好的超声影像和临床结果至关重要。

一、解剖和超声技术

胰腺超声检查前，患者的准备非常重要。一般建议禁食8小时（通常空腹一晚），但允许患者饮水和口服药物。

胰腺的3个关键部位分别为胰头、胰体和胰尾。每一部分的清晰成像一般均需检查者具备良好的胰腺解剖知识、掌握合适的患者体位，甚至还常需要懂得运用多探头联合扫查。胰腺斜卧于腹膜后的肾旁前间隙，胰头位于胰体和胰尾的足侧。由于胰腺横跨在脊柱和主动脉的前方，因此胰颈和胰体比胰头和胰尾部位置更表浅。由于解剖位置的原因，胰头偏足侧的部分在横断面扫查时常常难以显示其全貌，从而容易犯技术性错误。针对这种情况，检查者可通过了解该部位的解剖特点，并在胰头切面上注意观察其位于胃结肠干后方的钩突部分，来避免这类情况的发生（图4.1）。因此，在胰腺超声检查过程中，掌握一些关键的扫查技巧可以优化对整个胰腺的成像效果。

（一）胰体

使用宽大的凸阵探头加压扫查，是提高胰体成像效果的关键技术。因为加压可以推开胃和十二指肠内的气体和液体，使探头更接近胰体。胰体的重要血管标志是脾静脉、脾静脉与肠系膜上静脉的汇

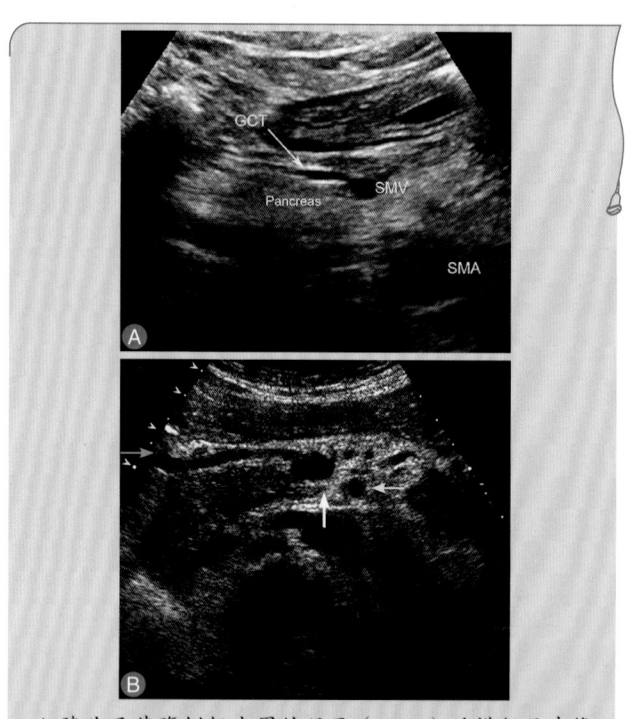

A.胰头及其腹侧标志胃结肠干（GCT）的横断面声像图，钩突（胰腺）位于胃结肠干的背侧；B.另一例患者，呈三角形的钩突部的尖端（白箭头）被标注，该尖端指向肠系膜上静脉与肠系膜上动脉之间的中点，并几乎达肠系膜上动脉（黄箭头），胃结肠干（蓝箭头）汇入肠系膜上静脉。SMA：肠系膜上动脉；SMV：肠系膜上静脉；Pancreas：胰腺。

图4.1　正常胰头和胃结肠干

合处，以及肠系膜上动脉（图4.2，动图4.1）。有学者将胰体和胰头之间的狭窄部分称为"颈部"，通常指的是肠系膜上动脉至肠系膜上静脉与门脾汇合处之间腹侧的胰体部分（图4.3）。

扫查时，患者取仰卧位，一般先嘱患者平静呼吸，因为屏气可能会导致患者腹肌收缩，影响加压扫查。扫查中采用不同幅度的吸气或偶尔采用呼气，因为吸气时肝脏可作为良好的透声窗，常常有助于胰腺的显示。一些患者横结肠位置较高，可能会影响胰体的清晰成像。因为结肠内容物与通常可

挤压的胃和十二指肠的内容物不同,结肠内容物为含有悬浮气体的粪便,不能被挤压,因此会影响胰腺的超声成像。对于这些患者,将探头置于横结肠下方,在结肠后方向头侧倾斜扫查可能有助于改善成像效果。另外,也可取左侧卧位进行扫查,该体位尤其有利于显示胰体的左侧部分和胰尾的近中央部分,方法是将探头横置于正中线偏右侧,采用使胰腺体尾部在声像图上表现为"胰腺体尾部长轴(纵轴)向下"的角度进行扫查(图4.4)。

其他可能有助于成像的方法包括:嘱患者行Valsalva动作时进行扫查,或通过饮水、服用胃肠超声对比剂后扫查,有时候也可以联合患者站立或坐位,以充盈的胃形成透声窗进行扫查。

(二) 胰头

胰头是胰腺非常关键的结构,胆总管结石、壶腹周围肿瘤和胰管/肝外胆管梗阻均好发于此。虽然胰头全貌常不容易充分显示,但可通过采用一些超声扫查技术来提高胰头的显示率。仰卧位加压扫查对胰头的显示就非常有效,但对壶腹周围区域还是很难充分显示。胰头的血管标志物包括背侧的下腔静脉、内侧的肠系膜上动脉和肠系膜上静脉,

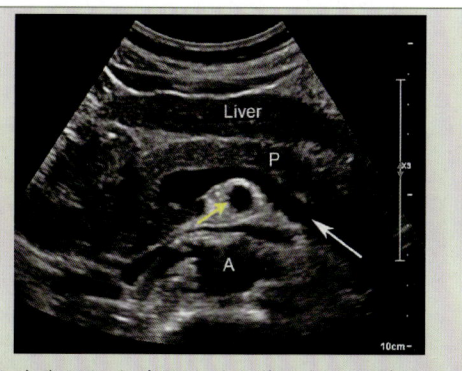

胰体及其背侧标志脾静脉(白箭头)及门脾汇合处的横断面声像图。正常的胰腺实质回声与肝脏回声相似,肠系膜上动脉(黄箭头)被一圈脂肪所围绕。A:主动脉;P:胰腺;Liver:肝脏。参见动图4.1。

图4.2 正常胰体及标志

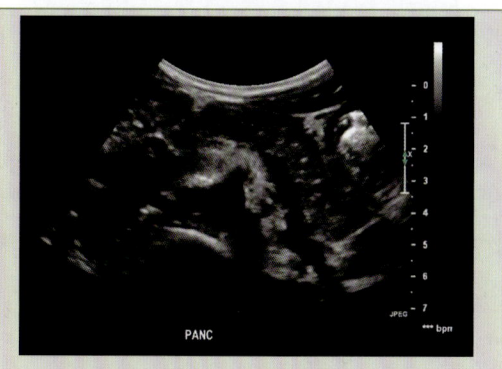

动图4.1 正常胰腺

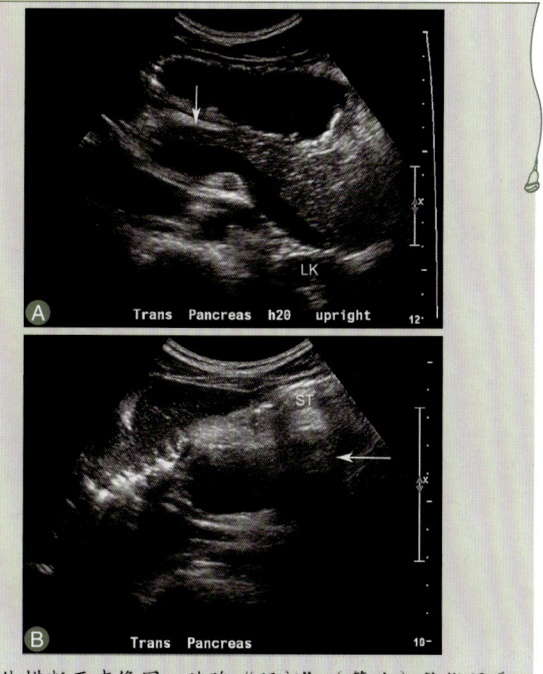

A.胰体横断面声像图,胰腺"颈部"(箭头)是指肠系膜上动脉和门脾汇合处之间腹侧的胰体部分;B.扫查技巧在胰腺超声成像中的作用,在横断面扫查胰腺过程中,腺体显示不清晰时(箭头),嘱患者饮水后取直立体位,才达到图A所示的图像质量。LK:左肾;ST:胃。

图4.3 正常的胰颈及胰体

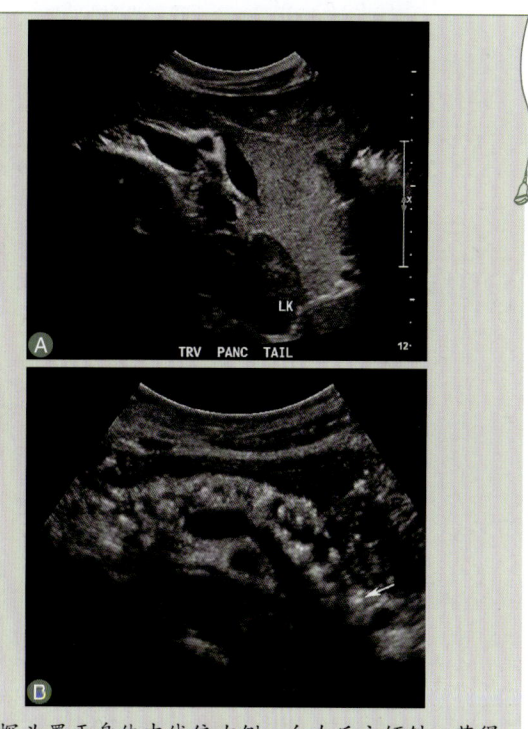

A.将探头置于身体中线偏右侧,向左后方倾斜,获得胰体和胰尾横断面图像;B.另一位慢性胰腺炎患者,横断面显示扩张的胰管伴散在的钙化,钙化延伸至胰尾部导管的末端(箭头)。LK:左肾。

图4.4 胰体和胰尾

以及前外侧的胃十二指肠动脉和胰十二指肠动脉弓（图4.5）。胰头通常紧靠下腔静脉的腹侧。下腔静脉于胰腺的头侧与门静脉相邻，该处为小网膜囊的入口，即网膜孔（Winslow孔）。

钩突是胰头靠足侧的一部分，向背、内侧伸展并包绕在肠系膜上动脉和肠系膜上静脉的后方，末端最后指向二者的中间点（图4.6，图4.1B）。胃

十二指肠动脉是胰头腹外侧的标志，走行于胰腺和十二指肠降部之间（图4.7）。

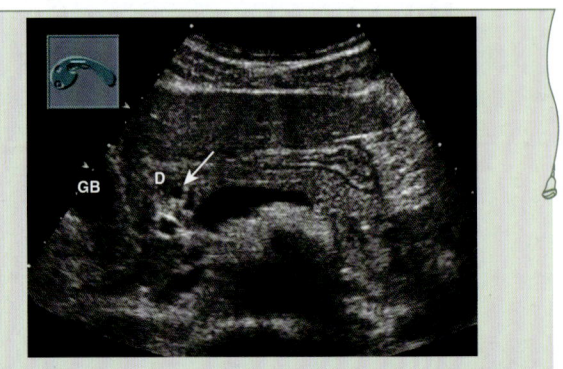

横断面声像图显示了作为胰头腹外侧标志的胃十二指肠动脉（GDA，箭头）。胃十二指肠动脉移行于胰腺和十二指肠降部（D）之间，胆囊（GB）位于十二指肠的外侧。该图同时显示了胰头偏头侧的部分。

图4.7　正常胆囊、十二指肠及胰头

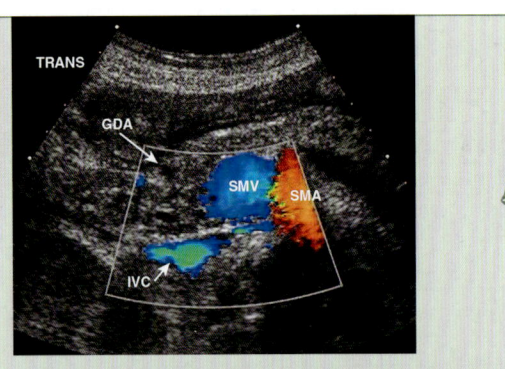

胰头血管标志的横断面声像图：背侧的下腔静脉（IVC），内侧的肠系膜上动脉（SMA）和肠系膜上静脉（SMV），前方的胃十二指肠动脉（GDA）。

图4.5　正常胰头及血管标志

胰头和钩突的另一重要血管标志是胃结肠干，它由几条内脏静脉合流形成，变异较多。这些静脉包括右结肠静脉、中结肠静脉、胃网膜右静脉和胰十二指肠静脉。胃结肠干在胰头前方汇入肠系膜上静脉右侧，可作为钩突腹侧的标志（图4.1）。

左侧卧位是观察胰腺靠近十二指肠部分的最佳体位，扫查时嘱患者吸气，然后利用胆囊或其两侧的肝脏作为声窗，可观察胰腺最右侧部分及壶腹部的胰管和胆管（图4.8）。在描述胰腺内具体位置时应采用明确的术语来表达（如胰腺尾部的肿块），而不应使用近端或远端这一类模糊术语，因为这些术语容易导致歧义，不同的人会有不同的理解。

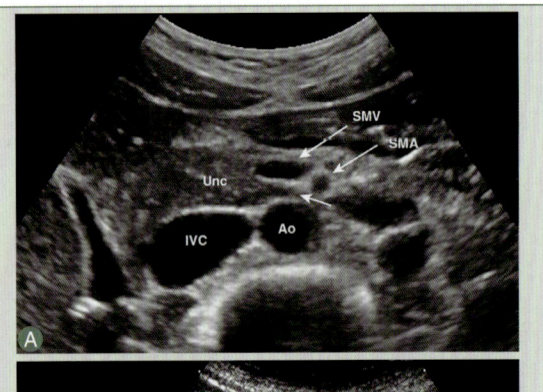

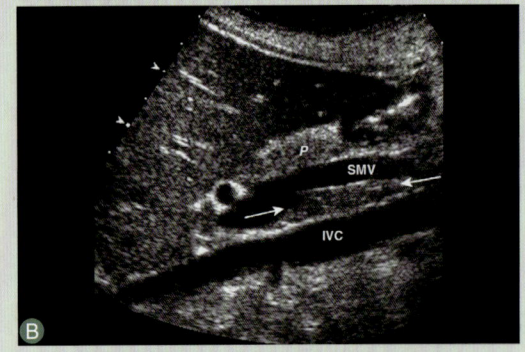

A. 横断面声像图示钩突（Unc）为肠系膜上静脉（SMV）和肠系膜上动脉（SMA）背侧的胰头部分，钩突尖端指向中点（小箭头）（参见图4.1B）；B. 另一例患者的钩突（箭头）纵断面声像图显示钩突位于肠系膜上静脉的背侧和下腔静脉（IVC）的腹侧，胰腺（P）的颈部和体部位于肠系膜上静脉的腹侧。AO：主动脉；IVC：下腔静脉。

图4.6　正常钩突

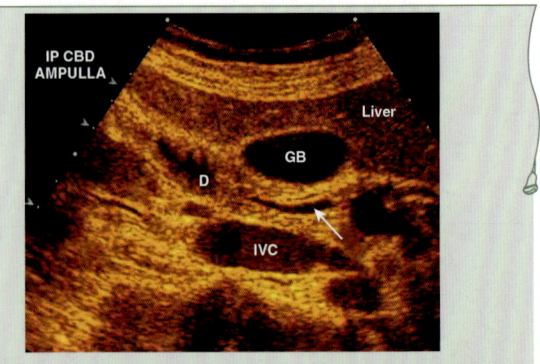

患者取左侧卧位，以胆囊（GB）和肝脏为声窗扫查壶腹部，可见正常的胆总管下段（箭头）穿过胰头，经大乳头进入十二指肠。IP CBD：胆总管胰腺段；AMPULLA：壶腹；D：十二指肠；IVC：下腔静脉。

图4.8　正常壶腹部和胆管

（三）胰尾

在扫查胰头或胰体之前，几乎没有必要嘱患者饮水，因为这对成像并没有什么帮助。而胰尾则不然，饮水后充盈的胃腔，可以为这一最难显示的胰腺部分的扫查提供良好的透声窗。扫查时，通常嘱患者取右前斜位，通过饮水后充盈的胃腔作为透声窗来扫查胰尾（图4.9）。另外，还有一种有效的途径就是患者取右侧卧位，通过脾脏和肾脏经冠状切面显示胰尾部（图4.10），在该切面必要时还可运用彩色多普勒超声显示脾动、静脉，从而有助于胰尾的识别。通过脾脏和肾脏进行扫查虽不总能清晰地显示出正常的胰尾，但可显示出其他切面所无法显示到的胰尾部异常病变（如假性囊肿、肿瘤）。因此，通过脾脏和肾脏扫查应作为胰腺的常规扫查途径。

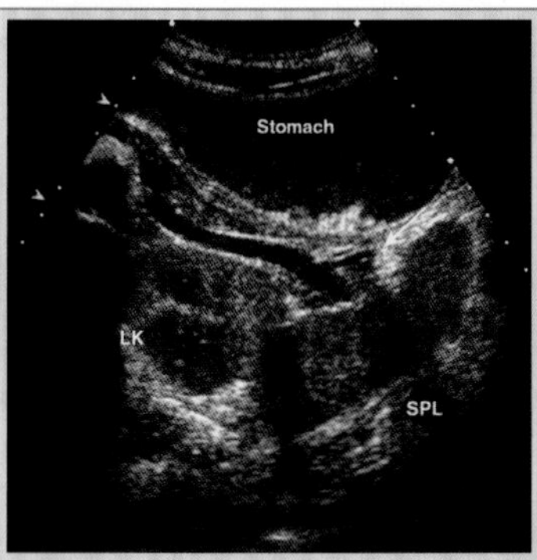

（四）胰腺实质

正常胰腺在实质回声、质地、形态和大小等方面的声像表现差异均非常大。胰腺实质与肝实质相比通常呈等回声或高回声（图4.11，图4.2，图4.3），但有证据表明胰腺回声随着年龄的增长而增强。

胰腺实质的质地差异很大，可以从均质到小叶状不均质结构（图4.12）。胰腺大小差异也很大，常常因人而异。Guerra等发现胰头的大小范围为6～28 mm（17.7±4.2 mm），胰体大小范围为4～23 mm（10.1±3.8 mm），胰尾大小范围为5～28 mm（16.4±4.2 mm）。尽管男性和女性的胰腺大小相当，无性别差异，但都会随着年龄的增长而逐渐萎缩。

另外，胰腺形态也有很大差异，其中胰头形态的变异最为棘手，因为这种变异常表现为隆起，

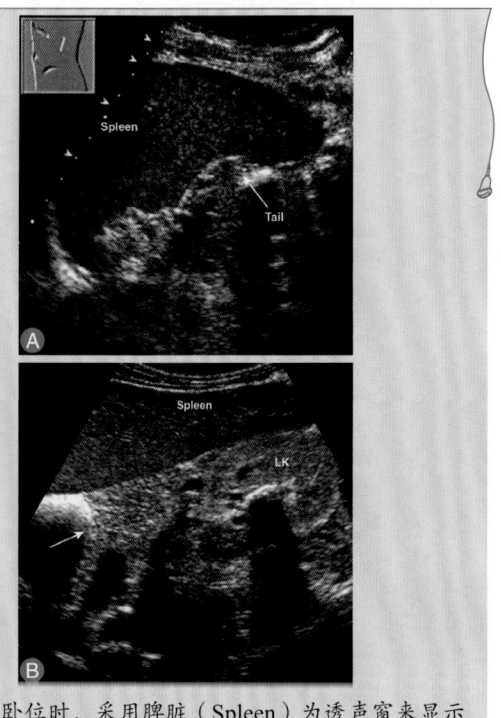

患者取右前斜位，通过充盈的胃腔显示脾静脉旁胰体和胰尾的横断面声像图。LK：左肾；SPL：脾脏；Stomach：胃。

图4.9　正常胰体及胰尾

患者右侧卧位时，采用脾脏（Spleen）为透声窗来显示胰尾（Tail）。A.经脾脏的纵向冠状切面显示出正常胰尾（箭头）图像；B.正常胰尾（箭头）的横断面图像，在该切面伴明显声影的左肾（LK）大结石被同时显示。

图4.10　正常胰尾

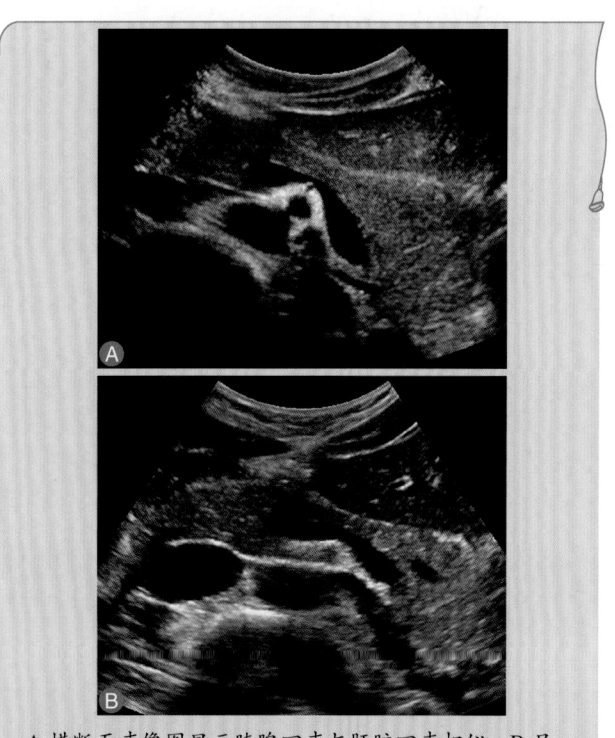

A.横断面声像图显示胰腺回声与肝脏回声相似；B.另一患者的胰腺横断面声像图，胰腺表现为高回声。

图4.11　正常胰腺实质回声

与胰头肿瘤非常相似，故也称假肿瘤。通常这些隆起会延伸至胃十二指肠动脉右侧和胰十二指肠动脉的上方（图4.13）。另一种常见的假肿瘤是胰体前方的隆起，该隆起常见于肝左叶与胰腺相接触的部位。由于假肿瘤在质地和回声方面与正常胰腺相同，借此可以与真正的胰腺肿瘤相鉴别。然而，当因扫查困难而无法获得高质量的胰腺图像时，假肿瘤和真正的胰腺肿瘤常难以进行区分。在这种情况下，可采取与以往检查的图像进行比较或联合CT或MRI来进行进一步评估。

脂肪胰

脂肪胰的胰腺实质可表现为正常回声，因此难以通过超声来诊断胰腺脂肪浸润。虽然有文献报道脂肪胰回声较正常胰腺更高，但这种说法难以令人信服（图4.12），因为即使胰腺实质完全被脂肪组织替代，其超声图像仍可能表现为正常（图4.14）。因此，超声诊断胰腺的脂肪替代不太可靠，而CT诊断很敏感。严重的胰腺实质脂肪替代

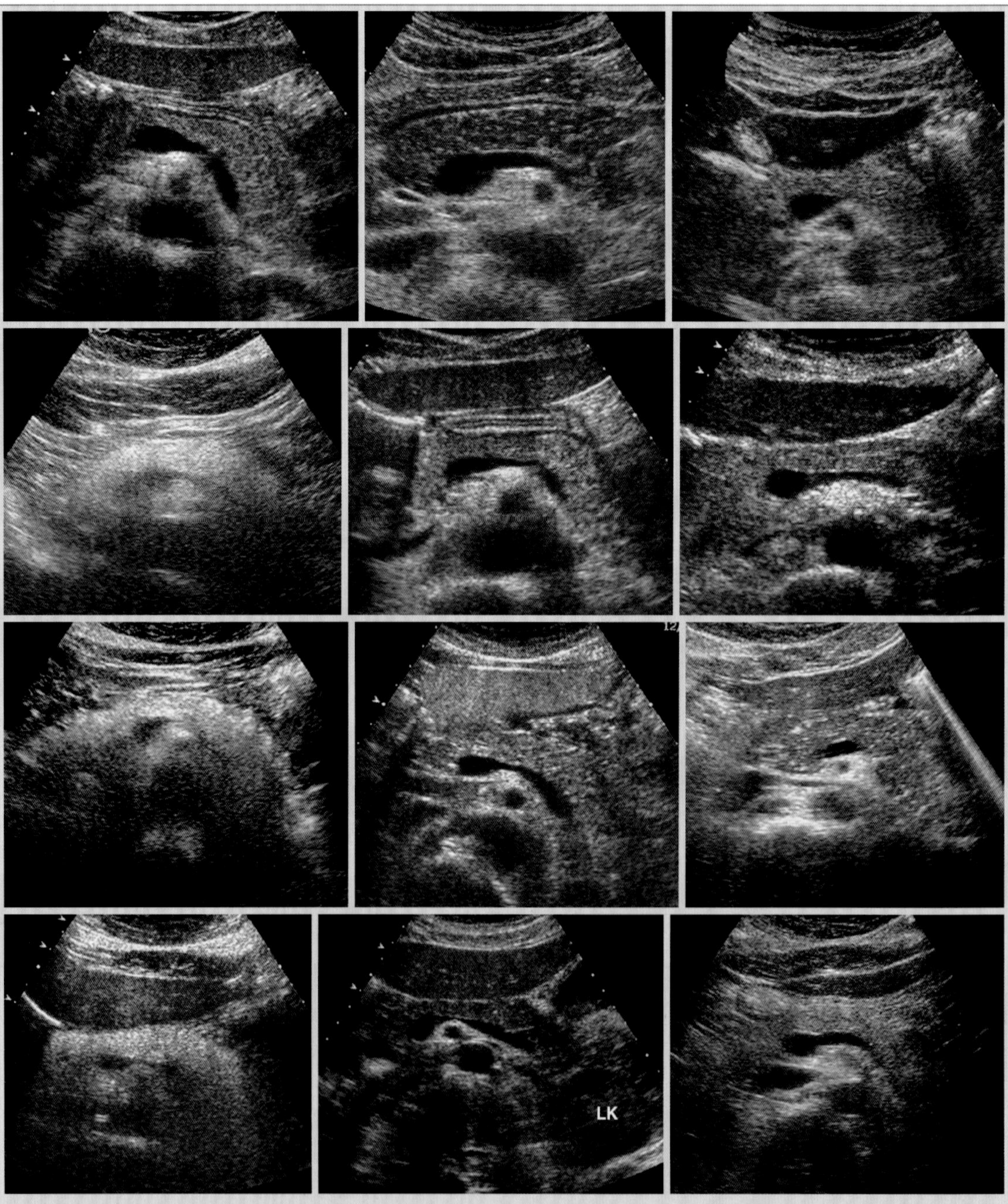

12例患者的胰腺横断面声像图显示了各种不同类型的正常胰腺实质。它们在回声、质地和大小等方面差异很大。LK：左肾。

图4.12　正常胰腺实质回声

可见于囊性纤维化疾病、糖尿病及肥胖症的患者，偶尔也可发生于老年人和Shwachman-Diamond综合征的患者。Shwachman-Diamond综合征是一种罕见的先天性遗传性疾病，表现为胰腺功能不全、骨髓功能障碍和骨骼异常。

有时胰头或钩突（腹侧胰腺）较背侧胰腺回声低，可导致一有趣的假肿瘤现象（图4.15）。有证据表明这种现象与部分腺体内相对脂肪缺失有关。基于一项大型前瞻性研究，Coulier发现这种"胚胎性低回声腹胰"好发于胰腺实质呈等回声的中年女性，但从未见于25岁以下患者。

（五）胚胎学和胰管

成年人胰腺的胚胎前体发育为两个突起（"芽"），称之为背侧（头侧）胰腺原基和腹侧

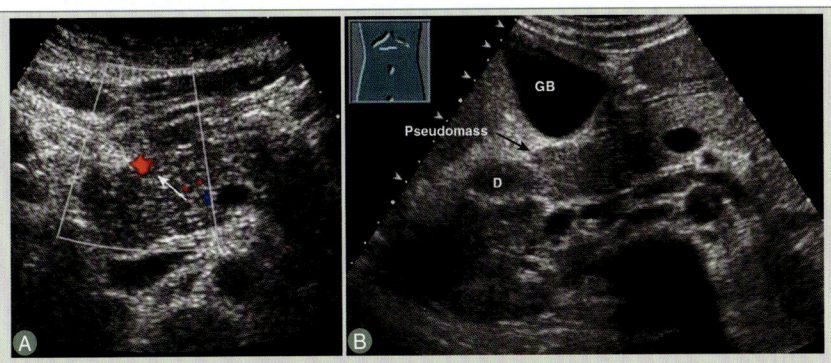

A.延伸至胃十二指肠动脉右侧（箭头）的假肿瘤横断面声像图；B.另一例患者假肿瘤横断面声像图。D：十二指肠；GB：胆囊；Pseudomass：假性肿瘤。

图4.13 正常解剖变异：胰头部的假性肿瘤

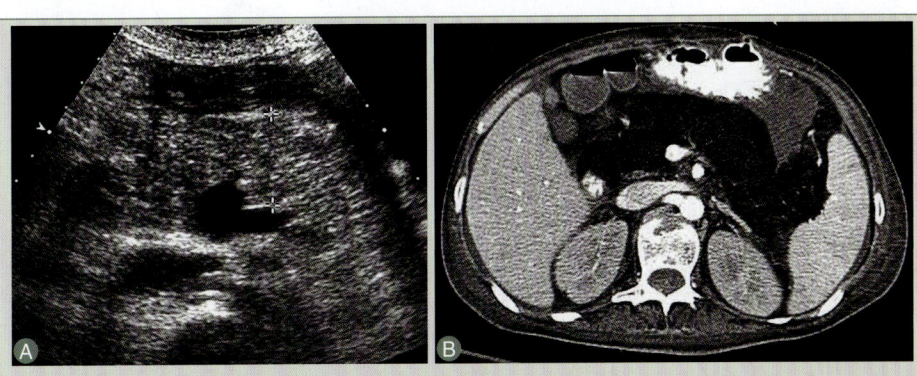

A.横断面声像图显示胰腺的外观和回声（标尺）与一般正常腺体没有显著差异；B.CT提示该胰腺呈弥漫性脂肪浸润。

图4.14 胰腺脂肪浸润

(Courtesy of Drs. Vinay Duddlewar and Jabi Shiriki.)

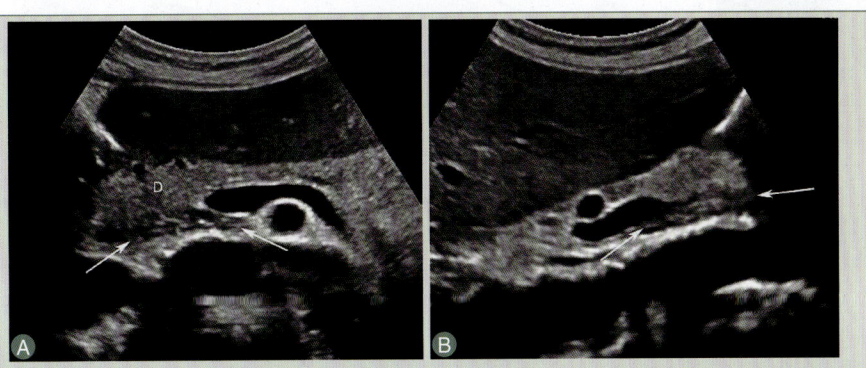

A.胰头的横断面声像图，钩突部呈低回声（箭头），可能是由于其所含的脂肪组织少于背胰所致（D）；B.胰腺的纵断面声像图，相比胰腺其他部分回声，位置更靠后的钩突部（箭头）回声更低。

图4.15 胰腺腹侧低回声区

（尾侧）胰腺原基。这些胚胎胰芽自原始前肠和中肠交界处的两侧发出（图4.16）。两个胰腺原基旋转并逐渐接近，通常在妊娠6~8周时融合。背侧（头侧）胰芽形成胰体和胰尾，腹侧（尾侧）胰芽形成胰头和钩突，最终位于胰体和胰尾的足侧端。腹侧胰芽同时是胆囊、胆管和肝脏的胚胎学起源。由于胆管和胰头有共同的胚胎学起源，这可以解释为何胰管和胆管通常在壶腹部融合（60%~80%），并通过十二指肠大乳头共同进入十二指肠内。

胰管对胰腺的外分泌功能至关重要，它将胰腺分泌的消化液输送至十二指肠内。多数成年人为单一的主胰管，主胰管由胰体和胰尾（源于背侧胰腺原基）的导管与胰头（源于腹侧胰腺原基）的导管汇合而成，并通常与胆总管在壶腹部汇合后经大乳头进入十二指肠。然而，还有20%~40%的人群主胰管与胆总管不汇合，仅胆总管经大乳头进入十二指肠，而主胰管通常在胆管附近单独进入十二指肠。有部分患者胰体尾胰管还常通过副胰管（图4.17）（尸检人群检出率≈50%），经位于大乳头近端几厘米处的小乳头进入十二指肠。

通常只有少量胰液会通过副胰管排出，以下两种情况例外：一种是当副胰管是胰液进入十二指肠的唯一路径时，这时来自胰头导管的胰液流入背侧导管，而不是十二指肠（图4.18A）。这种解剖学变异在伴有副胰管的人群中的发生率约为10%；另一种例外见于胰腺分裂，腹侧胰管和背侧胰管未发生融合（图4.18B），致使大部分胰液（由背侧胰腺分泌的胰液）经副胰管和小乳头进入十二指肠。

目前胰腺导管的描述性术语比较混乱，最清晰明了的是使用图4.17B所示的功能性描述，即主胰管和副胰管。多数学者将副胰管和Santorini管两个术

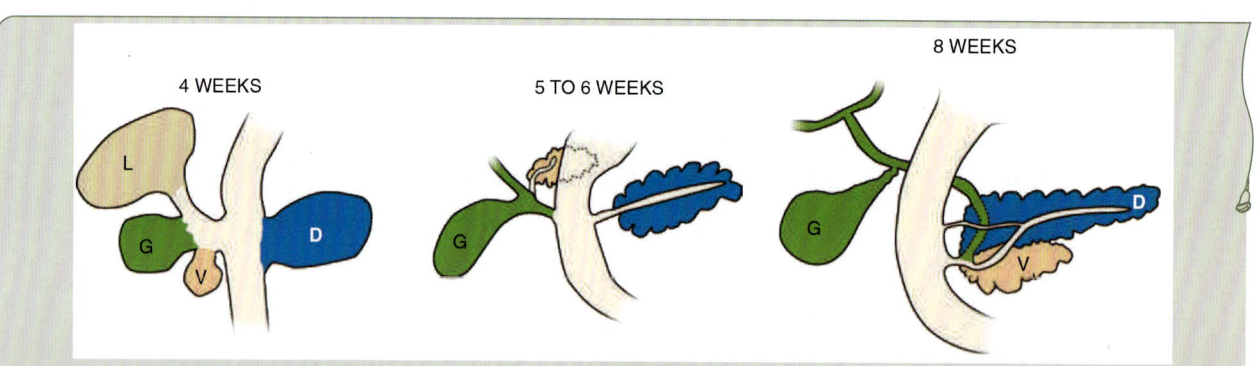

在胚胎发育第4周时，成年人胰腺的胚胎前体发育为两个突起（"芽"），分别称为背侧胰腺原基（D，蓝色）和腹侧胰腺原基（V，黄色）。腹侧胰芽同时是胆囊（G）、胆管和肝脏（L）的胚胎起源点。胰芽起源于原始前肠和中肠交界处相对的两侧。胚胎发育第5~6周时，两个胰腺原基开始通过旋转而相互接近。胚胎发育第6~8周时，胰腺原基融合。背侧胰芽发育为胰腺的体部和尾部。

图4.16　胰腺的胚胎发育

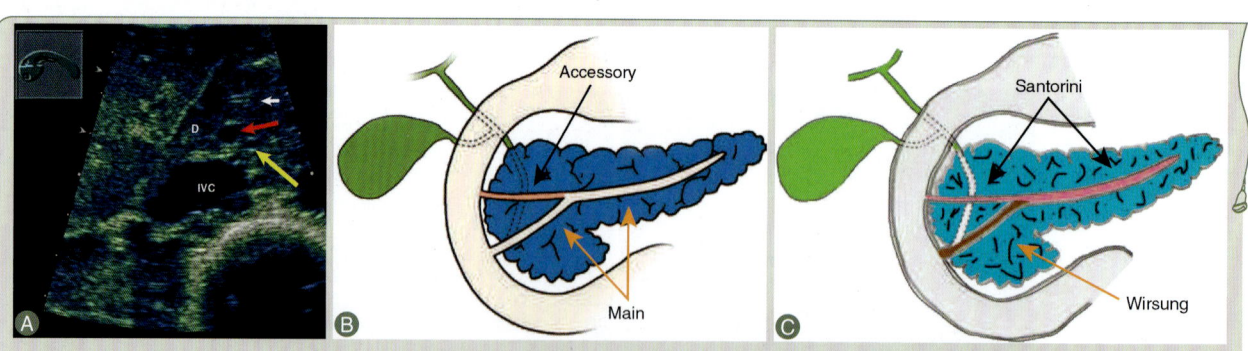

A.胰头，横断面声像图显示副胰管（白箭头），主胰管（黄箭头）位于胆总管（红箭头）的背侧及内侧；B.按分泌功能划分胰腺导管系统，棕色表示副胰管（黑箭头，Accessory），白色表示主胰管（橙箭头，Main），副胰管仅在少数人群中存在；C.按胚胎起源划分胰腺导管系统，成年人主胰管的背侧部分及副胰管（黑箭头，Santorini管，粉红色）均起源于背胰芽。胰头部的胰管即主胰管的腹侧部分（橙箭头，Wirsung管，棕色）起源于腹胰芽，通常与胰体部的主胰管（来自背胰芽）相融合。D：十二指肠；IVC：下腔静脉。

图4.17　胰腺导管解剖

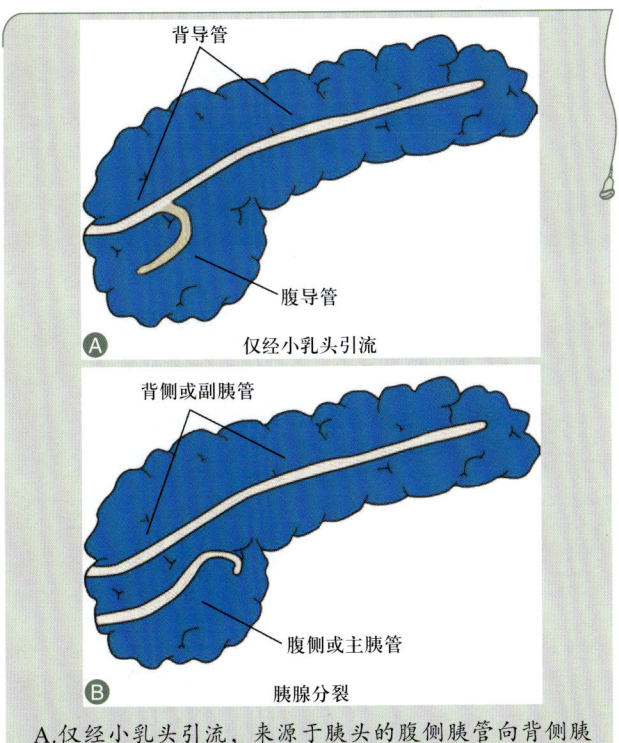

A.仅经小乳头引流，来源于胰头的腹侧胰管向背侧胰管排空，而不是进入十二指肠；B.胰腺分裂，由于两个胰腺原基的分支导管没有融合，导致成年人主胰管未形成，来自背胰芽的胰管与腹胰芽的胰管一直处于分离状态，这种解剖变异存在于5%~10%的人群中。

图4.18　胰腺导管变异，胰液经小乳头进入十二指肠

语等同使用，有些学者则将Santorini管定义为包括副胰管在内的整个背侧胰腺导管。主胰管有时也被称为Wirsung管，然而部分学者认为Wirsung管仅表示腹侧胰腺导管。

正常人胰管直径通常≤3 mm。Hadidi发现胰头处胰管平均直径为3 mm，胰体为2.1 mm，胰尾为1.6 mm。胰管直径变化很大。禁食后，胰管直径常变得非常小，在胰体内常呈现出一个线样结构（图4.19）。尽管胰管会随着年龄的增长而扩张，但3 mm仍然适合作为老年患者胰管直径的正常上限值。Wachsberg发现吸气能增加胰管直径，当使用2.5 mm作为正常上限值时，吸气就会导致12%非胰腺疾病患者的胰管直径超过该值。另外，注射胰泌素也会增加胰管直径，可能是由于胰泌素促进了胰液分泌，这可以解释一些正常人进餐后胰管直径增加的现象。

（六）影像解剖学变异

经腹超声检查在诊断胰腺解剖学变异方面价值不大，胰腺解剖学变异的发现与评估常依赖于CT、内镜逆行胰胆管造影和磁共振胰胆管造影。内镜超声在诊断胰腺分裂方面有一定价值，尤其是对于不明原因的胰腺炎患者。先天性胰腺变异较常见，普通人群的发生率约为10%，包括胰腺分裂、环状胰腺和胰腺部分发育不全。许多胰腺变异是在影像学检查、手术或尸检中偶然被发现，大多数并没有临床意义。胰腺分裂作为胰腺最常见的一种变异，可能容易导致胰腺炎的发生，但现有文献并未明确两者之间的关联性，且绝大多数胰腺分裂患者（95%）不会发展成胰腺炎。

（七）胰周结构

胃为腹腔内脏器，常位于腹膜后胰体的腹侧，二者之间有一个潜在的腔隙，称小网膜囊（图4.20）。这种毗邻关系可以解释为什么被液体充盈的胃腔，有时能有助于胰腺的超声成像。小网膜囊位于小网膜和大网膜之间，前方为胃，后方为壁层腹膜和横结肠系膜（图4.21）。

胃窦和十二指肠球部属于腹腔内结构，而包绕胰头的十二指肠肠曲（十二指肠的第二、第三部分）属于腹膜后结构。十二指肠的第三部分是一个

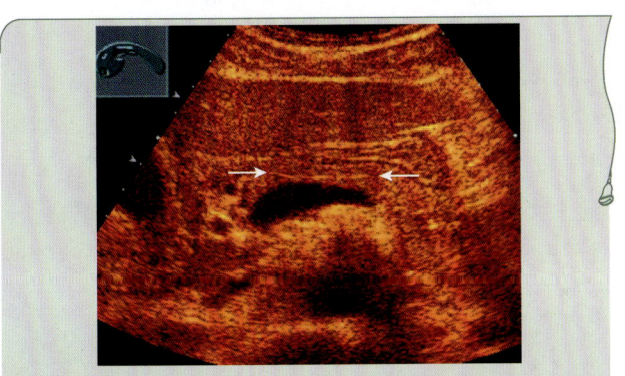

胰腺横断面声像图显示正常胰管在胰体内管腔塌陷，呈线性结构（箭头）。

图4.19　正常胰管

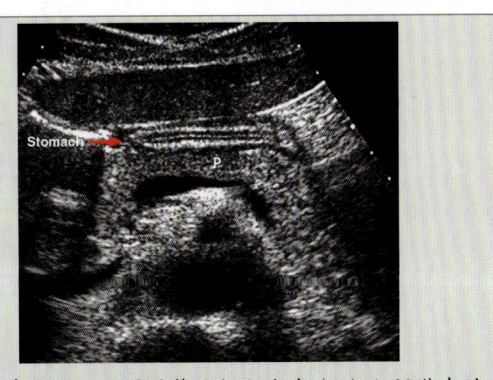

横断面声像图显示胃（箭头）和胰腺（P）之间潜在的网膜囊间隙。

图4.20　小网膜囊间隙

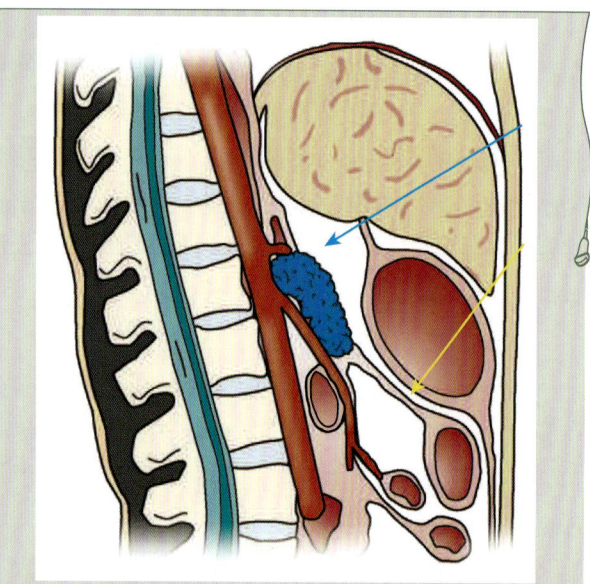

横结肠系膜（黄箭头）起源于胰腺和十二指肠的前方，由覆盖于胰腺和十二指肠上的壁层腹膜形成。横结肠系膜包绕横结肠，构成网膜囊（蓝箭头）后壁的一部分。

图4.21 腹膜反折和横结肠系膜

作用极大的解剖标志，可用于定位胰头的尾侧。横结肠和结肠肝曲常覆盖胰腺，有时会影响胰腺的显示。

横结肠系膜起始于胰腺和十二指肠前方，由覆盖于胰腺和十二指肠的壁层腹膜构成。横结肠系膜覆盖横结肠，构成小网膜囊后壁的一部分。

胰尾位于脾肾韧带内，紧邻左肾、左结肠脾曲，后方为脾门。因此，部分胰尾位于腹腔内，具有一定的活动度。

二、急性胰腺炎

国际急性胰腺炎研讨会（International Symposium on Acute Pancreatitis）将急性胰腺炎定义为"胰腺的急性炎症过程，伴有血液和（或）尿液中胰酶水平升高及其他局部组织或远处器官系统不同程度的受累"。美国医院每年收治急性胰腺炎患者超过30万。由于轻度胰腺炎很容易漏诊，因此一般很难确定急性胰腺炎的患病率。据报道，急性胰腺炎在人群中的年发病率为（5～35）/10万人。

急性胰腺炎的临床疾病谱从可自限的轻度胰腺炎（75%的患者），到可迅速导致多器官功能衰竭而死亡的重症暴发性胰腺炎不等。轻度急性胰腺炎通常在支持治疗后自行缓解。急性间质性/水肿性胰腺炎可导致腺体增大和充血，但无明显坏死或出血。Banks和Freeman发现胰腺炎的总死亡率约为5%。两周内死亡通常是由器官衰竭所致，两周之后则多由感染引起。其中非坏死性（间质性）胰腺炎患者的死亡率为3%，坏死性胰腺炎患者为17%。该综述还指出，感染坏死的死亡率为30%，未感染坏死的死亡率为12%。而发生器官衰竭时的情况更加严重：无器官衰竭无死亡，单器官衰竭时死亡率为3%，多器官衰竭时死亡率则为47%。

急性胰腺炎的病因多种多样，这导致一直以来缺乏一个统一的评估和治疗急性胰腺炎的分类系统。国际急性胰腺炎研讨会（Atlanta，1992）试图通过提出一种临床导向的分类系统来解决这些问题。但随着对该疾病的深入了解以及影像学方法的进步和大量新的治疗方法的推出，Atlanta急性胰腺炎分类得到了更新和修订。急性胰腺炎的主要病因是胆结石和酗酒，约占所有病例的80%（表4.1）。

表4.1 急性胰腺炎的病因

病因	急性胰腺炎病例
胆结石	40%
酗酒	40%
特发性	10%
其他	10%

所有首次发作急性胰腺炎的患者，包括酗酒患者，建议均应进行超声检查以评估胆道系统内是否有胆结石。评估胆管系统对急性胰腺炎患者至关重要，因为胆囊切除联合胆总管取石术，可有效防止急性胰腺炎复发，否则，一旦复发会带来致命的危险。在美国，约15%的人患有胆结石，但不同种族的患病率差异很大。仔细检查胆囊有无结石后，应检查有无胆总管结石和梗阻。文献报道胆总管结石患病率差异很大，但在有症状的胆结石患者中，胆总管结石的患病率可能达10%～20%。然而，如果超声检查未发现胆管扩张，胆总管结石的患病率可能约为5%。如果超声专家运用超声扫查技术进行仔细扫查，超声检测胆总管结石的敏感度可以达75%左右。

当超声检查发现胆管扩张或胆总管结石时，结石可能嵌顿在远端胆总管内。有理由认为，对这些患者进行紧急干预以解除梗阻是非常必要的。然而，对于急性状态中的患者是否能从干预中受益，还存在争议。Acosta等报道了一项胆源性胰腺炎患者的前瞻性随机临床试验，结果显示在症状出现后48小时内进行胆管减压预后更好。至于不同的减压方式之间如自发性减压、手术减压及内镜逆行胰胆管造影减压并无明显差异。

胆结石如何引起急性胰腺炎的机制目前尚不清楚，某种程度上可能与结石进入并通过胆总管有关。胆结石可导致30%～50%的急性胰腺炎发作，而仅有3%～7%的胆结石患者发展为胰腺炎。胆泥（微石症）是引起急性胰腺炎（包括大多数以前被称为"特发性"胰腺炎的病例）的一个重要原因。导致急性胰腺炎的其他原因包括肿瘤、感染、胰腺分裂、毒素、药物，以及遗传、外伤和医源性（内窥镜检查、术后）等因素。5%～7%的胰胆肿瘤患者，不论良恶性，一般均伴有急性胰腺炎。

（一）成像方法

腹部超声和对比增强CT是诊断急性胰腺炎最有用的两种影像学检查方法。其他有用但通常是次要的诊断和治疗方法包括MRI、磁共振胰胆管造影、内镜逆行胰胆管造影和超声内镜。检查方法的选择取决于患者的临床情况。所有可能发生胆源性急性胰腺炎的患者，均应进行超声检查以明确有无胆结石和胆管梗阻。对比增强CT适用于重症胰腺炎患者临床病程早期检查，主要用于诊断胰腺坏死。当腺体坏死超过30%或坏死区域大于3 cm时，将其考虑为重症胰腺坏死。对于胰腺坏死患者必须密切观察临床恶化情况，并预防性地使用抗生素治疗。Sharma和Howden发现，预防性使用抗生素，显著降低了21%的脓毒症和12%的死亡率。另外，CT也是诊断急性胰腺炎迟发性并发症最准确的检查方法。

磁共振胰胆管造影是检测急性胰腺炎患者胆囊和胆管结石的准确手段。腹部MRI可提供与对比增强CT相似的信息，包括诊断胰腺坏死。由于费用问题，磁共振胰胆管造影和MRI通常主要应用于CT或超声无法提供足够信息来指导处理的患者，以及有对比增强CT禁忌证的患者。

对于胆总管结石的检测，内镜超声比腹部超声更敏感，并且还可用于确诊可疑的胆石性胰腺炎。内镜超声在诊断微结石和胰腺分裂方面也很有价值。

内镜逆行胰胆管造影以前常同时作为诊断和治疗方法，但由于存在一定并发症（包括胰腺炎）和费用高昂，现在主要用于治疗。内镜逆行胰胆管造影有时与内镜下括约肌切开术及取石术联合使用，是治疗胆总管结石合并黄疸、胆总管扩张、急性胰腺炎或胆管炎的一种有价值的治疗方法。

急性胰腺炎的影像学检查

超声的作用
检测急性胰腺炎的病因之一为胆结石
检测胆管扩张和梗阻
诊断隐匿性急性胰腺炎或确诊急性胰腺炎
引导抽液和置管引流

计算机断层扫描的作用
检测胰腺坏死（疑似重症胰腺炎患者）
检测急性胰腺炎的并发症
诊断隐匿性急性胰腺炎或确诊急性胰腺炎
诊断类似急性胰腺炎的疾病，包括胃肠道缺血、溃疡或穿孔和腹主动脉瘤破裂
引导抽液和置管引流

（二）超声表现

评估胆囊和胆管是大多数急性胰腺炎患者超声检查的重点。然而，了解与急性胰腺炎相关的胰腺和胰腺外异常极为重要。联合应用血清淀粉酶和脂肪酶诊断急性胰腺炎的敏感度和特异度为90%～95%，但轻症病例可能漏诊。由于轻度急性胰腺炎患者可能在淀粉酶和脂肪酶水平一过性升高后才就诊，检查时可能不存在胰腺炎血清学指标的改变。因此，对于这些轻度急性胰腺炎的患者，主要依靠临床症状来进行诊断。另外，某些重症胰腺炎患者，由于疼痛消失或被其他更严重的症状所掩盖，也可能会漏诊。Lankisch等分析1980—1985年的致命性胰腺炎，报告称30%的病例直到尸检才得到诊断。

对急性胰腺炎患者行超声检查，首先应仔细检查胆囊和胆管有无结石，然后应扫查整个胰腺。之后，还应在小网膜囊、肾旁前间隙和横结肠系膜处寻找胰周病变。

据报道，急性胰腺炎患者超声异常的发生率为33%～92%。在1项对急性胰腺炎患者的回顾性研究中，Finstad等使用拟订的扫查方案来寻找胰腺炎相关的病变，结果发现48例患者中有45名（92%）出现超声异常（表4.2）。

急性胰腺炎患者的胰腺实质常因为间质水肿

而表现为回声明显减低,但有部分患者也可表现为实质回声正常。极少情况下,胰腺回声还可增强,这可能是由于出血、坏死或脂肪皂化所导致的。Cotton等发现,大约有16%的正常人及32%的急性胰腺炎患者的胰腺实质回声强于肝脏回声。而Finstad等发现尽管急性胰腺炎患者可能存在局灶性回声增强和回声不均匀性改变,但一般不会出现弥漫性回声增强。

表4.2 急性胰腺炎的声像图异常

异常表现	患者人数(共48人)	患病率
胰周炎症	29	60%
实质异质性	27	56%
腺体回声减弱	21	44%
胰腺腹侧边缘模糊	16	33%
胰腺增大[a]	13	27%
局灶性胰腺内回声改变	11	23%
胰周积液	10	21%
局灶性肿块	8[b]	17%
血管周围炎性改变	5	10%
胰管扩张	2	4%
静脉血栓	2	4%

注:[a]在肠系膜上动脉水平前后径≥23 mm;[b]8例中有5例为低回声。
资料来源:Modiied from Finstad TA, Tchelepi H, Ralls PW. Sonography of acute pancreatitis: prevalence of indings and pictorial essay. Ultrasound Q. 2005; 21(2): 95-104.

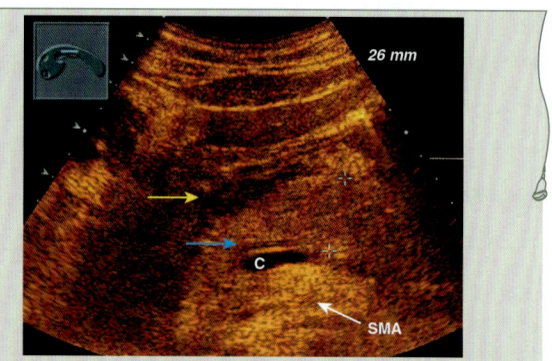

横断面声像图显示肠系膜上动脉(SMA)水平胰腺前后径为26 mm(标尺)。胰腺腹侧(黄箭头)和脾静脉(蓝箭头)-肠系膜上静脉汇合处(C)腹侧可见急性炎性改变。

图4.22 胰腺肿大,急性胰腺炎相关炎性改变

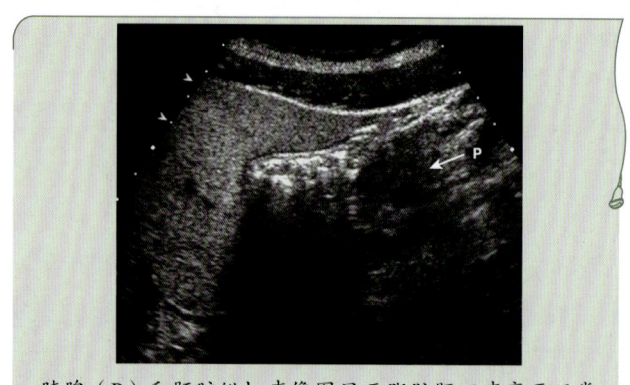

胰腺(P)和肝脏纵切声像图显示脂肪肝回声高于正常胰腺,胰腺呈相对低回声。

图4.23 假性胰腺炎

急性胰腺炎常伴有胰腺肿大。然而,胰腺肿大却可能很难判断,因为胰腺炎发作前胰腺的大小通常是未知的,且个体差异很大。1995年,Guerra等发现261例成年人正常胰体厚度为10.1 mm(±3.8 mm;范围:4~23 mm)。2005年,Finstad等在其一系列急性胰腺炎患者中发现,肠系膜上动脉水平的胰体平均前后径为21.1 mm(±6.4 mm;范围:12~45 mm),几乎是Guerra等在正常个体中发现的平均值的2倍。因此,使用22 mm(平均值加3个标准差)作为正常胰腺厚度的上限似乎是合理的,但必须要明白诊断急性胰腺炎,这可能是一个不敏感参数(图4.22)。

仅有44%的患者出现典型的胰腺回声减低。此外,当肝脏有脂肪浸润时,正常胰腺可出现低回声,称为"假性胰腺炎"(图4.23)。胰腺异质性是一种主观但常见的表现,据报道超过50%的患者存在胰腺异质性(图4.24),甚至在一些患者中还可观察到局灶性低回声区(图4.25)。

胰腺炎相关的炎性改变,是诊断急性胰腺炎最客观、最常用,也是最有效的诊断依据(图4.26,图4.22,图4.24)。即使胰腺的轮廓正常,未见明显肿大,也可出现胰腺外的炎性改变。胰腺炎性改变表现为典型的低回声或无回声(图4.27),通常向腹膜后或腹膜间隙内蔓延(动图4.2),因此难以与周边积液进行鉴别(图4.28)。相比炎性改变,积液的边缘一般比较隆凸、前后径更大、范围更局限,从而常具有占位效应,另外,积液的透声相比炎性病变一般更好(图4.29,动图4.3)。

炎性改变最常见于胰腺腹侧,紧邻胰腺的胰前腹膜后(图4.22,图4.26,图4.28),左右肾旁前间隙、肾周间隙和横结肠系膜区域。肾旁前间隙最好经侧腹取冠状切面进行观察(图4.30),扫查时患者取平卧位,探头放置侧腹倾斜采取矢状切面进行扫查。通常于肾旁前间隙内的炎性区域旁可见与其紧邻的肾周间隙内的脂肪回声。肾旁前间隙内偶尔

会显现出肾周筋膜的轮廓,并且还可能出现炎性肿块(以前称为蜂窝织炎,但该术语在最新的Atlanta分类法中已被废用)(图4.31,参见图4.28)。多数患者采用纵断面扫查,可以很好地观察到横结肠系膜区域。炎性病变可向胰腺下方及胃后方蔓延(图4.32,图4.21),甚至可达横结肠(在横断面上,横结肠紧靠胰头和钩突的腹前侧,超声常很难对其进行识别)。同时,炎性病变可沿着血管周围间隙扩散,尤其常沿着脾静脉和门脾汇合处扩散,这成为急性胰腺炎的一个特征(图4.33~图4.35;

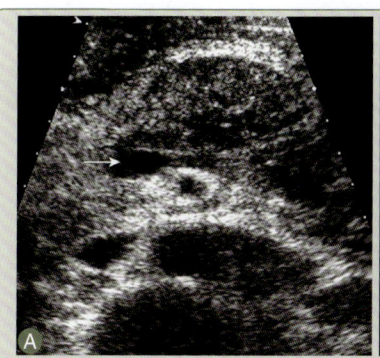 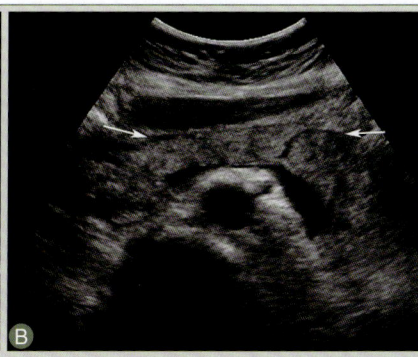 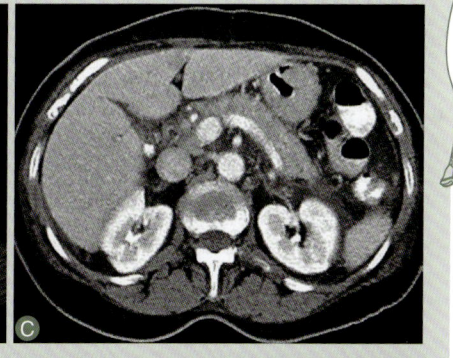

A.横断面声像图显示胰腺实质回声不均匀,这种不均匀其实很轻微,具有一定的主观性,箭头为血管周围炎性改变及脾静脉-肠系膜上静脉汇合部内的血栓;B.另一患者的横断面声像图显示胰腺回声不均匀,周边可见积液,并散布于实质小叶之间(箭头);C.图B同一患者的增强CT横断面图像也显示了相对应的不均匀的胰腺实质及胰周积液。

图4.24 急性胰腺炎伴胰腺回声不均匀

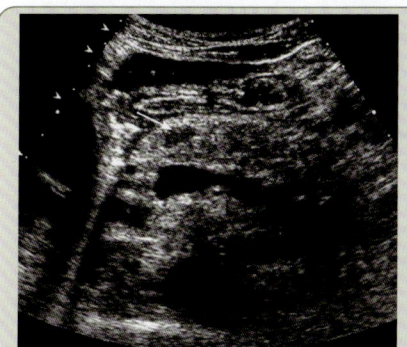 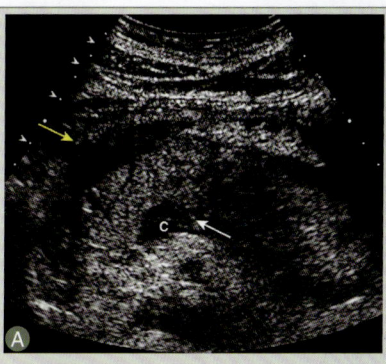

横断面声像图显示胰腺实质不均匀,伴局灶性低回声区(箭头)。

A.横断面声像图显示胰腺腹侧(黄箭头)与脾静脉-与肠系膜上静脉汇合处(C)腹侧的急性炎性改变(白箭头),胰腺肿大且回声不均匀;B.横断面声像图显示胰腺腹侧的急性炎性改变,使胃(ST)向前移位,胰周可见脂肪回声(*)及散在分布的液暗区(箭头)。

图4.25 急性胰腺炎伴局灶性低回声区

图4.26 急性胰腺炎引起的炎性改变

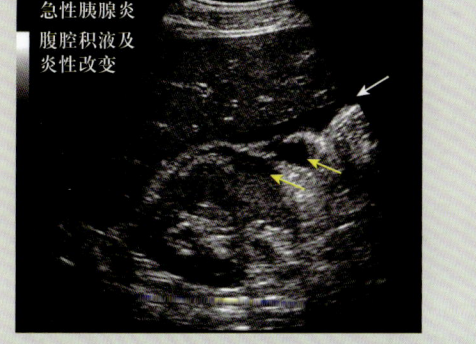 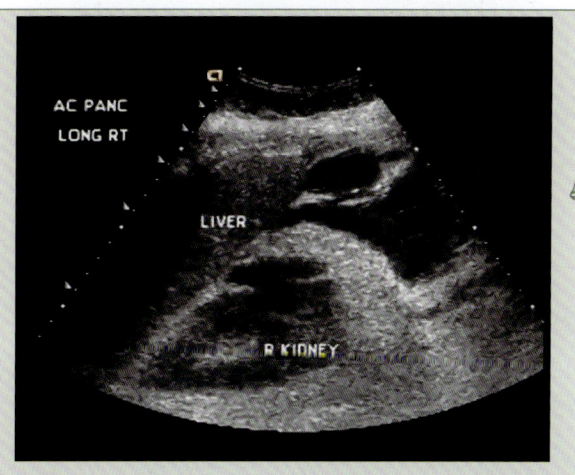

右上腹横断面声像图显示肾旁前间隙(腹膜后)和肾周间隙(黄箭头)的急性炎性改变,相邻的肝下间隙(白箭头)内可见腹腔积液。参见动图4.2。

图4.27 急性胰腺炎伴炎性改变和腹腔积液

动图4.2 急性胰腺炎(1)

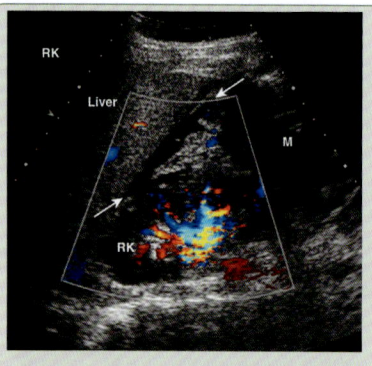
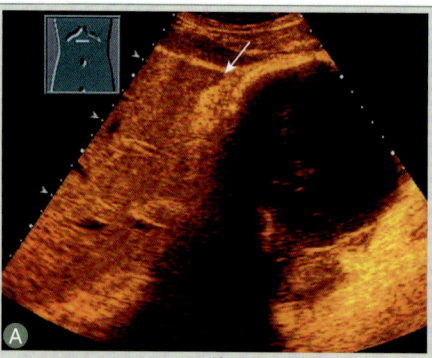
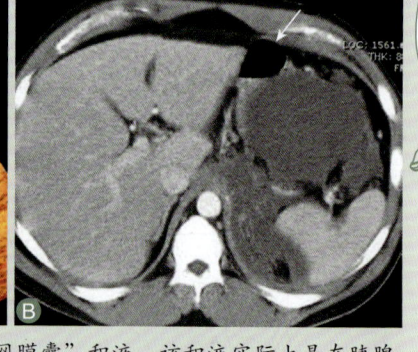

右上腹纵断面声像图显示肾旁间隙（腹膜后）类似游离液体的急性炎性改变（箭头），容易被误认为腹腔积液。腹膜后炎性肿块（M）被标注。RK：右肾。

图4.28 类似游离液体的炎性改变

A、B.横断面声像图和CT图像显示"小网膜囊"积液。该积液实际上是在胰腺前方的腹膜后。积液导致胃体发生了移位（箭头）。参见动图4.3

图4.29 胰腺炎相关积液

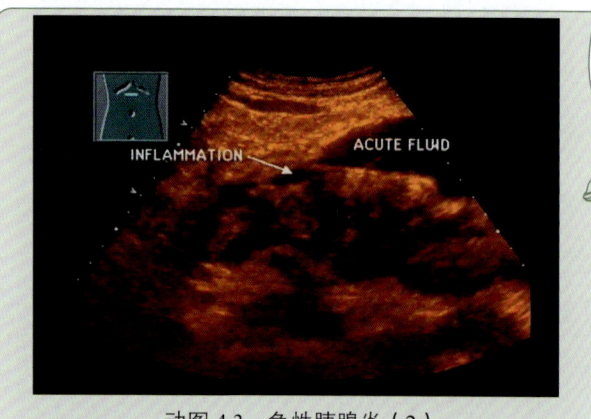

动图4.3 急性胰腺炎（2）

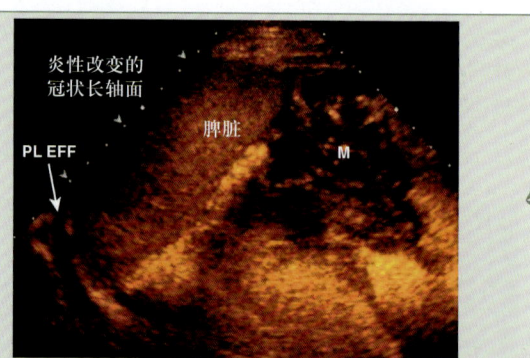

左上腹纵切冠状面声像图显示腹膜后炎性肿块（M），之前被称为"蜂窝织炎"，后经1992年国际急性胰腺炎研讨会（Atlanta）商议废用这一术语。PL EFF：左侧胸腔积液。

图4.31 左侧肾旁前间隙炎性肿块

（三）并发症

急性胰腺炎的并发症分为全身并发症（与器官衰竭相关）和局部并发症。

急性胰腺炎的局部并发症
急性积液
假性囊肿
胰腺脓肿
坏死
感染性坏死
静脉血栓
假性动脉瘤

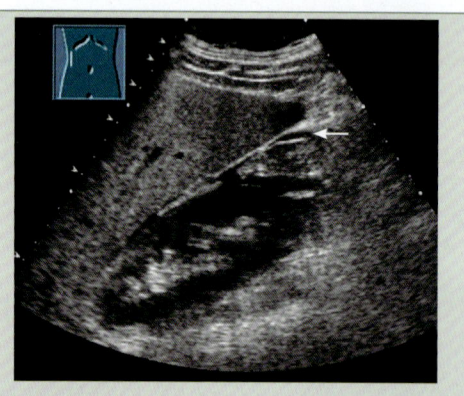

卧位右上腹纵切冠状面扫查，有利于显示肾旁和肾周间隙。在炎症作用下，由肾周筋膜包绕的肾周间隙（箭头）得到部分显像。

图4.30 右肾旁前间隙和肾周间隙的炎性改变。

参见图4.22，图4.24，图4.26），这一特点可以解释为什么一些急性胰腺炎患者会形成门静脉血栓（图4.36，图4.37；参见图4.34）。另外，腹腔积液患者偶尔也会出现类似于急性胰腺炎的腹膜后改变，这可能是由于腹膜"渗漏"所造成的。

1. 急性积液

与胰腺炎相关的积液涉及了一系列疾病，因此对其进行分类存在困难（图4.38，图4.39；参见

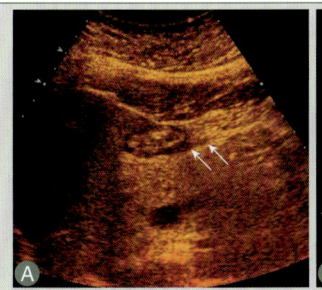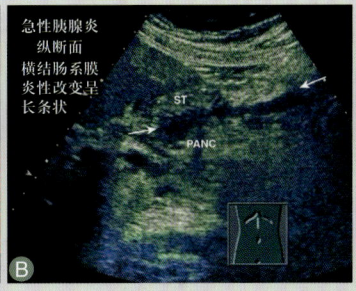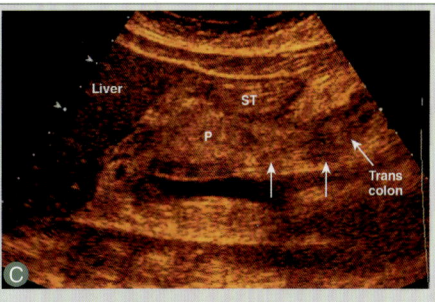

A.轻度的，较小范围的炎性改变（箭头）；B.相对更严重的炎性改变（箭头）；C.横结肠通常难以直接显像，结肠系膜炎性改变一般呈弥漫性分布（箭头）。P：胰腺；PANC：胰腺；ST：胃；Trans colon：横结肠。

图 4.32　横结肠系膜处炎性改变的纵断面声像图

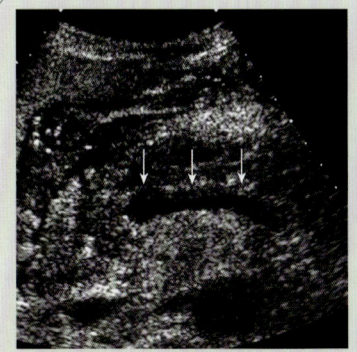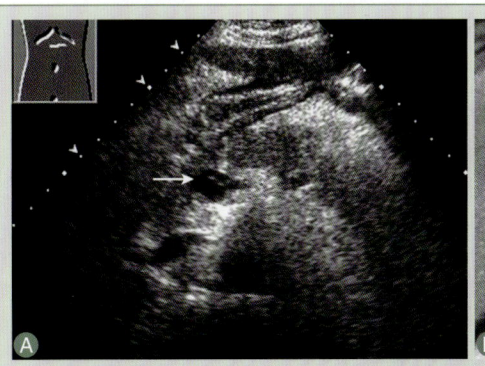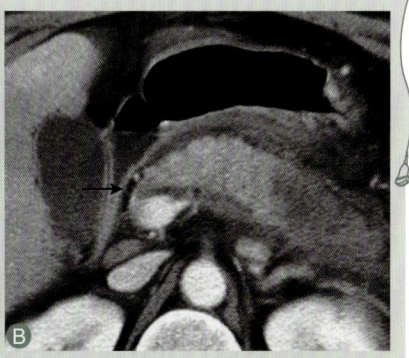

胰体横断面声像图显示脾静脉周围低回声炎性改变（箭头）。

图 4.33　血管周围炎性改变

A、B.胰腺横断面声像图和CT图像显示血管周围有明显的炎性改变声像（箭头），超声表现为低回声，CT表现为低密度。

图 4.34　胰腺炎引起血管周围炎性改变

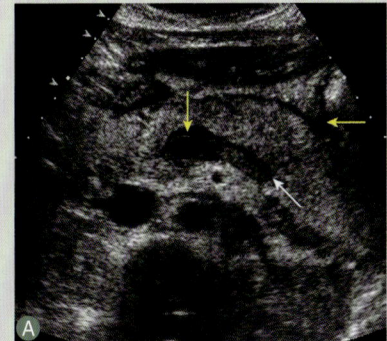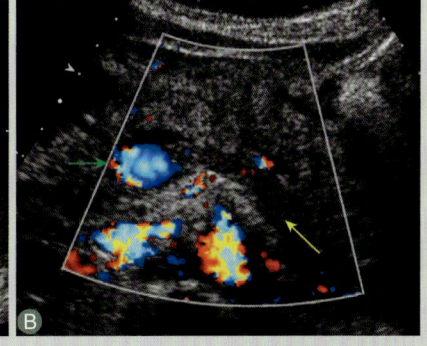

A.胰腺横断面声像图显示门脾汇合处无血栓，但脾静脉内有血栓（白箭头），血管周围和胰腺周围有明显的炎性改变声像（黄箭头）；B.彩色多普勒横断面声像图证实脾静脉内血栓（黄箭头），而门脾汇合处则血流通畅（绿箭头）。

图 4.35　胰腺炎所致的血管周围炎性改变和血栓

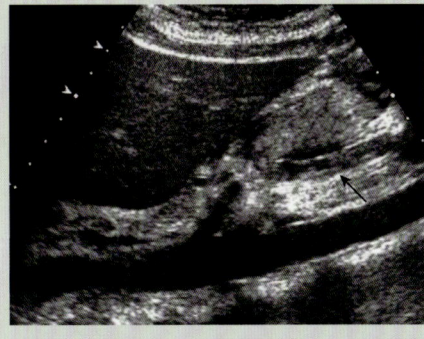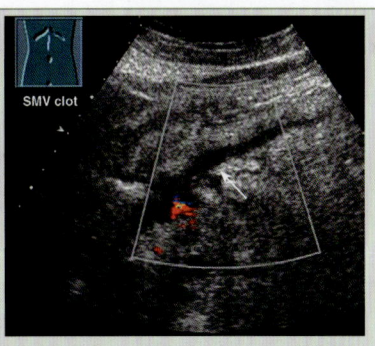

纵断面声像图显示2例急性胰腺炎患者的肠系膜上静脉（SMV，箭头）内有血栓。

图 4.36　肠系膜上静脉血栓

图4.29）。例如，当积液内包含组织碎片、坏死组织或伴发感染时，通常难以对其进行分类。大约有40%的急性胰腺炎患者会出现急性积液，其中约一半能通过自行吸收消退，而非坏死性急性胰腺炎患者，自行吸收比例可占到70%。所以，除非发生罕见的重叠感染，否则没有必要对这类急性积液进行引流或采取其他干预措施。Atlanta分类建议应在发病4周后再对积液和假性囊肿进行鉴别。而其他学者则认为，持续存在6周的积液可被认为假性囊肿。6周的定义是基于经典的外科治疗方案得出的，因为一般认为假性囊肿壁需要6周的时间才能"成熟"到可以手术引流的程度。

2. 假性囊肿

胰腺假性囊肿是急慢性胰腺炎的常见并发症，占到所有胰腺囊性病变的75%～90%。假性囊肿的"囊壁"与真性囊肿及囊性肿瘤不同，其没有上皮组织，而由纤维组织和肉芽组织组成。相比急性胰腺炎，假性囊肿在慢性胰腺炎患者中更为常见。急性胰腺炎患者其发生率为5%～16%，而在慢性胰腺炎患者中这一比例可达到20%～40%，其中在慢性酒精性胰腺炎患者中发生率最高，此外，假性囊肿有时也可由外伤引起（图4.40）。

超声诊断假性囊肿，最重要的是要避免与囊性肿瘤相混淆，否则会对患者造成不良临床后果，然而要对两者进行鉴别并非易事。急、慢性胰腺炎患病史或影像学证据是诊断胰腺假性囊肿的主要依据。除此之外，便难以再对两者进行鉴别。另外，假性囊肿的超声表现各异，可从单纯性囊肿发展到因坏死、出血（图4.40）及感染产生的组织碎片沉积（图4.40）而导致的囊壁不规则、有纤维分隔和

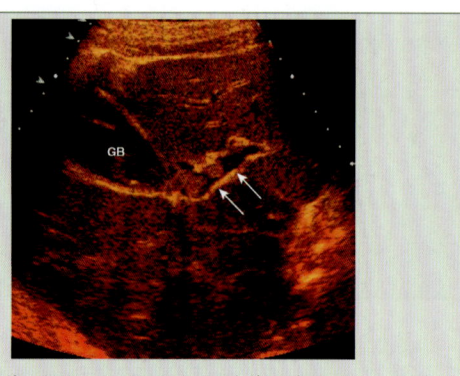

横断面声像图显示门静脉左支（箭头）可见由胰腺炎引起的血栓声像。GB：胆囊。

图4.37　门静脉左支血栓

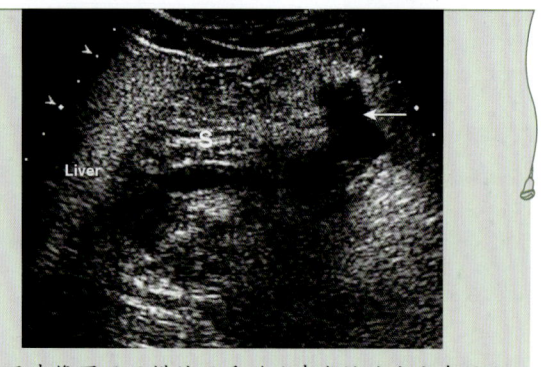

纵断面声像图显示横结肠系膜处有炎性改变和急性积液（箭头）。S：胃。

图4.38　急性积液

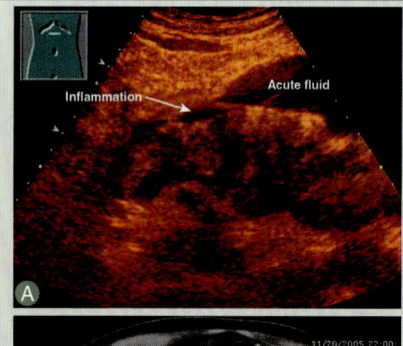

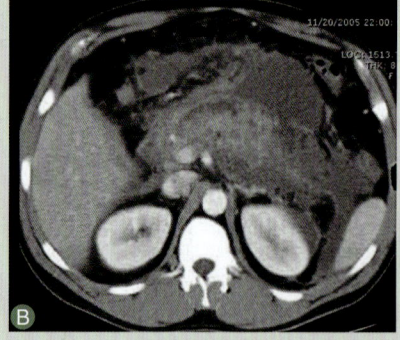

A、B.横断面声像图和CT图像显示胰腺增大且实质不均匀。胰腺周围有明显的炎性改变（箭头）和急性积液，该积液后期可自行吸收。Inflammation：炎性改变；Acute fluid：急性积液。

图4.39　胰腺炎相关的积液

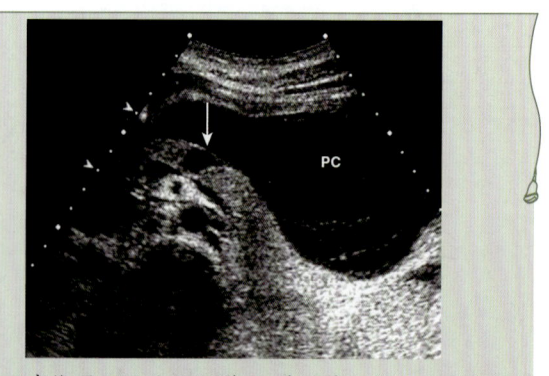

横断面声像图显示胰体断裂/撕裂（箭头）。胰腺腹侧形成假性囊肿。外伤是胰腺假性囊肿（PC）形成的不常见原因。

图4.40　胰腺断裂及假性囊肿

囊腔内实性回声的复杂性囊肿（图4.41）。因此，成功鉴别囊性肿瘤与假性囊肿，关键在于检查者对可能的囊性肿瘤的高度警惕，以及对强烈提示为"常见可疑对象"表现的深入了解，这其中包括：浆液性囊腺瘤（微囊腺瘤）、黏液性囊腺瘤、实性假乳头状瘤和导管内乳头状黏液性瘤。另外，CT或MRI检查对囊性肿瘤的定性诊断也缺乏可信度（使阅片人的诊断准确性在90%以上）。

除非合并并发症，否则假性囊肿应当选择保守治疗。如前所述，假性囊肿一般会自行消失，持续存在的单纯假性囊肿也不需要干预，可以安全地进行随访观察。假性囊肿引流的适应证包括腹痛（通常与假性囊肿的生长或内部出血有关）、胆道梗阻（图4.41）和胃肠道梗阻（通常为十二指肠）。内外瘘的形成可导致胰源性腹腔积液或胸腔积液。胰腺炎引起的炎症可通过消化分解组织边界从而向周围蔓延，甚至蔓延到颈部及腹股沟区，并在这些地方形成炎性肿块或假性囊肿（图4.42）。

3. 坏死和脓肿

当对比增强CT显示未强化的胰腺实质大于3 cm或范围超过30%时，Atlanta分类系统将其定义为重症胰腺坏死。这些患者相比不发生坏死的患者来说

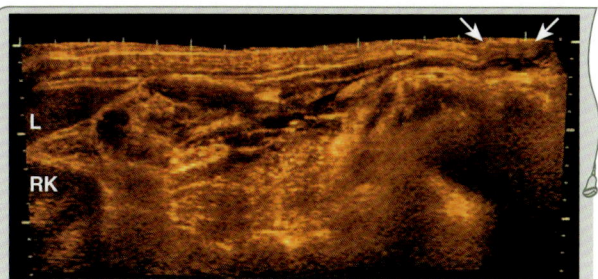

从右上腹到右腹股沟的纵向扩展成像声像图显示腹股沟韧带下方有炎性肿块（箭头）。急性炎性改变广泛蔓延在急性胰腺炎中很常见。L：肝脏；RK：右肾。

图4.42　胰腺炎引起的腹股沟炎性包块

面临更大的风险，需预防性给予抗生素治疗并密切观察。尽管超声造影能有助于显示坏死区域，但依旧不能依靠超声检查来确诊胰腺坏死。

在描述与胰腺炎相关的重度感染时，Atlanta分类最初所采用的表达术语有些歧义。通常情况下，我们认为胰腺脓肿是由受感染的积液汇聚而成的，但其本质上就是感染性假性囊肿，而感染性胰腺坏死是一种更为严重的情况，其同样也会导致脓性液体积聚，在其他临床环境中其也可能会被称为脓肿。因此，很有必要将这两种不同类型的急性胰腺炎相关脓肿进行如下修正和明确。

• 原Atlanta分类定义的胰腺脓肿，为引起坏死范围极小的感染性积液/假性囊肿。由于该定义混淆了胰腺脓肿的含义，重新修订后的Atlanta分类，将胰腺脓肿这一术语进行了删除。

• 感染性胰腺坏死并积液是由于胰腺坏死组织感染所引起。

4. 治疗

假性囊肿的治疗方法主要包括手术治疗、影像引导下经皮穿刺引流和内镜引导的引流。Andrén-Sandberg等认为：

目前还没有关于胰腺假性囊肿治疗方案的随机调查研究。……首先，对于治疗而言，区分急性还是慢性假性囊肿是很重要的，但与此同时不要忽略囊性肿瘤。保守治疗应作为胰腺假性囊肿的首选治疗方式（假性囊肿不应该仅仅因为其存在就进行治疗）。

确定胰腺假性囊肿的最佳治疗方法是非常困难的，在选择治疗方法时，必须要从胰腺炎的病因、胰管是否与假性囊肿相通及所在地的专业技术水平等方面进行综合考虑。虽然目前尚无明确证据，总

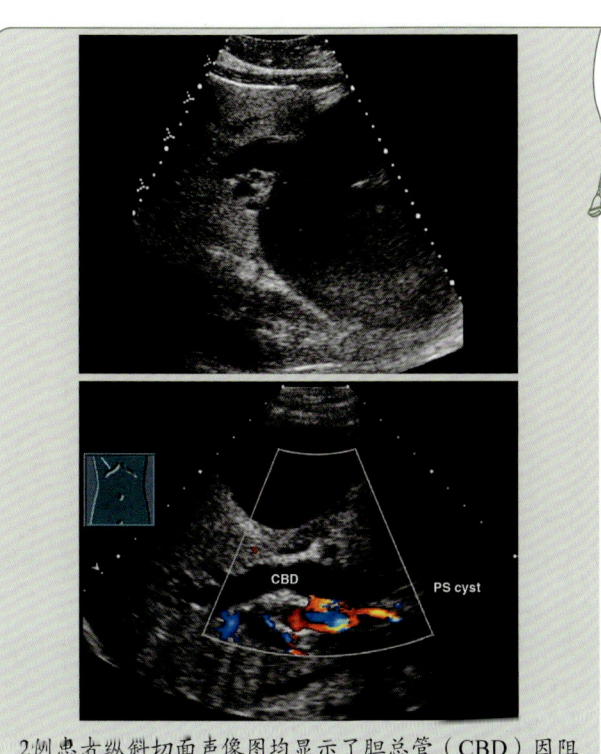

2例患者纵斜切面声像图均显示了胆总管（CBD）因阻塞发生扩张，胆道梗阻是假性囊肿（PS cyst）引流的指征之一。

图4.41　假性囊肿引起胆道梗阻

体上经皮穿刺引流假性囊肿的成功率可能不如外科手术或经内镜引流。尽管如此，经皮穿刺引流术仍作为治疗首选，而其他技术可作为经皮穿刺引流失败时的备选治疗方法。在大量胰管解剖结构正常且胰管不与假性囊肿相通的患者中，经皮引流术成功率超过80%。但当患者存在胰管阻塞或狭窄时，经皮引流术失败率也可达到77%~91%。因此，在某些情况下内镜逆行胰胆管造影和磁共振胰胆管造影可作为一种有效治疗手段的选项。

经皮引流术通常是不伴明显坏死的感染性积液的最佳治疗方式，但同时可应用于治疗感染性坏死的患者：其对于部分患者能达到治疗的效果，对于另一部分患者则可作为一种有用的临时过渡治疗方法。尽管感染性胰腺炎的治疗方案仍在不断完善，但目前感染性胰腺坏死的首选治疗方式仍然是手术清创。

5. 血管并发症

急慢性胰腺炎都可能会出现血管并发症，其中以假性动脉瘤和静脉血栓形成为最主要的血管并发症。一般情况下，临床上大多数轻微的出血性胰腺炎与静脉和小血管病变有关，而潜在的致命性大出血通常是由于大血管被胰酶侵蚀或假性动脉瘤所致，常见的大血管主要有：脾动脉、胃十二指肠动脉（图4.43）及胰十二指肠上动脉。假性囊肿患者发生出血的概率仅为5%，但其致死率高达40%。另外，因血管受侵蚀后的破裂出血可导致囊肿急剧扩张引起患者疼痛，或因出血进入胰管引起消化道出血（"胰管出血"）。急慢性胰腺炎患者均可发生门静脉系统血栓，其中以脾静脉血栓最常见（图4.44）。Agarwal等报道，在慢性胰腺炎患者中脾静脉血栓的发生率约22%，而Bernades等报道，门静脉血栓的发生率为5.6%（15/266）。脾静脉血栓形成可引起胃底静脉曲张进而导致上消化道出血，这种情况被称为"胰源性"（左侧）门静脉高压症。

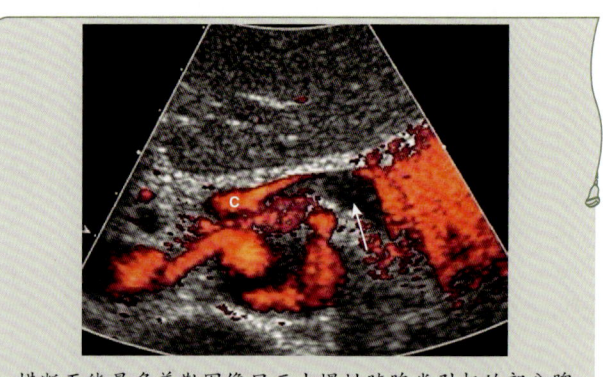

横断面能量多普勒图像显示由慢性胰腺炎引起的部分脾静脉血栓（箭头）。C：脾静脉和肠系膜上静脉汇合处。

图4.44 脾静脉血栓

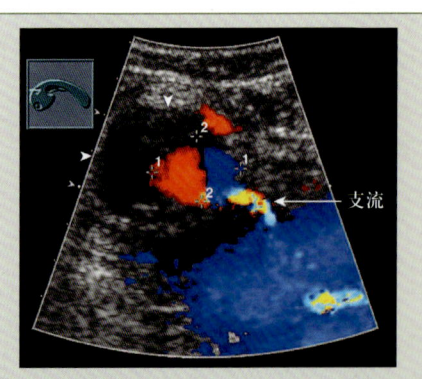

横断面彩色多普勒超声检查显示急性胰腺炎所致的假性动脉瘤起源于胃十二指肠动脉。假性动脉瘤的血栓部分（箭头）；假性动脉瘤的空腔部分（标尺）。假性动脉瘤是胰腺炎的一种罕见并发症，远不如静脉血栓形成常见。注意"阴阳"（红色/蓝色）彩色多普勒外观，代表病变中的涡流。

图4.43 胰腺假性动脉瘤

三、慢性胰腺炎

慢性胰腺炎的患病率为（3.5~10）/10万，其特征是间歇性胰腺炎症发作，同时腺体呈进行性、不可逆的损伤，其主要病理改变为组织纤维化、腺泡萎缩、慢性炎症、导管扭曲和阻塞。慢性胰腺炎最终导致永久性的结构改变，内、外分泌功能障碍。一些持久的形态学变化包括实质结构改变、腺体萎缩、腺体增大、局灶性肿块、胰管呈串珠样扩张（通常伴有导管内钙化）和胰腺假性囊肿。

酒精中毒是慢性胰腺炎的主要原因（西方国家占70%~90%）。其他原因包括狭窄引起的胰管梗阻、高甘油三酯血症、高钙血症、自身免疫性胰腺炎、热带性胰腺炎和其他基因突变。

慢性胰腺炎的临床表现为疼痛、代谢障碍和糖尿病。单纯性慢性胰腺炎的治疗通常是保守治疗，主要目的是通过减轻疼痛和改善吸收障碍及糖尿病来改善患者的生活质量。手术和内窥镜干预仅用于治疗假性囊肿、脓肿和恶性肿瘤等并发症。慢性胰腺炎常导致门静脉梗阻和血栓形成（图4.37）。慢性胰腺炎也可能导致胰管和胆管阻塞，有时甚至会出现"双管"征象（图4.45）。在酒精中毒高发地

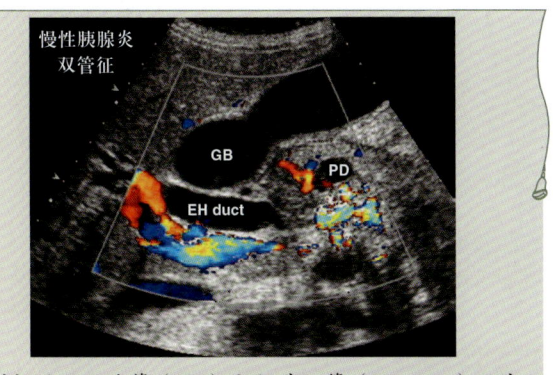

纵斜切面显示胰管（PD）和肝外胆管（EH duct）阻塞导致的扩张。慢性胰腺炎常出现双管征。GB：胆囊.

图4.45 双管征

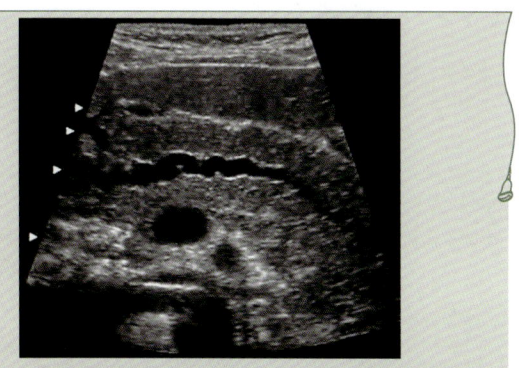

胰体横断面声像图显示慢性胰腺炎导致胰管呈串珠样扩张。

图4.46 胰管扩张

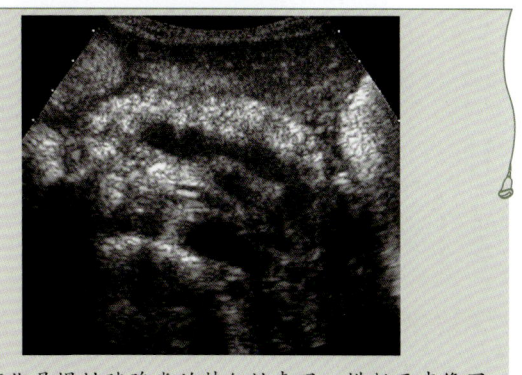

导管钙化是慢性胰腺炎的特征性表现。横断面声像图显示许多分支导管内的结石。

图4.47 扩张的胰管和分支导管钙化

区，由慢性胰腺炎引起的双管征比壶腹周围肿瘤所致的双管征更为常见。因慢性胰腺炎住院患者胆总管梗阻的发生率为3%~23%（平均6%），十二指肠梗阻的发生率约为1.2%。这些并发症往往以不同的组合以及不同的发生率出现。

（一）成像方法

慢性胰腺炎的影像学诊断取决于与晚期疾病相关的结构改变。不幸的是，这些变化很少出现在早期疾病中，从而降低了慢性胰腺炎诊断的灵敏性。因此，影像学检查在早期慢性胰腺炎患者中不太适用。此外，形态学改变与内、外分泌功能的相关性不高。

尽管普遍认为超声在诊断上总体不如对比增强CT、磁共振胰胆管造影和内镜超声，但超声通常被推荐为最初的诊断性筛查方式。Bolondi等指出，由于"解剖学变异的多样性及疾病早期假阴性率高"导致慢性胰腺炎的超声诊断仍然很困难。

（二）超声表现

超声检查可有效诊断慢性胰腺炎，但如果考虑干预，通常需要进行其他检查。慢性胰腺炎的特征表现是胰管扩张（图4.46）和钙化，可能出现在分支导管（图4.47）、主导管（图4.48）或两者均有（动图4.4）。当患者有疼痛和酗酒史时，出现类似超声表现诊断慢性胰腺炎是有把握的。

CT在检测钙化和导管扩张方面优于超声检查。通过寻找彩色彗尾伪影，也称为"闪烁伪影"（图4.49；参见图4.48B，动图4.5），钙化通常在超声图像上更明显。

回声增强和减弱的区域与斑片状纤维化的影响有关。这些回声发生改变的焦点区域通常是主观的，难以鉴别。

1. 假性囊肿

假性囊肿在慢性胰腺炎患者中（20%~40%）比急性胰腺炎患者（5%~16%）更常见（图4.50，图4.51，动图4.6）。假性囊肿可能呈现各种形状，包含坏死组织碎屑（图4.52），出血（约5%）（图4.53），甚至完全呈实性状态。

2. 门静脉和脾静脉血栓形成

门静脉系统血栓形成常常发生在慢性胰腺炎患者中，原因是：①急性胰腺炎复发引起的内膜损伤；②慢性纤维化和炎症；③假性囊肿或胰腺肿大造成的压迫。脾静脉血栓形成在慢性胰腺炎患者中相对常见（5%~40%）（图4.44）。门静脉血栓形成次之。Bernades等报道的脾门静脉阻塞的发生率为13%，其中脾静脉阻塞率为8%，门静脉阻塞率为4%，肠系膜上静脉阻塞率为1%。

胰腺炎相关的脾静脉或门静脉血栓导致的侧支循环与肝脏疾病的门静脉高压不同。这些侧支循环不是将血液从患病的肝脏输送出去，而是绕过血栓，将血液输送到肝脏。脾静脉血栓往往会导致左

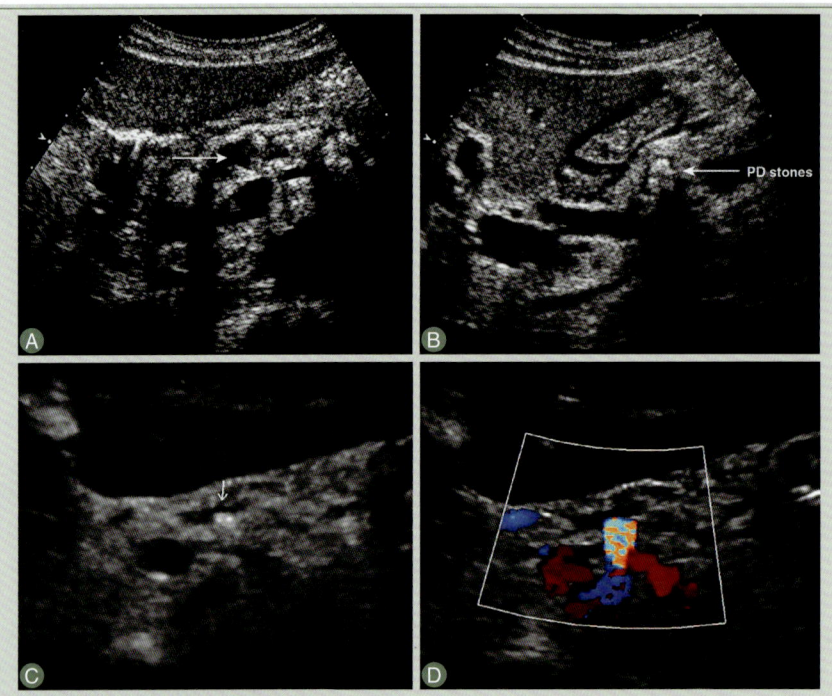

A、B.横断面和纵断面超声显示慢性胰腺炎伴胰管扩张（PD）和主胰管多发结石（箭头），分支导管结石表现为几乎汇合的、实质回声的病灶；C、D.横向灰度超声和彩色多普勒超声声像图显示慢性胰腺炎伴胰管扩张和主胰管结石（箭头），彩色多普勒成像中的彩色彗尾（又名"闪烁"）伪影可以增加结石的显示率。PD stones：胰管扩张并多发结石。参见动图4.4。

图4.48 扩张的胰管和导管内结石

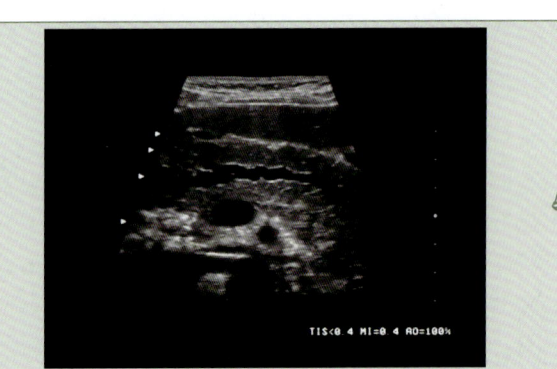

动图4.4 慢性胰腺炎（1）

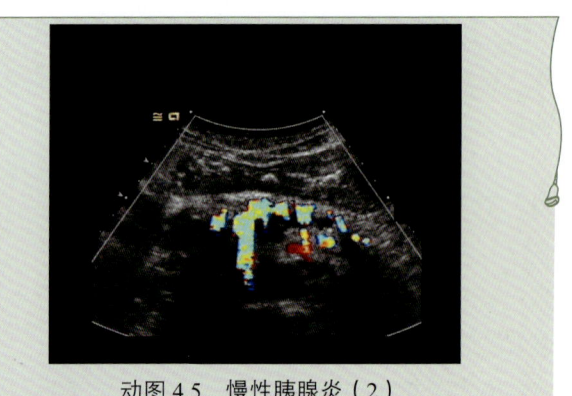

动图4.5 慢性胰腺炎（2）

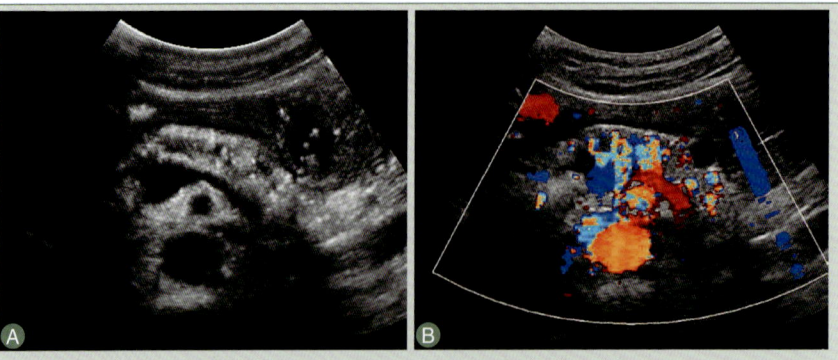

A、B.横向灰阶和彩色多普勒声像图显示彩色彗尾伪像使大范围胰腺钙化更明显。参见动图4.5。

图4.49 彩色彗尾伪像突出显示慢性胰腺炎钙化

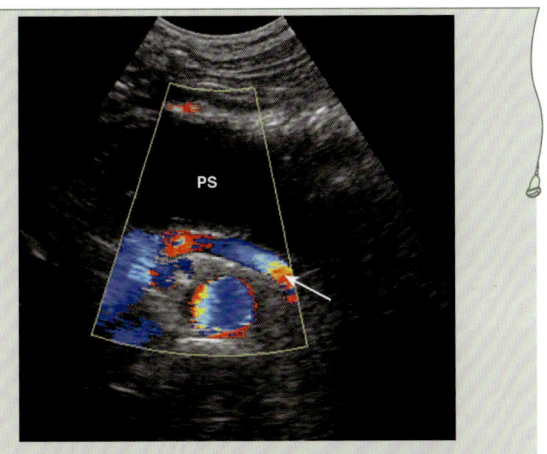

该假性囊肿（PS）几乎没有内部碎屑。脾静脉低位逆转（箭头）与肝硬化门静脉高压有关。参见动图4.6。

图4.50 慢性胰腺炎患者胰体部假性囊肿

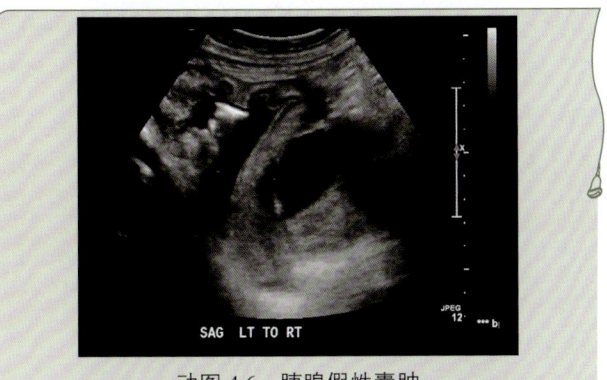

动图4.6 胰腺假性囊肿

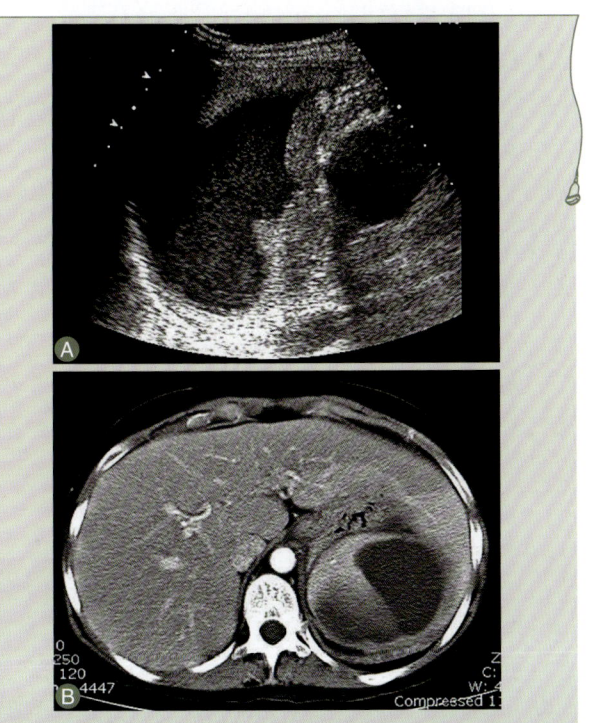

A.慢性胰腺炎患者胰尾部复杂的充满碎片的假性囊肿；B.CT显示假性囊肿中有碎片。

图4.51 胰尾出血性假性囊肿

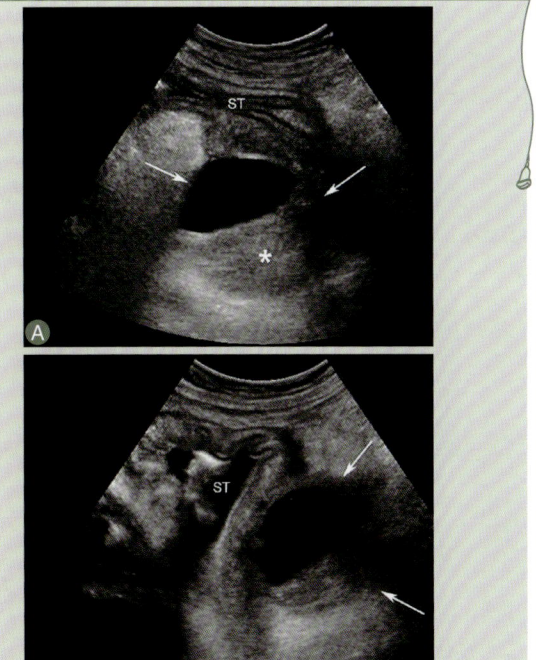

A.横断面声像图显示组织良好的集合（箭头）与胃（ST）相邻，并伴有内部碎片（*）和液体所形成的平面；B.矢状面声像图显示含碎片的假性囊肿（箭头）紧靠胃大弯。由于反应性炎症变化，胃壁增厚。

图4.52 含有碎片的假性囊肿

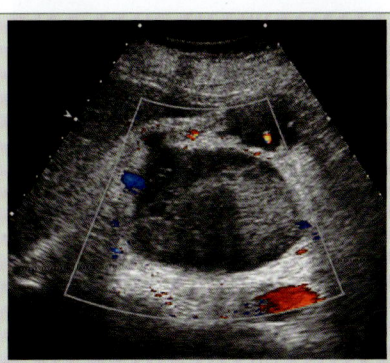

慢性胰腺炎伴碎片样假性囊肿，出血性假性囊肿与碎片填充的非出血性假性囊肿可能很难甚至难以区分。

图4.53 胰体出血性假性囊肿

侧门静脉高压（图4.54）。它会引起孤立的胃静脉曲张，从而导致危及生命的胃肠道出血。绕过脾静脉血栓的向肝血流途径（图4.55）包括了胃短侧支，从而导致胃壁静脉曲张（图4.56），然后血流由冠状静脉流向肝脏。检测脾静脉血栓甚至脾静脉本身可能很困难或几乎不可能。因此，脾静脉血栓的诊断可能取决于侧支循环的检测，如胃短静脉曲张或冠状静脉扩张。当门静脉主干发生血栓时，血液会通过血栓周围流向肝脏。如果门静脉血栓持续存在，这些向肝侧支可能会扩张，导致门静脉海绵样变。在一项研究中，30%的门静脉血栓患者存在胆囊壁静脉曲张（图4.57）。这些可以通过彩色多普勒或二维灰阶成像成功诊断。

3. 慢性胰腺炎相关肿块

大约30%的慢性胰腺炎患者会出现局灶性胰腺

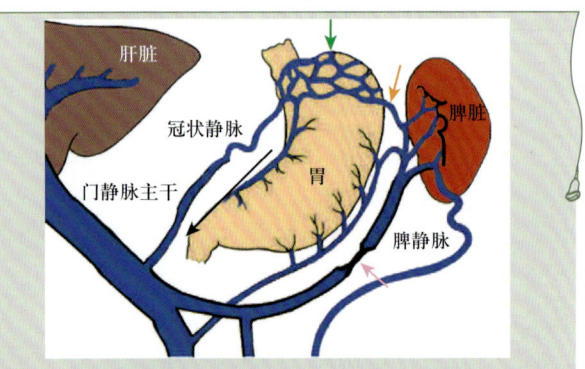

这可能导致孤立的胃静脉曲张（绿箭头），引起危及生命的胃肠道出血。绕过脾静脉血栓的向肝通路（紫箭头）包括胃短侧支（橙箭头）。黑箭头指示血流方向。

图4.54 脾静脉血栓伴左侧（"左旋"）门静脉高压

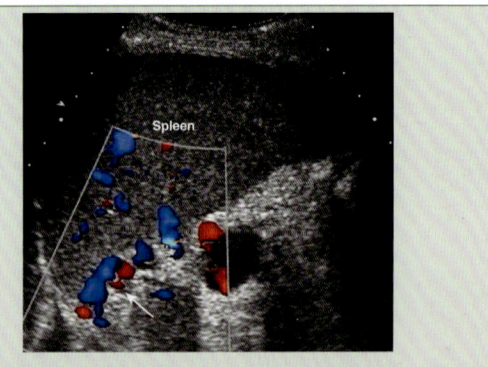

左侧（左旋）门静脉高压症患者的纵向冠状面彩色多普勒超声声像图显示胃短静脉侧支（箭头）中的血流远离脾门。Spleen：脾脏。

图4.55 脾静脉血栓形成的短胃侧支

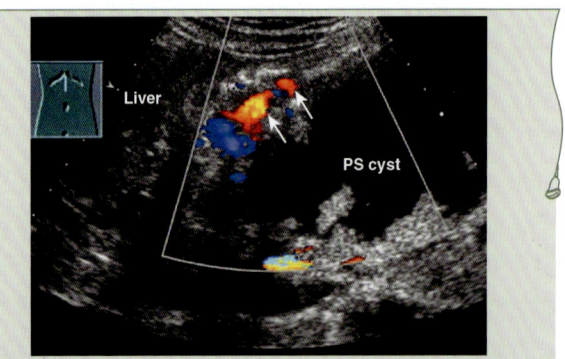

左侧门静脉高压患者的纵向彩色多普勒超声。胃壁静脉曲张（箭头）是可视化的，在这些患者中是不常见的。假性囊肿（PS cyst）导致脾静脉血栓压迫胃。Liver：肝脏。

图4.56 胃壁静脉曲张

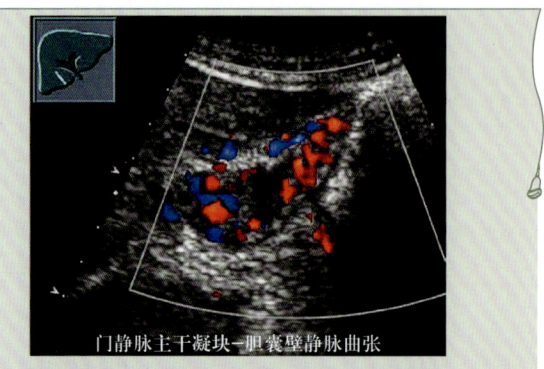

斜切彩色多普勒声像图显示门静脉主干（MPV）血栓形成肝血管侧支，包括门静脉海绵样变，在某些患者中还可有胆囊（GB）壁静脉曲张。

图4.57 胆囊壁静脉曲张和血栓

肿块。癌症与胰腺炎相关的肿块通常在临床和影像学上很容易区分（图4.58）。然而，在某些患者中，则往往难以鉴别（图4.59）。胰腺炎相关肿块在因疑似胰腺恶性肿瘤而接受手术的患者中发现的比例高到令人震惊（5%～18.4%）。在一项系列研究中，442例接受胰十二指肠切除术（Whipple切除术）的患者中有10.6%（47例患者）为良性疾病。在这47例患者中，40例（85%）因疑似恶性肿瘤而被切除。

肿块内的钙化有助于对慢性胰腺炎进行诊断（图4.60）。只有4%～6%的导管腺癌有钙化。导管腺癌患者的钙化类型与普通慢性胰腺炎患者不同。在慢性胰腺炎中，钙化是多发性和沿导管分布的。在肿瘤中则通常只有一处或几处粗大的钙化，通常与扩张的胰导管无关。高回声肿块即使没有散在的钙化，也通常（但不总是）与慢性胰腺炎有关。无慢性胰腺炎临床或影像学证据的患者所出现的无钙

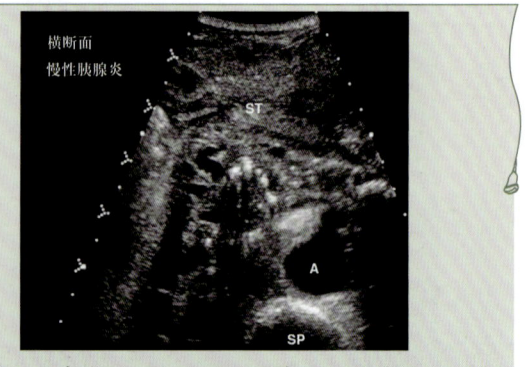

胰头横断面声像图。当出现典型表现如导管扩张和多发钙化时，慢性胰腺炎的诊断就很明确。A：主动脉；SP：脊柱；ST：胃。

图4.58 慢性胰腺炎相关肿块，伴有钙化和扩张的导管

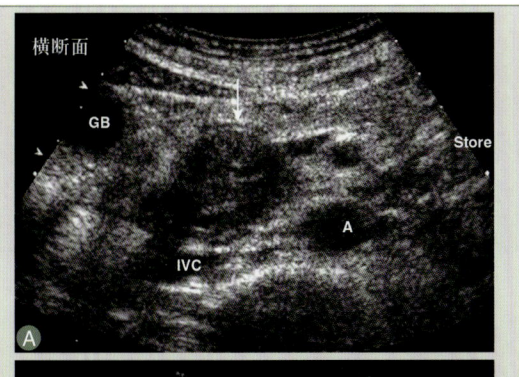

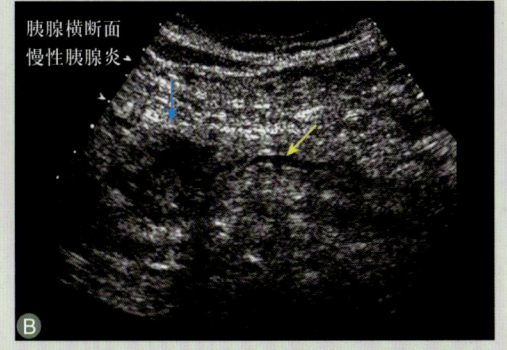

2例不同的患者。A.横断面声像图显示无钙化及其他慢性胰腺炎特征的肿块（箭头），类似恶性占位；B.横断面超声显示肿块（蓝箭头），类似恶性肿瘤；黄箭头为胰管。A：主动脉；GB：胆囊；IVC：下腔静脉。

图4.59　慢性胰腺炎合并胰腺头部肿物可疑癌

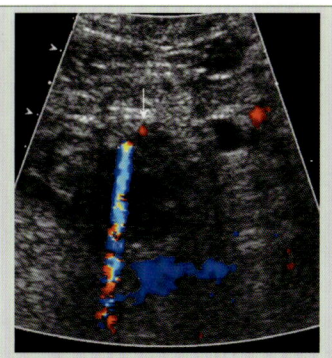

横断面声像图显示肿块（箭头）。一个突出的彩色彗尾伪影所提示的钙化，表明可能为慢性胰腺炎。

图4.60　钙化引起的彩色彗星尾伪影

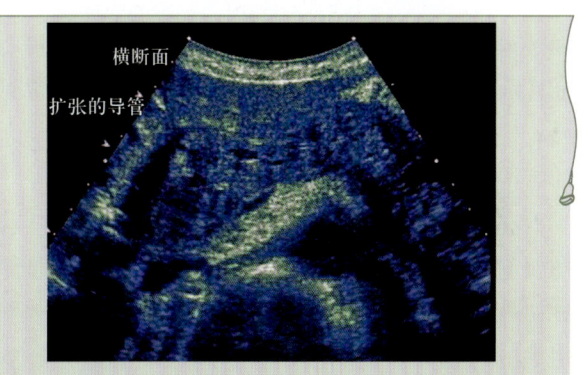

横断面声像图显示胰头的多条扩张分支导管，为慢性胰腺炎的典型表现，在胰腺癌中很少见。

图4.61　许多扩张的小导管

化等回声或低回声肿块则是非特异性的。在这种情况下，需要进行其他影像学检查或活检以区分肿瘤和慢性胰腺炎。如前所述，双管征并非特异性的，在胰腺炎和胰腺癌中均可出现。胰头出现的多个扩张的分支导管是慢性胰腺炎的典型特征，在胰腺癌中很少见（图4.61）。假性囊肿虽然在慢性胰腺炎中很常见（20%～40%），在癌中很少见，但在这两种情况下都可能发生。与癌一起发生的所谓阻塞性的假性囊肿通常位于体部或尾部病变的周边。胰腺炎相关的假性囊肿可发生在腺体的任何部位，通常出现在坏死区域。

自身免疫性胰腺炎是一种类似胰腺癌的胰腺病变（图4.62，图4.63）。自身免疫性胰腺炎在先前被归类为"特发性胰腺炎"的病例中占有相当大的比例，包含了被诊断为慢性胰腺炎患者的4%～6%。目前，自身免疫性胰腺炎的描述性术语比较混乱，同义词包括慢性硬化性胰腺炎、淋巴浆细胞性硬化性胰腺炎和肿瘤性慢性胰腺炎。约2%

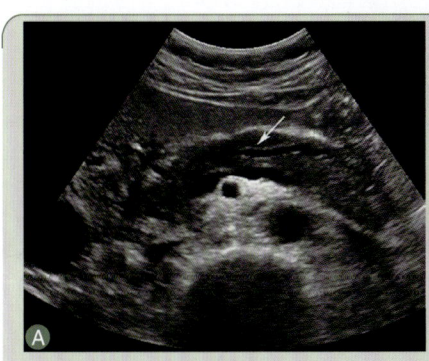
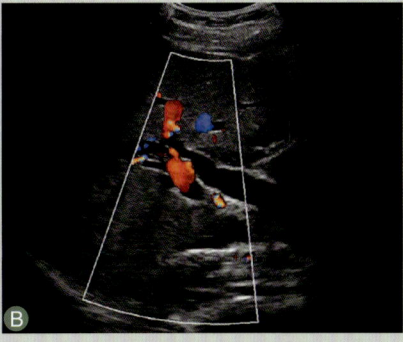
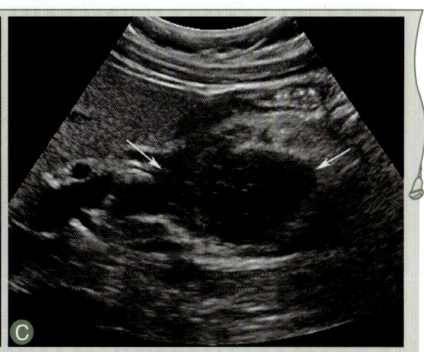

A.横断面超声声像图显示主胰管扩张（箭头）；B.横断面超声声像图显示胆管扩张；C.斜切面超声声像图显示增大和回声减低的胰头（箭头）。

图4.62　自身免疫性胰腺炎伴胰胆管梗阻导致胰头肿块

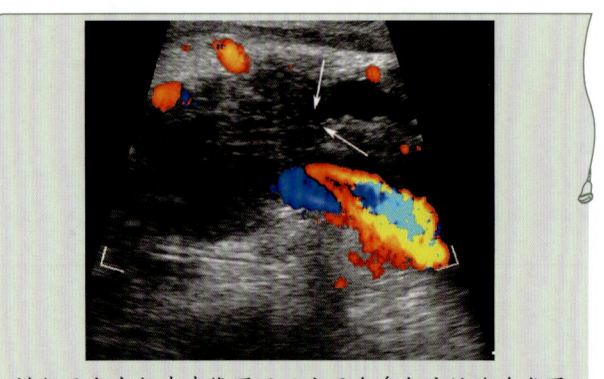

图 4.63 自身免疫性胰腺炎引起的胰头肿块

横断面术中超声声像图显示由于自身免疫性胰腺炎累及胰头颈部，主胰管明显扩张并伴有梗阻（箭头）。

因疑似恶性肿瘤而切除的胰腺肿块被证实是自身免疫性胰腺炎。虽然慢性胰腺炎是良性肿块的常见病因，但自身免疫性胰腺炎引起的肿块更容易与恶性肿瘤混淆。

在一项系列研究中，19个常见类型的慢性胰腺炎引起的肿块中有13个（68%）因临床怀疑是恶性被切除，而所有11个（100%）与自身免疫性胰腺炎相关的肿块则术前均被认为是恶性的。过往经验表明，当超声检查发现明确的胰腺肿块而CT检查未发现时，往往是由慢性胰腺炎引起的。另一个令人惊讶的事实是，与普通人群（1%~2%）相比，慢性胰腺炎患者罹患胰腺癌的风险是增加的（4%）。

四、胰腺肿瘤

（一）壶腹周围肿瘤

壶腹周围肿瘤与壶腹部周围的肿瘤很难相互区别，通常采用相同的处理方法，通过胰十二指肠切除术进行治疗（Whipple切除术）。黄疸是这些肿瘤中最常见的表现特征（85%）。该组肿瘤包括胰腺导管腺癌（约2/3的壶腹周围肿瘤）、壶腹癌（15%~25%）、十二指肠癌（10%）和远端胆管癌（10%）。十二指肠癌和壶腹癌患者的存活率最高，但仅与胆管癌，尤其是胰腺癌患者的低生存率相比。

这些肿瘤的影像评估与后述的胰腺导管腺癌基本相同。其方法因临床表现和当地的专业知识而异。然而，大多数人同意Ross和Bismar的观点，即经腹超声检查的相对有效性、经济性和实用性使其成为疑似梗阻性黄疸患者常用的初始影像学检查。

（二）胰腺癌

胰腺导管腺癌是最常见的胰腺原发性肿瘤，占所有胰腺恶性肿瘤的85%~95%。导管腺癌以男性为主，最常见于6~80岁的患者。在20世纪中叶，胰腺癌的患病率增加了2倍。自1975年以来，男性胰腺癌患者的死亡率持续下降，而女性患者的死亡率则在1975—1984年持续上升。胰腺癌仅占所有癌症的2%，但却是美国第四大最常见的癌症死亡原因。总体5年生存率较差为2%~5%。风险因素包括吸烟（是非吸烟者的2倍）、肥胖、慢性胰腺炎、糖尿病、肝硬化和使用无烟烟草。胰腺癌的家族史也会增加风险。与风险增加相关的罕见综合征包括Peutz-Jeghers综合征。

为胰腺癌患者做影像学检查应基于该病本身预后较差的现实情况理性选择。对亟待手术的患者进行复杂的影像学检查会耗费大量时间和精力，但关键是仅有少数患者在最初诊断时处于可手术阶段，只有这部分患者能从复杂的"可切除性"评估中获益。此外，即使对于那些有希望靠手术切除达到根治目的的少数人来说，预后也很差。大多数新诊断为胰腺癌的患者在首诊时已经到了不能切除的阶段。大型肿瘤中心的多数研究也表明，只有10%~20%的胰腺癌患者在确诊时有条件行根治性手术。无论是超声还是CT，作为最初的常规影像学检查手段，通常都可发现晚期病灶。

关于胰腺癌影像的3个重要认识

- 根据最初的超声或CT检查结果，绝大多数胰腺癌患者被归类为"无法切除治愈"。
- 只有10%~20%的患者需要复杂的"可切除性"评估，无论是用CT、MRI还是超声（经腹或内窥镜）完成。
- 文献夸大了胰腺癌患者的生存统计数据。这类恶性肿瘤的手术疗效存疑。

虽然在过去的几十年里，壶腹周围肿瘤的诊断效果和Whipple手术的安全性得到了提高，但是胰腺癌患者的预后仍然很差。Gudjonsson对几乎所有的胰腺癌切除手术文献进行了荟萃分析，发现生存率数据的报告存在明显的错误和夸大，总体生存率实际上不到0.4%。总体生存率在具体的外科研究中最多仅为3.6%，而在非手术研究中只有1.7%。Gudjonsson在另一份报告中指出：

胰腺癌切除手术已经应用了65年，其间大约形成了20 000例报告。许多作者声称胰腺癌切除术后5年生存率为30%~58%，文献综述显示术后只有约1200例患者生存期达到了5年。然而，在不同国家的文献累计报道了10倍数量的手术切除幸存者，却忽视了那些未行手术切除的幸存者。通过减少计算所依据的子集和使用Kaplan-Meier法等获得的高生存率，存活率会随着患者失访数量的增加而提升。调整后，胰腺癌切除术后生存5年以上的幸存者几乎不超过350例。统计方法的修订迫在眉睫。

Conlon等的研究指出生存期达到5年不等于治愈。在118例胰腺癌切除的患者中，中位生存期为14.3个月。12例患者术后存活5年（占手术患者的10.2%），其中有5例在术后第6年死于胰腺癌。研究发表时，6例患者存活，中位随访时间为101个月（范围为82~133个月）。壶腹周围肿瘤比导管腺癌的5年生存率更高，例如，Wade等的研究中为9%，而不是36%。尽管事实十分严峻，大多数外科医师还是倾向于采取积极的治疗方法，如Farnell等所说：

在诊断、术前分期和手术安全性方面取得了显著进展；然而手术切除后的长期生存并不常见，治愈更是罕见。文献表明，作者对这种疾病仍保持积极的态度，认为切除是唯一可能治愈的手段。

由于普遍的外科观点，对于初始检查显示未达到疾病晚期的胰腺癌患者占总患者的10%~20%，放射科医师将继续研究这类患者肿瘤的潜在可切除性。

（三）胰腺癌的扫查

超声和CT是诊断胰腺局灶性疾病的主要工具，尤其是胰腺癌和壶腹周围肿瘤。超声检查经常能发现胰腺癌，因为它是筛选黄疸患者的首选方法，而且经常被用于评估患者的疼痛。美国最近关于超声治疗胰腺癌的研究较少。尽管如此，超声对胰腺癌的诊断显然是有效的，灵敏性为72%~98%。据报道，多排螺旋计算机体层摄影（multidetector computed tomography，MDCT）对所有胰腺肿瘤的敏感度为86%~97%。CT不像超声那样依赖操作者，加上CT的报销费用更高，这可能是大多数放射科医师在肿瘤检测中偏爱使用CT的原因。超声可用于鉴别CT发现的异常，如确定病变是囊性还是实性。MRI、磁共振胰胆管造影、内镜逆行胰胆管造影和内镜超声相对CT都比较敏感，但只用于解决问题或特殊情况。

1. 超声表现

60%~70%的胰腺癌起源于胰头，25%~35%起源于体尾部，3%~5%为弥漫性（图4.64）。这种分布在一定程度上解释了癌症的易检出率，因为头部和体部比尾部更容易被超声探及。壶腹周围胰腺癌的特点是双管征，包括胆管扩张（图4.65）和胰管扩张（图4.66）。胰腺导管腺癌可能引起促结缔组织增生反应，因此即使出现偏心的肿块也可能导致导管阻塞（图4.67）。如果发现胰头区域有肿块且未见胰管扩张，应寻找胰腺导管癌以外的病变。

Yassa等回顾了62例胰腺癌患者的研究结果，发现肿瘤呈卵圆形或球形者37例（60%），不规则者25例（40%）。40例肿瘤（65%）使腺体形态发生变形，然而6例病灶（10%）并不引起腺体轮廓异常，仅因肿瘤回声与正常胰腺不同而可见。与正常胰腺相比，34例肿瘤（55%）呈均匀低回声，25例

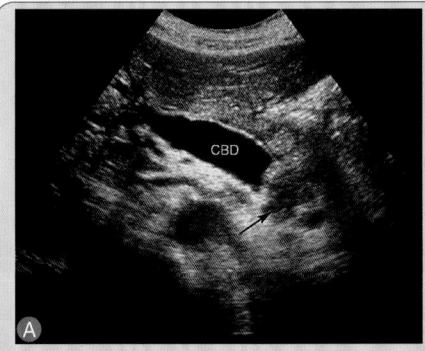
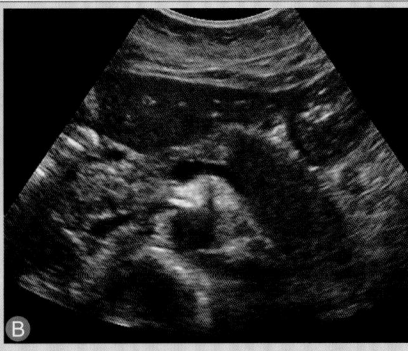
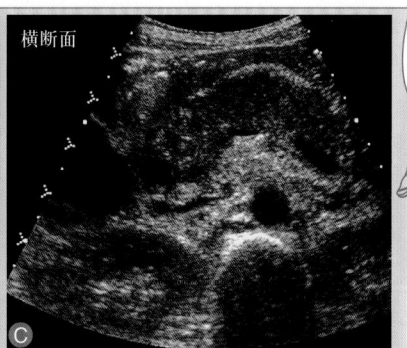

A.横断面声像图显示胰腺头部低回声肿块（箭头）导致胆总管（CBD）梗阻；B.横断面声像图显示低回声肿块占据胰尾；C.横断面声像图显示弥漫性胰腺癌，所有导管腺癌中弥漫性的不到5%。

图4.64　胰腺癌的不同位置

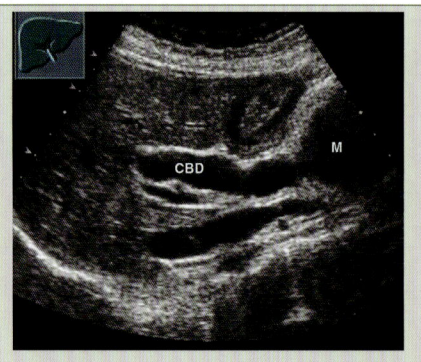

纵向斜位超声显示大的低回声肿块（M）阻塞肝外胆总管（CBD）。

图4.65　大胰腺癌

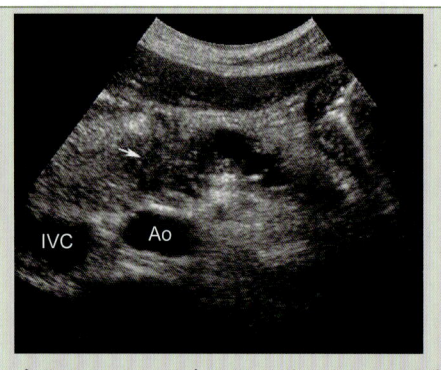

横断面声像图显示低回声肿块（箭头）阻塞胰管。可见扩张梗阻的导管呈串珠状。Ao：主动脉；IVC：下腔静脉。

图4.66　胰腺癌

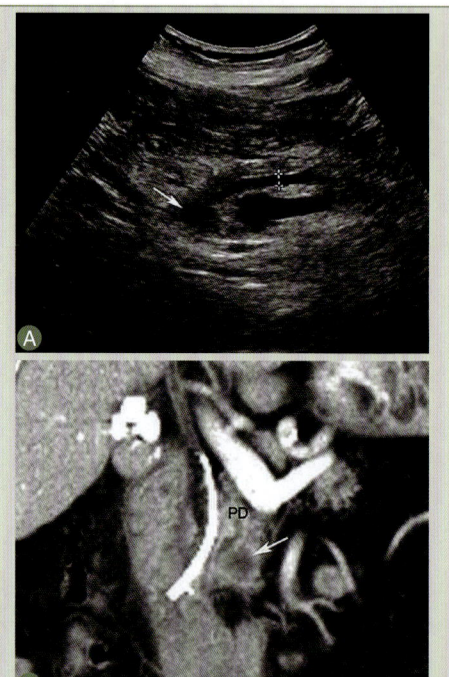

A.横断面声像图显示胰腺癌引起相当严重的纤维化（促结缔组织增生反应）并阻塞邻近导管，因此，即使这个钩突部位的肿块（箭头）离扩张的胰管（标尺）和胆总管有些距离，仍可能导致导管阻塞；B.冠状位增强CT证实钩突肿块（箭头）偏心于梗阻的胰管（PD），支架植入缓解了胆总管阻塞。

图4.67　偏心型胰腺导管腺癌

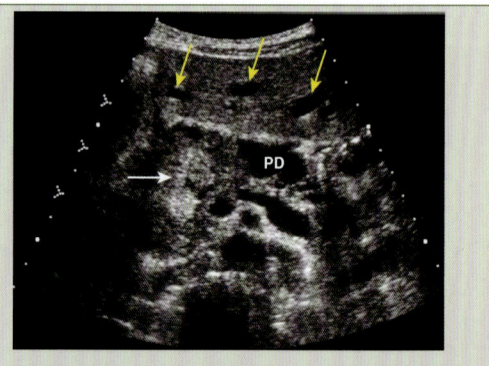

横断面声像图显示肿瘤阻塞肝外胆管。胰腺导管腺癌中回声增强（白箭头）并不常见。这种异质癌引起胰管扩张（PD）的双管征。肝内导管扩张表现为扩张的小导管（黄箭头）。

图4.68　不均匀回声，主要是高回声胰腺癌

肿瘤（40%）呈不均匀回声（图4.68），2例（3%）呈均匀高回声，1例（2%）呈等回声。许多异质肿瘤主要表现为低回声，具有不同的回声区域。4例（6%）患者表现为钙化，9例（15%）表现为瘤内小囊性区（图4.69，动图4.7）。4例（6%）患者发现梗阻后假性囊肿（图4.70）。这种假性囊肿可能是由梗阻性胰腺炎引起的。肿瘤引起的梗阻可能导致腺体萎缩。CT比超声更容易识别这种萎缩。重要的是要记住，由慢性胰腺炎引起的肿块可以与壶腹周围癌非常相似。极少数肿瘤的内部血流可以在彩色多普勒上显像。

2. 影像评估可切除性

随着胰十二指肠切除术（Whipple手术）安全性的提高，部分外科医师变得更加激进。同时，随着外科手术的进步，许多胰腺癌从技术角度是可以切除的。不幸的是，切除技术的提升不等于能改善结果（与没有切除相比）。

研究结果提示不能通过切除治愈的包括大于2 cm的肿瘤，囊外延伸，血管侵犯（动脉或静脉，尽管一些文献认为跳跃式门静脉切除可能有生存的优势），淋巴结病变和转移性疾病，不可切除的图像数据是可靠的。这种肿瘤很少能在手术中通过切除治愈。相反，许多肿瘤由于其影像学表现被认为是可切除的，但在手术中却被发现不可切除。不幸的是，即使是病灶局部"可切除"的患者，其5年生

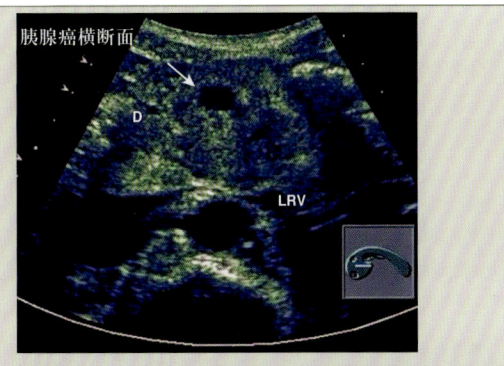

横断面声像图显示胰头部复杂肿块。在10%~15%的胰腺癌中存在小的肿瘤内囊性区域（箭头）。这些囊肿在慢性胰腺炎中也可见，使得这一特征对区分两种情况没有帮助。D：十二指肠；LRV：左肾静脉。参见动图4.7。

图4.69 胰腺导管腺癌的囊性区域

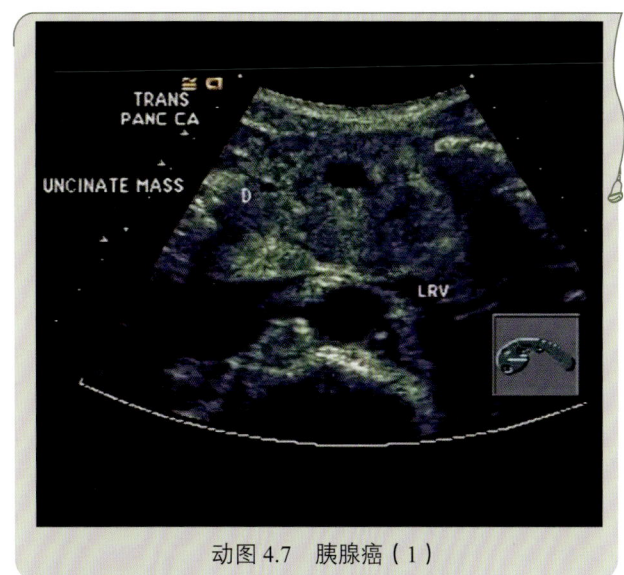

动图4.7 胰腺癌（1）

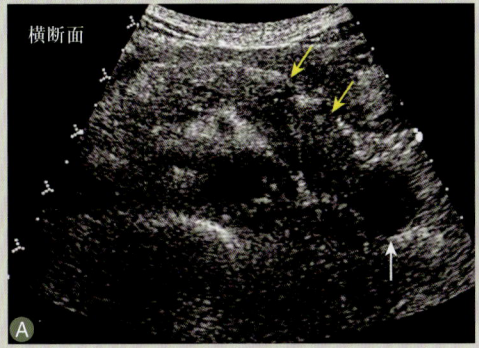
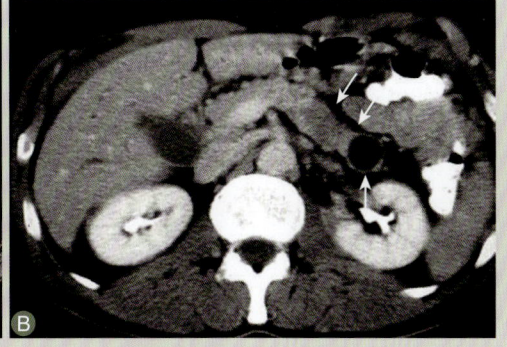

A.横断面超声显示胰体部微小癌（黄箭头），肿块周边有假性囊肿（白箭头）；B.相似水平的CT图像显示相同的结果。

图4.70 引起"梗阻性假性囊肿"的胰腺导管腺癌

存率也只有10%~20%。

如前所述，只有小部分在初步影像学检查中发现的非晚期患者（10%~20%），需要行经腹超声、CT、MRI、正电子发射断层扫描或内镜超声进行精密的可切除性评估。利用三维重建薄层MDCT对胰腺肿瘤进行评估的价值是毋庸置疑的。MDCT在十二指肠和腹膜后侵犯及恶性淋巴结的检测方面明显优于超声。然而，如果首先使用超声检查评估肿瘤的可切除性，就无法得知还需要多少例CT扫描来评估可切除性。超声检查，尤其是多普勒超声，可以有效地检出那些不可切除的患者。来自Ralls等的数据显示不可切除性的预测值为100%。然而，在可切除性的预测中，经彩色多普勒超声预测为可行手术切除的患者内，有40%在术中发现不可切除。鉴于此，最好使用侵入性较小的超声来筛查需要可切除性研究的患者亚组，将MDCT留给那些没有晚期疾病超声表现的患者。

3. 彩色多普勒超声

Ralls等使利用彩色多普勒超声评估胰腺肿瘤可切除性的技术更加成熟。图像的获得需要采用加大扫查面积和曲面线阵换能器，并通过加压扫查和彩色多普勒超声评估肿瘤肿块与关键血管的关系，包括门静脉主干、肠系膜上静脉（图4.71）、脾静脉、左肾静脉和下腔静脉。评估的动脉包括主动脉、腹腔干（图4.72）、脾动脉和肝总动脉及肠系膜上动脉（图4.73，动图4.8）。根据胰腺彩色多普勒评分（表4.3）对被肿瘤挤压或阻断的血管进行分类。其他影响可切除性的因素（转移、肿大淋巴结）也都会被记录下来。

胰腺癌影像学：建议方法

彩色多普勒超声应用于筛查胰腺癌的可切除性。对于没有超声表现的晚期患者，可以使用多层螺旋CT或其他检查。

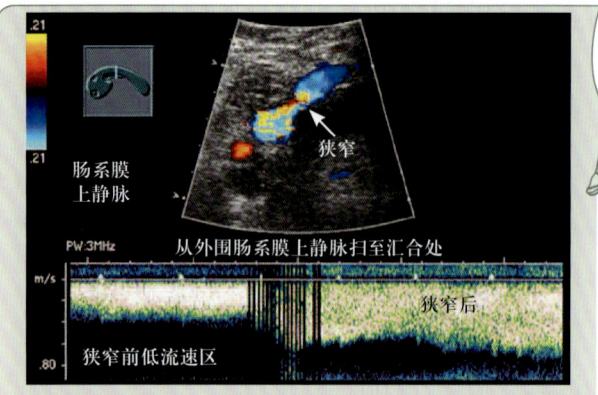

纵断面扫查彩色多普勒取样容积从狭窄前低流速区向狭窄后区（高流速区）。彩色多普勒图像显示狭窄区域（箭头）。

图 4.71 胰腺导管癌肠系膜上静脉狭窄

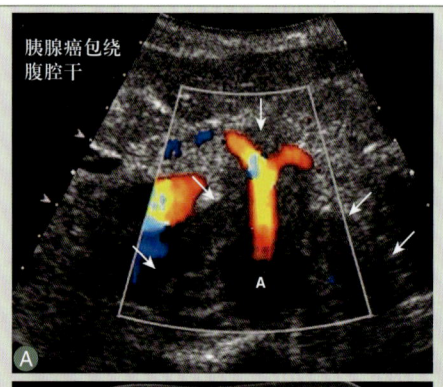

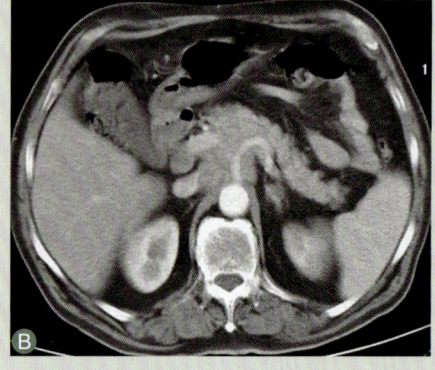

A.横向彩色多普勒图示低回声肿块（箭头）包裹腹主动脉（A）和腹腔干；B.相似水平的CT图像显示相同的结果。这个病变显然是无法切除的。

图 4.72 胰腺导管腺癌包裹腹腔干和腹主动脉

彩色多普勒超声可准确预测80%以上的不能切除的胰腺癌患者。然后，大多数患者所需的CT和随后的影像学评估就能够减少，从而减少了医疗费用，也减少了对侵入性检查的需求。波兰的一项研究发现，常规、彩色、能量多普勒和三维超声在对胰腺癌的诊断和分期方面的准确性与螺旋CT相当。超声造影剂的使用有望改善胰腺肿瘤的超声评价，

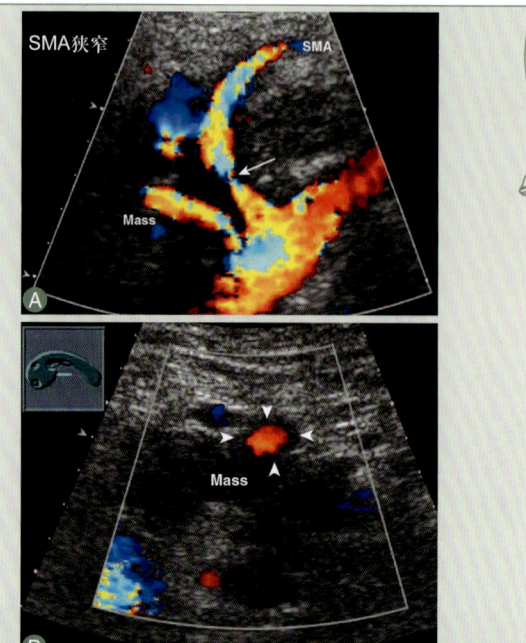

A.纵向彩色多普勒图显示低回声肿块，也包绕腹腔干，使肠系膜上动脉变窄（箭头）；B.另一例患者的横向彩色多普勒图显示更精细的包绕（箭头）。导管腺癌使静脉变窄和闭塞的频率远高于动脉。这种狭窄相当于传统的血管造影术。SMA：肠系膜上动脉；Mass：肿块。参见动图4.8。

图 4.73 胰腺导管腺癌包裹肠系膜上动脉

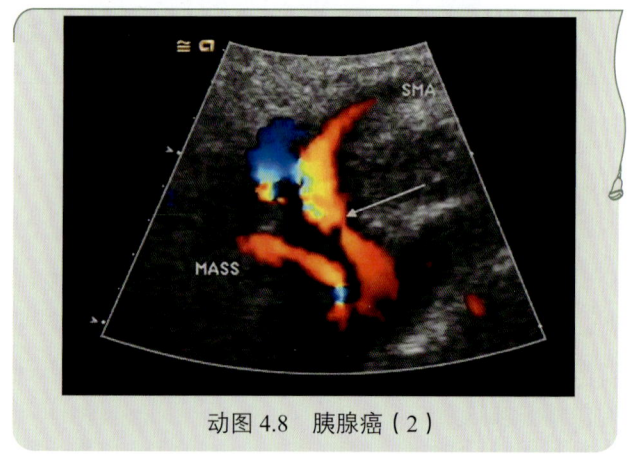

动图 4.8 胰腺癌（2）

但这是一项目前尚处于研究阶段的技术。

表 4.3 胰腺彩色多普勒评分

分数	描述
0	肿瘤不侵及血管
1	肿瘤侵及血管周围为1%~24%
2	肿瘤侵及血管周围为25%~49%
3	肿瘤侵及血管周围为50%~99%
4	肿瘤侵及血管周围为100%
5	肿瘤侵犯血管或血管闭塞

五、胰腺囊性病变

对胰腺囊性病变的理解至关重要,因为影像学技术的进步使越来越多的此类病变被发现,也常常是偶然发现的。囊性肿瘤新的概念和病理定义,特别是黏液性和导管内乳头状肿瘤,改变了这些病变的诊断和治疗方法。

尽管随着影像技术的进步,胰腺囊性病变的检出数量不断增加,其中胰腺假性囊肿是最常见的,占所有囊性病变的75%以上。必须详细了解病史,以区分既有的急性或慢性胰腺炎,从而尽量减少将假性囊肿和其他的囊性肿块混淆的可能性。非假性囊肿病变包括单纯性囊肿和囊性肿瘤。尽管某些影像学特征可能有帮助,但CT或MRI对囊性病变的鉴别诊断,尤其是小的囊性病变,是不可靠的。Visser等发现,虽然他们的诊断准确率为90%或更高,但是影像特征并不可靠。

幸运的是,直径≤3 cm的单房胰腺囊性病变的随访结果显示几乎都安全(图4.74)。Sahani等报道的36例3 cm以下的单房胰腺囊性病变中有35例是良性的。50例中有10例(20%)交界性或原位恶性肿瘤与其内部的分隔相关。而另一些外科医师则认为切除这些病变是更好的选择。肿瘤标记物和囊肿液体细胞学检查的有效性尚存在争议。大多数人认为高危患者需要更积极地进行干预,包括有临床症状随访显示囊肿增大,肿瘤直径大于3 cm,内部有软组织,以及囊壁或隔膜增厚的患者。多个学会已经提出了对偶然发现的胰腺囊肿进行跟踪随访的策略,但在这个过程中仍存在较大的不确定性,未来的评估可能更多地依赖于新的肿瘤标志物和分子分析,而非横断面影像形态学。源于2015年的数据表明,通过CT或MRI偶然发现的胰腺囊肿可能与65岁以下患者的死亡率增加和胰腺癌的整体风险增加有关。

胰腺囊性病变的高危特征

患者出现症状

在连续随访中增大

直径＞3 cm

内部软组织

囊壁或隔膜增厚

(一)单纯性胰腺囊肿

单纯性胰腺囊肿在普通人群中很少见,患病率为0.2%~1.2%。这样一个较低的百分比可能导致低估真实的患病率,因为影像学和尸检研究记录的患病率远高于此,分别约为20%和24.3%。笔者经验表明,较低的患病率更接近临床影像学的实践经验。当检测到单纯性胰腺囊肿时应更多地考虑到囊肿高发的遗传性疾病,如常染色体显性多囊肾或希佩尔-林道综合征。胰腺多发囊肿也常见于胰腺囊性纤维化患者中。

胰腺多发囊肿在希佩尔-林道综合征患者当中比常染色体显性多囊肾更为常见。希佩尔-林道综合征患者胰腺囊肿的患病率为50%~90%,胰腺囊肿成为希佩尔-林道综合征最常见的病变类型。因此,多发单纯性胰腺囊肿应提示希佩尔-林道综合征诊断(图4.75)。除了单纯性囊肿,希佩尔-林道综合征相关的其他胰腺病变包括浆液性囊性肿瘤和胰腺内分泌肿瘤,导管腺癌的风险也略有增加。

(二)囊性肿瘤

胰腺囊性肿瘤约占胰腺囊性病变的10%。虽然大多数实体肿瘤是预后不良的导管腺癌,但是囊性肿瘤通常是良性病变或低度恶性肿瘤。恶性囊性肿瘤约占所有胰腺恶性肿瘤的1%。黏液性肿瘤如导管内乳头状黏液性肿瘤和黏液性囊性肿瘤常为恶性。老年人患恶性肿瘤的风险更大。尽管很难找到可靠的流行率数据,但表4.4估测了相关的数据。

1. 浆液性囊腺瘤

浆液性囊腺瘤以前被称为微囊性腺瘤,是典型的良性肿瘤,尽管少数具有侵袭性的恶性肿瘤也有

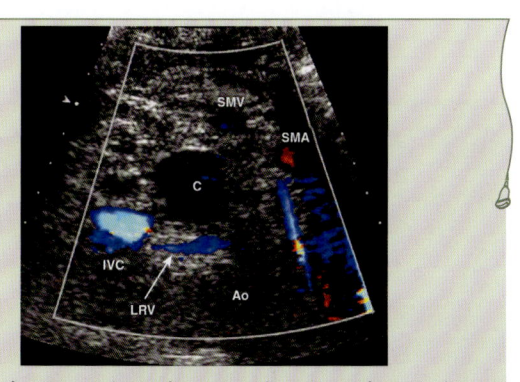

横断面声像图彩色多普勒显示在腹部超声检查中偶然发现的2 cm囊肿,随访4年,大小没有变化。一般来说,小的单纯性胰腺囊肿是安全的(见正文)。Ao:主动脉;C:囊肿;IVC:下腔静脉;LRV:左肾静脉;SMA:肠系膜上动脉;SMV:肠系膜上静脉。

图4.74 良性胰腺囊肿(推测)

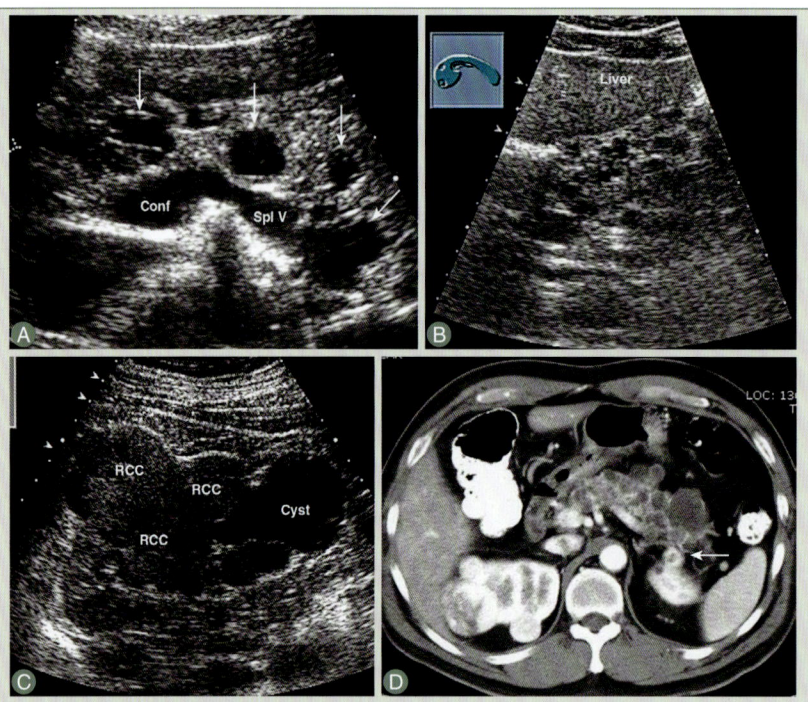

A.横断面声像图显示胰腺多发单纯性囊肿。B~D.另一例患者；胰腺横断面声像图（图B）显示胰腺多发囊肿，提示诊断希佩尔-林道综合征；右肾纵断面声像图（图C）显示相关希佩尔-林道综合征病变，多发性肾细胞癌（RCC）和巨大的肾囊肿；相同水平的CT（图D）显示多发胰腺囊肿和部分的右侧肾细胞癌，左侧可见小的肾细胞癌（箭头）。Conf：汇合；Spl V：脾静脉；Cyst：囊肿。

图 4.75　希佩尔-林道综合征多发性胰腺囊肿疾病

表 4.4　胰腺囊性病变的患病率预测 [a]

分级	肿瘤
1	导管内乳头状黏液性肿瘤
2	浆液性囊性肿瘤（微囊性腺瘤）
3	黏液性囊性肿瘤
4	实性假乳头状肿瘤
5	其他囊性肿瘤

注：[a] 基于作者经验的估测。

报道。浆液性囊腺瘤多发于女性，常见于胰头。这些病变由无数微小的囊肿组成，囊肿通常太小，无法在超声上逐一分辨（图4.76）。由微小囊肿壁引起的多重反射界面，导致回声外观类似于常染色体隐性多囊肾。病变周围常可见较大的囊肿（直径为1~3 cm）。少数患者呈放射状纤维样病变，常出现中央型钙化（30%~50%）（图4.77）。小病变（<2 cm）可能与单纯性囊肿表现相同。这种类型常见于浆液性寡囊性腺瘤。

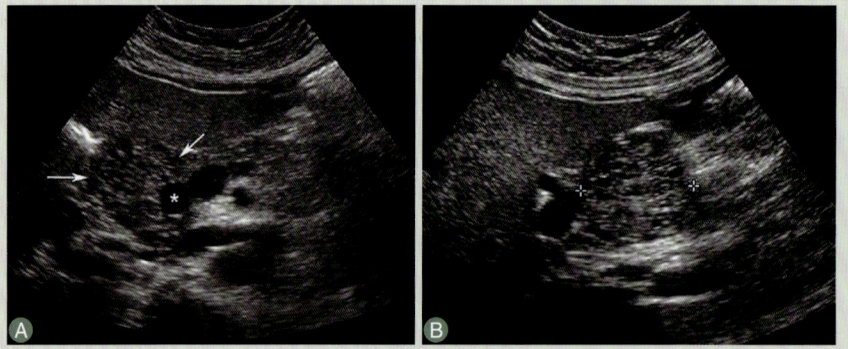

A.横断面声像图显示典型的浆液性囊腺瘤表现，有许多微小囊肿，表现为无回声和近实性外观（箭头），病变周围可见较大的囊性成分（*），注意胰管并无扩张；B.矢状面声像图显示典型的浆液性囊腺瘤的表现，包括许多微小囊肿。无正常胰腺。

图 4.76　浆液性囊性肿瘤

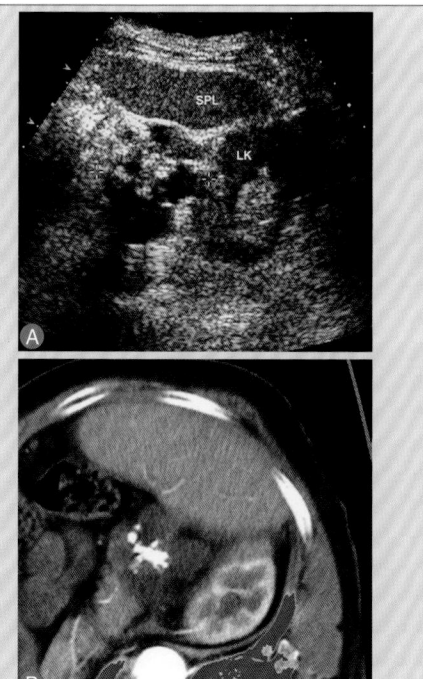

A.横断面声像图显示病变穿过脾脏（SPL）和左肾（LK），可见钙化和一些较大的外周囊肿；B.CT图像，经旋转和裁剪以匹配超声图像，可显示密集钙化。

图4.77　浆液性囊性肿瘤

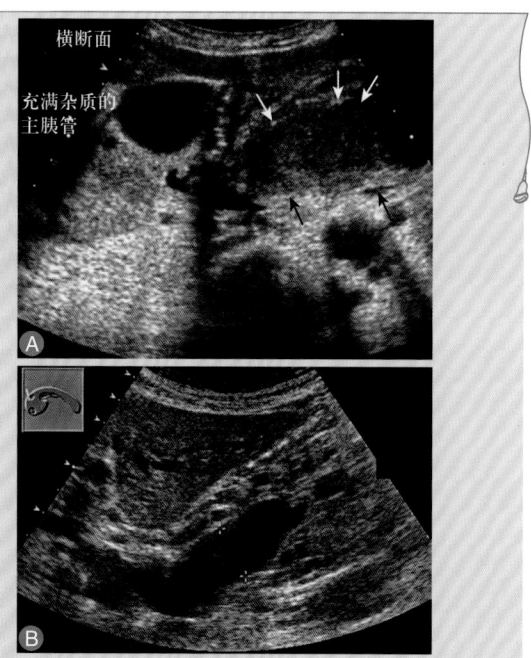

A.横断面声像图显示显著扩张的主胰管（白箭头，黑箭头），充满黏蛋白，这是主胰管导管内乳头状黏液性肿瘤的特征；B.另一例患者的纵向斜位声像图显示导管内乳头状黏液性肿瘤导致胆管严重梗阻，良性和恶性导管内乳头状黏液性肿瘤均可导致胆管梗阻。参见动图4.9。

图4.78　导管内乳头状黏液性肿瘤

2. 导管内乳头状黏液性肿瘤

导管内乳头状黏液腺瘤在1982年之前未见有报道；其他名称包括导管内乳头状黏液肿瘤、导管内黏蛋白高分泌肿瘤和导管内黏液性肿瘤。与黏液性囊腺瘤不同，导管内乳头状黏液腺瘤起源于胰管，通常位于胰头，且更多发生于老年人群，对男性和女性的影响相当。

黏蛋白被分泌到导管中，引起明显扩张（图4.78，动图4.9），有时黏蛋白从胆道口壶腹中挤出。导管内乳头状黏液性肿瘤通常表现为急性胰腺炎。良性和恶性病变均可引起胆管阻塞（图4.79）。导管内乳头状黏液性肿瘤的范围从良性病变到明显恶性病变。大约30%的切除病例可见浸润性腺癌。大约70%的患者可能存在浸润性或原位癌。导管内乳头状黏液性肿瘤切除患者的5年生存率高于70%。但此类患者的治疗方法也存在争议，部分学者认为，无症状患者或分支导管起源的患者可观察或通过节段性胰腺切除术进行治疗。

导管内乳头状黏液性肿瘤的超声特征是导管扩张（图4.80；参见图4.78）。主要表现为分支导管的分叶状多囊性扩张、主胰管弥漫性扩张、导管内乳头状瘤。由于黏蛋白的超声表现可能类似于碎片或

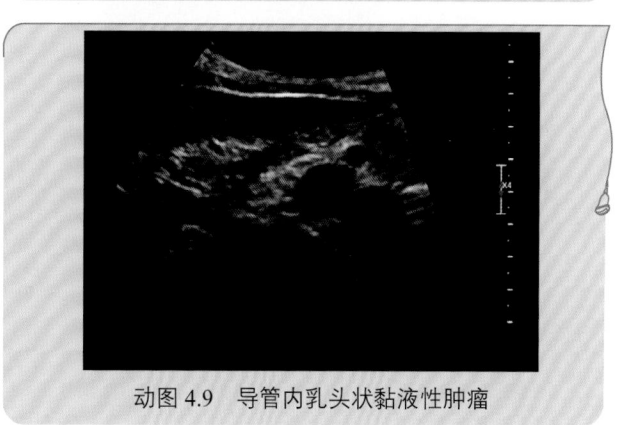

动图4.9　导管内乳头状黏液性肿瘤

沉积物，所以导管扩张的程度和范围在超声上可能比CT或MRI上更难以识别。钙化很少见。

3. 黏液性囊性肿瘤

与源自胰管的导管内乳头状黏液性肿瘤不同，黏液性囊腺瘤是新发的囊性肿瘤。黏液性囊腺瘤最常发生在胰体或尾部，但也可能发生在腺体的任何部位。它们可能是单房的，类似于单纯性囊肿，但通常有多达6个内部小腔。内部分隔可薄或厚，也可呈乳头状；内部碎片很常见（图4.81，动图4.10）。15%~20%可出现钙化，通常为处于外周的线性钙化。黏液性囊腺瘤见于围绝经期妇女者，表现为厚

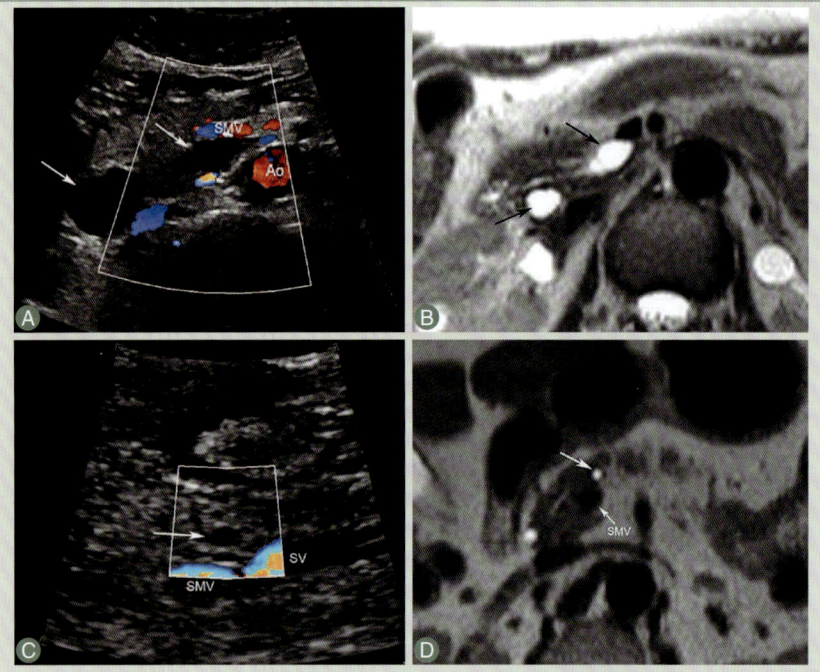

A.胰头颈部的横断面声像图显示对应于侧支导管内乳头状黏液性肿瘤的两个囊性病变（箭头）；B.图A中所示的侧支导管内乳头状黏液性肿瘤病变（箭头）的横向T_2WI单次快速自旋回波（SSFSE）MR图像；C.在另一例患者中，横断面声像图展示了胰体中较小的侧支导管内乳头状黏液性肿瘤（箭头）；D.相应的轴向T_2WI SSFSE MR图像显示相同的导管内乳头状黏液性肿瘤（箭头）。AO：主动脉；SMV：肠系膜上静脉；SV：脾静脉。

图4.79 侧支导管内乳头状黏液性肿瘤

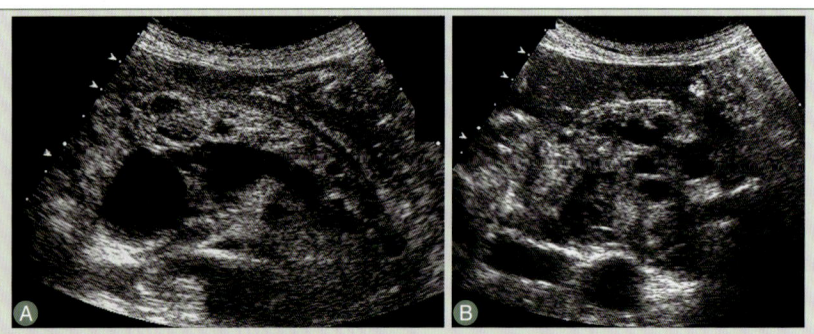

累及主导管和分支导管的导管内乳头状黏液性肿瘤。A.横断面声像图显示分支导管呈分叶状扩张，主胰管呈弥漫性扩张；B.胰头和近端的横断面声像图显示增大的胰头内有分支导管扩张。

图4.80 导管内乳头状黏液性肿瘤

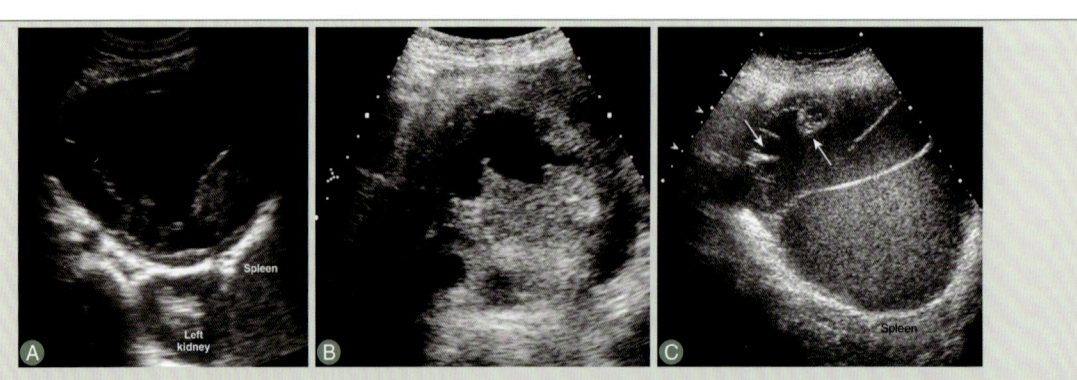

A.患者在右前斜位的横断面声像图显示病灶的腔相对较少，而实性成分较多；B.横断面声像图显示该复杂病灶有软组织样内部回声，几乎未见正常的胰腺；C.经典黏液性囊腺瘤，横断面声像图显示囊肿内有碎屑和多个由薄分隔隔开的小腔室，周围有少量钙化（箭头）。Spleen：脾脏；Left kidney：左肾。参见动图4.10。

图4.81 黏液性囊腺瘤——3例不同的患者

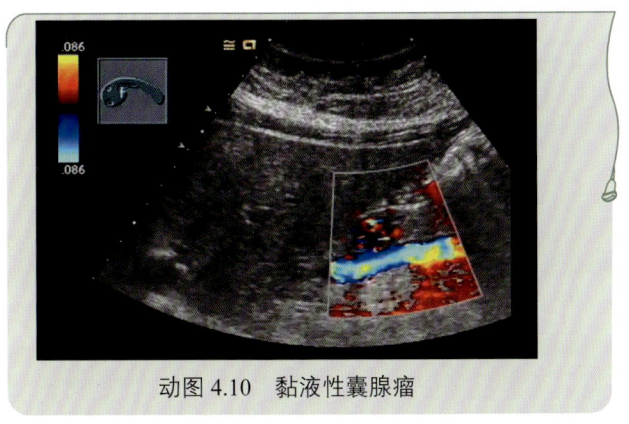

动图4.10 黏液性囊腺瘤

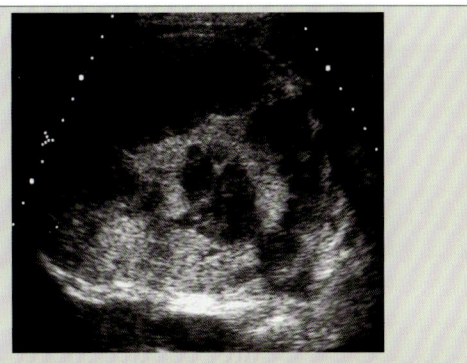

横断面声像图显示胰尾部巨大病变,这是最常见的发病位置。

图4.82 巨大实性假乳头状肿瘤

壁多房囊性肿块,通常位于胰腺尾部。

黏液性囊腺瘤是最容易与假性囊肿混淆的病变,因为它们在某些情况下外观相似。黏液性囊腺瘤与卵巢黏液性囊腺瘤在组织学和预后方面相似。由于新的病理定义要求黏液性囊腺瘤中存在卵巢间质,所以现在在男性中,这些肿瘤的诊断少见。男性的黏液性肿瘤,以前被归类为黏液性囊腺瘤,现在则可能被认为是导管内乳头状黏液性肿瘤。黏液性囊腺瘤可能是良性的,可能具有"低度恶性潜能",也可能是明显的恶性。因此,这些肿瘤通常被视为恶性病变。

4. 实性假乳头状瘤

实性假乳头状瘤(solid-pseudopapillary tumor)是世界卫生组织提倡的最新名称,最常见于年轻女性患者。以前的名称包括囊性实质性肿瘤(solid and cystic tumor)、实性乳头状上皮肿瘤(solid and papillary epithelial neoplasm)、乳头状-囊性肿瘤(papillary-cystic neoplasm)、乳头状囊性上皮肿瘤(papillary cystic epithelial neoplasm)、乳头状囊性肿瘤(papillary cystic tumor)和Frantz肿瘤(Frantz tumor)。大约15%的实性假乳头状瘤是恶性的。恶性肿瘤的可能性随着患者年龄的增长而增加。手术切除通常是可以根治的。

实性假乳头状肿瘤最常见于胰尾。通常是圆形的包裹性肿块,有不同数量的坏死、囊性区域和软组织病灶(图4.82)。实性假乳头状肿瘤中的空洞不是"真正的"囊肿,而是含有血液和碎屑的坏死区域。29%的患者出现中央和边缘钙化。Buetow等描述了31例使用超声、CT和MRI研究的病例,并注意到回声类型不同;中央可见无回声和低回声区。不管回声如何,在所有内部囊性区域病例中,均可见透声增强。

罕见的胰腺囊性肿瘤

腺泡细胞囊腺癌

囊性绒毛膜癌

囊性淋巴管瘤

囊性畸胎瘤

囊性胰腺内分泌肿瘤

转移瘤

(三)罕见的囊性肿瘤

几乎所有可以想到的胰腺"坏死"或"囊性"病变组织学类型都被报道过。一般来说,这些罕见肿瘤没有特征性的超声表现。

六、其他胰腺肿瘤

(一)内分泌肿瘤

胰腺内分泌肿瘤是一种小而重要的胰腺肿瘤,以前被称为胰岛细胞瘤或神经内分泌肿瘤;目前建议使用的术语是胃肠胰腺神经内分泌肿瘤(GEP-NETs)。以前认为这种肿瘤起源于胰岛,现在认为起源于导管上皮中的神经内分泌干细胞。这种肿瘤很罕见,每年发病率约为每百万人中5例。胰腺内分泌肿瘤占胰腺肿瘤的1%~5%。其两种不同的表现取决于肿瘤是否存在分泌功能。功能性病变,约90%的胰腺内分泌肿瘤往往在肿瘤很小的时候就出现临床症状。在肿瘤因其大小、侵袭或转移导致症状之前,内分泌表现就已经引起临床症状。

胰岛素瘤和胃泌素瘤是最常见的功能性胰腺内分泌肿瘤(约占所有胰腺内分泌肿瘤的80%);其他肿瘤很少见(表4.5)。

表 4.5 胰腺内分泌肿瘤

肿瘤类型	胰腺内的位置	大小	所有胰腺内分泌肿瘤
功能性			
胰岛素瘤	90%~100%	2~3 cm	45%
胃泌素瘤	40%~60%	1~2 cm	35%
其他			10%
VIP瘤	90%		
胰高血糖素瘤	100%		
生长抑素瘤	50%~60%		
类癌PET	100%		
非功能性			
所有肿瘤		>5 cm	10%

注：VIP，血管活性肠肽。

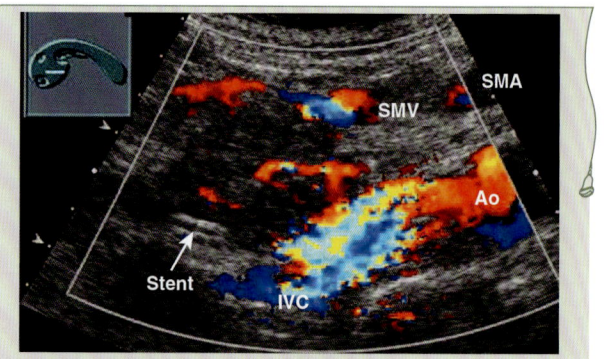

纵向斜切彩色多普勒声像图显示长 5 cm，低回声的恶性肿瘤，导致胆管阻塞，需要置入支架。胰腺内分泌肿瘤的典型特征是内部血流信号。AO：主动脉；IVC：下腔静脉；SMA：肠系膜上动脉；SMV：肠系膜上静脉；Stent：支架。

图 4.84　胰腺内分泌肿瘤，非功能亢进

功能性胰腺内分泌肿瘤往往很小，1~3 cm（图 4.83），表现为圆形或椭圆形、边缘光滑的低回声肿块，除胰岛素瘤外，均为恶性。当怀疑有功能的胰腺内分泌肿瘤时，可行术前定位。检查方式取决于检测机构的倾向，包括经腹超声、CT 或内镜超声。在检测小的内分泌肿瘤方面，MDCT 在发现小的内分泌肿瘤方面优于超声，但有时超声可显示 CT 无法显示的病变。常规经腹超声很难显示胰腺内分泌肿瘤，当患者出现激素异常时，肿瘤通常很小。超声检测的灵敏性不同。胰岛素瘤的检出率范围为 9%~65%。超声检测胃泌素瘤的敏感度仅为 20%~30%。超声检查显示，大多数功能性胰腺内分泌肿瘤体积较小。分泌 5-羟色胺的胰腺内分泌肿瘤可能与胰管的明显扩张有关。术中超声检查是评估这些肿瘤最敏感和准确的方法（图 4.83）。

非功能性肿瘤不引起内分泌相关的症状。出现疼痛、肿块效应或恶性肿瘤的侵袭和转移时，这些肿瘤往往长得很大（图 4.84）。

更小的、非功能性的肿瘤大多是偶然发现

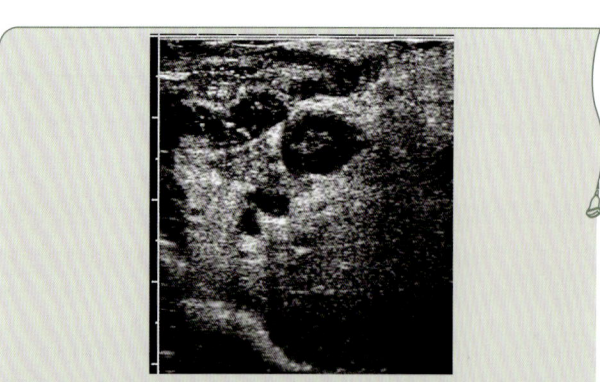

由于高胰岛素血症，发现了 10 mm 的病变。

图 4.83　胰岛素瘤术中超声

(Courtesy of Dr. Hisham Tchelepi.)

（图 4.85）。这些肿瘤通常界线清楚，呈圆形或椭圆形。与正常实质相比，通常呈低回声。这些肿瘤可能有囊性改变和钙化。较大非功能性的胰腺内分泌肿瘤很难与更常见的胰腺导管腺癌相鉴别。提示诊断的超声征象：①显著的内部血流信号（在肿瘤中罕见）；②胰头病变无胆道或胰管扩张；③连续影像学检查没有进展或转移。

（二）罕见的肿瘤

在超声上，许多胰腺导管腺癌的组织学变异与一般组织学特征的肿瘤难以区分。其中包括腺鳞状细胞癌、间变性癌和多形性巨细胞癌。腺泡细胞癌和多形性巨细胞癌虽然通常与导管腺癌无法区分，但可能体积更大并可能表现出中央坏死。原发性胰腺淋巴瘤是极其罕见的，尽管腺病或广泛性疾病的弥漫性侵犯也有一定的发生率。其他罕见的胰腺肿瘤包括结缔组织起源肿瘤（肉瘤）、胰腺母细胞瘤、发育异常囊肿和转移瘤。

1. 脂肪瘤

与脂肪和脂肪性病变的常见回声相反，胰腺脂肪瘤通常是低回声的（图 4.86）。其他脂肪瘤可能是混合性回声，内部回声呈多样性，可能表现为高回声。低回声脂肪的原因尚不清楚，可能与血管的数量、结缔组织间质的数量和厚度、分隔脂肪小叶的纤维间隔的数量以及脂肪中的水分含量有关。

2. 转移性肿瘤

尸检中发现，转移瘤是最常见的胰腺肿瘤，其发病率约为胰腺癌的 4 倍。在现代影像学出现之前，临床上很少发现转移。胰腺转移很少有临床意

义，因为它们通常发生在广泛转移性疾病患者的晚期。最常转移到胰腺的原发性肿瘤包括肾细胞癌、乳腺癌、肺癌（图4.87）、黑色素瘤、结肠癌和胃癌。

对于胰腺转移，从最初诊断原发病到发现转移可能需要很长时间。尤其是肾细胞癌及黑色素瘤，但后者程度较轻。Klein等发现，自发现原发性肾细胞癌到转移的平均时间为10年，最长的间隔超过24年。典型情况是在一个患有远期肾细胞癌的患者的胰腺中发现一个或多个富血供肿块（图4.88）。在这种情况下，与富血供胰腺内分泌肿瘤的鉴别诊断很困难。

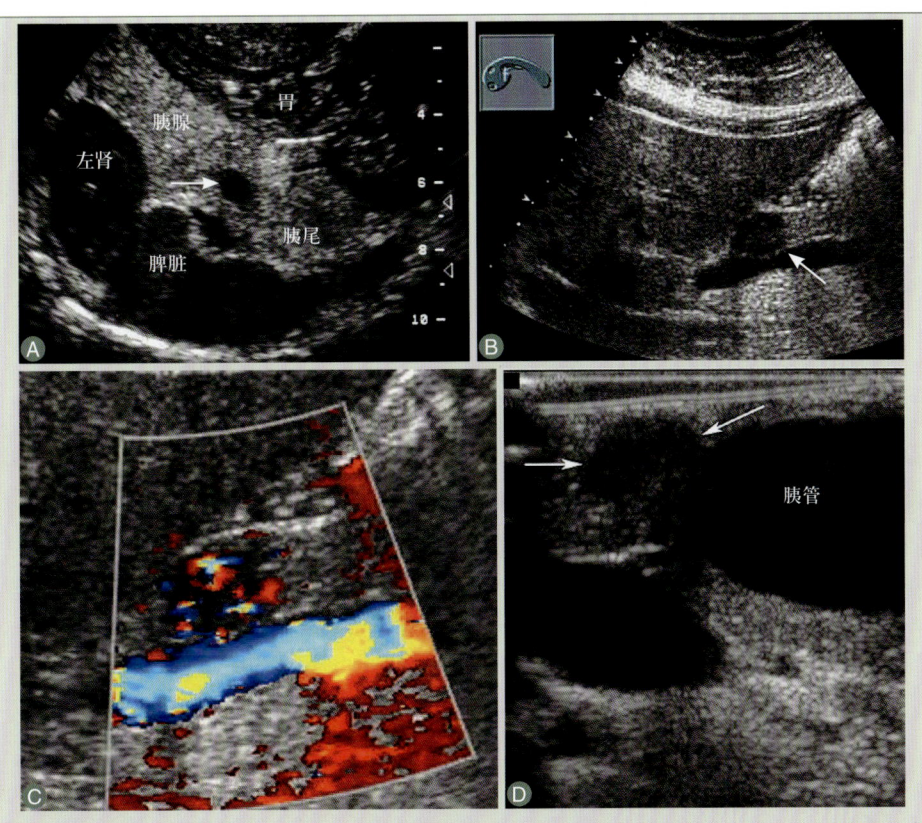

A.横断面声像图显示腹部超声检查偶然发现的9 mm低回声非功能性胰腺内分泌肿瘤（箭头），胰腺尾部被切除；B、C.另一例患者，声像图显示2 cm的富血供胰腺内分泌肿瘤压迫肠系膜上动脉（箭头）；D.另一例患者，术中超声显示偶然发现的9 mm病变（箭头），胰管明显扩张，可能是分泌5-羟色胺的胰腺内分泌肿瘤的标志，许多机构认为术中超声对于胰腺内分泌肿瘤的手术治疗至关重要。

图4.85 小的非功能性的胰腺内分泌肿瘤

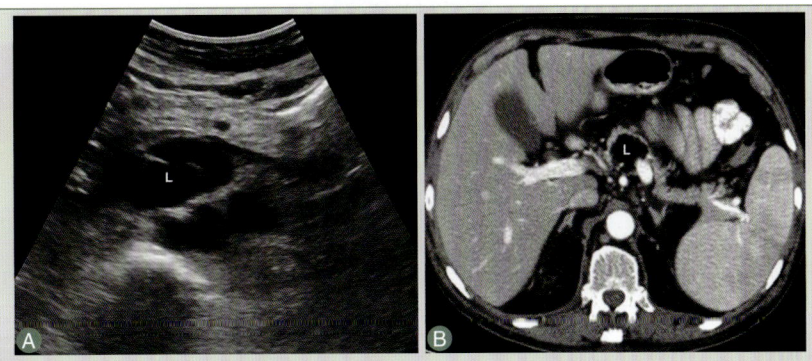

A.横断面声像图显示几乎无回声的胰腺脂肪瘤（L），与脂肪和脂肪性病变的常见回声相反，胰腺脂肪瘤常呈低回声；B.CT图像证实了病变为脂肪组织。

图4.86 胰腺脂肪瘤

(Courtesy of Dr. Vinay Duddlewar.)

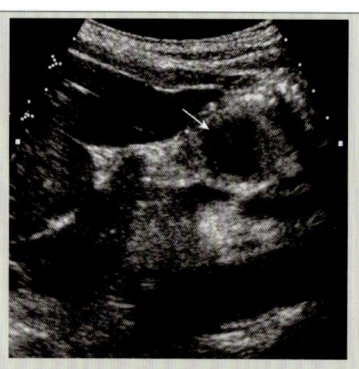

图 4.87　肺癌转移到胰腺

纵断面声像图显示典型的低回声转移灶（箭头）。胰腺转移癌是尸检中最常见的胰腺肿瘤，但在临床上很少发现，因为常发生在广泛转移性疾病的晚期。

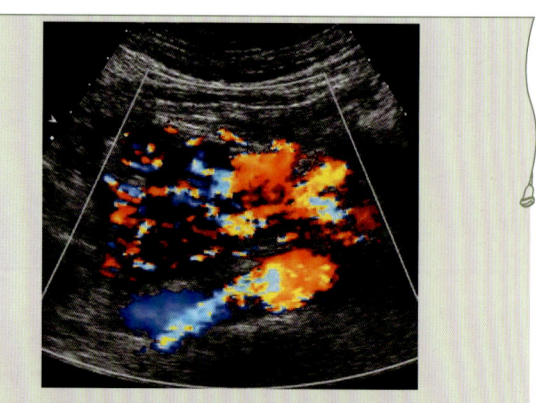

图 4.88　肾细胞癌胰腺转移

纵断面彩色多普勒超声检查显示富血供转移灶。类似情况下，较难与富血供胰腺内分泌肿瘤鉴别。

七、超声造影

超声造影作为一种技术，在胰腺的内镜超声和经腹超声中显示出良好的前景。过去，超声造影被认为是一种实验技术。然而，最近的数据表明，超声造影可能会变为常规检查。Fan指出："在胰腺实性病变的总体诊断准确性和医师之间的一致性方面，超声造影明显优于传统超声。胰腺癌和局灶性胰腺炎的诊断方面，超声造影的表现与对比增强CT相似。"超声造影可能有助于诊断重症急性胰腺炎胰腺坏死。

致　谢

作者谨向本章前作者Philip Ralls博士致谢。他对所有领域的高质量超声实践和教育的最高奉献和热情堪称典范，他的图像和文字奠基了这个版本。

（段少博，姜如，程淇威，徐晓霞，刘稳刚，赵永锋，章燕，李家乐译；张连伸，周平，李鑫审校）

参考文献

扫码观看

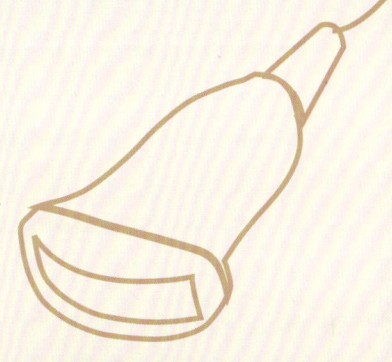

第五章 胃肠道

Stephanie R. Wilson

章节大纲

一、解剖及超声技术
　（一）肠道特征
　（二）肠壁病理学
　（三）影像技术
二、胃肠道肿瘤
　（一）腺癌
　（二）胃肠道间质瘤
　（三）淋巴瘤
　（四）转移瘤
三、炎症性肠病：克罗恩病典型特征
四、并发症
　（一）狭窄
　（二）不全性机械性肠梗阻
　（三）局部穿孔
　（四）炎性包块
　（五）瘘管形成
　（六）肛周炎性疾病
五、急腹症
　（一）右下腹疼痛
　（二）左下腹疼痛
六、其他肠道病变
　（一）机械性肠梗阻
　（二）麻痹性肠梗阻
　（三）肠道水肿
　（四）胃肠道感染
七、腔内超声检查
　（一）上消化道
　（二）直肠：直肠癌分期
　（三）肛管

关键点总结

- 高分辨率超声能够清晰显示肠管，包括正常肠壁的多层结构以及许多肠道疾病的病理学特征。
- 超声检查是一种安全、客观、准确的评估炎症性肠病炎症活动程度的方法。对于慢性消耗性疾病累及的青年患者而言，超声检查也是一项必不可少的需求。
- 超声造影可作为一种客观的指标，用于准确评估肠道炎症性疾病的活动程度。
- 弹性成像可评估慢性肠病患者肠壁硬度的增加程度，有助于判别患者适合接受药物治疗还是需要手术干预。
- 经直肠超声（transrectal ultrasound，TRUS）是一种极佳的非侵入性、具有良好耐受性的直肠癌分期辅助手段。
- 位于盆腔深部的肠道病变特征有时仅可被经阴道超声显示，因此该途径可提高许多女性患者肠道超声诊断的准确性。
- 经会阴扫查可以准确显示肛周炎性包块，使患者免于承受经肛门或经直肠超声扫查的疼痛。

胃肠道（gastrointestinal，GI）的超声检查存在诸多阻碍，肠道内的气体会使肠道结构显示困难甚至无法显示；肠道内的液体可能被误认为囊性包块；肠道内的粪便会产生各种伪像和假性肿瘤的改变，使胃肠道超声检查工作极具挑战性。然而，正常肠道的超声表现具有可重复性或肠道特征性，并且许多肠道疾病表现出可辨识的异常超声征象。因此，超声能在评估可疑胃肠道急症（尤其是阑尾炎和憩室炎）等多种临床情境中发挥重要作用。近年来，超声检查用于监测炎症性肠病患者受到日益关注。此外，超声内镜检查可在胃肠道腔内使用高频探头扫查，在评估食管、胃和直肠病变的应用上也越来越普及。

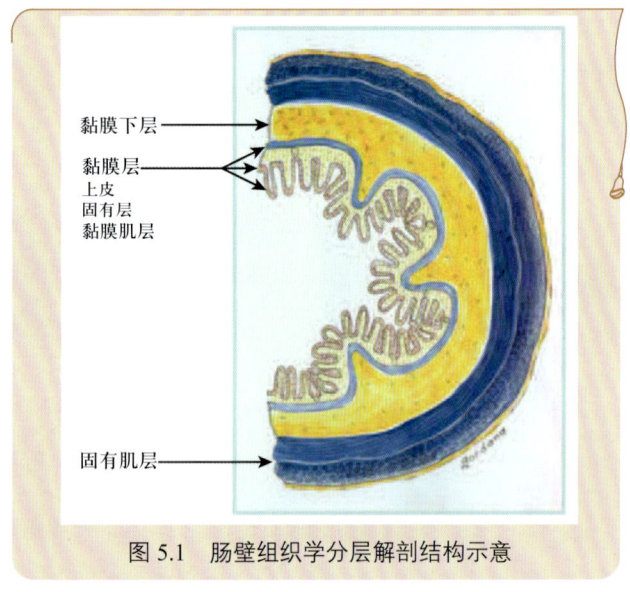

图 5.1 肠壁组织学分层解剖结构示意

一、解剖及超声技术

（一）肠道特征

肠道在超声上表现为由4层同心圆形结构围成的连续空心性管道（图5.1）。这4层组织由内向外排列依次为：①黏膜层，由黏膜上皮、疏松结缔组织（或固有层）和黏膜肌层组成；②黏膜下层；③固有肌层，由内环、外纵两层肌纤维构成；④浆膜或外膜。这些不同的组织学分层与超声表现相对应（表5.1）并构成了正常肠道的特征性声像图，表现为多达5层的层状结构（图5.2）。

在超声声像图上，肠壁显示为高回声层与低回声层交替排列：第一、第三、第五层为高回声，第二、第四层为低回声。认识到超声图像中低回声层

表 5.1 肠道特征：组织学分层对应的超声表现

组织学	超声表现
黏膜层浅层/界面（黏膜上皮与黏膜固有层）	高回声
黏膜肌层	低回声
黏膜下层	高回声
固有肌层（内环肌与外纵肌纤维构成）	低回声
浆膜层/界面	高回声

由肠壁的肌性成分（黏膜肌层和固有肌层）构成以帮助我们更好地记忆组织学分层与声像图分层之间的关系。

在常规二维灰阶声像图上，肠道横截面表现多变，可仅显示为"牛眼样"改变（外周低回声环包绕中心高回声区），也可清晰显示肠壁5层高低回声交替的结构。超声扫查的质量和超声探头的分辨率

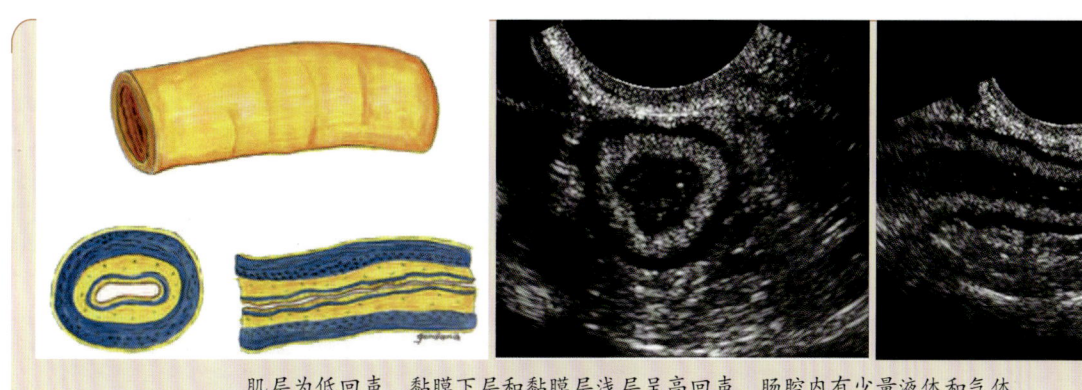

肌层为低回声，黏膜下层和黏膜层浅层呈高回声。肠腔内有少量液体和气体。

图5.2 克罗恩病引起的轻度肠壁增厚患者的肠道特征。

决定了肠壁层次的显示情况。在肠壁层次显示的分辨率方面，超声检查优于CT和MRI。正常肠壁厚度与周围肠管均匀一致，平均厚度为3 mm（肠管扩张时）或5 mm（肠管未扩张时）。其他能够帮助识别胃肠道特定部分的形态学特征还包括胃的皱襞、小肠的环状皱襞和结肠的结肠袋（图5.3）。

实时超声检查可以评估胃肠道的内容物、直径及肠道的蠕动情况。肠道内液体过多提示可能存在分泌过多和肠梗阻的情况。超声可观察小肠和胃的正常蠕动。机械性梗阻和炎症性肠病时可观察到蠕动增加，麻痹性肠梗阻和机械性肠梗阻末期时可观察到蠕动减少。

（二）肠壁病理学

超声检查对增厚肠壁的评估远优于对正常肠壁的评估，其原因包括如下两点。首先，肠壁增厚，特别是与肠周组织异常有关时，会出现占位效应，这在超声检查中很容易被发现；其次，通常情况下，肠壁增厚的肠道内气体相对减少，提升了超声显像效果。肠壁的病理状态可产生特征性的声像图表现（图5.4），其中最常见的特征——"靶环征"，由Lutz和Petzoldt于1976年首次描述。此后，Bluth等将这种声像图表现命名为"假肾征"，并指出存在此种征象的患者中90%以上存在具有病理意义的病变。在这两种特殊征象中，外周低回声环对

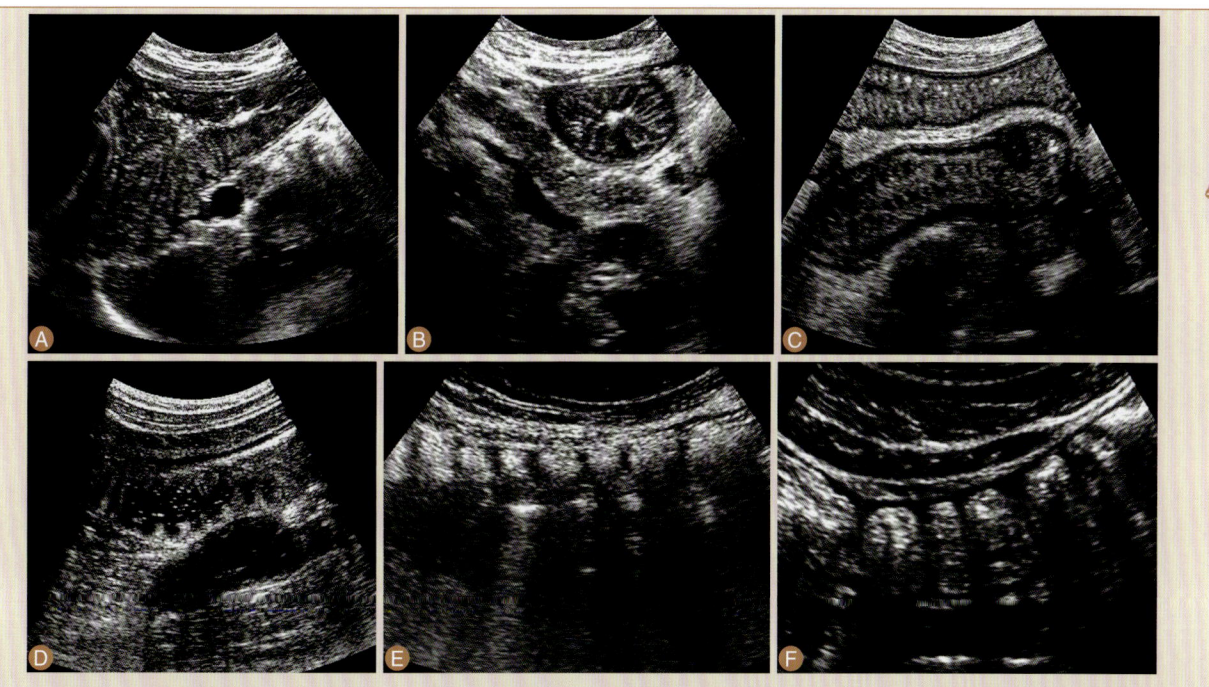

A、B.胃的矢状面和横截面超声图像显示正常的胃皱襞，塌陷的胃表现为胃壁厚度不一；C、D.小肠的环状皱襞。当肠腔内有液体（图C）或瓣膜水肿（图D）时，这些征象更易显现；E、F.两个健康受检者结肠袋超声表现不尽相同。

图5.3 胃肠道识别

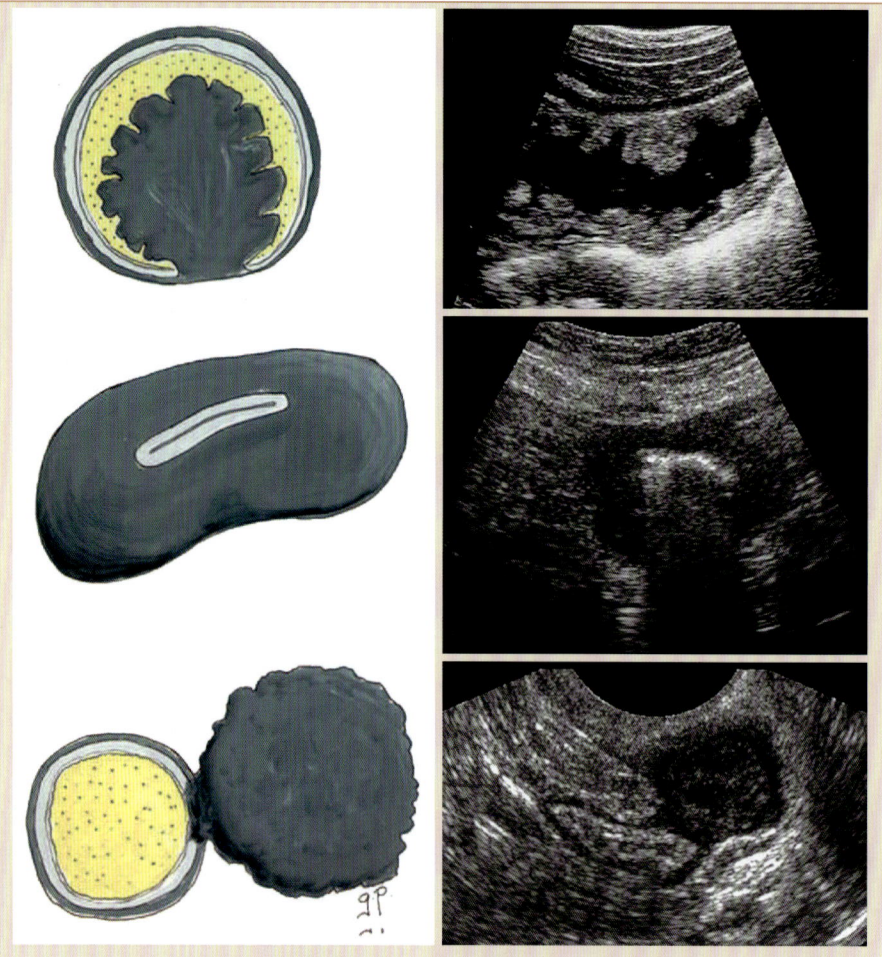

Schematic of sonographic appearances with sonographic equivalents. *Top*, Intraluminal mass. Inflammatory pseudopolyp on sonogram. *Middle*, Pseudokidney sign, with symmetrical wall thickening and wall layer destruction. Carcinoma of the colon on sonogram. *Bottom*, Exophytic mass. Serosal seed on visceral peritoneum of the gut on sonogram.

FIG. 5.4 Gut Wall Pathology

(With permission from Wilson SR. The bowel wall looks thickened: what does that mean? In: Cooperberg PL, editor. RSNA categorical course syllabus. Chicago: RSNA; 2002. pp. 219-228. 注：版权方要求保留英文。)

应增厚的肠壁，中心部分高回声与残余的肠腔或黏膜溃疡有关。

超声图像识别出的肠壁增厚可能与多种疾病有关。可以通过明确病变的位置及程度、肠壁层次结构的完整与破坏，以及肠壁受累为偏心性还是同心性来推测得出可能的诊断。长节段受累、肠壁同心性增厚且肠壁结构完整倾向于良性病变，代表性病变为克罗恩病。短节段受累、偏心性病变且肠壁层次结构破坏倾向于恶性病变，代表性病变为胃或结肠的腺癌。请注意，以上仅提供了一种超声诊断时的指导性建议，但并不是一成不变的规则，因为克罗恩病中慢性增厚的肠壁可能由于纤维化和亚急性炎症而表现为肠壁层次结构破坏，浸润性腺癌也可能显示为部分肠壁层次结构完整。恶性和良性的肠壁增厚均可伴有淋巴结肿大和肠壁充血的表现。

与增厚的肠壁不同，黏膜肿物可以是肠腔内的、肠壁内的或外生的，均可伴或不伴有溃疡。肠腔内的包块和黏膜肿物在超声图像上表现不同，但经常被气体或肠腔内容物遮挡。相比之下，由肠道病变产生的外生性包块（不论伴或不伴有黏膜受累或溃疡）则更容易被超声显示。但如果超声检查未发现典型的肠道特征，"靶环征"或"假肾征"，这些病变可能难以被归类为胃肠道来源的病变。因此，腹腔内形态各异的包块，如果缺乏来自腹腔实质脏器或淋巴结的明显征象，则应考虑胃肠道来源的可能。

（三）影像技术

1. 二维灰阶超声

常规超声检查以患者禁食后进行为佳。检查时使用3.5～5 MHz的探头对全腹部进行实时扫查，观察有无明显包块或异常的肠道征象。充盈的膀胱既可使部分受检者肠道病变显示更加清晰，也可导致部分受检者腹部肠襻移位，因此，在膀胱排空前后都应对盆腔进行扫查。常规肠道评估应包括对所有小肠和结肠的评估。对于女性患者，经阴道超声检查对于评估真骨盆内的肠道非常重要，特别是对于直肠和乙状结肠，在某些患者中甚至还包括回肠。此外，口服胃肠显影剂和灌肠可以分别改善胃部和直肠腔内或壁内的包块的超声定位及诊断。为了更好地回顾图像，显示病理学特征的长轴切面和横断面的静态图像及动态图像都应留存。

然后，应对感兴趣的区域进行详细分析，包括超声加压检查（图5.5）。尽管该技术最初被描述时采用的是高频线阵探头，但使用5~9 MHz的凸阵探头和一些扇形探头也可以获得极好的效果。关键在于所使用的探头需具有较短的聚焦区，可以获得近皮肤区域组织结构的最佳分辨率。检查时施加压力应缓慢并逐渐增强。正常的肠道会被压缩，气体会从感兴趣区域被挤出。相反，增厚的异常肠襻和不可被压缩的梗阻肠襻将保持不变。有腹膜刺激征或局部压痛的患者通常可以耐受缓慢、温和的加压超声检查，但快速、不稳定的扫查会使患者出现明显的疼痛反应。

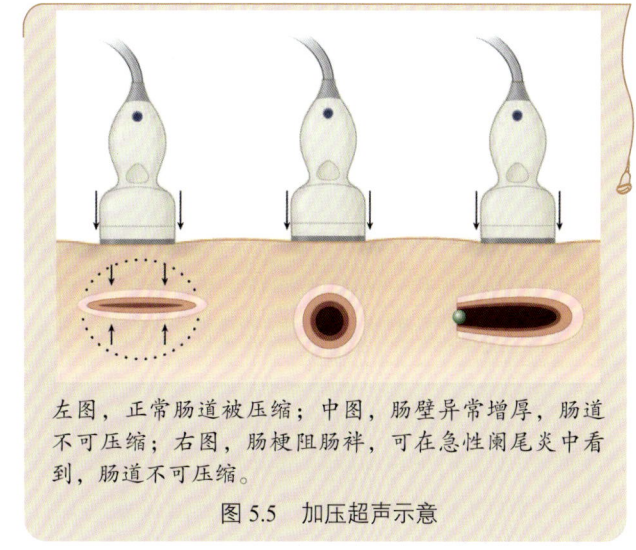

左图，正常肠道被压缩；中图，肠壁异常增厚，肠道不可压缩；右图，肠梗阻肠襻，可在急性阑尾炎中看到，肠道不可压缩。

图 5.5　加压超声示意

2. 肠壁彩色多普勒评估

对正常蠕动中的肠襻进行血流探测非常困难，因此正常肠壁在常规CDFI时仅显示少许血流信号。与正常肠壁相比，肿瘤和炎性疾病累及的肠壁血流信号增多（图5.6），而缺血和水肿的肠壁血流信号相对较少。在超声检查评估急性腹痛患者的肠壁时，加做彩色血流多普勒和频谱多普勒检查可提供支持性证据，以判断肠壁增厚是缺血性病变还是炎症性病变。Teefey等检查了35例患者，发现当彩色

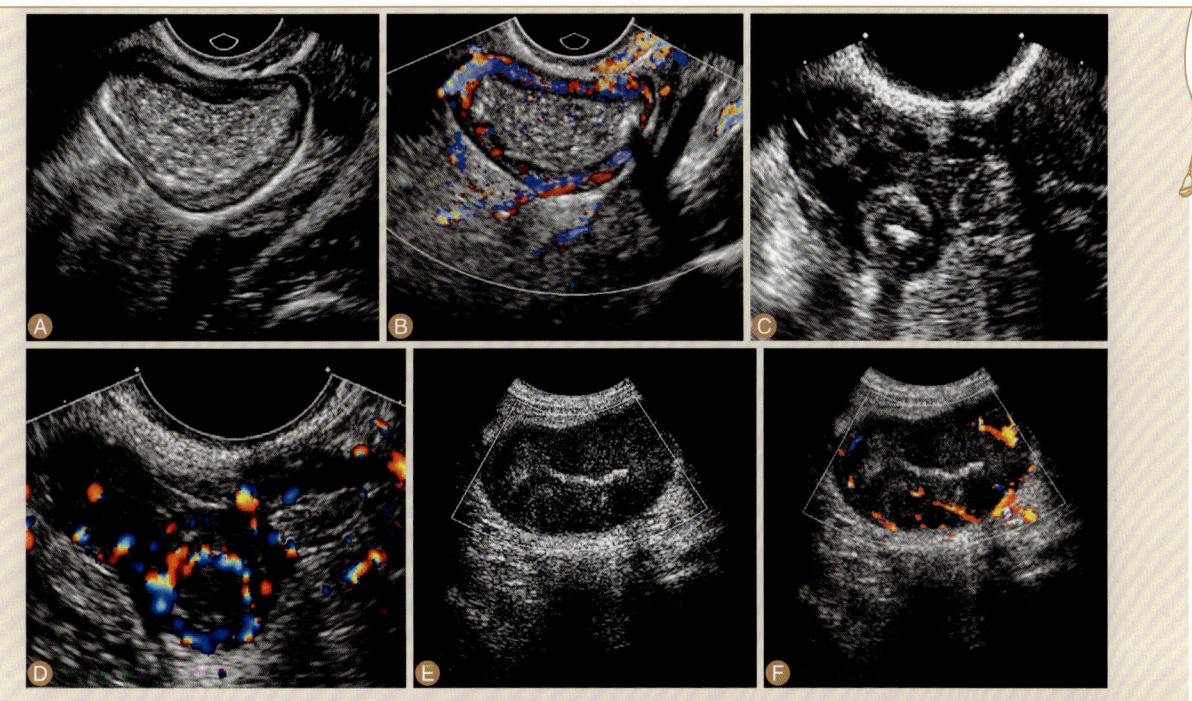

A、B.克罗恩病中近端回肠肌内狭窄的横断面图像，管腔内充满液体，肠壁稍厚，彩色多普勒图像（图B）显示肠壁明显充血为肠壁炎症的反映；C、D.年轻女性患者右下腹疼痛经阴图像，阑尾是卵巢旁的管状结构，彩色多普勒图像显示阑尾充血，符合炎性病变；E、F.升结肠的横断面声像图显示肠壁增厚，与侵袭性结肠癌相关的全层破坏。肠道肿瘤总是表现出血管性。

图 5.6　多普勒超声对3例患者肠道评估的贡献

多普勒血流图未见或几乎未见血流信号且频谱多普勒未探及动脉血流频谱时，提示肠壁存在缺血性改变。相反，易于显示的彩色多普勒血流信号则对应肠壁炎性病变。

3. 超声造影及弹性超声

超声造影和弹性超声是肠道超声检查中令人振奋的两项新技术。前者可客观、重复性测量因炎症和肿瘤所致的肠壁血流变化，后者可测量肠壁硬度。虽然这些研究仍处于起步阶段，但与常规二维灰阶超声联合多普勒血流评估相比，它们的附加优势显而易见。在炎症性肠病部分将讨论上述技术在评估病变时的重要贡献。此外，超声造影还可用于评估肿物病变以明确血管分布情况，类似于CT或MRI扫描中对比增强的作用。

二、胃肠道肿瘤

超声检查在胃肠道肿瘤评估方面的作用与CT相似。超声显示早期黏膜病变或腔内小结节的能力有限，但当肿瘤生长形成腔外肿物、节段性增厚的肠壁或较大的腔内肿物时较容易被超声探及（图5.7，动图5.1）。超声检查通常应用在胃肠道肿瘤患者诊断流程的早期，甚至在肿瘤被初步发现之前。一些模糊不清的临床症状和体征，如腹痛、可触及的腹部包块和贫血，均是临床进行超声检查的指征。理解胃肠道肿瘤相关的典型形态学特征可以准确识别病灶，确定位置，甚至疾病分期，并有助于指导下一步诊断方案，如超声引导下活检。

（一）腺癌

腺癌是胃肠道最常见的恶性肿瘤。大体上，它有不同的生长模式（图5.7），包括浸润型、息肉型、蕈伞型和溃疡型。大多数胃肠道黏膜癌在超声

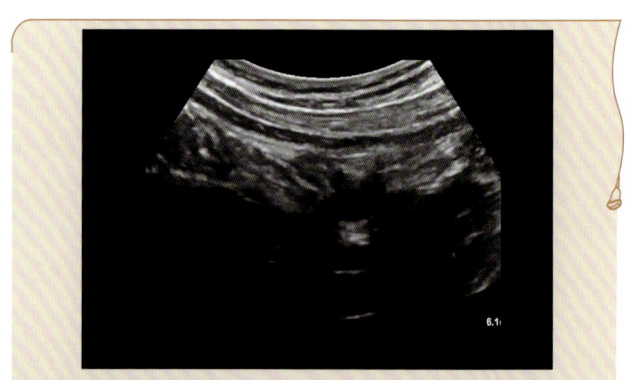

动图5.1　偶然发现的小肠神经内分泌肿瘤（类癌）

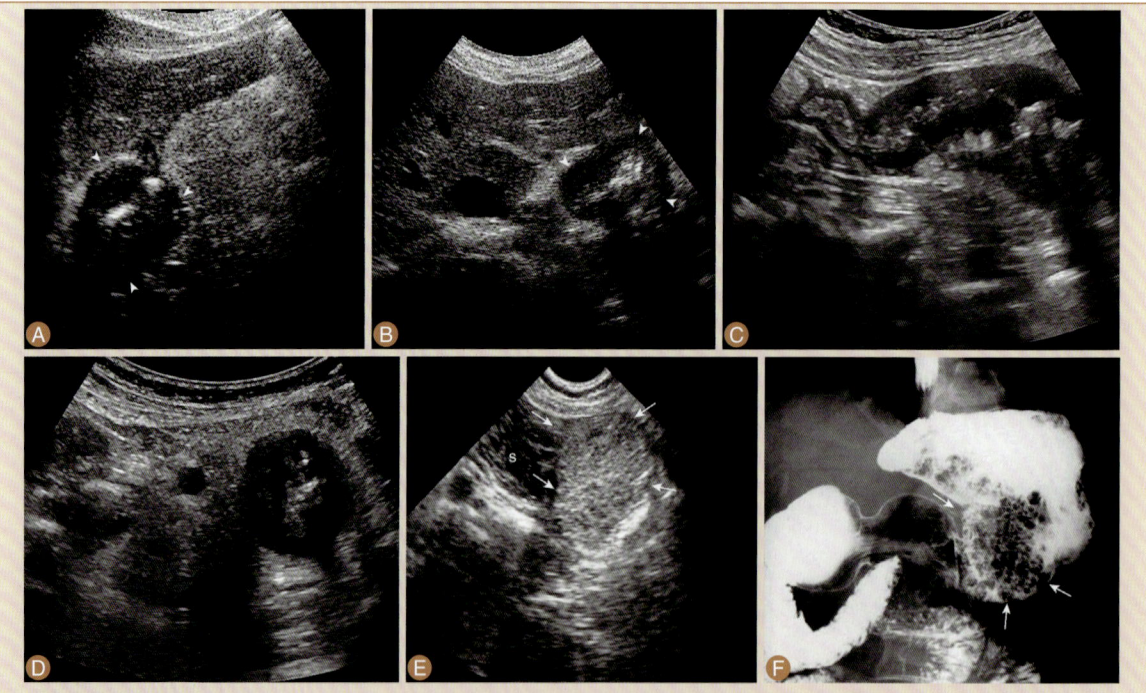

A、B.胃食管交界处癌，上腹部矢状面和横断面（超声显示邻近肝左叶的"假肾样"（箭头）肿物；C、D.降结肠癌，结肠长轴切面显示正常肠壁突然转变为增厚肠壁，结肠横断面显示低回声、呈"苹果核"状的环周肿物，肿瘤浸润周围高回声脂肪组织，内见肿大的低回声淋巴结；E、F.胃腔内绒毛状腺癌，饮水后超声横断面显示胃体内有一边界相对清晰、回声不均匀的肿物（箭头），吞钡造影显示绒毛状肿瘤（箭头）。S：胃腔内液体。参见动图5.1。

图5.7　胃肠道腺癌3例

检查中难以显示。然而，巨大的肿瘤，无论是向腔内或腔外生长，或是环形生长的肿瘤都会有异常的超声表现。不同长度的肿瘤可能会导致肠壁呈对称性或非对称性增厚。超声上可表现为"靶环征"或"假肾征"（图5.4）。黏膜溃疡中的气体通常产生线状高回声灶，有时伴有振铃伪像。肿瘤通常是低回声的，但也并不绝对。环壁增厚的肿瘤可引起肠梗阻，伴有近端肠腔扩张并积液、肠管蠕动增强。超声检查时应注意寻找肿瘤直接侵犯、区域淋巴结肿大和肝转移的证据。

腺癌占胃恶性肿瘤的80%，肿瘤浸润方式有表浅型或透壁型，后者形成"革囊胃"或"皮革胃"。腺癌在小肠的发病率显著低于胃或大肠。小肠腺癌约占小肠肿瘤的50%，其中90%发生在近端空肠（图5.8A，图5.8B）或十二指肠。克罗恩病与回肠腺癌的发病率显著增加有关。小肠腺癌大体形态表现为环壁增厚，常伴溃疡。结肠腺癌十分常见，几乎所有的结直肠恶性肿瘤都是腺癌。结直肠腺癌主要有两种大体形态：腔内息肉型肿瘤，最常见于盲肠和升结肠，以及环壁增厚狭窄型肿瘤（图5.7C，图5.7D），最常见于降结肠和乙状结肠。在极少数情况下，类似于胃浸润性癌也可能发生在结肠（图5.8C，图5.8D）。

（二）胃肠道间质瘤

在累及胃肠道的间叶性肿瘤中，平滑肌来源的肿瘤最为常见，约占所有胃肠道肿瘤的1%。胃肠道间质瘤（gastrointestinal stromal tumors，GIST）多见于胃和小肠。大肠间质瘤较为少见，且多发生在直肠。虽然胃肠道间质瘤可能在手术、超声检查或尸检中偶然发现，但这种富血供的肿瘤通常会生长到很大，并可能发生溃疡、变性、坏死和出血。

在超声检查中，平滑肌（间质）瘤通常表现为大小不一、回声强度不同的圆形肿物，常伴因出血或坏死导致的中央区域囊性改变（图5.9）。病灶是否来源于胃肠道经常难以确定，但如果存在溃疡，溃疡龛内的气体聚积可能提示病灶来源于胃肠道。无症状患者偶然发现腹部包块，鉴别诊断应考虑到胃肠道来源的平滑肌瘤，特别是当发现病灶中央有囊性或坏死性改变的情况下（图5.9E，图5.9F）。这些肿瘤非常适合进行超声引导下抽吸活检。

（三）淋巴瘤

胃肠道淋巴瘤有两种基本形式：任何细胞类型

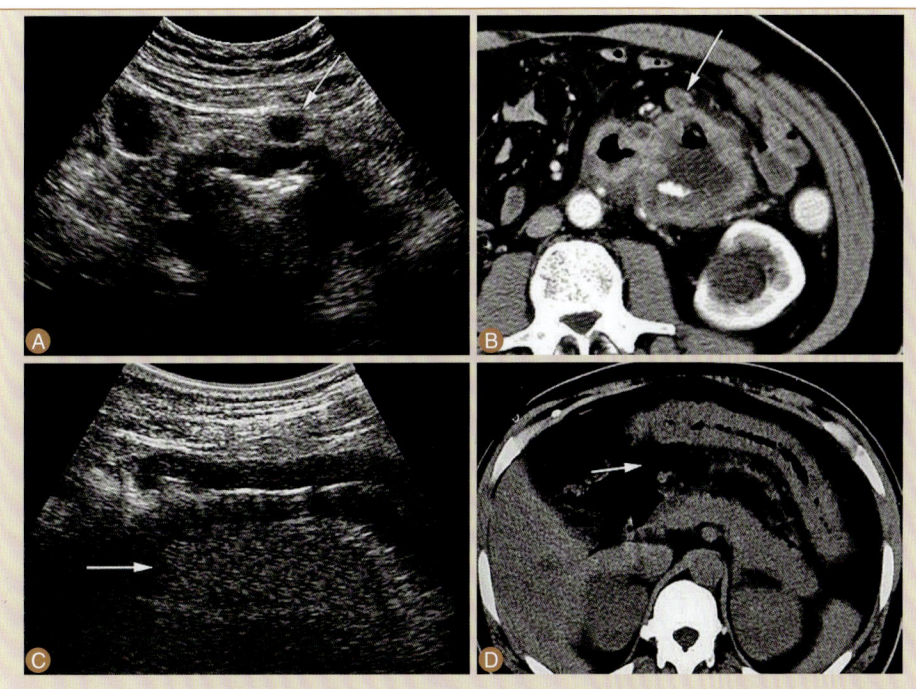

A、B. 60岁男性患者，腹部不适、贫血，超声和CT显示左上腹Treitz韧带处肿物，内见坏死，并伴有肠周淋巴结肿大（箭头）；C、D. 42岁男性患者，因急性腹痛急诊来诊，超声和CT显示横结肠浸润性癌，上腹部超声显示横结肠肠壁增厚，层次消失，肠管深处的弥漫性高回声团块（箭头）提示肠周浸润或炎症累及的脂肪组织，CT图像证实，肠周脂肪浸润呈低密度、条纹状改变。影像学检查和手术均未怀疑肿瘤。

图5.8 结肠腺癌：超声与CT对照

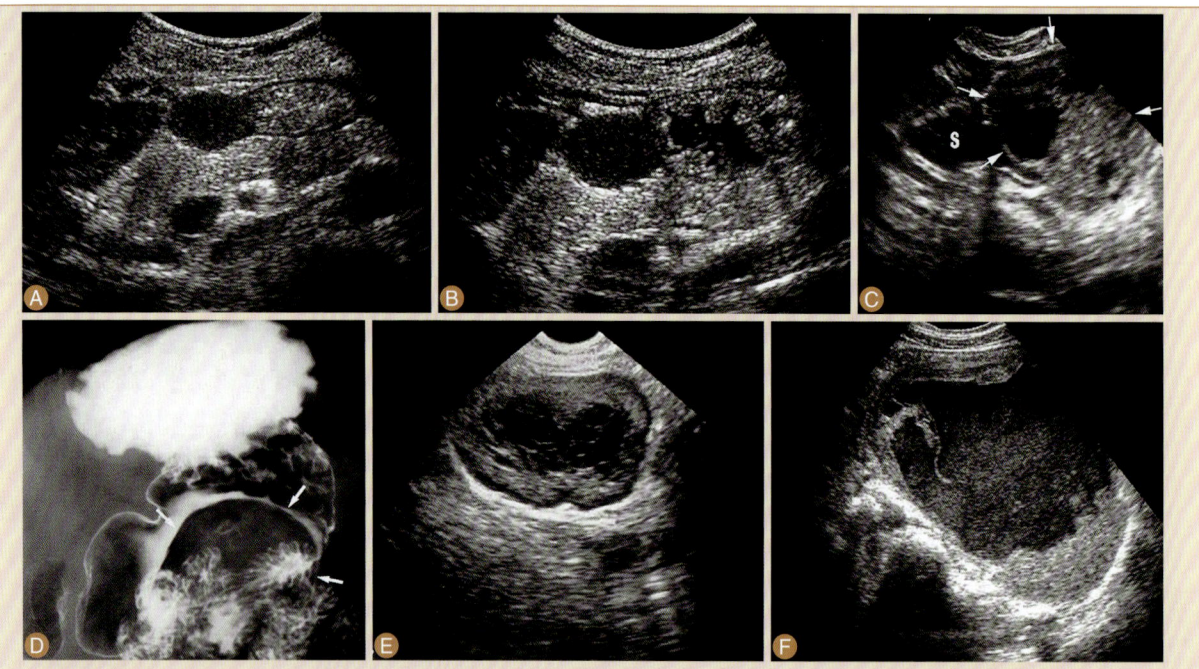

A、B. 外生性胃平滑肌瘤，上腹部横断面超声显示正常的胃壁结构和局部外生性肿物，饮水后胃腔内见低回声液体充盈，实性肿物清晰可见；C、D. 胃平滑肌肉瘤，饮水后，横断面超声见一混合回声、边缘光滑的壁内肿物（箭头）突入充满液体的胃腔（S），吞钡造影证实胃壁内肿物（箭头）；E、F. 2例上腹部巨大混合回声伴坏死的肿物超声图像，虽然在图像上无法清晰判断肿物来源于胃肠道，但凭借肿物典型的超声表现可正确提示其为胃肠道间质瘤，图E肿瘤来源于空肠，图F肿瘤来源于胃。

图5.9　胃肠道间质瘤4例

的Ⅲ期或Ⅳ期淋巴瘤的广泛播散，或者更常见的是胃肠道原发性淋巴瘤，通常为非霍奇金淋巴瘤。原发性淋巴瘤仅占所有胃肠道恶性肿瘤的2%～4%，但占小肠恶性肿瘤的20%。胃肠道淋巴瘤有3种主要的生长模式：结节状或息肉样、癌样溃疡、常侵犯邻近肠系膜和淋巴结的浸润性肿物。

黏膜下小结节在超声检查中很容易被忽视。然而，许多患者都表现为位于胃或小肠非常容易显示的大肿块，回声极低合并溃疡（图5.10）。通常表现为长线状、强回声伴振铃伪像，提示为残

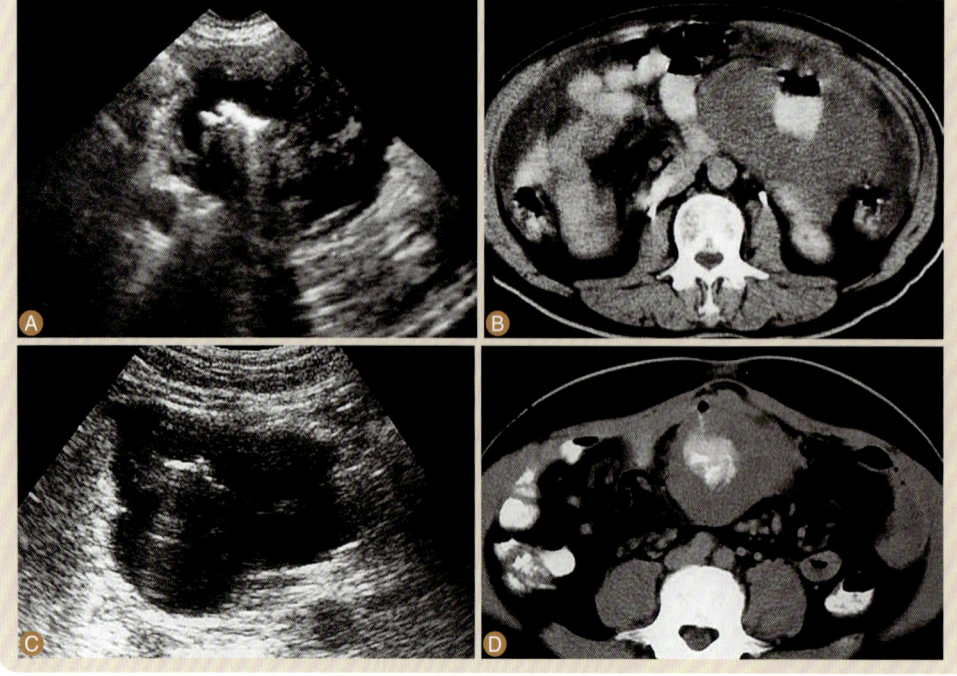

A. 左侧腹部横断面超声显示一低回声类圆形肿物，中央高回声气体伴后方振铃伪像提示为肠道来源；B. 与超声相对应的CT图像显示软组织肿物和相应的残存肠腔；C. 超声显示艾滋病患者中腹部低回声肿物，肠壁层次消失，这是肠道淋巴瘤的典型表现，肠腔内气体表现为病灶中央的强回声伴后方声影；D. 与超声相对应的CT图像。

图5.10　小肠淋巴瘤2例

留于管腔或溃疡内的气体，以及肠腔动脉瘤样扩张。这种特殊的病理状态被认为是获得性免疫缺陷综合征相关淋巴瘤患者的常见表现之一。区域淋巴结肿大较为常见，但全身广泛淋巴结异常并不常见。

（四）转移瘤

恶性黑色素瘤及原发于肺和乳腺的恶性肿瘤最有可能累及胃肠道（图5.11）。按照发生率大小，受累部位依次是胃、小肠和结肠。在超声检查中，易发生溃疡的黏膜下小结节很少见，而大块的弥漫浸润性肿瘤伴有较大溃疡者较为常见，通常表现为小肠的低回声、边界清楚的肿物，溃疡区域内伴有强回声和振铃伪像。

累及网膜和腹膜的转移瘤可引起腹水（内伴有细微颗粒回声漂浮）、胃肠道表面微小或融合的受累的结节，或者几乎吞噬受累肠祥的"网膜饼"（图5.12）。腹膜转移瘤大多来源于卵巢或肠道的恶性肿瘤。盆腔道格拉斯窝的脱落种植转移瘤多表现为小的、实性的腹膜结节，且没有明显盆腔脏器原发肿瘤的证据。

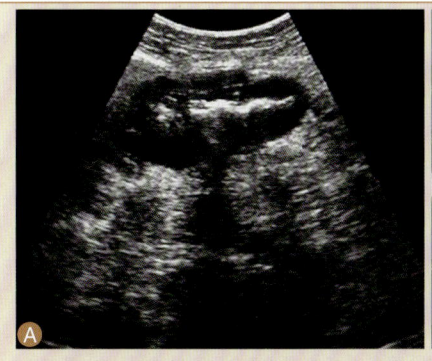
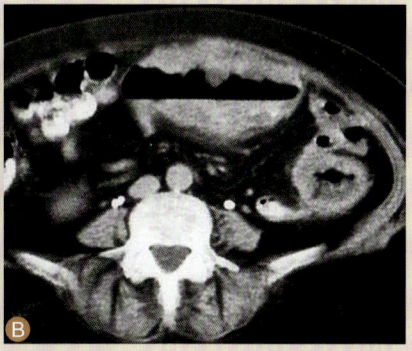

A.脐旁横断面超声显示边界清楚的低回声肿物，中央有不规则强回声气体，提示肿瘤来源于肠道；B.与超声相对应的CT图像。

图5.11　恶性黑色素瘤小肠转移

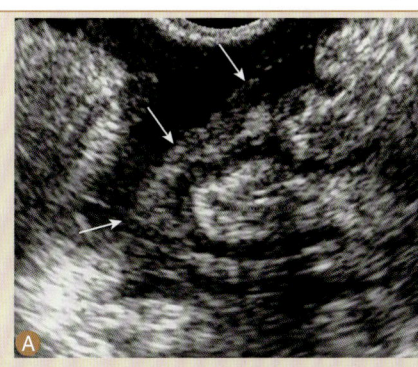
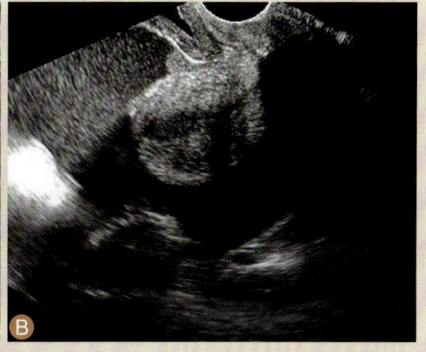

A.经阴道超声显示腹水，以及卵巢癌转移所致的小肠表面斑块样网膜（箭头）；B.经阴道超声显示胃癌种植转移所致的呈悬浮点状回声的腹水，膀胱子宫陷凹见一小腹膜种植灶。

图5.12　腹膜转移瘤2例

三、炎症性肠病：克罗恩病

炎症性肠病（inflammatory bowel disease，IBD）包括克罗恩病和溃疡性结肠炎。溃疡性结肠炎是一种局限于结肠黏膜层的炎症性疾病，除急性期外通常几乎没有大体形态学改变。而且，受累及的结肠可通过结肠镜及所有断层影像学检查相对简便直观地评估。而克罗恩病是一种慢性透壁性消化道炎症性疾病。此病年轻时即发病，高峰年龄阶段为15～40岁，因此严重危害患者最具劳动力的阶段。克罗恩病自然病程常表现为活动期与缓解期交替，随着时间的推移大部分患者病情有复杂化的趋势，如会发生穿透性和（或）纤维性狭窄的并发症。因此，患者需要行手术干预的概率较高。在以前，克罗恩病往往根据患者自身的症状来管理。然而，研究发现无论是炎症指标还是患者临床症状都无法准确评估疾病的程度。现在，随着治疗方法的变革，包括大剂量生物制剂治疗及早期抗肿瘤坏死因子-α（tumor necrosis factor-α，TNF-α）治疗的普及，克罗恩病的治疗目标从最初的症状缓解发展到内镜下的黏膜愈合。这些变化需要对患者进行密切的评估，但是频繁的内镜检查不但患者耐受性差，而且价格贵、存在一定风险。因此，临床亟须一种安全、客观、无创、准确的方法来评价疾病炎症活动程度。

影像学检查在疾病诊断、复发监测及并发症识别方面发挥着重要的作用，尤其是对于没有明显临床症状的患者。影像学的密切随访与疗效评价尤为重要（克罗恩病的治疗往往价格昂贵，且伴随不良反应）。一项比较不同检查手段诊断炎症性肠病的荟萃分析结果显示，对同一个患者而言，超声、MRI及CT诊断的准确性都很高，且没有显著差异（分别为89.7%、93.0%和84.3%）。因此在注重检查成本与辐射的今天，超声在炎症性肠病影像学检查中越来越重要。超声检查已成为我们常规的检查手段，用于炎症性肠病的首诊、复发的监测、病变范围、并发症及疾病活动程度的评估，和对疗效的评价。

尽管克罗恩病可累及整个消化道，但是最常受累的部位是回肠末端和结肠。这是一种透壁的、肉芽肿性的炎症进程，可累及肠壁的全层甚至肠周组织。大体上的病理学表现为肠壁增厚、僵硬，继发肠腔狭窄。节段性或连续性裂隙样溃疡也是特征性表现，且往往会导致瘘管的形成。常伴随肠周淋巴结肿大及受累肠管的粘连、纠集。肠系膜会有显著的增厚和脂肪增生，沿着肠管边缘爬行至肠系膜对侧缘。克罗恩病的典型特征为：肠壁增厚、肠系膜炎症性脂肪增生、肠周淋巴结肿大、肠壁充血，这些都反映了上述大体形态学的改变。克罗恩病的并发症包括：肠腔狭窄、不全性肠梗阻、穿孔、瘘管形成及炎性包块。

因此，对于确诊或疑似炎症性肠病的患者，超声检查的直接目的是了解病变的部位、范围及疾病的活动程度。超声全面评估炎症性肠病病情严重程度的评分系统，是基于所有典型表现的变化，从0分，无；到1分，轻度；2分，中度；3分，严重病变（表5.2）。使用这样的评分系统可以提高检查的一致性和结果的可重复性，便于疗效的监测和对比。

克罗恩病的超声表现

典型特征
- 肠壁增厚
- 肠系膜炎症性脂肪增生
- 肠系膜淋巴结肿大
- 肠壁血流增多

并发症
- 狭窄
- 机械性肠梗阻
- 穿孔
- 炎性包块
- 瘘管
- 阑尾炎

表5.2 灰阶超声和彩超多普勒对于克罗恩病活动程度的评分

灰阶超声疾病活动特点	分类			
	不活动	轻度	中度	重度
肠壁厚度（mm）	<4.0	4.0~6.0	6.1~8.0	>8.1
炎症性脂肪增生	• 无 • 肠周正常肠系膜脂肪组织	• 肿块样 • 回声稍高 • 轴位肠周系膜面积小于肠壁面积	• 肿块样 • 回声更高 • 轴位肠周系膜面积等于肠壁面积	• 肿块样 • 回声显著增高 • 轴位肠系膜面积大于肠壁面积
彩色多普勒评价肠壁血流	无	点状血流无伴血管显示	肠壁内中等长度的条状血流	肠壁内环周或连续的条状血流，伴/不伴系膜血流
超声总体评价	• 无活动期征象	• 轻度肠壁增厚 • 极少量炎症性脂肪增生 • 彩色多普勒显示少量血流信号存在 • 肠壁层次清楚	• 中度肠壁增厚 • 中量炎症性脂肪增生 • 彩色多普勒显示中度血流信号存在 • 肠壁层次清楚或消失[a]	• 中至重度肠壁增厚 • 大量炎症性脂肪增生 • 彩色多普勒显示连续长条状血流信号存在 • 肠壁层次清楚或消失 • 浆膜面毛刺状改变[a]

注：[a]肠壁层次消失和浆膜面毛刺改变均提示疾病进展。
资料来源：Reproduced with permission from Medellin-Kowalewski A，Wilkens R，Wilson A，et al.Quantitative contrast-enhanced ultrasound parameters in Crohn disease：their role in disease activity determination with ultrasound.AJR Am J Roentgenol.2016；206（1）：64-73.

典型特征

1. 肠壁增厚

肠壁增厚是克罗恩病患者最常见的影像学异常，增厚的程度和疾病严重程度相关。识别肠壁异常增厚是疾病的首诊、复发的监测及病变范围判断的基础。在一篇由Fraquelli等发表的关于超声诊断克罗恩病的准确性的荟萃分析结果显示，当把厚度正常值定义为3 mm时，敏感度和特异度分别为88%和93%，当把厚度正常值定义为4 mm时，敏感度和特异度分别为75%和97%。

克罗恩病往往表现为环周对称性的肠壁增厚，增厚可以非常明显。肠壁回声取决于炎症浸润和纤维化的程度。增厚的肠壁通常层次清楚（图5.13A，图5.13B；也可参见图5.2，动图5.2，动图5.3），在疾病急性期、长期的纤维化或亚急性期的炎症情况下，由于肠壁层次逐渐消失，可能呈现出"靶环征"或"假肾征"（图5.13C，图5.13D）。疾病的长期反复发作可以导致黏膜下层的脂肪沉积，表现为黏膜下层的回声增高（图5.13E，图5.13F）。活动期的病变肠壁蠕动减慢或消失（动图5.4），走行僵硬、固定。炎症累及肠壁浆膜层时表现为浆膜面

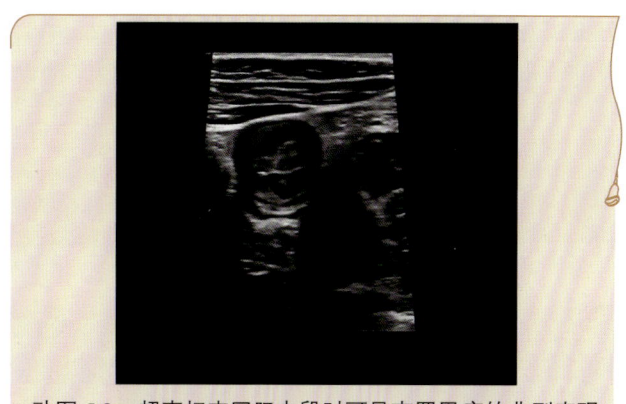

动图5.2 超声扫查回肠末段时可见克罗恩病的典型表现

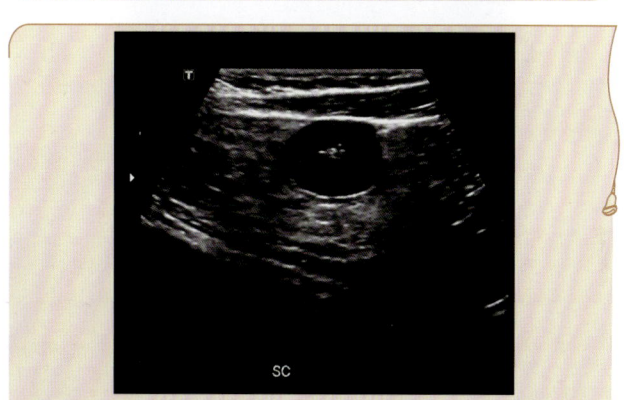

动图5.3 克罗恩病患者，乙状结肠严重亚急性期炎症时可见肠壁层次完全消失

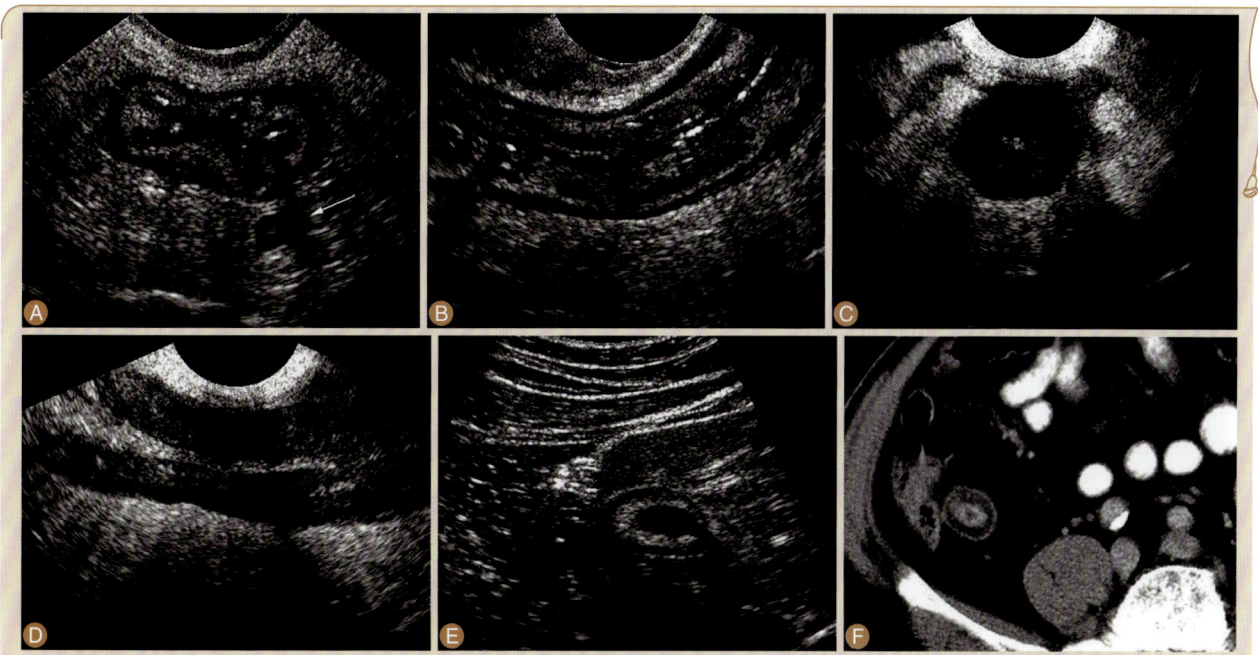

(A) Cross-sectional and (B) sagittal views showing the typical thickening in active disease with wall layer retention; arrow, lymph node. (C) Cross-sectional and (D) sagittal views show complete loss of wall layering, as seen with active disease. (E) Sonogram and (F) corresponding CT image of the terminal ileum in a patient with burnt-out disease and fatty deposition in the submucosa, which appears echogenic on the sonogram. See also Videos 5.2 and 5.3.

FIG. 5.13 Gut Wall Thickening in Three Patients With Crohn Disease

（C and D with permission from Wilson SR. The bowel wall looks thickened: what does that mean? In: Cooperberg PL, editor. RSNA categorical course syllabus. Chicago: RSNA; 2002. pp. 219-228. 注：版权方要求保留英文。）

的毛糙（图5.14）。病变常呈跳跃性分布，受累肠段的长度从几毫米到几十厘米不等。肠壁增厚的原因可能是急性炎症，也可能和慢性纤维化或平滑肌肥大相关。

2. 炎症性脂肪增生

病变肠管周围肠系膜水肿、炎症性脂肪增生也是克罗恩病的典型表现，增生的脂肪组织可在临近病变肠管的系膜内形成一个团块并可爬行至病变肠管边缘或完全包绕整个肠管，称为"脂肪爬行征"。肠周脂肪爬行在肠管周围形成了一个均匀的高回声环，在横断面形成类似"甲状腺样"的结构（图5.15）。随着病程的延长，系膜的回声可以发生各种不同的变化，甚至呈现为低回声。脂肪爬行征是胃肠道造影中肠袢分离的最常见原因。它也是

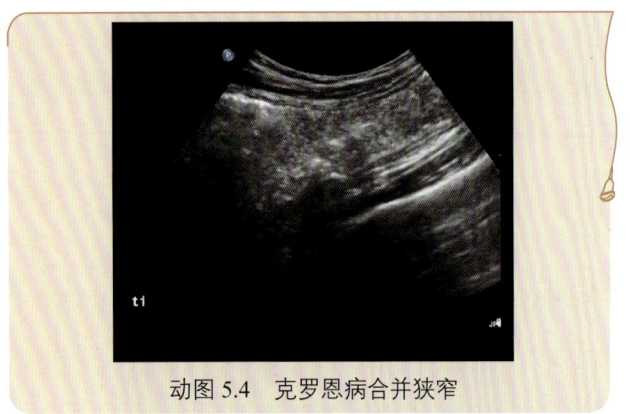

动图5.4 克罗恩病合并狭窄

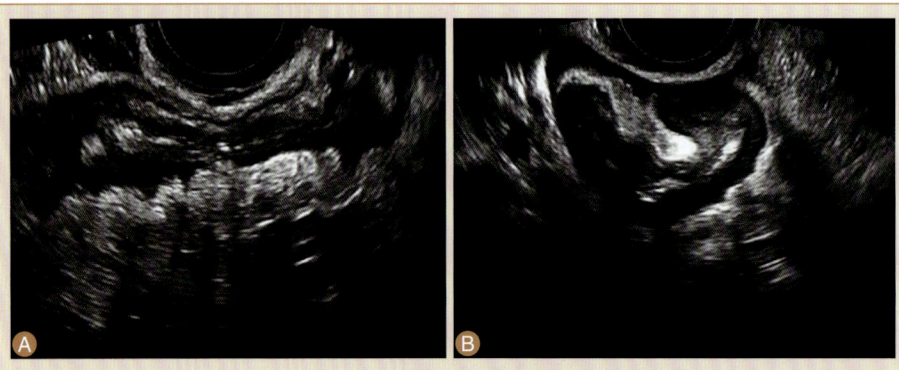

A.回肠末端的长轴切面显示肠壁增厚，肠周大量炎性脂肪增生，肠壁浆膜缘可见毛刺样突起；B.回肠末端的长轴切面显示肠壁回声减低、层次消失，肠管固定、成锐角走行，同时浆膜缘可见毛刺，肠壁浆膜缘的毛刺和肠管固定成角均与狭窄和穿孔有关。

图5.14 2例肠道超声显示重症及并发症的相关特点

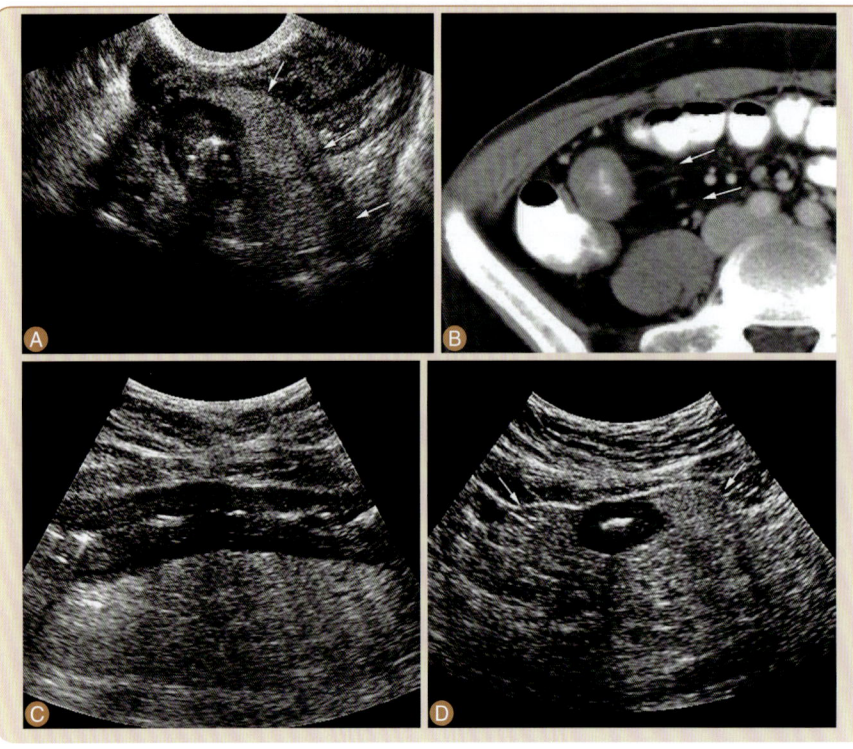

A.回肠末端的横断面显示高回声的炎性脂肪团（箭头）沿中间肠管边缘走行，即脂肪爬行；B.CT证实了回肠末端增厚肠壁及周围条索状脂肪组织（箭头）；C、D.另一个患者的乙状结肠的长轴切面和横断面显示增厚的肠壁及周围高回声的炎性脂肪（箭头）。

图5.15 2例克罗恩病患者的脂肪爬行征

肠周炎症性疾病超声表现中最显著和最容易识别的异常征象。因此，超声下发现脂肪爬行征后，应该进一步详细评估相应的肠管情况。

3. 淋巴结肿大

肠系膜和肠周淋巴结炎性肿大是克罗恩病炎症活动期的常见特征（图5.16）。淋巴结的异常改变可以在非活动期持续存在。淋巴结表现为肠周的局灶性低回声结节，往往位于肠系膜附着的地方。炎性淋巴结通常呈圆形，中度肿大，而且淋巴门处的线状高回声结构消失。和肠管类似，淋巴结在炎症的刺激下表现出血流信号增多。

4. 充血

肠系膜血流增加及新生血管形成是公认的炎症过程的组成部分，对血流的评估是监测炎症活动程度和评价疗效的有用方法。克罗恩病的活动程度和充血的程度相关，详见彩色多普勒评估（图5.17，动图5.5）。这种在灰阶超声基础上增加的彩色多普勒信息，尽管有些主观，但可以提供肠壁和肠周炎症性脂肪增生变化的有利证据（图5.6B，图5.6D，图5.6F）。然而，彩色多普勒

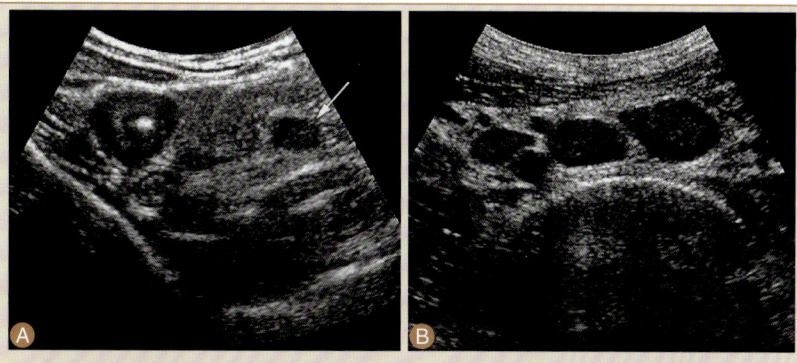

A.右下腹横断面声像图显示增厚回肠末端的横断面，肠系膜可见炎性脂肪。肠系膜淋巴结（箭头）表现为脂肪组织内实性低回声的小结节；B.肠系膜多发大小不一的淋巴结，表现为肠系膜内的低回声软组织肿块，最佳显示切面为回盲部和腹主动脉分叉处之间的斜切面。

图 5.16　2例克罗恩病患者的肿大淋巴结

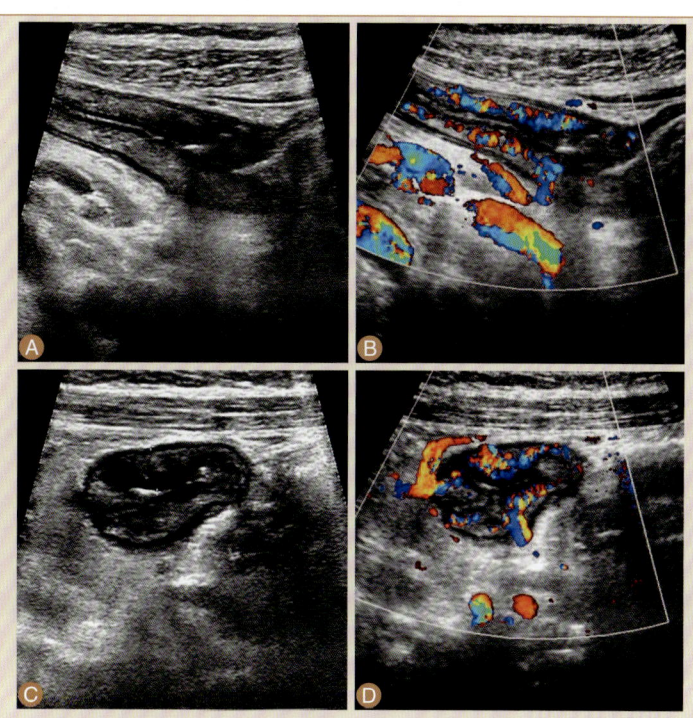

A、C.回肠末端的灰阶；B、D.彩色多普勒。图像显示肠壁中度增厚（7 mm），炎性脂肪中度增生及彩色多普勒下肠壁血流信号中度增多。参见动图5.4和动图5.5。

图 5.17　活动期克罗恩病的典型特征

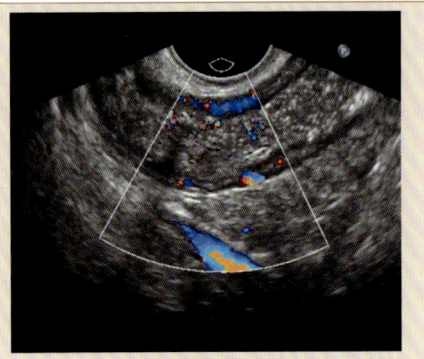

动图5.5 彩色多普勒显示克罗恩病增厚的肠壁血流信号增加

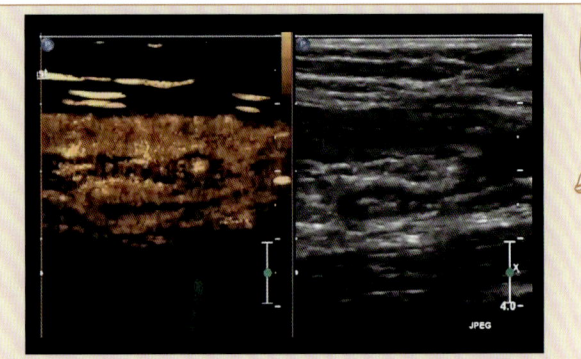

动图5.6 克罗恩病病变肠管长轴切面的超声造影

主要显示血流速度较快的大血管的血流信号，无法显示小血管的灌注情况。为了克服这一局限，近年来，通过静脉注射微泡造影剂的肠道超声造影技术越来越受关注。使用超声造影定量分析技术可相对客观地测量微循环血流，从而评价炎症程度。造影图像表现为肠壁全层的增强，伴有"梳状征"，反映了肠系膜血管内的血流（图5.18，动图5.6，动图5.7）。造影图像生成的时间强度曲线，可以测量峰值强度值和曲线下面积。很多研究都证实，肠壁的增强水平和疾病的活动程度直接相关。此外，Ripollés等发现超声造影的定量数据在预测肠镜下疾病炎症程度方面优于肠壁厚度这一指标。我们自己的团队将超声造影对血流的定量数据、灰阶超声下肠壁厚度和肠周炎性脂肪情况整合起来，从而进一步提高超声对疾病活动程度判断的准确性。

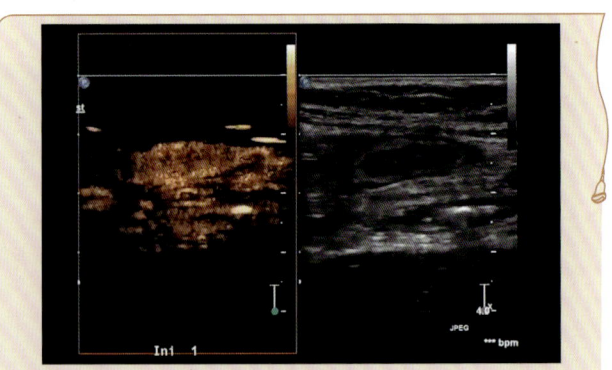

动图5.7 克罗恩病病变肠管短轴切面的超声造影

5. 黏膜异常

尽管内镜是评估黏膜和腔内异常的主要方法，超声有时也能看到腔内息肉样的肿物，如炎性息肉；或者深溃疡，表现为肠壁内的强回声气体线。超声也可以显示肠壁解剖层次内含气窦道

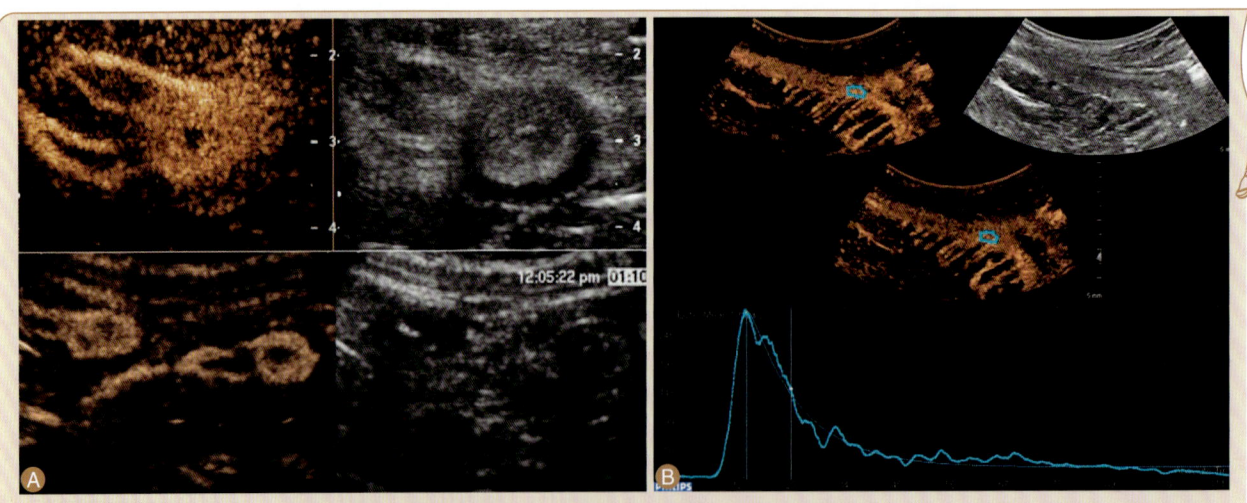

A.两幅肠壁短轴切面的超声造影图，显示出肠系膜"梳样"的血管及肠壁的全层增强，其旁右图是低强度、低分辨率的灰阶图像，用来作为参照；B.长轴切面图，在肠壁勾画感兴趣区域，得到时间强度曲线，可以客观的测量峰值强度及曲线下面积，图像底部即时间强度曲线，可以得到增强的定量参数。参见动图5.6和动图5.7。

图5.18 克罗恩病肠道超声造影，定量和定性分析

（A with permission from Wilson S. Evaluation of the small intestine by ultrasonography.In：Gourtsoyiannis N，editor.Radiologic imaging of the small intestine.Heidelberg：Springer-Verlag；2002.pp.73-86.）

声影（图5.19），这是克罗恩病和憩室炎共同的并发症。

6. 聚集性包块

腹部聚集性包块可能是与纠集粘连的肠管、炎性水肿的肠系膜、肠系膜内的脂肪沉积增加或少见的肠系膜淋巴结肿大有关。肿物内的肠管可以表现为成角、固定，这些是由增厚纤维化的肠系膜的牵拉所致。

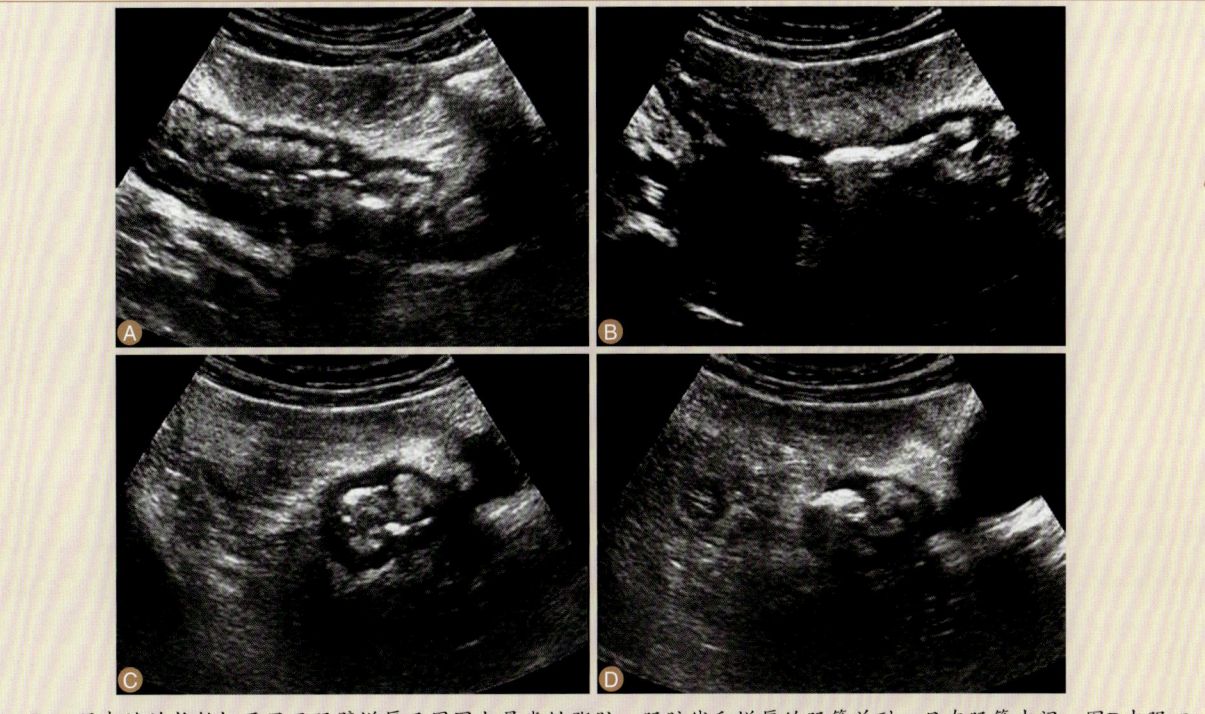

A、B.回肠末端的长轴切面显示肠壁增厚及周围大量炎性脂肪。肠腔线和增厚的肠管并列，且在肠管中间，图B中强回声线与浆膜层平行走行，是一个含气的壁内窦道；C、D.短轴切面可见两条线状强回声，提示含气溃疡深入肠壁至高回声的黏膜下层。

图5.19 克罗恩病活动期，新的回肠末端的壁内窦道

四、并发症

（一）狭窄

狭窄是克罗恩病最常见需要手术干预的并发症。肠腔僵直狭窄是由于肠壁炎症、纤维化以及平滑肌肥大所致。受累的肠管节段僵硬、位置固定，肠腔表现为增厚肠袢的管腔内线状高回声（图5.20）。与管壁增厚结果相反的是，增厚段肠管的管腔直径可以保持不变（图5.21）。固定的肠袢形成锐角常与肠道狭窄的进展有关（动图5.8）。如果伴有狭窄近端肠腔扩张、蠕动亢进，则应考虑合并不全性机械性肠梗阻（图5.21C，图5.21D，动图5.9，动图5.10）。由梗阻段产生的蠕动波，在由狭窄近端通过狭窄段的时候，产生明显的蠕动。有时病变肠管管腔呈囊样扩张，与狭窄和正常管腔并存时，肠腔内径宽窄不一。狭窄段肠腔内容物可以淤积、成粪石样。

Parente等的研究显示肠道超声是发现小肠狭窄的准确工具，特别是在准备做手术的病情严重的患者中。

克罗恩病合并狭窄的诊断和处理是有一定难度的。鉴别狭窄的性质是以炎症为主还是纤维化为主至关重要，关系到临床是选择药物治疗还是手术治疗。仅仅使用灰阶超声的信息来判断往往不够全面。

然而肠道超声还可以使各种弹性成像技术来检测纤维化。剪切波弹性成像技术利用声辐射脉冲技术，通过声波经过组织传播剪切波来评估组织的弹性特性。用米每秒（m/s）为单位测量剪切波穿过组织的速度。剪切波弹性成像技术提供了一种测量组织硬度的客观、可重复的定量测量方法。早期关于弹性成像评估纤维化的动物实验已经显示出一些较好的结果。我们最近的研究将超声造影和剪切波相结合，结果显示超声造影数据反映炎症程度，而

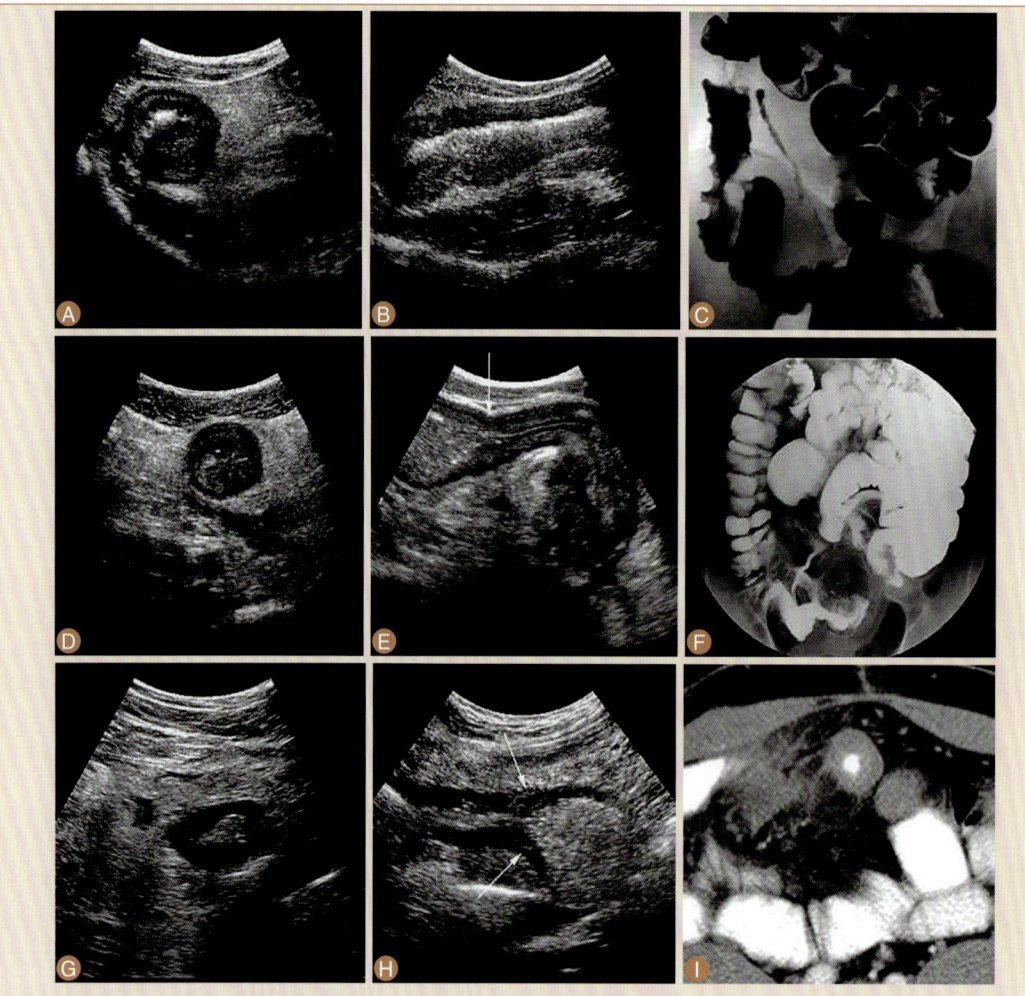

A.回肠末端的短轴切面可见肠壁增厚和肠周炎性脂肪；B.长轴切面可见一较长节段的肠壁增厚，肠腔线居中；C.钡灌肠消化道造影进一步确认了回肠的长节段的僵硬狭窄；D~F.回肠末端的超声图显示肠腔内径的突然改变（箭头），箭头处肠腔近端扩张并充满积液，远端肠腔狭窄，在钡灌肠造影中得到证实；G.狭窄段的短轴切面可见增厚肠壁及周围炎性脂肪；H.新回肠末端的长轴切面可见肠壁增厚，层次消失，同时伴有肠腔内径的改变（箭头）；I.CT扫描证实。

图 5.20　3 例合并狭窄的克罗恩病患者

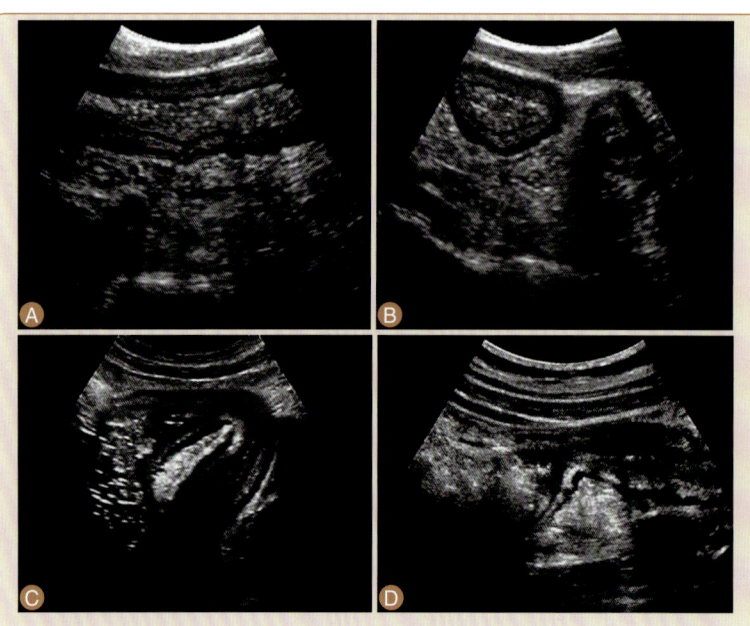

A、B.狭窄近端扩张的小肠肠腔内充满液体，肠壁中度增厚；C、D.两个狭窄前积液扩张的肠管，与远端狭窄段形成一个明显的转折点。参见动图5.9和动图5.10。

图 5.21　3 例合并肠腔狭窄患者的近端肠管

第五章 胃肠道

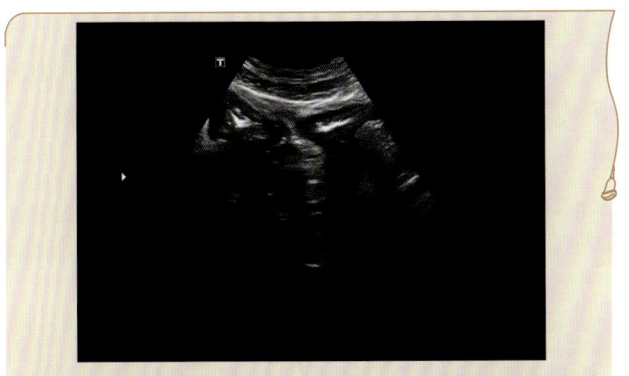

动图 5.8　回肠肠管明显固定、成锐角，伴有狭窄和小肠肠间瘘

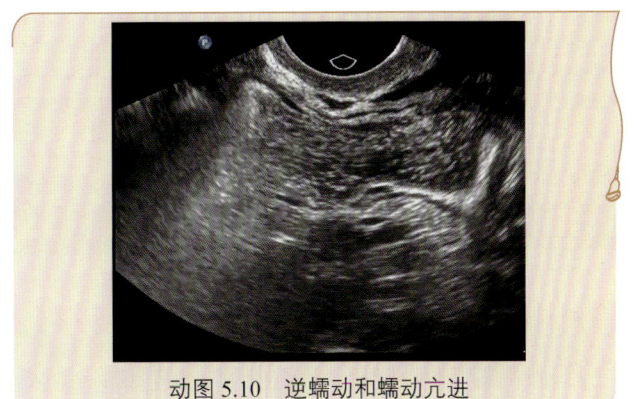

动图 5.10　逆蠕动和蠕动亢进

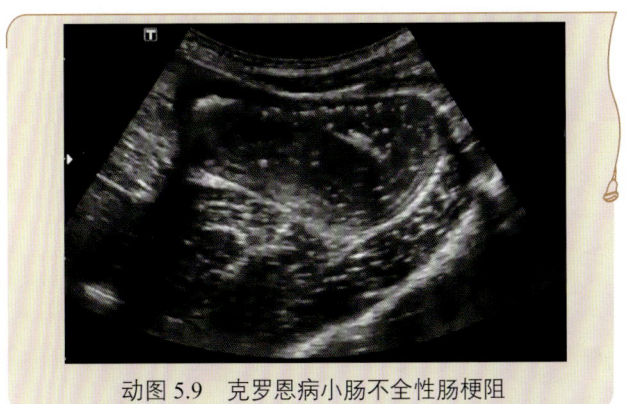

动图 5.9　克罗恩病小肠不全性肠梗阻

肠襻，管腔内充满积液，同时蠕动功能失常或亢进（图5.21C，图5.21D，动图5.9，动图5.10）。

（三）局部穿孔

尽管克罗恩病急性穿孔比较罕见，但局部穿孔伴有被肠周炎性脂肪组织包裹的蜂窝织炎性肿物并发症很常见（图5.22，动图5.11）。急性炎症期的肠壁边缘出现异常尖峰样突起是特征性表现（图5.14）。有时表现为含气的管道样结构穿过肠壁进入肠周脂肪组织。当出现肠周蜂窝织炎性肿物须警惕存在局部穿孔的可能。

（四）炎性包块

炎性包块是克罗恩病最常见的并发症，包块内含有纤维脂肪增生的肠系膜，但很少进展成为可穿刺引流的液性脓肿。在液化之前，蜂窝织炎常表

弹性成像数据反映纤维化和平滑肌肥大的慢性化特征，这一结果可以给临床提供更多的信息。

（二）不全性机械性肠梗阻

炎症性肠病患者合并狭窄可出现腹部胀痛、腹胀的梗阻症状。在超声下可以看到狭窄前扩张的

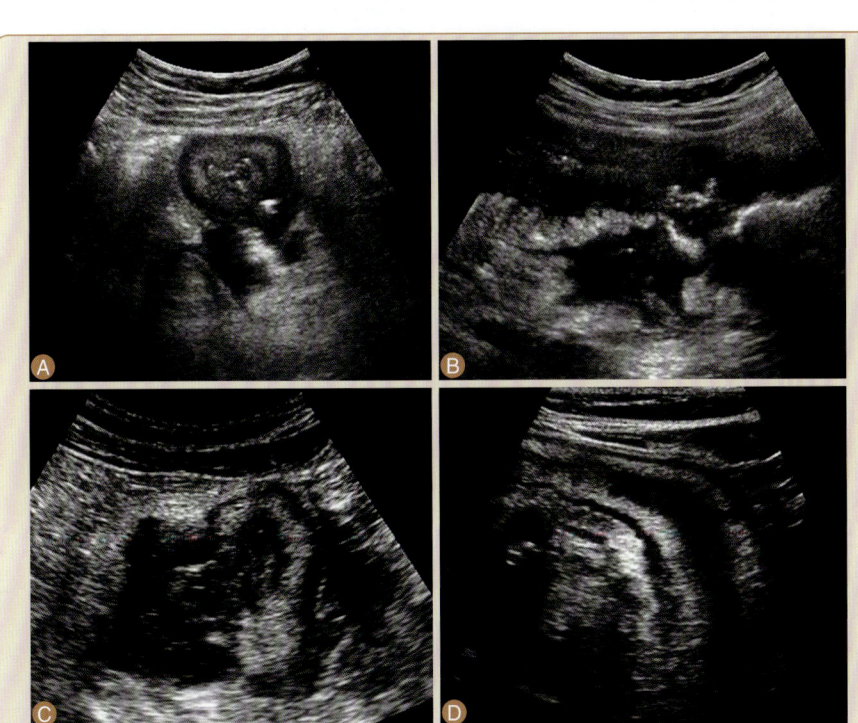

2例青年女性，出现克罗恩病急性发作的表现。A、B.第一个患者，肠壁短轴和长轴切面可见肠壁增厚，并在肠管深面出现低回声肿物，伴有指状突起伸向肠周脂肪组织，提示蜂窝织炎，而且，在图A中可见强回声气体穿透肠壁，提示局部穿孔；C、D.第二个患者，回肠的短轴切面可见肠壁较大面积的回声中断，周围可见低回声蜂窝织炎，在局部穿孔部位可见一条含气瘘管发出，回肠长轴切面可见肠壁均匀增厚，层次清楚，而蜂窝织炎位于肠管的边缘，并未在此切面显示。参见动图5.11。

图 5.22　局部穿孔伴蜂窝织炎形成

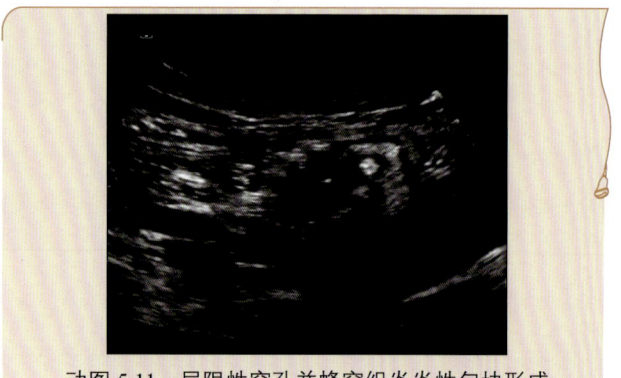

动图 5.11　局限性穿孔并蜂窝织炎炎性包块形成

现为炎性肠系膜内边界模糊的低回声区，不伴有液性成分（图5.23A，图5.23B，图5.24A）。脓肿表现为混合回声或液性回声的肿物（图5.23G～I，图5.24B）。肿物内含有气体有助于提示脓肿，但气体也可能带来超声伪像，尤其是大量气体存在的时候。脓肿可以位于腹腔内，或腹腔外，甚至是更远的位置，例如肝脏、腹壁（图5.23H，图5.23I）及腰大肌。在不同临床情况下，使用超声造影来鉴别肠周炎性包块是很有价值的。超声鉴别不管是脓液

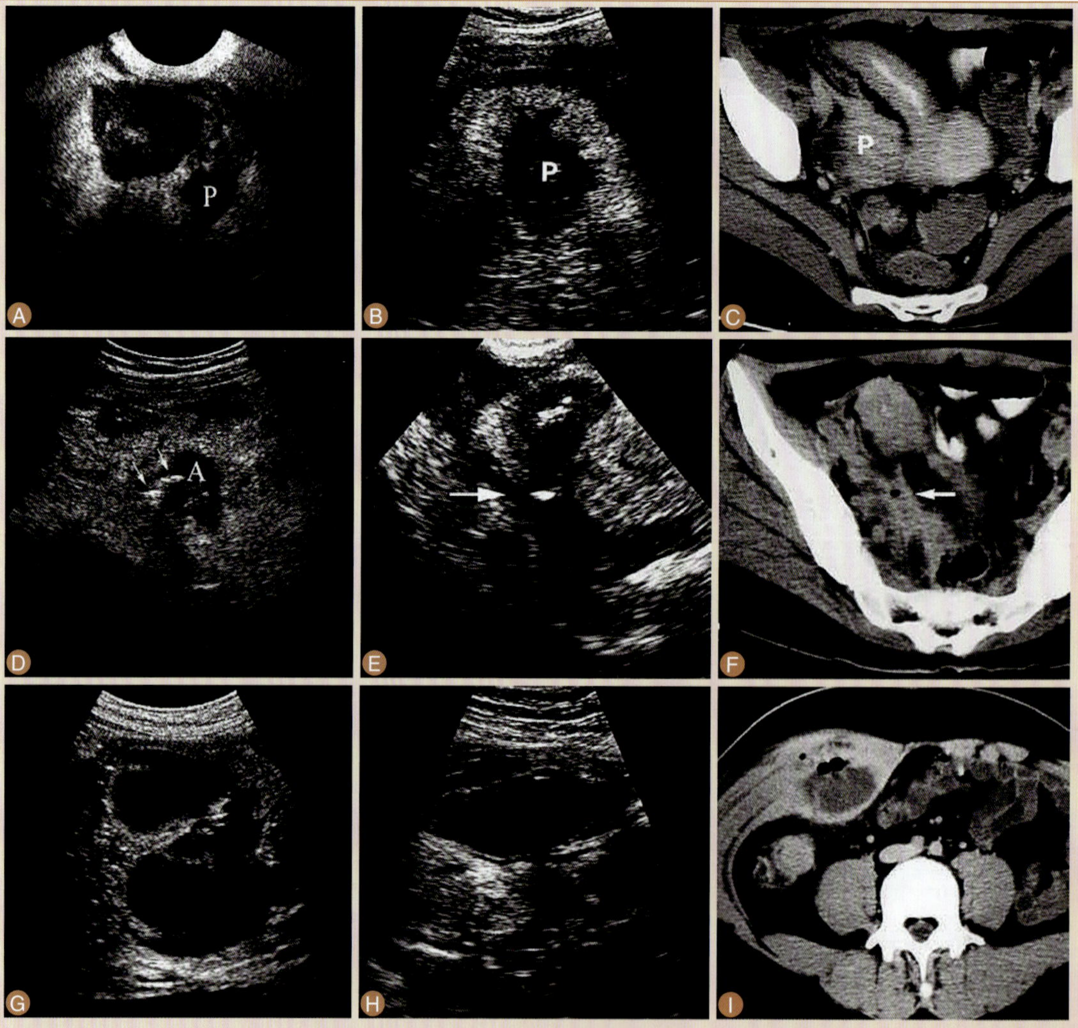

Top row, Phlegmons *(P)*. (A) Loop of thick sigmoid colon is seen in cross section. Adjacent to the margin is a poorly defined, hypoechoic zone within extensive inflamed fat. (B) Transverse sonogram in the right lower quadrant shows a thick terminal ileum superficially. Within the extensive inflamed fat is a poorly defined, hypoechoic zone representing the phlegmon. (C) Confirmatory CT scan. *Middle row*, Inflammatory masses, with air but no drainable pus. (D) Transverse image of the right lower quadrant shows abundant inflamed fat. Centrally, there is a small fluid collection or abscess *(A)* with small, echogenic shadowing foci *(arrows)* caused by air bubbles. (E) Cross-sectional sonogram through the terminal ileum shows gut thickening, echogenic inflamed fat, and a poorly defined, focal hypoechoic area deep to the gut. Bubbles of gas outside the gut are seen as bright, echogenic foci *(arrow)* on sonography. (F) Confirmatory CT scan. *Bottom row*, Drainable abscesses. (G) Large, interloop fluid collection. (H) Sonogram and (I) confirmatory CT scan show a superficial fluid collection with small gas bubbles in the anterior abdominal wall.

FIG. 5.23 Inflammatory Masses in Crohn Disease

（B, E, F, H, and I with permission from Sarrazin J, Wilson SR. Manifestations of Crohn disease at US. Radiographics. 1996;16[3]:499-520. 注：版权方要求保留英文。）

的蜂窝织炎包块,还是液化的脓肿通常都具有挑战性。追加使用超声造影后,由于蜂窝织炎往往是富血供,而液化脓肿完全无血供,因此可以快速、有效的鉴别(图5.25)。

(五)瘘管形成

这种克罗恩病最具特征性的穿透性并发症,最常发生在增厚、狭窄肠管的近端。虽然超声评估黏膜面的溃疡受限,但可以看到肠壁内的深溃疡线或瘘管,表现为线状高回声,穿透肠壁到达浆膜面外缘(图5.22,动图5.11)。超声下可见病变肠管发出不同回声的线状结构,与皮肤(图5.26C)、膀胱(图5.26B,图5.27D)、阴道或其他病变肠管(动图5.12)相通。如果超声检查的时候,瘘管内含气或者内容物流动,瘘管常表现为强或高回声,伴或不伴振铃伪像与肠道内的含气量有关。相反,如果瘘管内没有内容物或部分闭合,则表现为低回声。做超声检查的时候对腹部进行触诊可能引起瘘管内液体或气体的移动,从而辅助诊断。

(六)肛周炎性疾病

肛周炎症是克罗恩病的一个常见且严重影响生活的并发症,在初诊时合并此并发症往往提示预后不良。高位、复杂性、经括约肌型的瘘管可以延伸至臀部、会阴、阴囊(男性)及阴唇和阴道(女性)的深部(图5.28)。与常见的由于肛腺感染导致的肛瘘不同,克罗恩病肛瘘的内口位置不固定,而且往往非常复杂。无论患者性别,我们发现经会

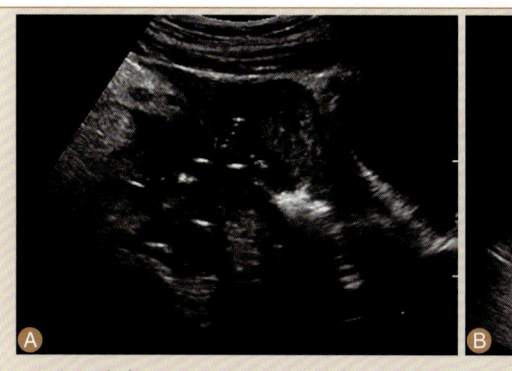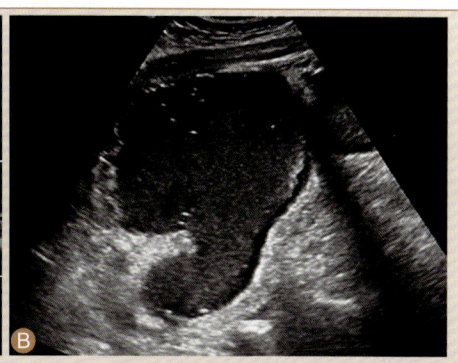

A.无可引流脓液的典型蜂窝织炎,肿物呈低回声,与周围炎性脂肪分界不清,其内可见肠腔外的高回声气体;B.典型的脓肿:边界清晰、回声均匀的低回声肿物,代表脓液。

图5.24 炎性肿物声像图

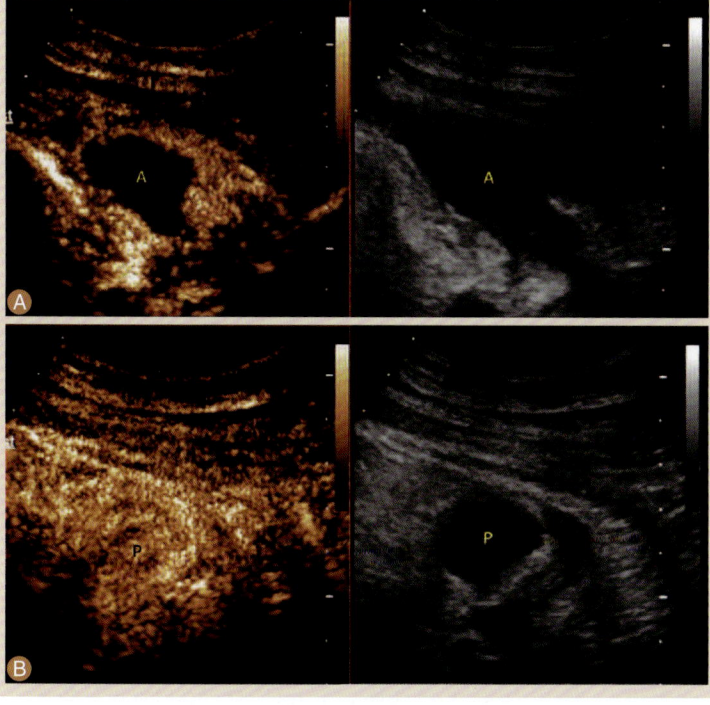

2例检查均包括超声造影图像(左)及低分辨率的灰阶超声图像(右)。A.在超声造影图像上完全无强化的低回声肿物,代表无血供的充满液体的脓肿(A);B.超声造影图像上均匀强化的低回声肿物,代表富血供的炎性肿物,即蜂窝织炎(P)。

图5.25 应用超声造影检查鉴别脓肿及蜂窝组织炎2例

(With permission from Wilson S. Evaluation of the small intestine by ultrasonography.In:Gourtsoyiannis N,editor.Radiologic imaging of the small intestine. Heidelberg:Springer-Verlag;2002.pp.73-86.)

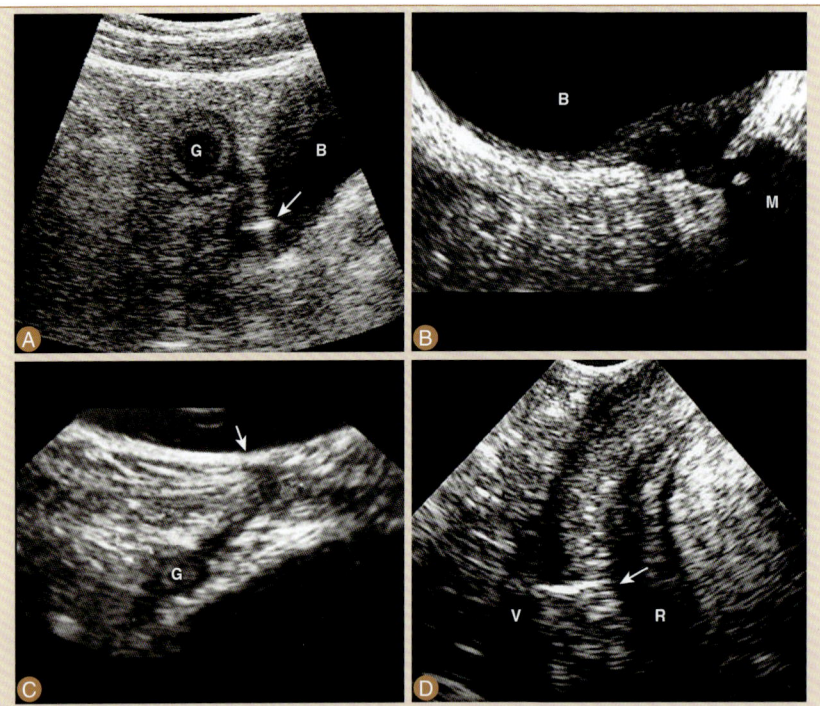

A、B.肠膀胱瘘：在病变肠管（G）与膀胱（B）间形成通道，其内可见高回声的气体（箭头）；图B显示连接炎性肿物（M）与膀胱（B）的低回声通道。C.肠外瘘：走行自病变肠曲（G）到皮肤表面（箭头）的低回声通道。D.直肠阴道瘘：经阴道超声检查，可见走行自直肠（R）到阴道（V）的含气高回声通道（箭头）。参见动图5.12。

图5.26　克罗恩病瘘管

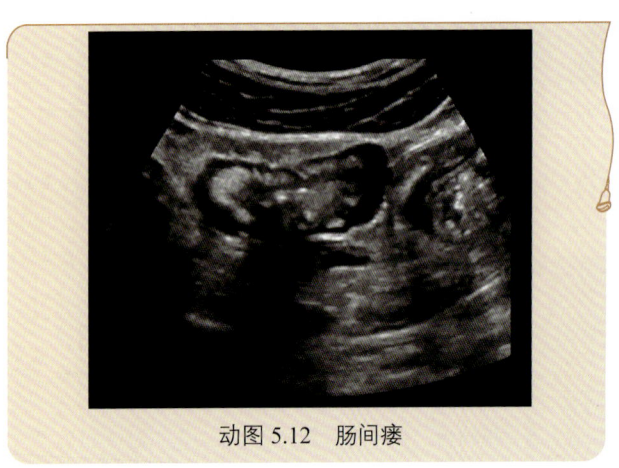

动图5.12　肠间瘘

阴超声扫查、单独扫查或结合经直肠超声检查是最舒适且能提供最多信息的检查方式。而且对于女性患者，经阴道扫查可以很好地评估直肠和直肠周围疾病。也能很清晰地显示小肠-膀胱瘘、小肠-阴道瘘和直肠-阴道瘘。克罗恩病累及直肠的特征包括：①直肠壁增厚，肠壁层次存在；②直肠周围系膜炎症性脂肪增生；③直肠周围淋巴结肿大。

五、急腹症

对于怀疑急性胃肠道异常，如急性阑尾炎或急性憩室炎的患者而言，超声是重要的检查方法。然而，超声对可疑胃肠道疾病的评估价值并不十分明确。Seibert等强调了超声对于腹部膨大且无明显胀气的患者，检测腹水、探查意外发现的腹部肿物方面及对异常扩张、充满液体的小肠袢的评估价值。据笔者经验来看，超声检查不仅对无明显腹部胀气的患者有帮助，还在其他方面具有很好的应用价值。实时超声检查可以实现患者和检查者之间的直接互动，明确可触及肿物和局部压痛点的具体位置。"扫查疼痛处"是具有重要价值的，因为检查者可提示超声"Murphy征"或"麦氏征"阳性，而这一点与临床判断具有同等价值。对于病因不明确的急腹症患者，应用超声对腹部进行系统地检查很重要，这一点与放射学的平片检查类似。

腹部超声检查应包括可见的气体和液体（判断位于肠腔内还是肠腔外）、肠周软组织及胃肠道本身。在气体不常出现的部位探查到气体回声是一些疾病的重要诊断依据。气体本身表现为高回声聚集，且肠道内的气体所产生的伪像使其更易被探测。气体产生的伪像包括振铃伪像及"模糊"声影。肠腔外气体包括腹腔内气体（腹腔内游离气体）及腹膜后气体，它的存在常常提示空腔脏器穿孔或产气微生物感染（图5.29）。肠腔外气体，尤其是当其大量存在时，很容易被忽视。肠壁积气，即胃肠道壁内积气，伴或不伴门静脉积气，会增加胃肠道缺血发生的可能性。

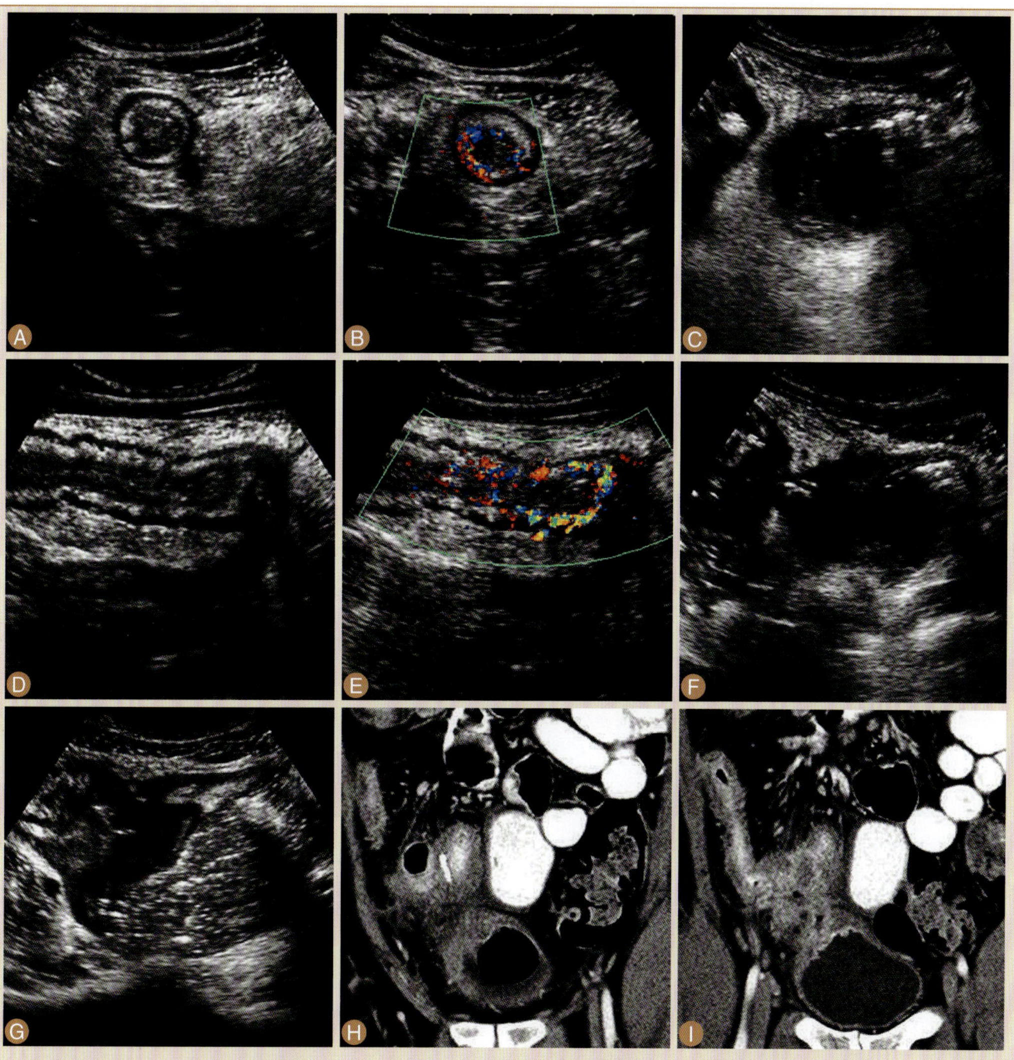

A、B.回肠末端横断面可见肠壁增厚和充血；C.膀胱内的气体表现为游离的高回声伴模糊声影；D、E.纵断面扫查可见回肠充血，肠腔位置固定，与狭窄的部位一致；F.膀胱内积气及自膀胱到临近肠管的含气通道；G.肠管扩张、积液，近端肠壁增厚，提示不完全机械性肠梗阻；H、I.冠状位CT证实膀胱内积气及邻近膀胱顶部的炎性肿物。

图 5.27 克罗恩病肠膀胱瘘

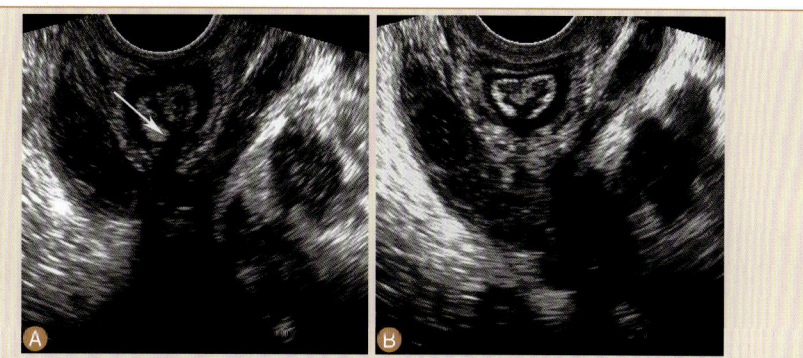

A.肛管横断面图像显示6点钟位置后方有一个内部开口（箭头）；B.经括约肌扫查，更为清晰地显示瘘管走行至后方一个大的马蹄形脓肿，并聚集到左侧臀部更深的位置。

图 5.28 克罗恩病肛周炎

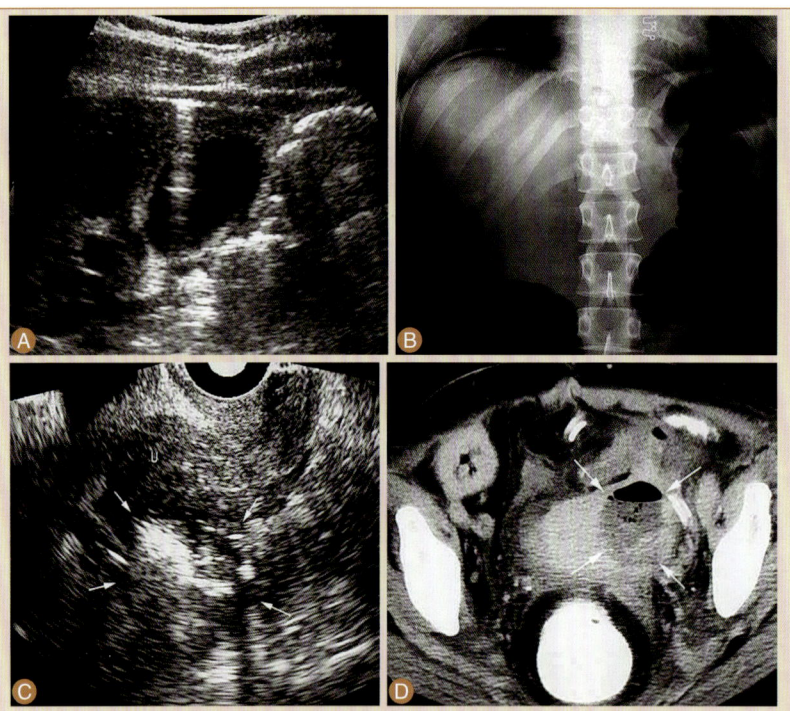

A.气腹:超声扫查可见腹壁与肝脏之间的高回声游离积气,同时可见腹膜线回声增强;B.经平片证实;C.肾移植患者经阴道扫查显示位于子宫(U)后方大的含气脓肿(箭头),继发于急性憩室炎;D.经CT扫描证实,可见深面脓肿(箭头)内的积气。

图 5.29 超声在2例积气病例中的诊断价值

Lee等很好地阐述了腹壁与肝脏之间的积气征象,这与腹腔游离气体有关。笔者团队的经验是,腹膜线表现为连续的高回声线,临近腹膜线的气体会导致腹膜界面的回声增强,这是因为游离气体的声阻抗高于腹膜本身。最好选用5 MHz甚至是7.5 MHz的探头对腹膜进行详细扫查,焦点置于关注区域的腹膜层。临床上,腹膜线回声增强是诊断气腹时特异度高但敏感度低的超声征象。

局限性积液可能表现为类似部分胃肠道。腹腔左上象限或盆腔积液的超声表现类似胃或直肠时,可通过口服液体或经直肠灌入液体来防止误判。对蠕动活跃性及肠壁形态的评估也有利于区别液体位于肠腔内或者肠腔外。肠袢间和侧腹部积聚的液体是没有蠕动的,它们对应于临近腹壁或肠袢的轮廓,常形成锐角,这在肠腔内积液中很少见到。

在腹部超声检查中,肠周软组织的改变常常是腹部病变最先出现及最易发现的线索。肠周脂肪组织的炎症表现为高回声的肿物(图5.15),正常肠管的形态消失,内含少量气体。声像图上,肠周脂肪组织的肿瘤性浸润和炎症性浸润通常难以区分(图5.8C,图5.8D)。

肠系膜淋巴结病变是另一个肠道炎症性及肿瘤性病变都可能出现的异常,在腹部超声检查时应特意寻找。与其他部位一样,当被异常组织取代时,淋巴结的大小和形态会发生改变。当发生炎症性或肿瘤性病变时,卵圆形或扁平形的具有正常淋巴门结构的淋巴结形态会变圆,回声会减低。与肠袢的声像图不同,肠系膜淋巴结表现为局灶性的、分散的、大小不等的低回声肿物(图5.16)。正常情况下,常规超声检查无法显示肠系膜淋巴结。因此,常规超声发现肠系膜淋巴结即可提示淋巴结增大。如果发现肠系膜淋巴结病变,则应寻找有无导致胃肠道病变的异常肿物,最常见的病因为肿瘤性或炎症性病变。

(一)右下腹疼痛

1. 急性阑尾炎

急性阑尾炎是急诊科"急腹症"中最常见的病因。患者通常表现为右下腹疼痛、压痛及白细胞增多,还可能触及肿物。对于具有典型临床表现的患者,即使没有术前影像学检查,也可直接行阑尾切除术。但是,当患者因其他因素引起的症状而切除了正常阑尾时,情况往往变得更为复杂。另外,如果急性阑尾炎患者的症状不典型，也可能会耽误外科治疗的时间。阑尾可能会在外科手术之前发生穿孔，导致情况更为复杂和困难，随后常常形成脓肿。在常规横断面影像学检查出现以前，早期临床文献提示，开腹手术导致16%～47%（平均26%）的正常、无炎症的阑尾被误切。此外，高达35%的急性阑尾炎患者发生穿孔。正是因为外科医师需要在阴性开腹手术率和阑尾穿孔率之间寻找平衡，促进了横断面影像学在急性右下腹腹痛患者治疗前评估方面的应用。对于疑似阑尾炎的患者，超声检查的目的在于鉴别急性阑尾炎与非急性阑尾炎，并在后者中寻找引起右下腹疼痛的其他可能病因。

有多种胃肠道疾病，包括盲肠炎、肠系膜淋巴结炎、克罗恩病、右侧憩室炎、大网膜节段性梗死等，可以引起右下腹疼痛和白细胞计数升高，其症状与阑尾炎类似，女性的附件囊肿破裂、扭转或者盆腔炎等急性妇科疾病也可出现类似症状。泌尿系统疾病，特别是结石相关的疾病以及右侧节段性网膜梗死等，也可能与急性阑尾炎表现相似。为了明确超声在疑似急性阑尾炎患者中的诊断价值，Gaensler等发现，70%诊断为其他疾病的患者存在超声图像异常。Bendeck等对462例接受阑尾切除术的疑似阑尾炎患者进行了回顾性研究，发现女性从术前影像学中获益最多，统计学数据显示，与未进行术前影像学检查的女性相比，术前进行了检查的女性患者的阴性阑尾切除率显著降低。

CT和超声都能对阑尾炎做出敏感而准确的诊断。影像学方法的选择在某种程度上取决于当地的专业知识水平。一些机构还根据患者的体重选择筛查方式，体型瘦小患者应用超声检查，体重较大患者应用CT检查。除此之外，我们建议对所有女性（和儿童）进行超声评估，并对所有在完成传统的经腹壁盆腔超声检查后仍无法解释疼痛的患者进行经阴道超声扫查。

急腹症：超声探查方法

气体
- 肠腔内气体
- 肠腔外气体
  - 腹腔内气体
  - 腹膜后气体
  - 肠壁
  - 胆囊/胆管
  - 门静脉

液体
- 肠腔内液体
  - 正常肠管
  - 肠管扩张
- 肠腔外液体
  - 游离积液
  - 局限性积液

肿物
- 肿瘤性
- 炎症性

肠周软组织
- 炎性脂肪组织
- 淋巴结

肠道
- 管壁
- 管径
- 蠕动

临床相关
- 可触及的肿物
- 最大压痛
- 超声Murphy征
- 超声麦氏征

急性阑尾炎：超声诊断

识别阑尾
- 盲端
- 不可压缩
- 无蠕动的管状结构
- 肠道特征
- 起源于盲肠根部（通常阑尾位于盲肠根部的尾部，但也可能位于盲肠后和回肠后）
- 直径大于6mm（有些为了更高的特异度使用7mm）

支持性特征
- 肠周脂肪炎症
- 盲肠周围积液
- 阑尾粪石

急性阑尾炎的病理生理学可能涉及阑尾腔阻塞，35%的患者伴有粪石。黏膜持续分泌，腔内压力增加，影响静脉回流。黏膜出现缺氧和溃疡。随后发生细菌感染，最终导致坏疽和穿孔。局限的脓肿比游离的腹腔内感染更为常见。

急性阑尾炎初始症状是脐周短暂的、内脏的或牵涉性的痉挛疼痛,伴有恶心、呕吐。随着阑尾浆膜出现炎症,疼痛转移至右下腹,这可能与腹膜刺激有关。临床和实验数据均支持某些患者会反复发作阑尾炎这一观点。

1986年,Puylaert描述了逐步加压超声在评估60例疑似急性阑尾炎患者中的价值。最初Puylaert成功地诊断了急性阑尾炎,他们的报告只依赖于显示异常阑尾,即起源于盲肠末端、具有盲端、不可压缩、无蠕动的管状肠道结构(图5.30)。而其他研究人员报道,超声声像图上可观察到正常阑尾。正常阑尾可压缩,壁厚不超过3 mm(图5.31,动图5.13)。Jeffrey等总结出依据阑尾的尺寸可以用于鉴别正常阑尾和急性阑尾炎。正常阑尾直径的高限为6 mm或7 mm,超过这个阈值就极有可能发生了急性阑尾炎,而两者的敏感度和特异度有差异。无论阑尾直径如何,超声若显示阑尾管腔中有阑尾粪石,也应被视为阳性结果。Rettenbacher等在怀疑阑尾炎时增加了阑尾形态学的评估。圆形或部分圆形

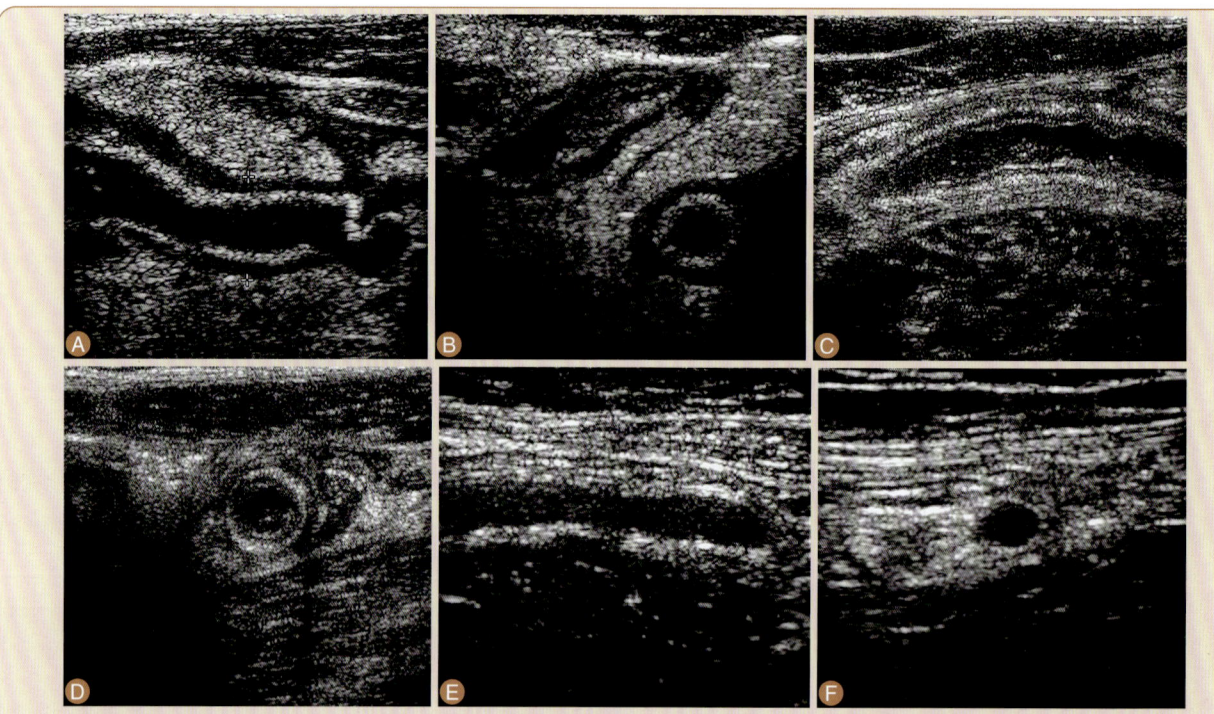

A、C、E.纵断面显示阑尾盲端,当阑尾从盲肠开始指向头侧时,尖端位于图像左侧;B、D、F.为相应横断面图像,所有病例中阑尾横断面均呈圆形,管腔因积液而扩张,阑尾被炎性脂肪包绕。前两例保留了肠道特征(图A~图D),第三例病例(图E、图F)显示肠道壁层状结构缺失,提示坏疽性改变。

图5.30　3例急性阑尾炎

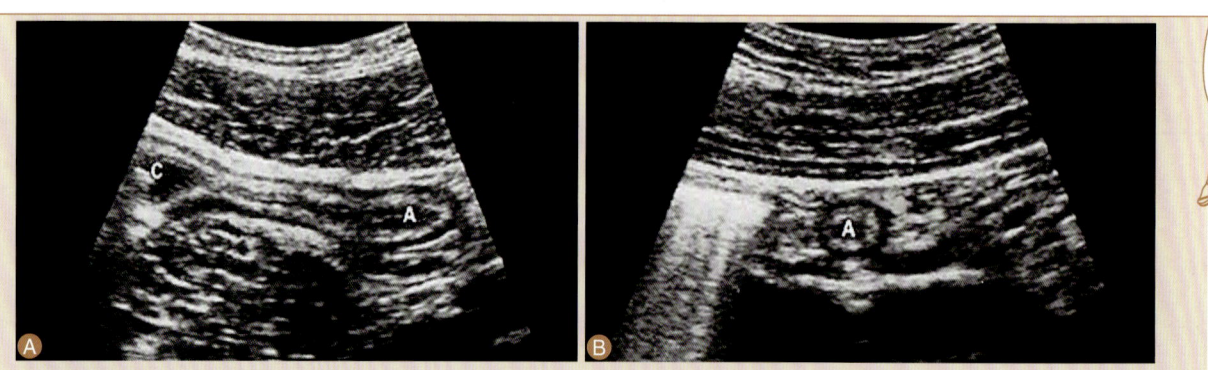

A、B.纵断面和横断面显示正常阑尾(A)起源于盲肠底部(C)。阑尾表现为肠道超声显像特征,为盲端,直径小于等于6 mm。参见动图5.13。

图5.31　正常阑尾

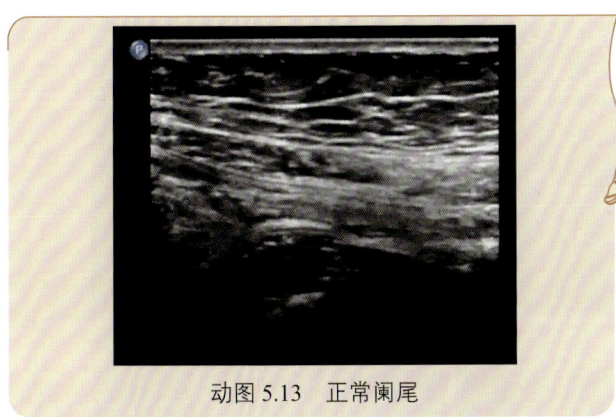

动图5.13　正常阑尾

的阑尾与急性阑尾炎高度相关，而椭圆形阑尾则几乎与之无相关性。彩色多普勒也有助于显示急性阑尾炎阑尾壁充血。

Lee等对570例患者单独使用逐步加压超声，有485例（85%）可显示阑尾。在剩余的85例患者中，有57例患者使用后侧手动加压技术来识别阑尾，将阑尾显示率提高到95%。

当检查者在耻骨上方进行扫描时，有可能不容易显示出位于真性骨盆内的阑尾的炎症，这是因为病变部位可能位于盆腔深处。根据笔者经验，这种情况大多发生在女性身上，这可能与女性骨盆空间更大有关，其临床表现通常为盆腔的炎性病变。由于阑尾可能与子宫或卵巢紧邻，因此最好使用经阴道超声来检查这种特殊疾病。经阴道超声检查可能无法确定阑尾从盲肠底部的起源部位，也无法实现超声探头加压检查，但可以清楚显示阑尾盲端的直径增大、管腔扩张和周围炎性脂肪（图5.32）。如果盆腔内阑尾在超声检查之前就已经穿孔，只诊断盆腔脓肿而没有诊断出阑尾病变，那么可能无法明确盆腔炎症的来源。

尽管超声诊断阑尾炎的敏感度会因阑尾穿孔而降低，但也会出现穿孔相关的特征性表现，包括局限性的盲肠周围积液（蜂窝织炎或脓肿）、明显的盲肠周围或阑尾周围炎性脂肪组织，以及阑尾黏膜下层的环状结构消失（图5.33，动图5.14）。如果将正常的阑尾或增厚的回肠末端误认为是发炎的阑尾，则可能会出现急性阑尾炎的假阳性诊断。

阑尾穿孔超声表现

局限性盲肠周围积液
　　蜂窝织炎
　　脓肿
明显的盲肠周围炎性脂肪组织
阑尾黏膜下层环状结构缺失

2. 克罗恩阑尾炎

与急性化脓性阑尾炎不同，克罗恩病患者可能会因炎症性肠病累及阑尾引起急性阑尾炎。阑尾壁通常非常厚，充血明显，壁层结构保留，肠腔黏膜面闭合（图5.34）。这些表现与化脓性阑尾炎形成对比，化脓性阑尾炎阑尾管腔多扩张，管壁中度增厚。

克罗恩阑尾炎是一个自限性的过程，如果可用无创技术进行适当诊断，即可保守治疗。在少数考虑此诊断的病例中，超声随访显示超声显像清晰，疾病无进展。伴有阑尾炎的克罗恩病患者约占总数的10%。这类患者通常有一个更良性的病程。被误诊为急性化脓性阑尾炎而手术切除的克罗恩病阑尾炎患者，很少出现克罗恩病的复发或进展。

3. 右侧憩室炎

右侧结肠憩室的急性炎症没有左侧结肠憩室炎

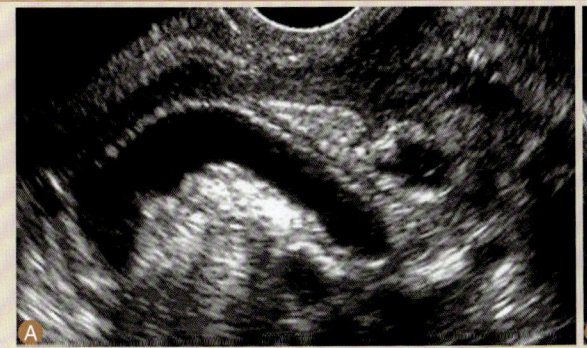 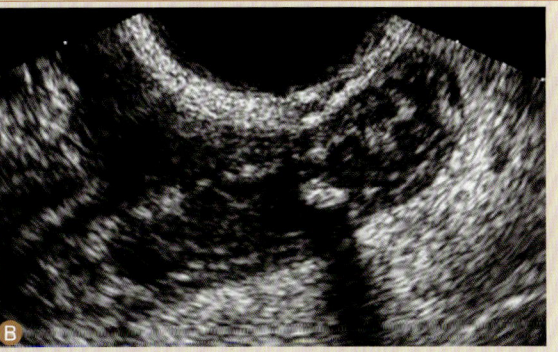

A.经阴道超声检查显示的阑尾纵断面是唯一能够显示阑尾盲端增粗积液的切面；B.阑尾表现为一个巨大的、充满积液的厚壁结构，内可见后方伴声影的阑尾粪石。

图5.32　经阴道超声对急性阑尾炎的诊断价值

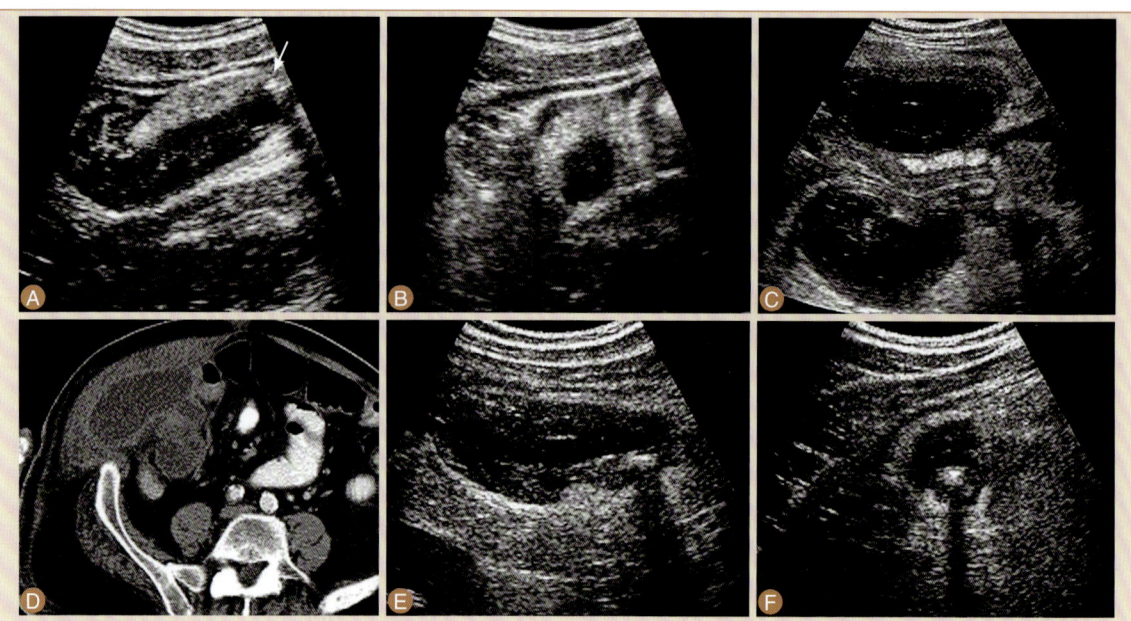

A、B.纵断面和横断面显示阑尾盲端，阑尾壁层解剖层次消失，周围有高回声团块，提示为阑尾系膜中的炎性脂肪，图A箭头阑尾远端的管腔外气体，术中证实存在穿孔；C、D.超声和CT提示阑尾周围脓肿形成，图像中央可见被压缩的阑尾；E、F.右下腹纵断面和横断面显示脓肿形成，内含高回声伴声影的阑尾粪石，阑尾已不能显示。同一病例见动图5.14。

图 5.33 3 例阑尾穿孔

[C with permission from Birnbaum B，Wilson S. Appendicitis at the millennium.Radiology.2000；215（2）：337-348.]

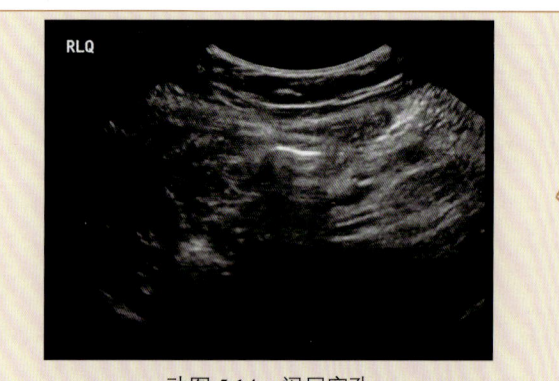

动图 5.14 阑尾穿孔

常见。比起男性，这类憩室更多发于女性，好发于亚洲人群。大多数患者为年轻人。右侧憩室炎通常是单发的、先天性的。其为真性憩室，因此有肠壁的各个层次。右侧憩室的继发性炎症也表现为右下腹疼痛、压痛和白细胞增多，几乎所有病例都被误诊为阑尾炎。

超声上，急性憩室炎与结肠周围脂肪炎症有关。憩室可能位于盲肠或邻近的升结肠。当发生炎症时，可能出现下列两种表现中的一种。多数情况

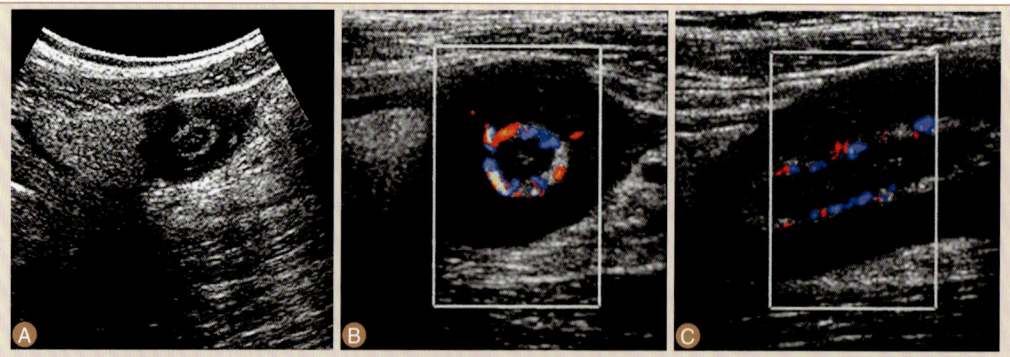

(A) Transverse sonogram in the right lower quadrant shows a thick-walled loop of gut surrounded by inflamed fat. (B) Cross-sectional and (C) long-axis high-frequency linear images of this loop of gut show that it is blind ended. There is massive mural thickening and hyperemia. The luminal surfaces are in apposition. All changes resolved completely with conservative management.

FIG. 5.34 Crohn Appendicitis

(With permission from Wilson SR. The bowel wall looks thickened: what does that mean? In: Cooperberg PL, editor. RSNA categorical course syllabus. Chicago: RSNA; 2002. pp. 219-228. 注：版权方要求保留英文。)

下，憩室表现为从结肠壁上突起的袋状或囊状结构（图5.35），肠壁的层次结构延续到先天性憩室壁。憩室充血和炎性脂肪是典型特征。如果憩室内有粪石，可能表现为位于节段性增厚的结肠壁内侧或外侧的一个高回声灶。偶尔，憩室的典型特征并不明显，唯一观察到的是炎性脂肪和结肠壁局限性增厚。有相关临床症状时，可高度怀疑急性憩室炎。急性憩室炎只需保守治疗，而无须进行手术，这种情况即可显示出对右下腹疼痛患者术前影像学检查的重要性。

限于盲肠和临近的升结肠（图5.36）。此时，结肠壁可能是正常肠壁厚度的几倍，反映炎性浸润贯穿肠壁。艾滋病患者的急腹症通常是由巨细胞病毒结肠炎伴深溃疡的并发症，可能导致出血、穿孔和腹膜炎。结核性结肠炎也可能类似地影响右半结肠，常表现为淋巴结病（尤其是肠系膜和网膜淋巴结）、脾肿大、脾内肿物、腹水和腹膜肿物，所有这些都可以通过超声检查进行评估。

5. 肠系膜淋巴结炎伴末端回肠炎

肠系膜淋巴结炎伴急性末端回肠炎，是急性阑尾炎最常见的胃肠道误诊病因。患者通常伴有右下腹疼痛和压痛。超声检查可见淋巴结肿大、回肠末端壁增厚。耶尔森菌和空肠弯曲杆菌是最常见的致病菌。

6. 右侧节段性网膜梗死

右侧节段性网膜梗死是一种罕见疾病，临床上常常被误诊为急性阑尾炎。其原因不明，猜测可能与发生于右下大网膜的血供异常、管壁脆弱有关，从而导致其容易发生引起梗死性疼痛。患者出现右下腹疼痛和压痛，临床易误诊为急性阑尾炎。超声声像图显示，右侧大网膜浅层可见片状或饼状回声增强区，提示脂肪炎症或浸润，并与腹膜粘连（图5.37）。未见潜在肠道异常。由于节段性梗死是一个自限性的过程，对其准确诊断可以避免不必要的手术。CT扫描可证实，显示网膜右侧呈条纹状的肿物样脂肪组织。

（二）左下腹疼痛

超声对左下腹疼痛患者的评估比对右下腹疼痛患者的评估问题相对更少，因为急性憩室炎可有效

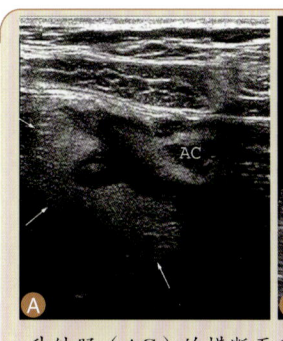
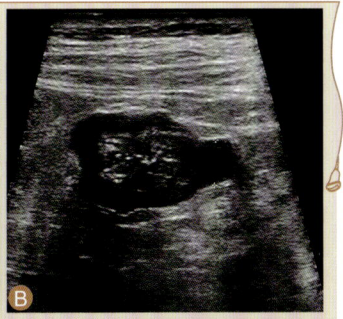

升结肠（AC）的横断面声像图显示一个低回声囊状突起，代表发炎的憩室，该憩室起源于肠道外侧壁（图A）和肠道内侧缘（图B）。两者都被炎性脂肪（箭头）所包绕。

图5.35 2例右侧憩室炎

4. 急性盲肠炎

免疫功能低下的患者最容易感染急性盲肠炎。虽然现在在北美并不常见，但自1990年以来，艾滋病患者曾占急性盲肠炎病例中的绝大部分。巨细胞病毒和隐孢子虫是最多在盲肠炎和结肠炎患者中分离出的病原体，尽管其他微生物也有涉及。声像图显示结肠壁均匀增厚，呈明显的同心结构，通常局

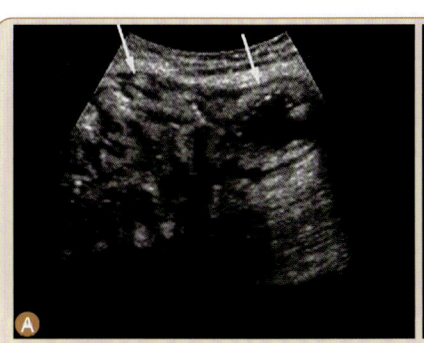
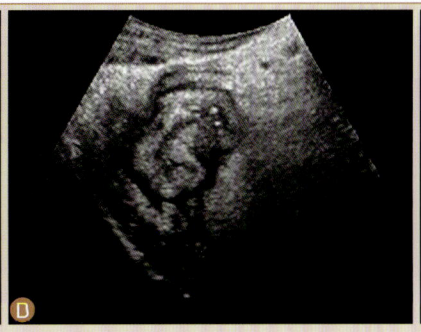
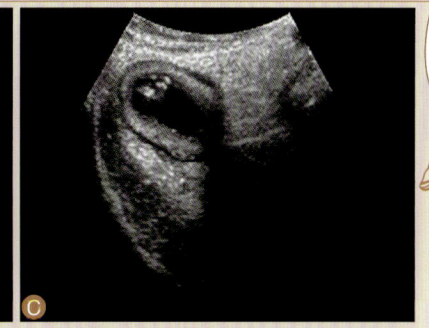

(A) Long-axis view of the ascending colon shows marked mural thickening of the cecum and the wall of the ascending colon. Wall layer preservation is noted. (B) Crosssectional view of the thickened colon (at level of left *arrow* in A), with luminal surfaces in apposition. (C) Cross-sectional view of the cecum (at level of right *arrow* in A), which is thick walled and shows a fluid-filled lumen.

FIG. 5.36 Acute Typhlitis in AIDS Patient With Cytomegalovirus Colitis

（With permission from Wilson SR. The bowel wall looks thickened: what does that mean? In: Cooperberg PL, editor. RSNA categorical course syllabus. Chicago: RSNA; 2002. pp. 219-228. 注：版权方要求保留英文。）

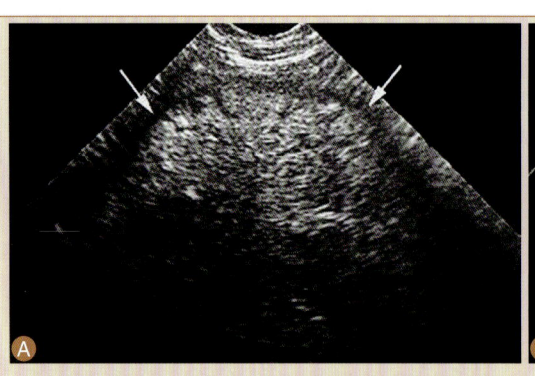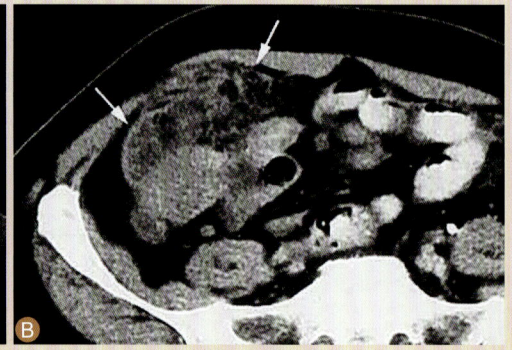

A.老年男性出现急性右下腹疼痛,超声声像图显示在右下腹(箭头)存在巨大的、有触痛的肿物,该肿物回声均匀,后方有衰减,超声表现提示炎性脂肪组织;B.CT扫描证实为不均匀的浅层脂肪肿物。

图5.37 急性网膜梗死

解释绝大多数患者的疼痛。与急性阑尾炎相比,急性憩室炎的诊断特征变化较小,因此疑似憩室炎是超声检查的良好适应证。

急性憩室炎

结肠憩室通常为后天畸形,多见于西方城市人群。憩室的发病率随年龄的增长而增加,到90岁时约有一半的人患此病。肌肉功能障碍和肥大是常见的相关特征。憩室通常为多发性的,最常见的位置是乙状结肠和左侧结肠。急性憩室炎和痉挛性憩室都可能伴有典型的三联征:左下腹疼痛、发热和白细胞增多。憩室也可以单独出现在结肠肝曲,目前还没有证据表明与该处肌肥大或功能障碍相关。

浓缩的粪便被认为引发了憩室顶部的初始炎症,导致急性憩室炎。继而扩散到憩室周围组织,随后可能发生微穿孔或大穿孔。局部脓肿形成比腹膜炎更常见。少数病例可形成与膀胱、阴道、皮肤或其他肠袢相通的瘘管。手术标本显示受累段结肠节段缩短和增厚,并伴有肌肉肥大。憩室周围炎症反应可能很小,也可能很广泛。

超声可能在急性憩室炎患者的早期评估中有价值。典型特征包括节段性肠壁增厚、炎性憩室和炎性肠周脂肪。阴性的超声检查结果,结合临床低度怀疑通常是停止进一步检查的指征。然而,在临床高度怀疑患者中,若扫描结果为阴性就可以进行CT扫描。同样,在手术或其他干预措施前,如果在超声图像上显示结肠周围广泛的炎性改变,可以适当地进行CT扫描,以便更好地确定结肠周围疾病的性质和范围。

结肠憩室和平滑肌肥大很常见,在常规超声检查中,它们可能会被观察到,但并不普遍。然而,

随着急性憩室炎的发展,炎性憩室和结肠增厚都变得明显。据推测,粪石嵌顿,伴或不伴微脓肿形成,都可加重憩室炎,而平滑肌痉挛、炎症和水肿可加重肠壁增厚。超声发现憩室强烈提示憩室炎。

憩室沿结肠带边缘平行排列,因此需要谨慎鉴别。在显示增厚的肠袢后应确定肠袢的长轴(图5.38)。将探头略微向肠袢边缘倾斜将更容易显示憩室,因为它们可能位于肠袢的外侧和内侧边缘,而不是直接位于肠袢的前方或后方(图5.39)。然后沿着增厚的肠壁全长获取横断面图像。异常需通过两个断面确认。特别是与重叠肠袢混淆的错误,通过仔细检查基本可避免。在超声上憩室的识别与炎症高度相关,因为在没有炎症的情况下超声难于显示憩室(图5.40)。

当使用超声对疑似憩室炎患者进行评估时,主要的错误容易出现在未能识别含气脓肿或肠间脓肿。在结肠纵断面和横断面仔细跟踪结肠增厚段将有助于发现少量的肠腔外气体。

憩室炎的声像图特征包括肠壁节段性向心增厚,通常为显著的低回声,反映了肌层明显增厚;炎性憩室可见伴随在增厚的肠壁内或外有声影或振铃伪像的高回声灶;结肠周围脂肪组织的急性炎性改变,表现为边界不清晰的高回声区,没有明显的气体或液体成分(图5.41,动图5.15);脓肿形成,表现为结肠壁内、结肠周围或远处的局限性液体聚集。随着肠腔外炎性肿物的发展,超声可能无法识别已被炎症累及的憩室。因此,出现结肠增厚段与邻近炎性肿物的表现可能是憩室炎,但也可能是肿瘤或其他炎性疾病。壁内窦道表现为肠壁内线性高回声,常伴有振铃伪像。通常窦道较深,位于固有

层和浆膜层之间。瘘管表现为从受累的肠段延伸至膀胱、阴道或邻近肠袢的线状通道。其回声性质取决于内容物，通常是气体或液体，也可见肠系膜增厚和肠系膜炎性脂肪（图5.41）。

憩室炎的超声和临床表现比急性阑尾炎更具有特异性，误诊率更低。但是，肠脂垂扭转（网膜）的超声表现与急性憩室炎非常相似，难以鉴别。炎性或梗死的肠脂垂表现为结肠边缘回声增强伴阴影，类似于炎性憩室。然而，局部肠周炎性改变通常很轻，全身症状较少。无炎症的结肠肠脂垂不可见，除有腹水的情况时表现为沿结肠边缘均匀分布的高回声灶。

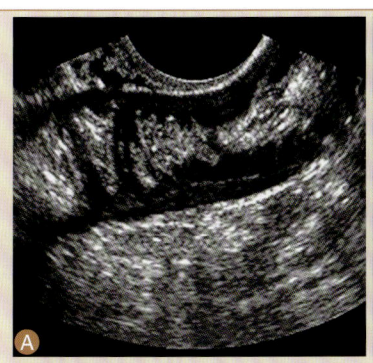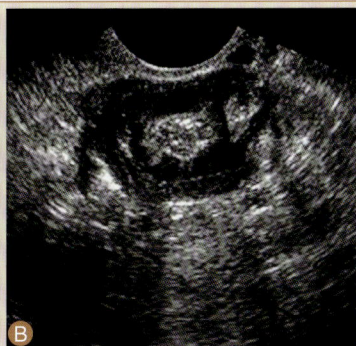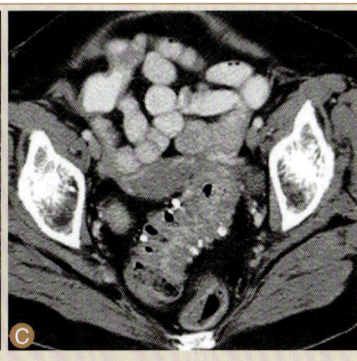

A.乙状结肠纵断面声像图显示外层肌层，即固有肌层，表现为低回声，外侧纵行肌纤维比内侧环形肌纤维的回声稍强；B.横断面声像图；C.特征性CT扫描显示平滑肌肥大。

图5.38 结肠憩室病所致的肌肉肥大

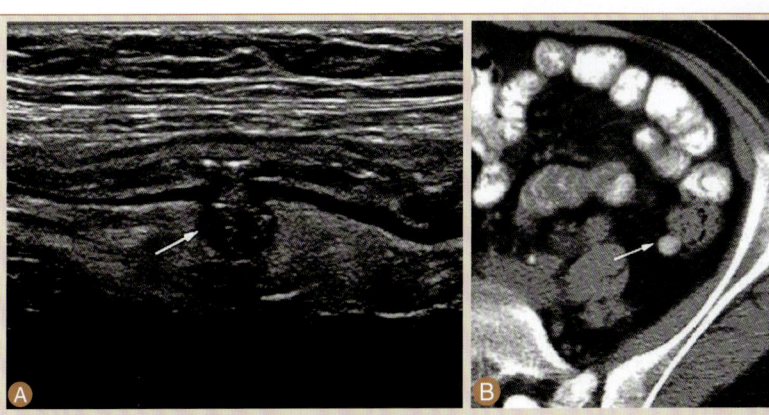

A、B.纵断面声像图和相应CT扫描显示起源于降结肠壁的小囊袋（箭头），肠周脂肪有轻度炎性改变。

图5.39 结肠憩室

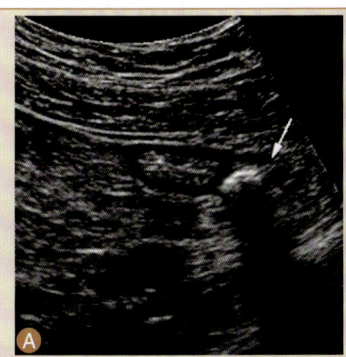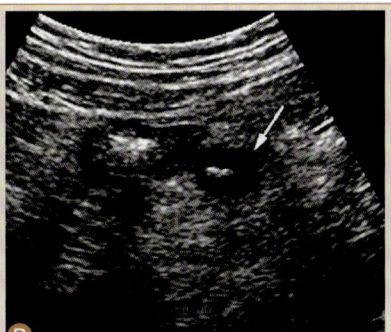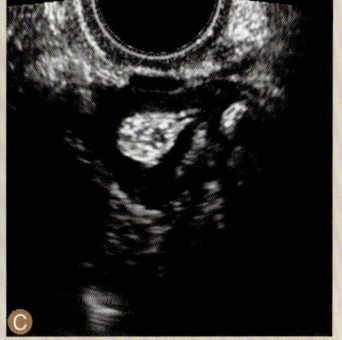

横断面超声图显示部分左侧结肠。A.肌层轻微突出，憩室（箭头）为一高回声灶伴阴影，可能与其内的粪石有关，憩室壁不明显，只有极少的炎性脂肪；B.憩室（箭头）有低回声厚壁，中心有一小的高回声点，但无声影；C.较大异常回声和阴影灶与炎性憩室底部形成的脓肿有关，横断面图像通常是显示憩室的最佳切面。

图5.40 3例乙状结肠急性憩室炎患者超声表现

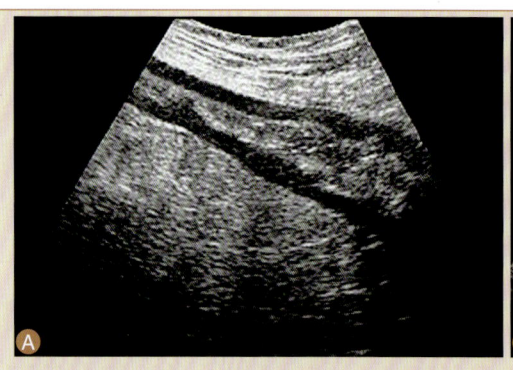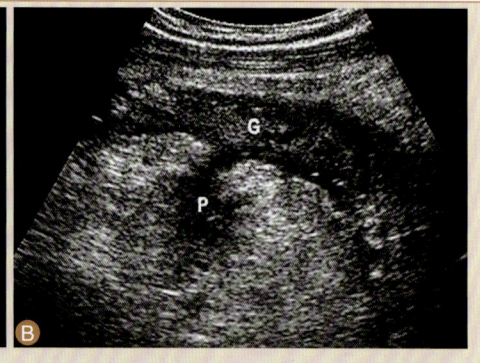

A.降结肠纵断面显示一长段增厚肠道伴固有肌层突出，肠周脂肪水肿明显，表现为肠道深部均匀回声团；B.炎性脂肪表现相似，蜂窝织炎改变（P）表现为脂肪中心的低回声区。G：肠道。参见动图5.15。

图5.41　2例憩室炎患者伴结肠周围病变

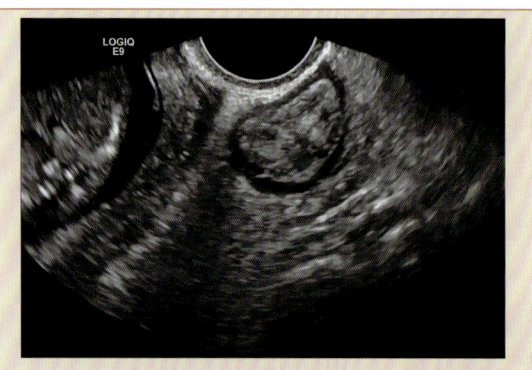

动图5.15　妊娠中期急性憩室炎

憩室炎的超声表现

肠道
　肠壁节段性向心增厚
　　低回声反映肌肉肥大
炎性憩室
　肠壁内或外的回声灶
　壁内窦道
　　肠壁内的线性高回声
　　声影或振铃伪像
肠周软组织
　结肠周围脂肪炎症
　　高回声肿物
　肠系膜增厚
　脓肿形成
　　包裹性积液
　　通常含有气体成分
　瘘
　　从肠道到膀胱、阴道或邻近肠袢的线性通道
　　低回声或高回声

六、其他肠道病变

胃肠道管腔阻塞可能是机械性的，即存在对管腔内容物通过的实际物理阻碍；也可能是功能性的，即肠道肌肉组织的麻痹阻碍了内容物排出（麻痹性肠梗阻）。

（一）机械性肠梗阻

机械性肠梗阻（Mechanical bowel obstruction，MBO）的特点：①靠近管腔闭塞部位的胃肠道扩张；②大量液体和气体的聚集；③由于肠道试图越过梗阻排出管腔内容物导致的肠蠕动亢进。如果该过程持续，可能会发生肠管疲惫和过度扩张，继而肠蠕动减少。机械性梗阻有三大类：闭塞性梗阻，与腔内物质堵塞有关；肠壁内在病变，与管腔狭窄有关；肠道外病变，包括粘连。当梗阻肠袢血液循环受到影响时会发生绞窄性肠梗阻。

由于肠梗阻最常见的原因——粘连在超声上无法显示，超声检查对该类患者往往帮助不大。此外，大多数肠梗阻患者的特征是肠道内存在丰富的气体，其超声图像往往无诊断价值。然而，对于少数无明显胀气的机械性肠梗阻患者，超声检查可能有帮助。Meiser和Meissner发现，在一项纳入48例患者的前瞻性研究中，25%的平片"正常"的患者其超声检查为阳性。在一项对26例已知结肠梗阻患者的超声检查的回顾性研究中，单纯超声检查即可诊断6例患者的梗阻原因；在22例（85%）患者中正确判定了结肠梗阻部位，在21例（81%）患者中正确判定了梗阻原因。在最终确诊为腺癌的13例患者中，5例在超声上发现肿物，5例存在节段性增厚，另外11例表现为肠套叠的"靶环征"。

疑似机械性肠梗阻的超声检查应包括以下评估内容。

• 从胃到直肠的胃肠道管径，应注意任何位置的直径改变（图5.42）。

• 任何扩张肠袢的内容物，特别要注意其液体和气体性质（图5.43；参见动图5.9，动图5.10，动图5.16）。

• 扩张肠袢的蠕动，通常是非常剧烈和异常的，经常引起肠腔内容物的来回移动。绞窄时，蠕动可减少或停止。

• 梗阻部位的肠腔（大的胆结石，粪石，异物，肠套叠，偶有息肉样肿瘤），肠道本身（克罗恩病引起的节段性肠壁增厚和狭窄形成，环状癌）和肠道外（脓肿，子宫内膜异位症）病变是梗阻的原因（动图5.16）。

• 肠袢的位置，注意任何异常的位置。超声通过扩张的肠袢可以追溯到管径正常但位置异常的部位。超声检查是腹外疝相关肠梗阻的理想选择（图5.44），最常见的类型是半月线疝和腹股沟疝。

超声特有的征象如下。

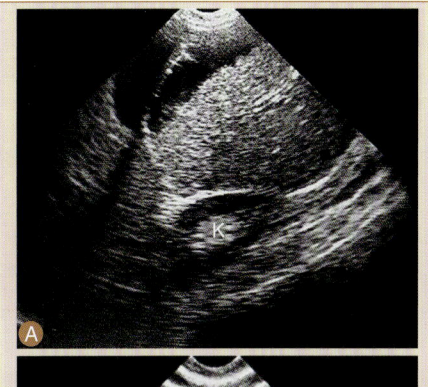

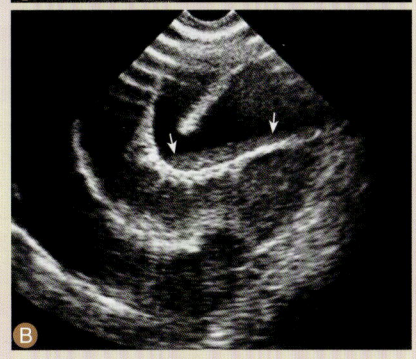

A.右侧位矢状图显示克罗恩病患者肠道狭窄升结肠明显扩张，梗阻段肠道蠕动不良的表现之一是存在长的固-液平面；B.矢状面超声图显示麻痹性肠梗阻患者广泛性小肠扩张，肠袢充满液体，可见液-液平面（箭头）。参见动图5.16。K：肾脏。

图5.43 肠蠕动不良肠段的扩张

[A with permission from Sarrazin J, Wilson SR.Manifestations of Crohn disease at US. Radiographics.1996；16（3）：499-520.]

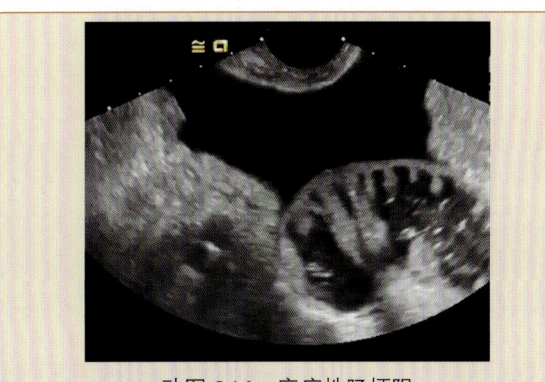

动图5.16 麻痹性肠梗阻

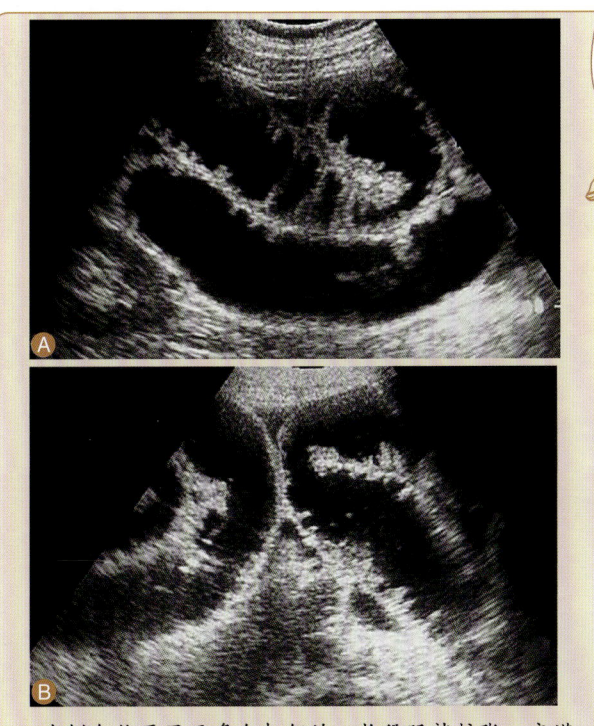

A.右侧矢状面显示多个相邻的、长段肠袢扩张、充满液体的小肠，为远端机械性小肠梗阻的典型声像图表现；B.左下腹横断面扫查证实了该过程中扩张肠袢的多样性，在扩张的肠袢之间可见少量腹水。

图5.42 机械性小肠梗阻

如果沿肠管走行存在两处阻塞，就会发生闭袢性肠梗阻，这是一种容易导致绞窄和坏死的严重情况。由于梗阻肠袢在胃肠道近端部分闭合，梗阻肠段内很少或没有气体存在，可能出现扩张并充满液体。因此，腹部X线片病变显示可能不明显（图5.45A），而超声可能是最有帮助的，可显示扩张的受累节段（图5.45B）和梗阻远端正常管径的肠道。超声可以很好地显示闭袢性肠梗阻的特征，包括小肠的扩张，"C"形或"U"形肠袢

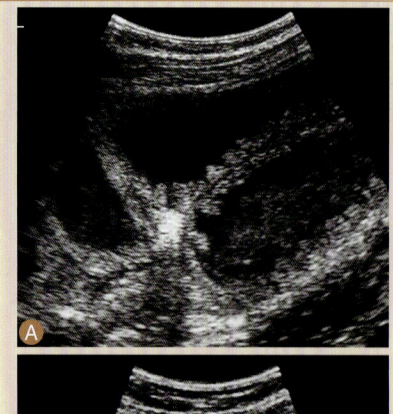

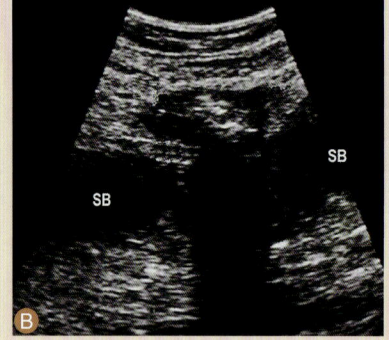

A.超声显示扩张的充满液体的肠袢及水肿的小肠环形皱襞；B.脐旁横断面超声显示正常肠管位于两个扩张小肠（SB）袢间的异常浅表位置。

图 5.44　机械性小肠梗阻：腹壁疝

（图 5.45C），扭转征和两个相邻塌陷的肠袢。与 CT 扫描相比，超声很难观察到最后这个重要表现。然而，基于基本正常的平片，小肠扩张和"U"形或"C"形肠袢，特别是如果存在肠壁增厚或积气提示肠梗死等征象，我们在许多患者中都正确诊断了闭袢性肠梗阻。

输入袢梗阻是 Billroth Ⅱ 型胃空肠吻合胃大部切除术后的一种罕见并发症，可能原因是吻合口扭转、腹内疝或吻合口狭窄。同样，在超声检查中，从右上腹跨过中线的肠-肠吻合处，可以很容易地识别出不含气的扩张肠袢。超声对输入袢梗阻的正确诊断依赖于其检出病变、定位和病变形状。

肠套叠是指肠段（套入部）套入到相邻远端肠道（鞘部）的现象，在腹部超声检查中通常是一过性，且不常见。在成年人中这是一种相对少见的机械性肠梗阻病因，通常与肿瘤有关。根据经验，脂肪瘤通常表现为与脂肪含量相关的肠腔内高回声肿物。在超声横断面上可见多个同心圆，与套叠肠道的套入层次有关，基本是其特异性表现（图 5.46A）。偶尔只可见靶环表现。其纵断面表现提示"干草叉征"对于诊断并不可靠。在这两个切面中，随套入部套叠的肠系膜脂肪表现为一个回声增强的偏心区域。脂肪瘤同样表现为高回声团（图 5.46B，图 5.46C）。

中肠旋转不良易发生机械性肠梗阻和梗死，在成年人中不常见。与肠系膜上血管相关的超声异常表现提示旋转不良。横断面超声显示肠系膜上静脉位于肠系膜上动脉的腹左侧，与正常情况相反。

（二）麻痹性肠梗阻

麻痹性肠梗阻是一种与肠壁无动力有关的肠梗阻。肠道肌肉组织因全身或局部损伤而产生麻痹，可能使管腔内容物通过受阻。虽然管腔通畅，但肠蠕动消失。由于这些患者的特征是肠道内存在大量气体，导致超声图像质量差，因此超声检查通常没有太多价值。然而，在极少数情况下，超声可显示扩张的、液体充盈的、非常缓慢或没有蠕动的肠袢。扩张肠袢内的液-液平是麻痹性肠梗阻的特征，反映了肠内容物通过不足（图 5.43）。

（三）肠道水肿

不同病因所致急性血管炎可表现为急性腹痛和

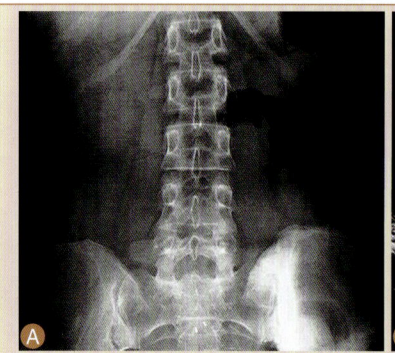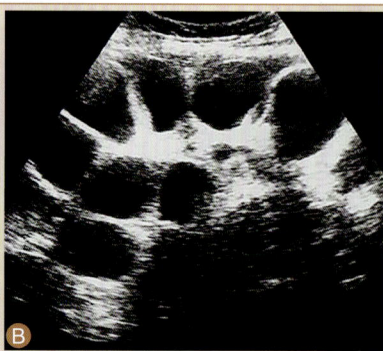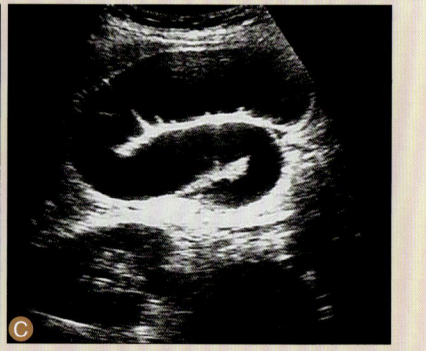

A.普通平片表现不典型；B.超声显示严重扩张、无气体、液体充盈的小肠袢；C.单个肠袢表现为特征性的"C"形或"U"形。

图 5.45　闭袢性肠梗阻

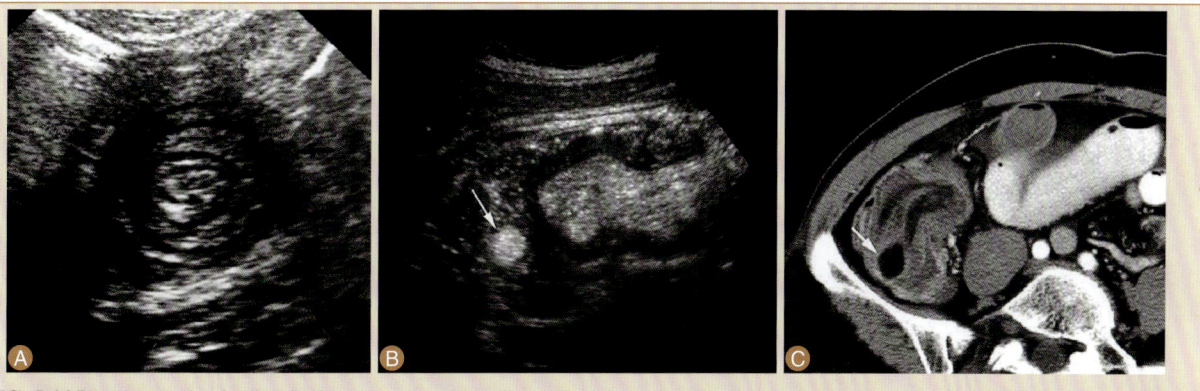

FIG. 5.46 Intussusception in Two Patients (A) Sonogram shows multiple concentric rings representative of the invaginating intus-suscipiens and the intussusceptum. Submucosal metastatic nodule as lead point. (B) Sonogram of the right lower quadrant shows a highly echogenic lead point related to a lipoma *(arrow)*. The invaginating fat in the mesentery is also echogenic. (C) Confirmatory CT scan for image B.
（B and C with permission from Wilson SR. The bowel wall looks thickened: what does that mean? In: Cooperberg PL, editor. RSNA categorical course syllabus. Chicago: RSNA; 2002. pp. 219-228. 注：版权方要求保留英文。）

腹水，主要的影像学异常表现为小肠壁大面积水肿。低蛋白血症、充血性心力衰竭和自发性静脉血栓形成也可表现为肠壁弥漫性水肿。超声检查相对容易识别突出、增厚、低回声的环状襞（图5.47）和胃皱襞，还应采用多普勒超声评估肠系膜静脉和门静脉。

（四）胃肠道感染

尽管在病毒性或细菌性感染的肠胃炎中可能会观察到肠道液体充盈、蠕动活跃，但大多数感染的患者没有异常的超声表现。然而，如前所述，一些病原体，特别是耶尔森菌、结核分枝杆菌和空肠弯曲杆菌小肠结肠炎，在回盲区产生具有高度诊断提示性的超声异常表现。某些高危人群，如艾滋病和中性粒细胞减少症患者，易患急性盲肠炎和结肠炎，也具有高度诊断提示性的超声表现。

1. AIDS 患者

目前，针对人类免疫缺陷病毒感染的有效的抗病毒药物极大地改变了西方国家艾滋病患者的治疗前景。尽管如此，艾滋病患者发生胃肠道肿瘤的风险仍然较高，尤其是淋巴瘤（图5.10C，图5.10D），以及罕见的机会性感染，最常见的是念珠菌性食管炎和巨细胞病毒结肠炎（图5.36）。

2. 假膜性结肠炎

假膜性结肠炎是一种坏死性炎症性肠病，可能发生于异常群体。目前，抗生素治疗导致难辨梭状芽孢杆菌（一种胃肠道正常菌群）产生毒素是最常见的原因。水样腹泻是最常见的症状，通常发生在抗生素治疗期间，但也可能治疗后发生，最多可在6周后发生。内镜显示肠黏膜表面的假膜渗出斑及难辨梭状厌氧芽孢杆菌肠毒素培养是诊断依据。黏膜浅表溃疡与固有层和黏膜下层的炎症浸润有关，肠壁可增厚至正常厚度的数倍。

超声检查常用在诊断假膜性结肠炎之前，通常

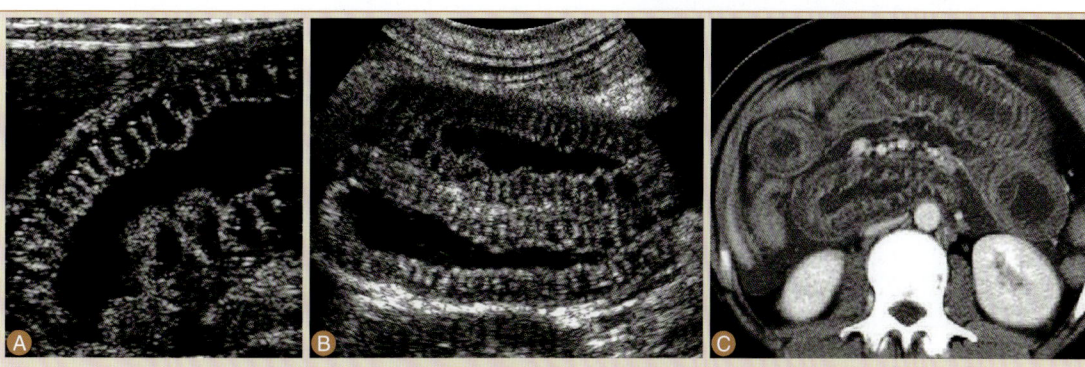

A、B.超声声像图显示整个小肠环状襞明显水肿；C.对应CT扫描图像，结果与超声一致。
图 5.47 血管炎继发小肠水肿

(With permission from Wilson S.Evaluation of the small intestine by ultrasonography.In: Gourtsoyiannis N, editor. Radiologic imaging of the small intestine.Heidelberg：Springer-Verlag；2002.pp.73-86.)

诊断根据发热、腹痛和水样腹泻病史。虽然超声特征描述很少，但能够提示假膜性结肠炎。通常整个结肠都受累，结肠壁明显增厚。增厚肠壁处黏膜面闭合，结肠袋增大和黏膜下层不均匀增厚是该病的特征（图5.48）。

任何具有弥漫性结肠壁增厚的病变特点但没有炎症性肠病病史的患者都应怀疑假膜性结肠炎。通常直接询问患者目前或之前的抗生素病史是有帮助的。

3. 先天性囊肿

肠重复畸形（囊肿）的特点是存在正常的肠壁层，可在胃肠道的任何部位发生。这些囊肿可在超声、常规或内镜下显示，当出现不明原因的腹部囊肿时，应考虑其作为诊断的可能性。尾肠囊肿是腹部囊肿的变异，见于骶前区，与直肠有关（图5.49）。

4. 缺血性肠病

缺血性肠病最常累及结肠，在动脉粥样硬化的

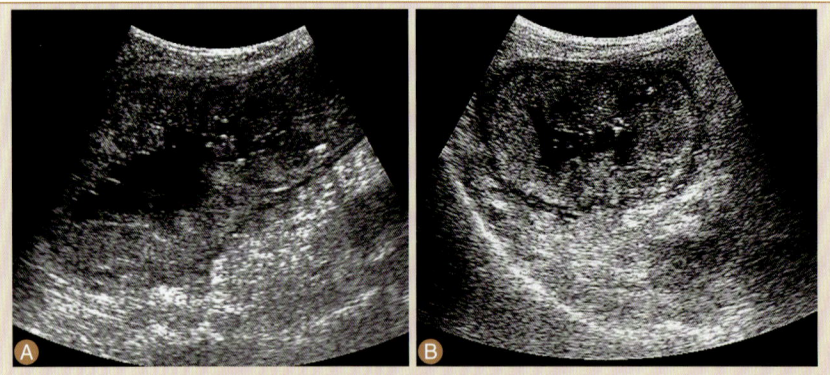

(A) Long-axis view and (B) cross-sectional view of the ascending colon show striking mural thickening of the gut wall.

FIG. 5.48 Pseudomembranous Colitis

（With permission from O'Malley M, Wilson S. US of gastrointestinal tract abnormalities with CT correlation. Radiographics. 2003;23[1]:59-72. 注：版权方要求保留英文。）

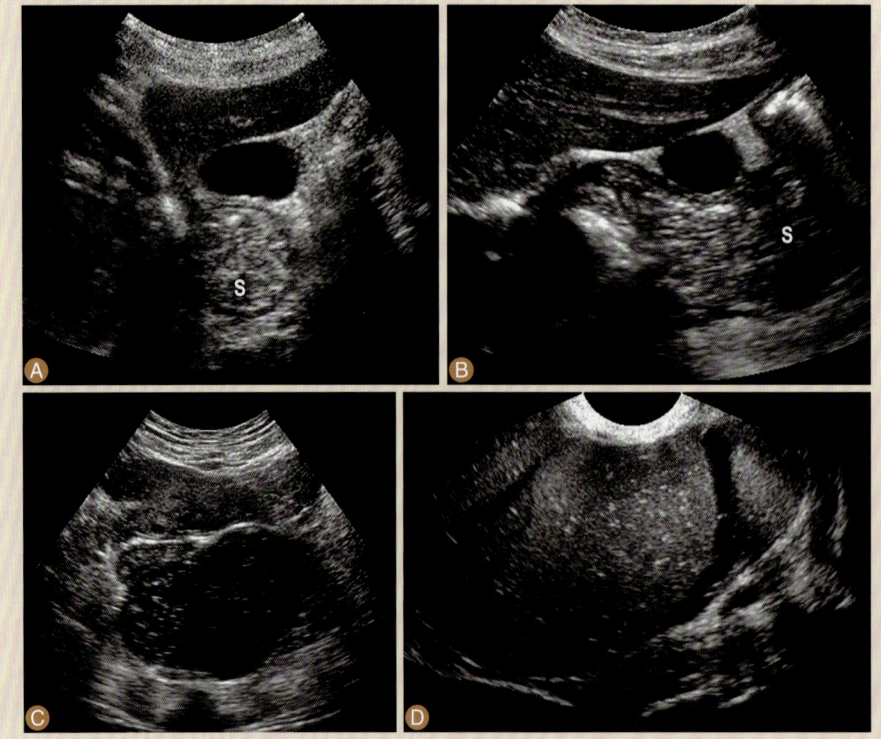

A、B.上腹部矢状面和横断面声像图显示在胃小弯（S）附近有一偶然发现的胃重复囊肿；C、D.耻骨上方和经阴道盆腔扫描分别显示一复杂的骶骨前盆腔肿物，一偶然发现的尾肠囊肿。

图5.49 先天性囊肿

老年人中最常见。在年轻患者中,可能合并心律失常、血管炎、凝血功能障碍、栓塞、休克或败血症等并发症。尽管可能会出现肠壁增厚,但缺血性肠病的超声声像图特征描述还是很少。肠壁积气可能并发肠道缺血,并具有特征性的超声表现。

5. 肠壁积气

肠壁积气是一种相对罕见的疾病,在整个胃肠道均可发现壁内气囊。其与多种基础疾病相关,包括慢性阻塞性肺疾病、胶原血管疾病、炎性肠病、创伤性内镜检查和空肠回肠旁路术。大多数情况下,患者没有症状,偶然发现肠壁积气。但当存在坏死性小肠结肠炎或缺血性肠病时,其表现具有重要的临床意义。这两种情况都与黏膜坏死有关,导致气体从肠腔进入肠壁。

肠壁积气的超声描述仅限个案。肠壁内可能出现高回声伴典型的气体伪像或声影(图5.50)。如果积气与炎性肠病相关,则可以观察到肠壁增厚。如果怀疑肠道缺血,建议仔细评估肝脏来寻找门静脉积气的证据。

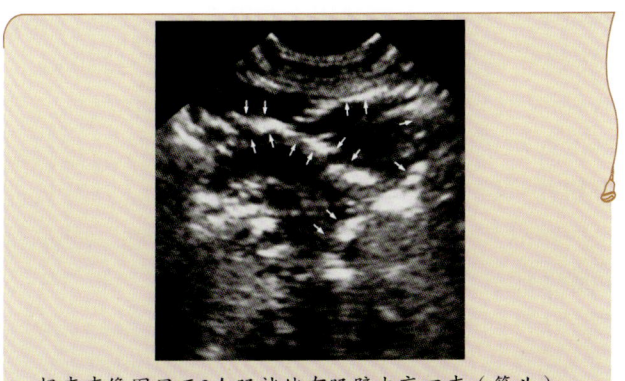

超声声像图显示3个肠袢伴有肠壁内高回声(箭头)。

图 5.50 肠壁积气

6. 阑尾黏液囊肿

阑尾黏液囊肿相对少见,在一组43 000例阑尾切除标本中占0.25%。许多患者没有临床症状。约50%的病例可扪及肿物。良恶性的比例约为10:1。良性阑尾腔会被炎性瘢痕或粪石阻塞。游离段的腺体黏膜继续分泌无菌黏液。黏液囊肿的肿瘤类型包括阑尾的原发黏液囊腺瘤或囊腺癌。虽然阑尾良性或恶性囊肿的人体形态可能相似,但如果发生破裂时,恶性囊肿往往会形成腹膜假黏液瘤。

在超声声像图中,黏液囊肿典型表现为较大的、低回声的、边界清楚的右下腹囊性肿物,内部回声不均匀,壁厚且伴有钙化(图5.51)。囊肿内

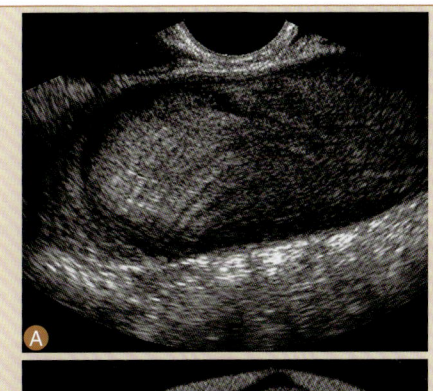

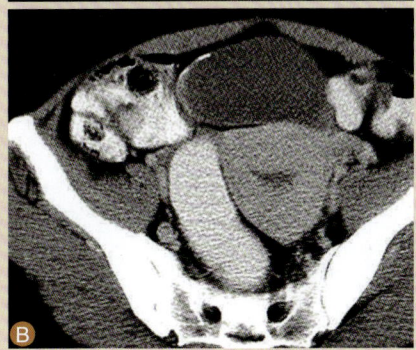

A、B.超声和CT显示偶然发现一个大的、充满黏液的阑尾。超声声像图呈现典型的螺旋状外观,CT显示管壁有斑片状钙化。

图 5.51 阑尾黏液囊肿

容物通常呈片状或螺旋状。这些肿物常位在于盲肠后方,可能可移动。

7. 胃肠道血肿

腹部钝性创伤并发十二指肠血肿和直肠创伤性损伤或直肠活检后医源性损伤,均是超声观察到局部血肿的主要原因。血肿通常局限于黏膜下层。较大或者弥漫性血肿可能使抗凝治疗或白血病相关的出血性疾病复杂化。如果血肿很大,在超声声像图上可以看到弥漫性肠壁增厚。

8. 消化性溃疡

消化性溃疡是从黏膜上皮至黏膜下层的缺损,可发生于胃或十二指肠。虽然很少被超声显像,但消化性溃疡具有非常典型的超声表现。气体充盈的溃疡龛表现为强回声点伴有振铃伪像,位于壁增厚的局部区域或位于壁外,具体取决于穿透深度(图5.52)。急性期的水肿和慢性期的纤维化可引起局部壁增厚和畸形。

9. 粪石

粪石是异物或食物团,通常见于胃部消化性溃疡术后(植物粪石)或者摄入难以消化的有机物质如头发(毛粪石)。这些肿物在超声声像图上可表现为腔内伴声影的异常回声,并已被证实是引起小

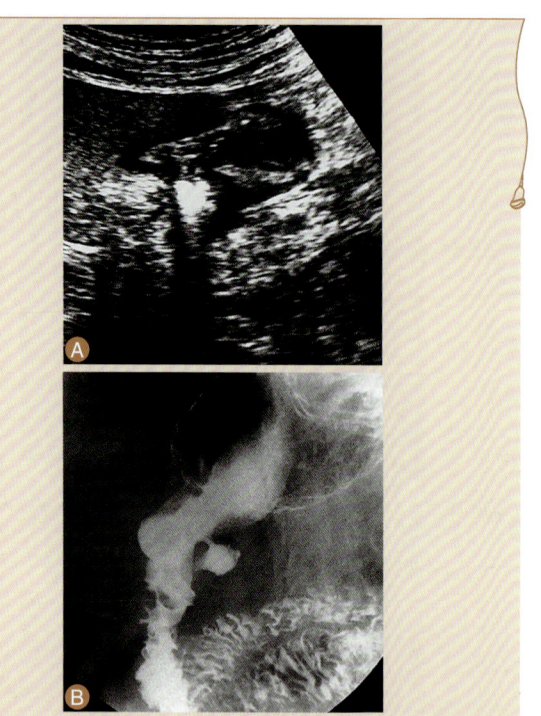

A.胃部横断面超声声像图显示低回声偏心肿物伴中心强回声点，代表溃疡龛内气体；B.对应的钡餐扫描。

图5.52 消化性溃疡

肠阻塞的一种少见原因。粪石也可在小肠中形成，与慢性阻滞有关。

10. 肠腔内异物

大的异物包括瓶子、蜡烛、性振动器、违禁品、工具和食物可能在胃肠道中被发现，特别是直肠和乙状结肠，会产生非常锐利、清楚的反射回声伴锐利的声影。对这些异物存在的怀疑能够增强对异物的辨别。

11. 乳糜泻

超声科不常遇到乳糜泻未确诊的成年患者。尽管如此，我偶尔看到一些患者是首先通过超声检查来帮助正确诊断的。其超声表现包括小肠腔内液体异常充盈伴受累肠袢中度扩张。对于观察到的异常形态，Dietrich等将其描述为Kerckring氏皱襞（环状襞）减少、不均匀。肠蠕动高于正常水平。肠系膜上动脉和门静脉的管径可增大。

12. 囊性纤维化

由于囊性纤维化（cystic fibrosis, CF）肺部疾病的积极治疗增加了在超声科常规进行腹部超声检查时遇到成年患者的可能性。肠壁增厚，特别是右半结肠及较少数的左半结肠和小肠，可能与结肠周围和肠系膜脂肪浸润有关。该疾病通常是偶然发现，没有明显的临床症状。在进展期囊性纤维化中可能会出现伴狭窄的纤维性结肠病。在一些无腹痛和腹泻的伴随症状的囊性纤维化和结肠壁增厚的患者组织中也培养出了难辨梭状芽孢杆菌。然而，在可检测到结肠壁增厚的囊性纤维化患者中，粪便培养呈阳性并不常见。

七、腔内超声检查

腔内超声检查采用高频探头在消化道腔内探查，能够发现消化道黏膜的异常，并显示消化道管壁的层次结构及距探头8~10 cm深度的周围软组织结构。因此，无论肿瘤隐藏于正常黏膜之下，突破肠壁的解剖层次，或者侵犯周围重要器官与淋巴结，腔内超声检查都能够很好地对其进行评估。对已确诊源于黏膜层的肿瘤进行分期是腔内超声检查主要作用之一。

（一）上消化道

超声内镜是在光纤内窥镜的头端搭载了7.5 MHz高频超声探头，尤其适用于对胃、食管及十二指肠的检查。检查时患者需要轻度镇静，取左侧卧位，然后将内镜送到目标位置。先吸出肠腔内气体，再将包裹在超声探头周围的球囊灌满脱气水后进行超声扫查。探头置入的深度定位主要依赖于从牙齿进入的距离及一些解剖标志来定位，如脾脏、肝脏、胰腺及胆囊。超声内镜检查时通过旋转和倾斜探头可以从不同的角度和切面来观察病变。

超声内镜检查可以完成对良性肿瘤的识别、定位及特征观察。静脉曲张表现为可压缩的黏膜下层或者外膜层的低回声或囊性灶，主要位于食管、胃底或者胃食管连接处。良性肿瘤如脂肪瘤或平滑肌瘤为形态规则、边界清楚的实性肿物，超声内镜检查可定位它们起源的肠壁层次，通常分别起源于黏膜下层和固有肌层，不累及黏膜层。消化性溃疡主要表现为胃壁全层显著增厚以及溃疡灶，Ménétrier病表现为黏膜皱襞增厚。

食管癌分期主要依据肿瘤浸润深度及局部淋巴结和邻近重要结构的受累程度。但当管腔狭窄内窥镜无法通过时，技术上无法实现满意和完整的超声内镜检查。

胃淋巴瘤典型超声内镜表现为低回声，沿着胃壁纵向或者横向浸润，相对于胃癌来说，胃淋巴瘤较少累及胃壁外的重要结构或局部淋巴结。因此，淋巴瘤多表现为局部黏膜溃疡伴较深层浸润，也可表现为息肉样生长或不伴溃疡的弥漫性浸润。而胃癌起源于胃黏膜，通常回声较淋巴瘤高，主要表现为垂直于胃壁浸润性生长，常累及胃周淋巴结。

（二）直肠：直肠癌分期

经直肠（直肠腔内）超声是直肠癌分期有效的检查方法，较CT和MRI具有更高的分辨率，能够清晰地显示肠壁的层次结构。尽管经直肠超声可用于多种直肠病变的检查，但最主要的作用是对已发现直肠癌进行分期。检查前先清洁灌肠，检查时患者取左侧卧位，使用市面上采用不同技术的硬性直肠探头（相控阵、扇形及旋转晶体探头），可以获取横断面和矢状切面的图像。

此外，对于女性直肠癌患者，可以在灌肠后使用经阴道探头观察，尤其当肿瘤较大时，可以更加清楚显示肿瘤、直肠阴道隔以及直肠系膜内淋巴结的情况。

直肠癌分期是根据Astler-Coller改良的Dukes分类或者国际抗癌联盟（Union International Control Cancer，UICC）的TNM分期：T代表原发肿瘤，N代表区域淋巴结受累，M代表远处转移（图5.53）。

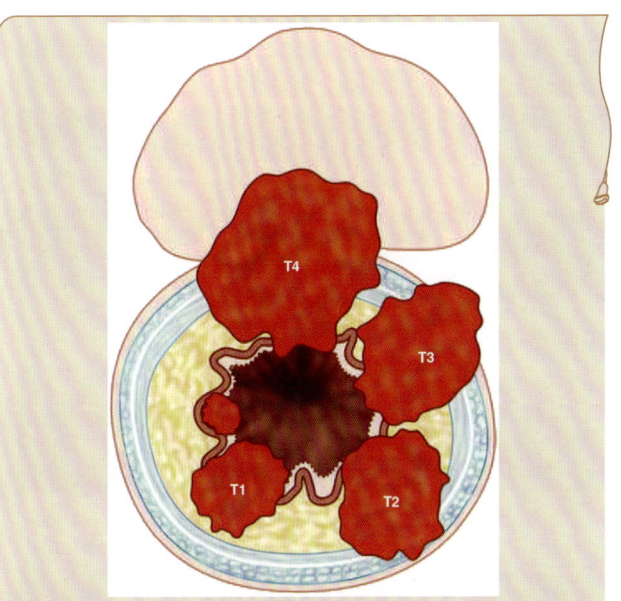

肿瘤（红色）逐渐由浅层向深层浸润，10点钟方向非浸润性病变仅累及肠壁表层，7点钟方向肿瘤侵犯黏膜下层（黄色）为T1期，5点钟方向肿瘤侵犯固有肌层（蓝色）为T2期，2点钟方向肿瘤穿透直肠壁全层并累及直肠周围脂肪组织为T3期，位于前方12点钟方向的肿瘤累及前列腺则为T4期。

图5.53 直肠癌TNM分期超声原发肿瘤（T）分期示意

直肠癌起源于肠壁的黏膜层，超声显示呈低回声肿物，肿物可能会导致肠腔扭曲。肿瘤向深层浸润，超声可显示黏膜下层、固有肌层及肠周的脂肪组织的连续性中断（图5.54）。当气体附着在浅表溃疡或裂隙表面导致振铃伪像和后方回声衰减时，溃疡深处肠壁层次显示不清。直肠周围系膜内淋巴结呈圆形或椭圆形低回声结节（图5.54C）。彩色多普勒显示肿瘤区域血流信号增多，有助于显示肿瘤的范围（图5.55）。偶尔肿大淋巴结内伴有真正的肿瘤沉积。因此，直肠癌最终精准分期需要对肿瘤及区域淋巴结进行病理评估。

经直肠超声的局限性主要为无法评估肿瘤微浸润、肠腔狭窄及距肛缘15 cm以上的病变，也较难鉴别转移性淋巴结和炎症性淋巴结，无法识别正常大小淋巴结内的微转移。

直肠癌局部切除后的复发灶多位于肠腔外，其次为切缘。经直肠超声检查结合血清癌胚抗原水平可用于监测复发情况。复发灶常表现为肠周的低回声肿物或直肠壁浅层或深层的局限性增厚。术前放疗可导致整个直肠壁弥漫性增厚，一般呈中等回声或较高回声，较容易与低回声的局部复发灶相鉴别。对于可疑病灶可以通过超声引导下活检了解其组织分化情况，以鉴别复发灶、炎症和放疗后的改变。

继发性直肠病变可由前列腺癌直接侵犯，或者较远处肿瘤通过后腹膜种植所致，一般继发性病变先累及深层肠壁外层，随着疾病进展逐渐累及肠壁黏膜层，这可与原发性直肠癌相鉴别（图5.54D）。

良性间质瘤，特别是起源于平滑肌层的，在直肠较少见，与其他消化道的表现一致（图5.56）。黏液潴留性囊肿是由于黏液腺阻塞引起，表现为直肠壁深处大小不等的多发囊性灶。

（三）肛管

肛管癌比较少见，经肛管超声可以清楚显示（图5.57）。

1. 大便失禁

经肛管超声以7.5 MHz环形扫描探头为核心硬件，能够准确地评估肛管以及内外括约肌，通过观察内外括约肌缺损的程度和大小来判断其完整性，用于评估大便失禁。现在我们不再运用这项技术，经阴道和经会阴联合扫查可代替经肛管超声评估括约肌及肛管周围软组织。

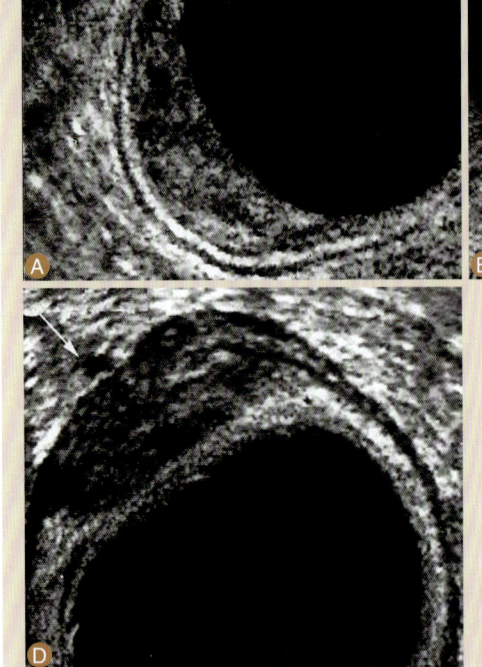
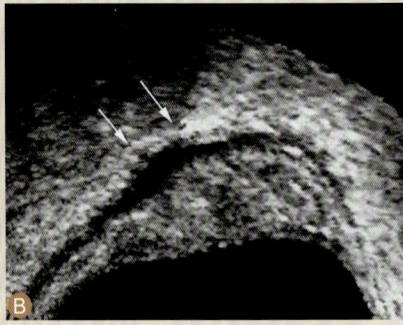
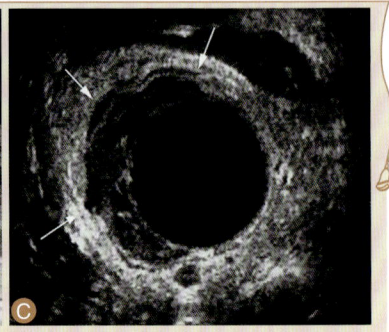

A.T1期直肠癌：6～8点钟方向可见低回声肿物，高回声的黏膜下层及外层的低回声固有肌层连续性完整；B.T2期直肠癌：肿瘤位于前壁，可见肿瘤侵犯的线状低回声固有肌层（箭头）呈结节状增厚；C.T3期直肠癌：肿瘤累及整个右侧壁，侵犯直肠周围脂肪组织（箭头），分别在5点钟及8点钟方向可见小淋巴结；D.前列腺癌转移至直肠：10～1点钟方向可见低回声肿物累及直肠壁深层，而黏膜层未见累及，周围可见小淋巴结。

图 5.54　经直肠超声显示直肠癌

[With permission from Berton F, Gola G, Wilson S. Perspective on the role of transrectal and transvaginal sonography of tumors of the rectum and anal canal. AJR Am J Roentgenol. 2008：190（6）：1495-1504.]

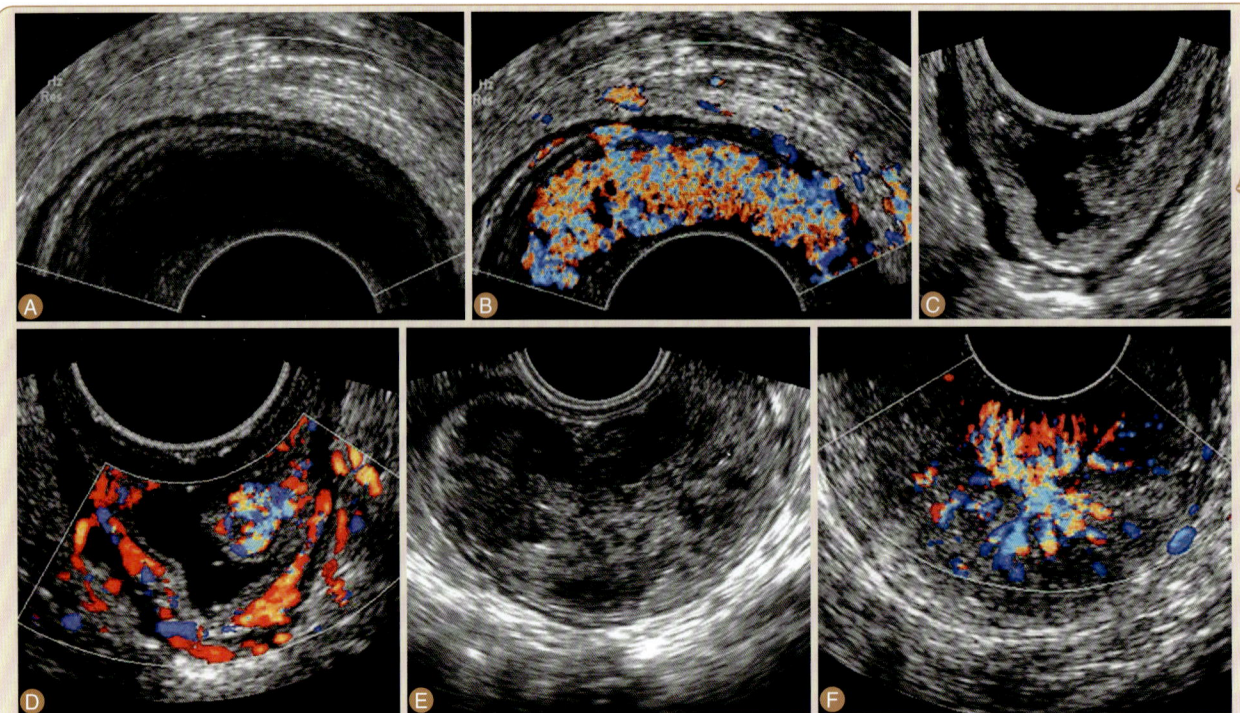

(A) and (B) T2 rectal cancer in 58-year-old man. (A) Axial image shows hypoechoic tumor. Destruction of submucosa is evident with involvement of muscularis propria on right side of image. (B) Color Doppler shows typical hypervascularity. Color demarcates tumor from normal rectal wall on left side of image. (C) and (D) Small rectal adenocarcinoma originating in adenomatous polyp in 55-year-old man. (C) Axial image shows an isoechoic polypoid mass with a broad base surrounded by fluid within the rectal lumen. Mass involves the submucosal layer only. (D) Color Doppler image shows profuse vascularity and vascular stalk of the polypoid mass. (E) and (F) tubulovillous adenoma in 58-year-old woman. (E) Axial transvaginal image shows a mixed-echogenic mass that seems to ill the lumen of the rectum. (F) Color Doppler frequently shows this type of stellate, branching vascularity in tubulovillous tumors.

FIG. 5.55 Contribution of Color Doppler at Transrectal Sonography to Staging and Diagnosis of Rectal Cancer

（With permission from Berton F, Gola G, Wilson S. Perspective on the role of transrectal and transvaginal sonography of tumors of the rectum and anal canal. AJR Am J Roentgenol. 2008;190[6]:1495-1504. 注：版权方要求保留英文。）

第五章 胃肠道

大便失禁常见于经历过创伤性分娩的年轻女性患者，直肠固有肌层向下延伸为肛管内括约肌，超声表现为黏膜层深处较厚的环形低回声或低回声环（图5.58）。肛管外括约肌边界稍不清，回声稍高，在超声检查时表现为灰色，与耻骨直肠肌相连接，括约肌损伤表现为正常肌纤维连续性中断，以前部多见（图5.59）。创伤后瘢痕形成可导致肛管发生从圆形到椭圆形的形变。

2. 肛周炎症性疾病

肛周炎症性疾病主要见于两类不同的人群：①克罗恩病患者肛周炎症；②自发性肛周脓肿或肛瘘患者。克罗恩病相关肛周炎症已在前面章节阐述。另一类患者多见于年轻男性，肛周感染起源于齿状线附近括约肌间隙内的肛门腺。了解和记录液体聚集区及炎性瘘管的走行及其与括约肌的关系对外科手术治疗至关重要。对于女性患者可采用经阴道超声与经会阴超声联合使用的方法（动图5.17），而男性患者可采用经会阴扫查来评估。

可采用凸阵探头和高频线阵探头在女性患者阴道口与肛管间的区域，男性患者的阴囊与肛管间的区域进行扫查。检查时需对探头施压，以获取肛管清晰的图像。检查时探头指向头侧、置于肛管前方横断面开始扫查，慢慢改变角度扫查肛管平面，显

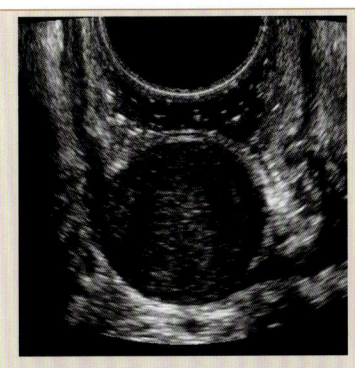

59岁女性患者，常规体检时发现可触及的无症状直肠肿物，经直肠超声显示起源于直肠壁固有肌层的实性肿物，圆形，边界清，为黏膜下层肿物，黏膜层向腔内凸起。

图 5.56 直肠间质瘤

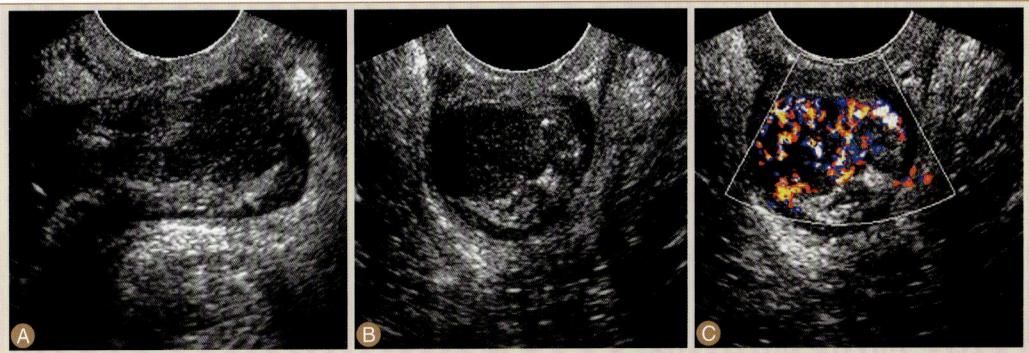

(A) Long-axis image and (B) cross-sectional image show a hypoechoic tumor disrupting the normal planes of the anal canal. (C) Sonogram shows the vascularity of the tumor.

FIG. 5.57 Cancer of Anal Canal

(With permission from Berton F, Gola G, Wilson S. Perspective on the role of transrectal and transvaginal sonography of tumors of the rectum and anal canal. AJR Am J Roentgenol. 2008;190[6]:1495-1504. 注：版权方要求保留英文。)

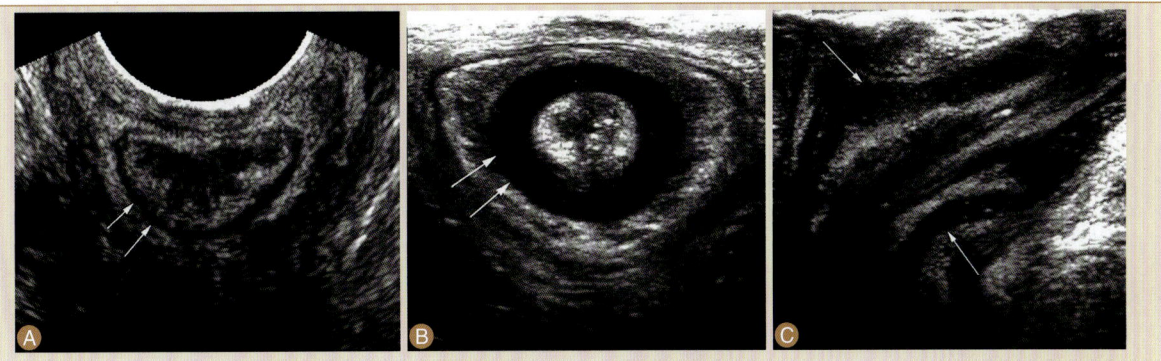

A.经阴道扫查：横断面图像可显示正常直肠皱襞的黏膜层，明显的黏膜下层（白色），低回声固有肌层较薄（箭头）；B.经会阴扫查：显示肛管内括约肌（箭头）较厚，边界清晰，为连续的低回声环，与直肠固有肌层相延续。外括约肌较难辨识，回声相对较高；C.经会阴扫查：由图B旋转探头90°显示肛管纵断面（箭头为肛管内括约肌）。

图 5.58 正常肛管及直肠

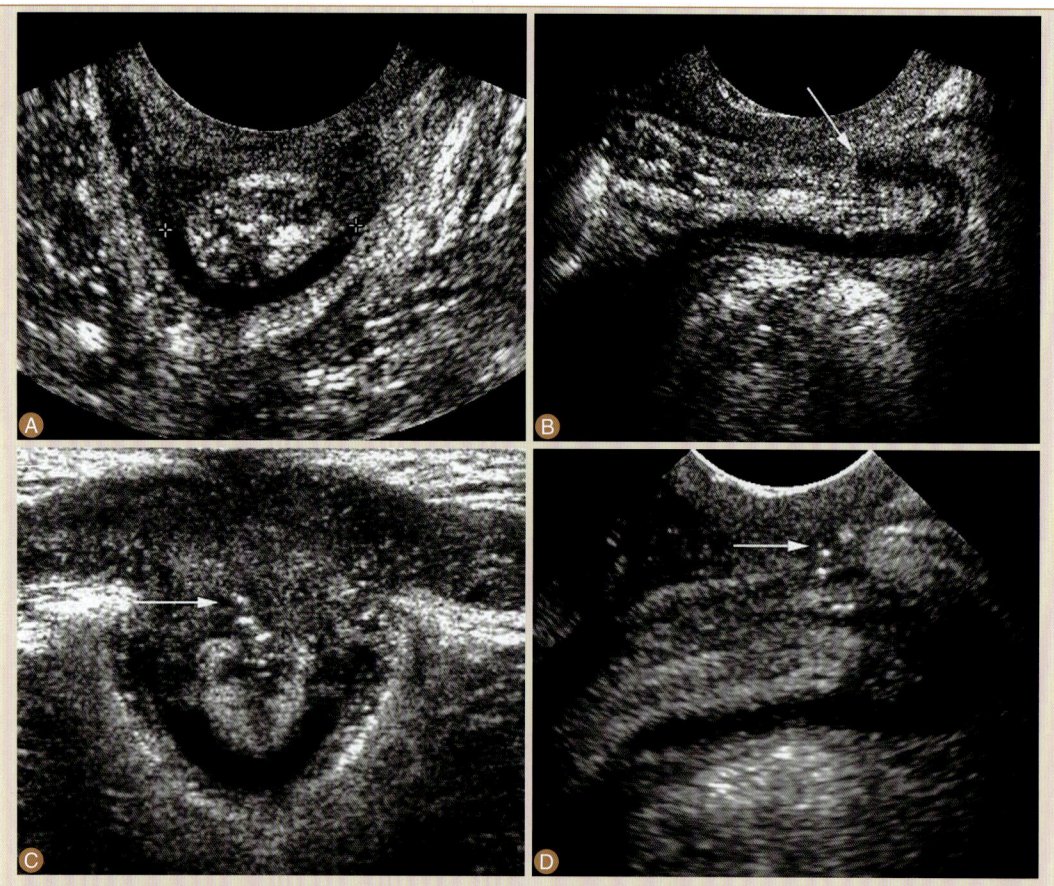

A、B.经阴道扫查获取横断面和纵断面显示前方9～3点钟方向肛管括约肌连续性中断,矢状图上的箭头为内括约肌断端的头侧；C、D.横断面和纵断面显示前方11～1点钟方向肛管壁全层断裂,箭头为肛管阴道瘘内的气体。

图5.59　2例外伤性肛管括约肌损伤

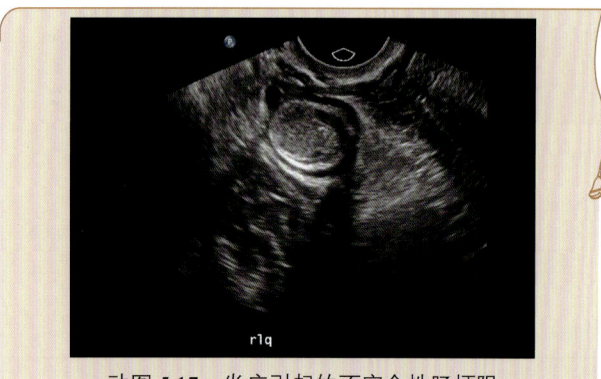

动图5.17　炎症引起的不完全性肠梗阻

肛周炎症性疾病的超声表现

内口位于肛管或直肠
瘘管与括约肌的关系
外口
积液

示从肛管直肠交界处至肛缘的横断面,然后探头旋转90°获取纵断面图像,观察会阴部、臀部、阴囊及阴唇部液体聚集区,追踪瘘管的走行,顺向或逆向动态观察其与肛管连接处的关系。

肛瘘根据Parks分型法进行分类,对瘘管的走行进行解剖描述,以指导外科手术治疗。分为4个主要亚型：括约肌间型（瘘管位于内外括约肌间）、经括约肌型（瘘管穿过内外括约肌进入坐骨直肠窝或者坐骨肛门窝）、括约肌上型和括约肌外型。每个患者我们都需要尽量观察并记录内口和外口。瘘管根据大小及炎症活动的不同超声可表现为线状低回声,或者液性管状区域,与其他部位的瘘管一样,在检查过程中可见强回声可移动的气体,可以帮助鉴别诊断（图5.60）。笔者对54例肛周炎症性疾病患者的超声评估初步经验显示,26例手术证实的患者中有22例（85%）与超声诊断相符。

致　谢

感谢Gordana Popovich提供图片。

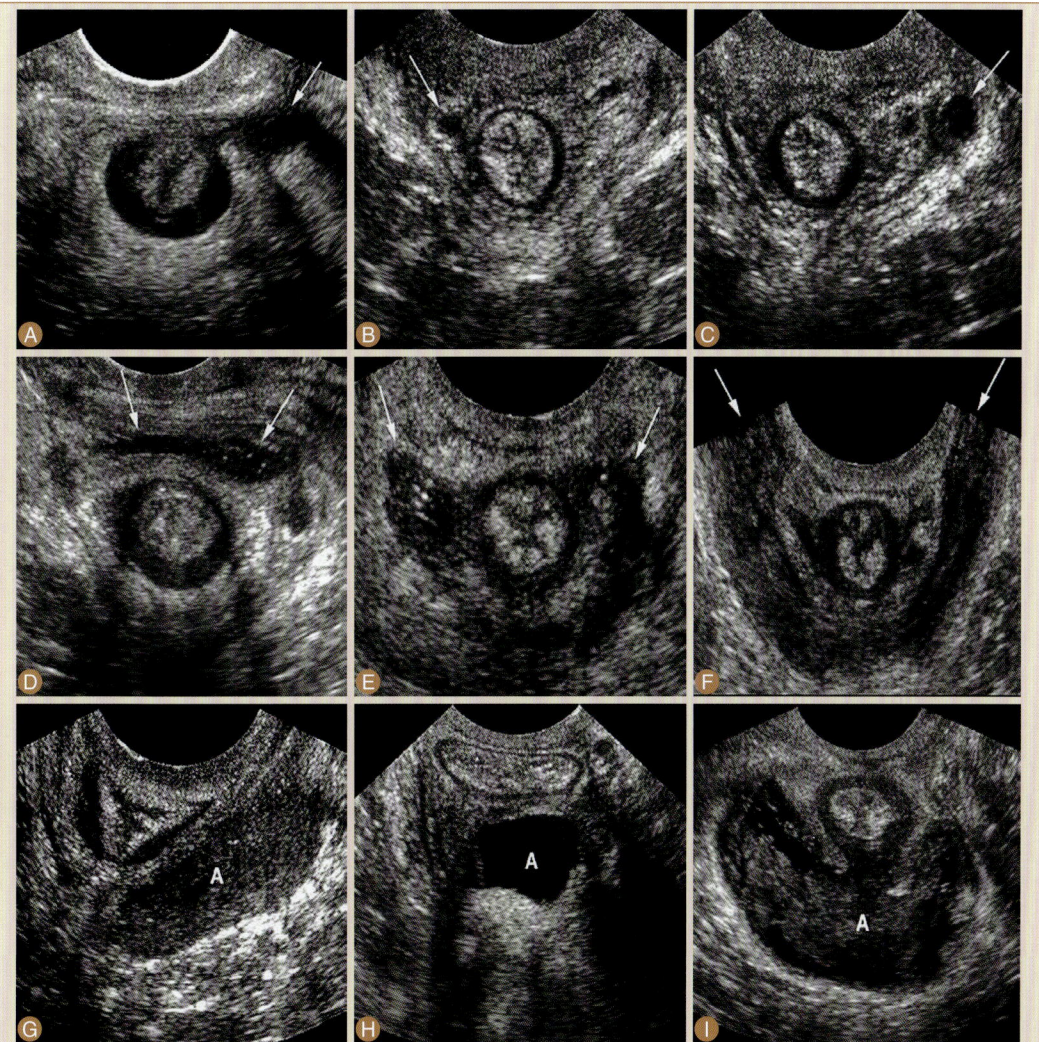

A~C.单纯炎症性内口和瘘管（箭头），横断面显示1点钟方向可显示内口，图A为经括约肌肛瘘向外形成小脓肿，图B为括约肌间的瘘管，图C为较大的括约肌外的瘘管，中间行为较复杂的瘘管（箭头）；D.前方括约肌外瘘管内可见液性暗区；E.双侧复杂性括约肌间瘘管及肠腔外脓肿可见较亮、回声较强的气体；F.回旋状或马蹄形的瘘管主要位于肛管后方及两侧，分别在2、4、9点钟方向可见内口；G~I.最后一行为肛周脓肿（A），图G显示脓肿位于肛管左后方，内可见颗粒状回声，图H显示巨大的肛管后方脓肿内可见碎片状回声，图I显示巨大的肛管后方脓肿内口位于后方6点钟位置。

图5.60　肛周炎症性疾病9例

（崔瑞，覃斯，程文捷，刘小银，陈瑶，唐远姣，向茜，王丽芸，朱笔挥译；刘广健，邱逦，冯卉审校）

• 参考文献 •

扫码观看